Céline Kaiser
Szenen des Subjekts

Edition Kulturwissenschaft | Band 65

Céline Kaiser (Prof. Dr. phil.) forschte als Dilthey-Fellow der VolkswagenStiftung zur Geschichte szenischer Therapieformen und lehrt an der Hochschule für Künste im Sozialen, Ottersberg.

Céline Kaiser

Szenen des Subjekts

Eine Kulturmediengeschichte szenischer Therapieformen seit dem 18. Jahrhundert

[transcript]

Gefördert von der VolkswagenStiftung.

Bibliografische Information der Deutschen Nationalbibliothek
Die Deutsche Nationalbibliothek verzeichnet diese Publikation in der Deutschen Nationalbibliografie; detaillierte bibliografische Daten sind im Internet über http://dnb.d-nb.de abrufbar.

transcript Verlag | Hermannstraße 26 | D-33602 Bielefeld | live@transcript-verlag.de

Umschlag, Gestaltung & Satz: Christoph Raffelt
Umschlagabbildung: © fipü Fingerpüppchen, Dortmund. Die Nutzung erfolgt mit freundlicher Genehmigung von Sascha Wundes, fipü
Korrektorat: Beatrix Sommer, Lektorat, Korrektorat, Hamburg
Druck: Majuskel Medienproduktion GmbH, Wetzlar
Print-ISBN 978-3-8376-2972-9
PDF-ISBN 978-3-8394-2972-3
https://doi.org/10.14361/9783839429723

Gedruckt auf alterungsbeständigem Papier mit chlorfrei gebleichtem Zellstoff.
Besuchen Sie uns im Internet: *https://www.transcript-verlag.de*
Bitte fordern Sie unser Gesamtverzeichnis und andere Broschüren an unter: *info@transcript-verlag.de*

Inhalt

I Proszenium. Ein Zugang

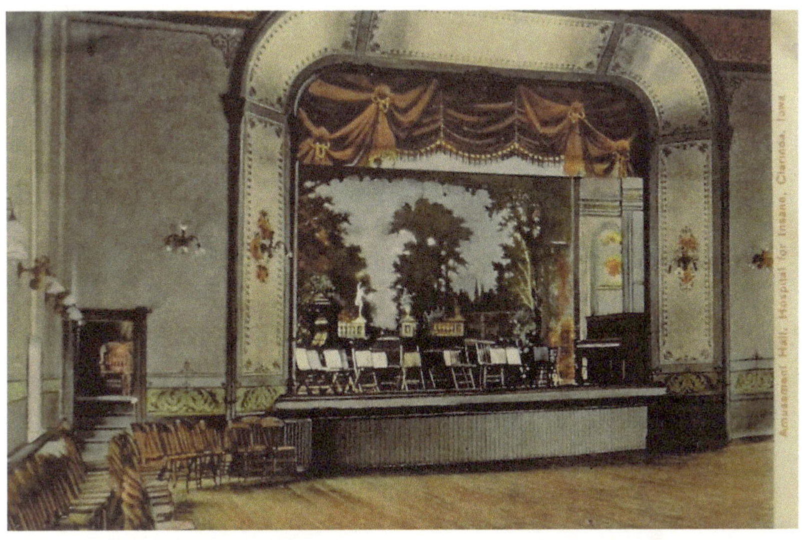

Abb. 1 *Amusement Hall*, Hospital for Insane Clarinda, Iowa

Ein Fundstück, eine Postkarte … Als Erstes wandert mein Blick zu einem Rahmen, der eine üppig ausstaffierte Bühne freigibt. Der Rahmen selbst ist breitschultrig, markant und dennoch mit feinen Tupfen und Blüten dezent dekoriert. Unter ihm kommen ein reich verzierter geraffter Vorhang, eine größere Anzahl locker auf den Bühnenraum verteilter Stühle, ein Notenständer sowie ein Klavier zum Vorschein. Hinter Seitenwänden, die im Stil des ganzen Raumes zart bemalt und Ton in Ton gehalten sind, dominiert ein Bühnenbild den Gesamteindruck. Unvermittelt zum Rest wird hier eine barocke Parkszenerie mit Bäumen sowie quasi antiken Gebäuden und Statuen behauptet. Bunt, üppig, durchaus etwas *kitschig*, so mein vorläufiger Gesamteindruck. Die grobkörnige Textur des Papiers und das Gleichmaß der Farben – Graublau, Rostorange, Tannengrün und wenige Tupfen Gelb – erwecken den Eindruck einer von Hand kolorierten Postkarte. Auch der abgebildete Zuschauerraum wirkt ebenso provisorisch hergerichtet wie unaufgeregt. Der Dielenboden ist leer, eine Reihe von Stühlen steht an der Seite und wartet auf ihren nächsten Einsatz. Links neben der Bühne gibt ein geöffneter Seiteneingang den Blick auf die Hinterbühne frei, wo ganz unvermutet ein großer Sessel im Licht steht. Eine Leerstelle.

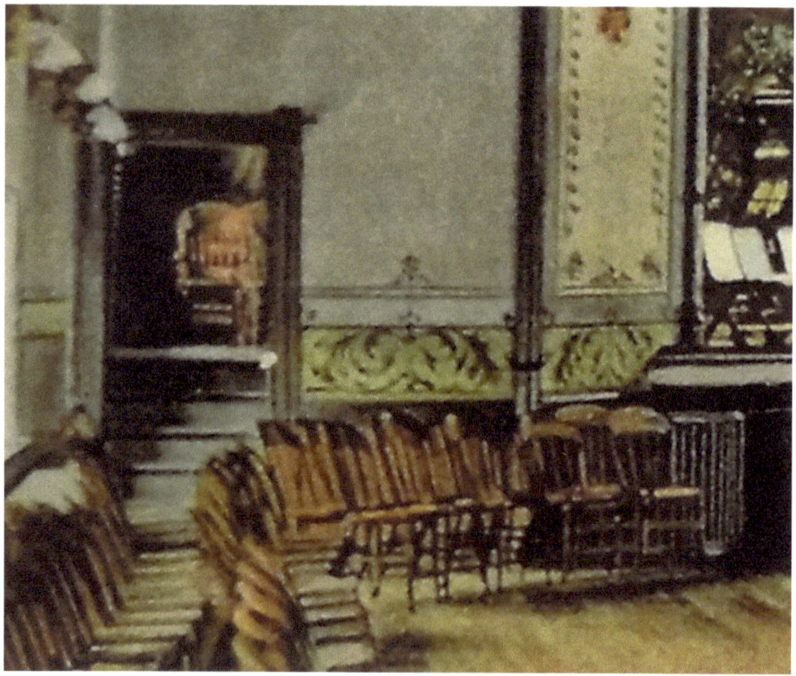

Abb. 2 Detail: Amusement Hall, Hospital for Insane, Clarinda, Iowa

Eine Momentaufnahme, menschenleer. Ein Augenblick möglicherweise zwischen abendlichem Tanzvergnügen, Orchester- oder Theaterprobe. Nicht überladen, schwer, aber mit all den auf den Plan gerufenen Bedeutungs- und Handlungsdimensionen, die er bereitzuhalten scheint, wirkt dieser Raum doch überdeterminiert. Er eröffnet verschiedene Anordnungen, steht für unterschiedliche Nutzungen bereit, bleibt für diesen Moment jedoch unentschieden.

Was das Bild in der Schwebe hält, wird durch Schrift in einen Rahmen gesetzt: „Amusement Hall, Hospital for Insane, Clarinda, Iowa" steht am Rand des Bildraumes im gleichen Rostorange, in dem die Blütenbilder, der Vorhang, die Dielen und Stühle gehalten sind. Doch statt die Bedeutungsebenen, die vom Bild eröffnet werden, zu vereindeutigen, ruft diese Zu- und Einordnung nur wieder neue Fragen auf den Plan: Ein Theater-, ein Probenraum in einer psychiatrischen Einrichtung? Wer probte hier? Wer spielte hier für wen? Was wurde gespielt? Welche Bedeutung, welche Funktion wurde dem Festsaal, der Theaterbühne gegeben? Welche den Aufführungen, für die hier anscheinend eben noch geprobt wurde? Wer gab ihnen welche Bedeutung? Und wie verhält sich der Rahmen der Theaterbühne zu jenem der Anstalt?

Clarinda ist ein Hospital wie viele andere. Clarinda steht nicht im Zentrum dieser Untersuchung. Doch an Clarinda lässt sich der Faden, den die aufgeworfenen Fragen sichtbar machen wollen, noch ein kleines Stück weiter in der Hand halten und ein erstes grobes Stickmuster entwerfen.

Der Festsaal des Hospitals von Clarinda, das Ende des 19. Jahrhunderts erbaut und ab 1888 Schritt für Schritt in Betrieb genommen wurde, war ein Mehrzweckbau, wie man ihn in vielen psychiatrischen Einrichtungen des ausgehenden 19. und des beginnenden 20. Jahrhunderts findet. Wie schon die Postkarte vermuten lässt, fanden in ihm Theaterabende, Tanzvergnügen, Konzerte und auch Gottesdienste statt:

> In the amusement hall chapel services are held each Sabbath and frequent plays performed for the benefit of the inmates. Performances are put upon the stage by the talent of the institution; the medical stuff, below the superintendent, frequently participating and the attendants nearly always taking some part. There are frequent dances in this hall to exhilarate and enliven the many patients who engage in the amusement. The hospital band has for years been the pride of the hospital and of the town as well. (Hurd et al. 1916, S. 413)

Während in Clarinda in erster Linie Angestellte der Anstalt auf die Bühne traten, spielten in anderen Theaterbauten dieser Art auch Patientinnen und Patienten für ein Publikum aus Anstaltsangehörigen, Patienten und externen

Gästen.[1] Innen- und Außenwelt der Anstalt standen, verbunden etwa durch das musikalische Programm, in einer Verbindung; die Aufführungen, die in Clarinda wie anderorts stattfanden, fanden zumindest teilweise auch Resonanz jenseits ihrer Mauern.

Bereits die Architektur des Hospitals kann man als Teil eines therapeutischen Programms betrachten. Sie ist in ihrer Struktur und Lage Teil einer materiellen und räumlichen Dimension der Kommunikation, Bestandteil eines Beziehungsgeflechts, in welches die Patienten[2] eingebunden werden sollten.[3] So wurde Clarinda auf großzügigen und schönen Ländereien als dritte Einrichtung für „Geisteskranke" im Staate Iowa errichtet. Der überdeterminierte Bühnenraum des Festsaals befand sich in einem überdeterminierten psychiatrischen Raum, der, im neogothischen Stil erbaut, mit romantischem Gestus auf die Uneinholbarkeit einer früheren Vergangenheit hindeutete.[4] Festsaal und Hospital stellten Räume her, die auf ein Anderswo, auf latente Bedeutungsebenen und mehr oder minder spürbare Wirklichkeitssphären verwiesen. Eingelassen in und verwoben mit diesen räumlichen Arrangements, welche auch die konkreten Zu- und Abgänge wie Handlungsmöglichkeiten der Beteiligten regelten, befand sich ein Bühnenraum, auf welchem fiktive Welten aufgeführt und damit Möglichkeitsräume ins Spiel gebracht werden konnten.

Clarinda ist ein Beispiel von vielen für die räumlichen und performativen Gestaltungsmöglichkeiten, mit denen in der Geschichte der (Proto-)Psychotherapie in den letzten 250 Jahren gearbeitet und experimentiert wurde.[5] Diese

---

1 I Nach mehreren Anläufen, die Sprache dieses Buches möglichst gendergerecht und dennoch mit Blick auf die je historischen Gegebenheiten und Dominanzen angemessen zu gestalten, habe ich mich am Ende aus Gründen der Lesefreundlichkeit entschieden, die männliche Form auch dort zu setzen, wo alle Geschlechter gemeint sind.

2 I Die Patienten setzten sich zunächst aus einem gemischten Satz von Alkoholikern, Alten, Drogenabhängigen, forensischen Patienten und sog. Geisteskranken zusammen, wobei Letztere späterhin die Hauptklientel des Hospitals ausmachten, bis die Einrichtung vor wenigen Jahren in ein Gefängnis umfunktioniert wurde.

3 I Dass die Architektur von Kliniken im Allgemeinen, aber auch von psychiatrischen Einrichtungen und psychotherapeutischen Praxen im Besonderen einer psychotherapeutischen Agenda folgt, ist in der medizinhistorischen und kulturwissenschaftlichen Forschung mehrfach dargestellt worden. Siehe beispielsweise Stevenson 2000; Topp et al. 2007; Topp 2017a und 2017b; Edginton 2003 und 2010; Ankele 2015.

4 I So zumindest die Charakterisierung des neogothischen Stils durch den Kunsthistoriker Erwin Panofski (1978, S. 236).

5 I Um summarisch auf Institutionen Bezug nehmen zu können, die sich bis in die Mitte des 19. Jahrhunderts auf die Behandlung psychischer Leiden konzentrierten, verwende ich im Folgenden den Begriff Proto-Psychiatrie. Ähnliches gilt, sofern von mir nicht historisch präzisere Begriffe verwendet werden, für den Begriff Psychotherapie. Heinz-Peter Schmiedebach möchte ich an dieser Stelle für seine kritischen Rückfragen danken.

folgten mitnichten immer der Struktur einer Guckkastenbühne, wie wir sie vor allem in den Anstaltstheatern des 19. und beginnenden 20. Jahrhunderts vorfinden. Die Spielräume, die seit den ersten Versuchen, institutionalisierte Räume für die Therapie von „Wahnsinn", „Geisteskrankheit", „psychischen Erkrankungen" o. Ä. zu entwickeln, erprobt wurden, sind groß: Mal spielte ein Arzt mit seinem Assistentenstab einem ahnungslosen Patienten eine Schlüsselszene seiner Wahnwelten vor; ein anderer begab sich mit seinem Analysanden auf die Suche nach jenen Szenen seiner Biographie, die neben vielen Lebenssituationen auch die aktuelle Begegnung zwischen Arzt und Patient steuerten; ein weiterer Therapeut stellte mit einer Gruppe erlebte oder fiktive Situationen nach, wobei die Rollenvergabe wechseln und auch die Steuerung des spielerischen Geschehens von verschiedenen Akteuren übernommen werden konnte. Sowohl die Rahmensetzungen als auch die szenisch-theatralen Mikro-Räume, die Einlass in die (Proto-)Psychotherapie fanden, unterschieden sich erheblich. Die Einsetzung des therapeutischen Raums geht einher mit szenischen Praktiken; sie strukturieren die Begegnung zwischen den beteiligten Akteuren (Therapeut/Klient; Psychiater/Patient ...) auf höchst unterschiedliche Weise und entfalten je eigene Dynamiken. Raumstrukturen, Akteurspositionen und szenische Praktiken weisen eine enorme Spannbreite auf, die sich nicht mit *einem* Modell von Theater erfassen lässt. Diese Spannbreite auszuloten, diejenigen Praktiken zu beschreiben, die erprobt, kolportiert und diskutiert wurden, die sich kritisch voneinander absetzten, um neue Formen zu entwickeln, ist ein zentrales Ziel der folgenden Untersuchungen.

Kann oder will man sich in der Analyse nicht auf *ein* Modell von Theater beschränken, stellt sich jedoch sogleich die Frage, was eigentlich als szenische Therapieform in den Blick genommen werden soll. Welche Formen und welche Kontexte werden in die Analyse einbezogen, welche nicht?

Wenn ich im Folgenden von *szenischen Therapieformen* spreche, lege ich ein relativ großes Spektrum inszenatorischer Praktiken zugrunde, die therapeutische Zielsetzungen verfolgen. Über im engeren Sinne *theatrale* Anordnungen und Praktiken hinaus geht es mir nicht nur um solche Formen, die der Herstellung einer fiktionalen Welt dienen, sondern auch um Aufführungsformate, in denen (auto-)biographische Bezüge zu vergangenen, künftigen oder aktuellen Erfahrungen hergestellt werden.

Neben der Frage nach dem Untersuchungsfokus stellt sich mit nicht minder großer Vehemenz die nach dem Untersuchungsmaterial: Psychiatrie und Proto-Psychiatrie, Psychotherapie, Irrenheilkunde, (künstlerische) Therapie etc. – auch diese Begriffe, die für die Limitierung der folgenden Untersuchungen von zentraler Bedeutung sind, bedürfen einer Klärung. Wo anfangen, wo enden? Diesen Fragen möchte ich im folgenden Teil, ausgehend von einer Standortbestimmung und Auseinandersetzung mit Forschungspositionen zur Geschichte szenisch-theatraler Therapieformen, nachgehen (Kapitel II.1). Welche Parameter sind für deren Historiographie zu veranschlagen? In welchem Verhältnis sind Theater und Therapie zueinander zu sehen (Kapitel II.2)? In welcher Weise können auch Kriterien einer Formanalyse, die ästhetische und aisthetische Dimensionen szenischer Therapieformen mit einbezieht, herangezogen werden (Kapitel II.3)?

Mit der Analyse der räumlichen, materialen und medialen Verfasstheit der jeweiligen therapeutischen Szenen und Szenographien sollen die sich hieraus ergebenden Spielräume und Relationen der beteiligten Akteure erkennbar werden. Welche Anordnungen und Rahmungen getroffen wurden, welche Raumstrukturen, zeitlichen Referenzen und Dynamiken hergestellt und welche Wahrnehmungsweisen und -dimensionen damit aufgerufen wurden, all dies eröffnete jeweils unterschiedliche Modi der Selbst- und Fremdwahrnehmung und somit spezifische Formen der Subjektivation.

Subjektivation wird im Rahmen dieser Studie nicht in erster Linie als (auto- oder heteronomer) reflexiver Akt aufgefasst, sondern als aufs Engste mit den szenisch-medialen Bedingungen seiner Hervorbringung verbunden gedacht (siehe hierzu näher Kapitel II.4). Insofern Psychotherapie im Allgemeinen auf eine Modifikation von Selbst- und Fremdverhältnissen zielt, welche vor allem *im* und *durch* einen – auf mehreren Ebenen hergestellten – Beziehungs- und/oder Spiel-Raum zwischen Therapeut und Patient/Gruppe erzeugt werden kann, erscheinen die szenisch-theatralen Mikro-Räume, die im Laufe der letzten 250 Jahre erprobt wurden, als potenzierte Strukturen innerhalb therapeutischer Räume. Ein spezifischer Rahmen innerhalb eines spezifischen Rahmens, wenn man es kommunikationstheoretisch fassen möchte (siehe Kapitel III).

Die Beschreibung und Analyse solch exemplarischer Mikro-Räume und ihrer jeweils spezifischen Anordnungen und Akteurspositionen werden im Zentrum der folgenden Untersuchungen stehen. Im Laufe der Jahre, die ich mich – ermöglicht durch die großzügige Förderung eines Dilthey-Fellowships der VolkswagenStiftung – mit einem vielgestaltigen Material auseinandersetzen konnte, kristallisierte sich eine Typologie szenischer Formen und theatraler Anordnungen heraus, die ich, so unvollkommen und unvollständig sie sein mag, zur Diskussion stellen möchte. Entlang einer Reihe exemplarischer Szenenanalysen wird im Hauptteil (Kapitel IV) in diesem Sinne ein Beitrag zu einer Formgeschichte szenischer Therapien geleistet.

Wenn ich im Folgenden diese räumlich-medialen Strukturen als *Szenographien* bezeichne, soll damit der Blick auf die Art und Weise gelenkt werden, in der im Laufe der Geschichte (proto-)psychotherapeutischer Praktiken Selbst- und Weltverhältnisse von Patienten und Klienten moduliert, mögliche Subjektpositionen strukturiert und Möglichkeiten für reflexive Bezugnahmen offeriert werden sollten. Auch wenn mir die szenographischen Setzungen, denen seit dem 18.

Jahrhundert eine therapeutische Rolle zugedacht wurde, als Ausgangspunkt der folgenden Überlegungen dienen, die räumlich-materiellen Konstellationen sind ohne die performativen Praktiken, mit denen sie bespielt wurden, nicht hinreichend zu verstehen. Szenographien und aktualisierte Szenen bleiben in diesem Sinne aufeinander bezogen und voneinander abhängig. Der Festsaal von Clarinda – vielleicht fasziniert er mich genau deshalb, weil er diese Dimensionen exemplarisch zusammenführt und doch in der Schwebe hält.

II Grundriss der Untersuchung

„Mir scheint, wenn man eine wirkliche Geschichte der Psychiatrie, jedenfalls der psychiatrischen Szene schreiben will, dann indem man ihr in dieser Serie von Szenen einen neuen Ort verschafft: Szenen von Souveränitätszeremonien, von Dienstritualen, von Rechtsverfahren, von medizinischen Praktiken, und ganz und gar nicht, indem man als Kernpunkt und Ausgangspunkt die Analyse der Institution nimmt."

Michel Foucault

II.1 Einsatzpunkte. Zur Forschungslage

Betrachtet man die Forschungslage zur Historiographie szenischer Therapieformen, dann kann man schnell den Eindruck gewinnen, dass die Frage, in welcher Form in der Geschichte der Psychotherapie Theater gespielt wurde, eine absolute Nebensache sei. Nur wenige Publikationen beschäftigen sich eingehender mit der Entwicklung theatertherapeutischer und szenischer Praktiken. Und wenn doch, dann häufig in Form eines knappen, einleitenden Kapitels.

Dabei fehlt es nicht an Hinweisen auf eine lange Geschichte szenischer Mittel in Medizin und Psychotherapie. John Casson hebt in seiner *Dramatherapy History in Headlines: Who did What, When, Where?* betitelten Synopse hervor, dass bereits Soranus von Ephesos und Caelius Aurelius eine Beteiligung an bzw. den Besuch von Schauspielen für Kranke empfohlen hätten.[6] Andere verfolgen die Spurensuche zurück zu Quellen der Vormoderne und der Moderne.[7] Wie bei jedem historiographischen Unternehmen stellt sich auch hier die Frage, aus welchen Gründen und wie eine Geschichte szenisch-theatraler Therapien geschrieben wird? Welche Bezugsgrößen werden ins Spiel gebracht? Wo setzen die Bezugnahmen ein? Welche Auswahl treffen sie aufgrund welcher Kriterien?

Professionsgeschichte

Wo Akteure aus dem Feld der Theater- und Dramatherapie[8] das Wort ergreifen und sich zu historiographischen Fragestellungen äußern, folgt die Geschichts-

---

6 | Casson 1997; siehe zur Antike ausführlicher auch Starobinski 1960/2011, S. 59f.

7 | So verfolgt Petzold (1978) die historischen Entwicklungslinien auch in die frühe Neuzeit zurück.

8 | Der Term *Dramatherapie* wird im englischen Sprachraum unterschiedlich geschrieben (*Dramatherapy* in England, *Drama Therapy* in den USA). In Deutschland hat sich eher der Begriff Theatertherapie durchgesetzt (siehe Müller-Weith et al. 2002). Im Folgenden verwende ich den Begriff Theatertherapie dann, wenn ich mich auf solche Praktiken und Diskurse beziehe, die sich im Bereich dessen bewegen, was von den Berufsverbänden der Drama- und Theatertherapeuten anerkannt wird. Von *Theatrotherapie* oder *szenischen Formen, Anordnungen* und *Praktiken* spreche ich hingegen in einem deutlich weiteren

schreibung der Theater- bzw. Dramatherapie in der Regel der Rhetorik eines radikalen Bruchs oder Neuanfangs. Dieser wird in den 1960er- und 1970er-Jahren angesiedelt.

Warum diese Form der Geschichtsschreibung innerhalb theatertherapeutischer Diskurse so prominent ist, lässt sich gut an der Publikation *Current Approaches in Drama Therapy* festmachen, einer repräsentativen Publikation führender Dramatherapeuten vor allem des US-amerikanischen und britischen Raums zum *State of the Art* der Theater- und Dramatherapie, die von David Read Johnson und Renée Emunah herausgegeben wurde. Hier findet sich ein kurzes erstes Kapitel mit dem Titel *The History and Development of the Field of Drama Therapy in North America*, verfasst von David Read Johnson (Johnson 2009). An Johnsons Beitrag lässt sich meines Erachtens die Frage diskutieren, welche Bedeutung historiographische Narrative für berufspolitische Aushandlungsprozesse haben können. Doch wie sieht das hier vorgestellte Narrativ aus? Welche Ein- und welche Ausschlüsse produziert es?

Johnsons Aufsatz gliedert sich in zehn Abschnitte mit den Titeln „The Creator", „The Titans", „Out of the Desert", „Establishing Boundaries", „Establishing Leadership", „Establishing Programs", „Reaching Out", „Schools of Thought", „A Family Tree" sowie „Students and Mentors: A Profession". Der Aufbau der Kapitel folgt der Vorstellung einer zunehmenden Professionalisierung und Institutionalisierung, deren Ursprünge sich – wohl in ironischem Unterton – in biblisch-mythischen Vorzeiten verlieren. Hinter dem „Creator" verbirgt sich niemand anders als Jacob Levy Moreno (1889–1974), der seit den 1920er-Jahren mit Formen des Stegreiftheaters experimentierte und in den 1930er-Jahren Formen des Psychodramas zu entwickeln begann.[9] Auf ihn führt Johnson die Geschichte der Theatertherapie zurück. Als Kinder von Uranos und Gaia firmieren Eleanor Irwin, Marian Lindkvist, Sue Jennings, Richard Courtney und Gertrud Schattner, das heißt eine Reihe von Akteuren, die nach dem Zweiten Weltkrieg maßgeblich zur Entwicklung theatertherapeutischer Positionen und Praktiken beigetragen haben. Das nicht nur quantitative Zentrum von Johnsons Darstellung liegt jedoch auf den intensiven Bemühungen der 1960er- und 1970er-Jahre, eine theatertherapeutische Profession zu etablieren. Nach dem relativ kurz abgehandelten Auszug aus der Wüstenei treten langwierige Prozesse der Gruppenbildung, ihrer Inklusions- und Exklusionsbewegungen und -bestrebungen in den Vordergrund, die mit dem Dreiklang „Establishing Boundaries", „Establishing Leadership", „Establishing Programs" in ihrem konstitutiven Charakter markiert werden. Aus Johnsons Darstellung wird schon

Verständnis, das auch solche Formen umfasst, die aus den Definitionen der Berufsverbände herausfallen.

9 | … sinnigerweise möchte man sagen: mit Blick auf dessen Affinität für Schöpfungs- und Gottheitsthemen.

rein quantitativ deutlich, wie zentral dieser Gruppenbildungsprozess für das Selbstverständnis der Drama- und Theatertherapeuten war und ist und welch große Rolle hierbei die Definition von Merkmalen einer professionellen Identität spielte – angesichts einer Vielzahl von dramatherapeutischen Praktiken, die in den unterschiedlichsten Kontexten, ausgehend von diversen Berufsprofilen und unter Rückgriff auf sehr heterogene theoretische Deutungsmodelle entstanden waren. Tatsächlich fügt Johnson seiner Darstellung einen „Family Tree" bei, also die Grafik eines Stammbaums, aus dem sich die Etablierung des professionellen Arbeitsfeldes der Drama- und Theatertherapeuten ins Bild setzen lassen soll.

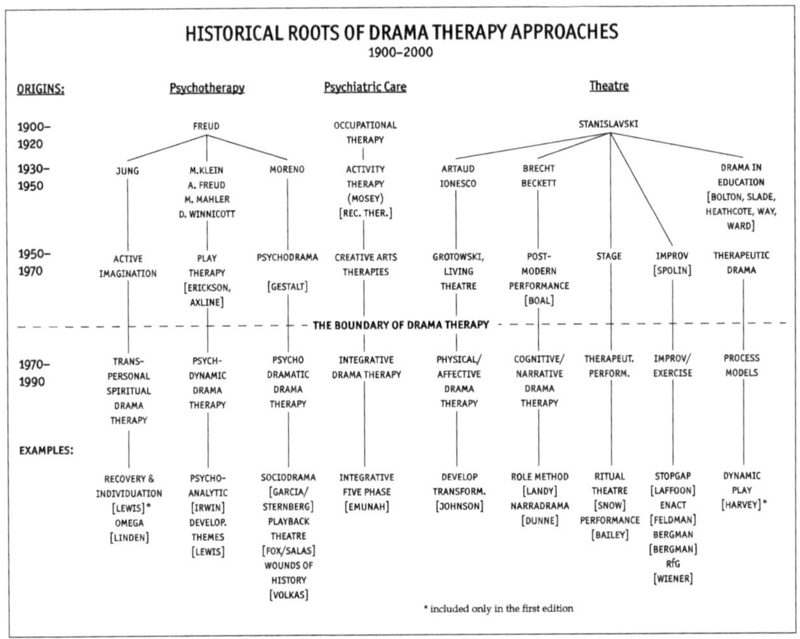

Abb. 3 Historical Roots of Drama Therapy Approaches (Johnson 2009, S. 13). Grafisch nachbearbeitet von Christoph Raffelt

Ins Auge fällt,[10] dass diese Ahnengalerie um 1900 beginnt und nach drei vorbereitenden, jeweils zwanzig Jahre umfassenden Perioden eine strikte Zweiteilung vorsieht. Eine horizontal verlaufende, schraffierte Linie, die „Boundary of Drama Therapy", trennt die Ahnengalerie in ein Vorher und ein Nachher.

10 | … neben der eigenwilligen Nebensache, dass Moreno und sein Psychodrama unter der Quelle „Freud" eingetragen wird, d. h. in einer Filiation, die im Wesentlichen ex negativo gewirkt haben dürfte.

Jenseits dieser rigiden horizontalen Aufteilung ufern in der Vertikalen eine Reihe heterogener, theatertherapeutischer Ansätze aus. Der Begründer der Psychoanalyse, Sigmund Freud (1856–1939), die Beschäftigungstherapie und der Schauspieler und Regisseur Konstantin Stanislavskij (1863–1938) erscheinen als die drei Quellen, auf welche die Vielfalt aktueller theatertherapeutischer Ansätze zurückzuführen sei.

An der vertikalen Anordnung von Johnsons Schautafel wird zugleich ein zweites zentrales Argument ersichtlich, das für diese Art der historiographischen Narration bedeutsam ist: Geschichte wird als Einflussgeschichte konzipiert. Wo sich Traditionen, konkrete Entstehungslinien und Einflüsse nachzeichnen lassen, werden szenisch-theatrale Praktiken und Modelle als Teil der Geschichte der Theatertherapie anerkannt. Eine Verbindung zu szenischen Praktiken vor 1900 wird hingegen nicht hergestellt, weil sich die Verbindungslinien nicht im Sinne einer Schulenbildung o. Ä. nachzeichnen lassen.

Dass die Vorstellung, eine Historiographie szenisch-theatraler Therapieformen wäre als Einflussgeschichte zu schreiben, auch über die Darstellung von Johnson hinaus wirkmächtig ist, lässt sich auch dort verzeichnen, wo der historische Rahmen weiter gezogen wird. Die britische Dramatherapeutin Sue Jennings betont:

> Drama, ritual, theatre, performance, seance, ceremonial, enactment, rôle-play – whichever word we are to use – have all been part of ancient healing evidence from the ancient cave paintings […] of dramatic rituals being performed in masks. However, it does not therefore follow that there is *an evolutionary unbroken line of development from the mists of time until the present day.* All we can say with some degree of certainty is that healing theatre has always existed in some form or other. (Jennings 1992, S. 230, Hervorhebungen von mir, C. K.)

Phil Jones, einer der führenden britischen Forscher im Feld der Theatertherapie, spezifiziert Jennings Auffassung. In seinem Buch, *Drama as Therapy. Theatre as Living,* das sich eingehend sowohl mit theoretischen wie methodischen Aspekten der Theatertherapie auseinandersetzt, widmet er zwei längere Kapitel Fragen ihrer historischen Entwicklung. Unter den bezeichnenden Titeln *From amphitheatre to operating theatre?* sowie *The emergence of Dramatherapy* zeichnet er eine Entwicklung nach, die im Wesentlichen drei historische Schritte umfasst: Der erste in der Antike beginnende und bis ins zwanzigste Jahrhundert reichende Schritt „involves the general, historical use of theatre and drama in ways which we would now interpret as being to do with healing, or as having a healing function" (Jones 1996, S. 43). Der zweite, Anfang des 20. Jahrhunderts angesiedelte, „involves the evolution of new attitudes towards therapy and theatre which created the environment to make it possible for Dramatherapy to exist" (ebd.). Hier spricht Jones auch von der „„immediate prehistory' of the emergency of drama as a specific therapy" (ebd.). Der dritte Schritt wird an einer Professionalisierung dramatherapeutischer Praktiken in der Mitte des 20. Jahrhunderts in Europa und den Vereinigten Staaten festgemacht. Jones' Historiographie der Theatrotherapie folgt damit ebenfalls einer Logik zunehmender Differenzierung und Spezialisierung, die von einer diffus anmutenden allgemeinen Heilfunktion des Theaters über die Herstellung grundlegender Bedingungen für die spätere Theatertherapie am Anfang bis hin zu einer ausschließlich mit theatralen Mitteln operierenden therapeutischen Praxis in der zweiten Hälfte des 20. Jahrhunderts verlaufen sei. Wie schon bei Johnson gesehen, markiert Jones einen Schnitt zwischen früheren theatertherapeutischen Praktiken und Experimenten sowie der „eigentlichen" Theatertherapie und qualifiziert jenseits dieser Demarkationslinie alle Formen als eine *Pionierarbeit*, deren eigentliche Systematisierung erst später erfolgen sollte.

Auch der Theaterwissenschaftler Matthias Warstat folgt in einer Publikation aus dem Jahr 2009 der Einschätzung von Phil Jones: „Die Geschichte der professionellen Theatertherapie differenziert aufzuarbeiten, wäre ein umfangreiches Forschungsprojekt", stellt er fest.

> Gesichert ist, dass sich Theatertherapie in den USA, Großbritannien und den Niederlanden besonders früh und besonders breit entwickelt hat – wenn auch [...] unter anderen Bezeichnungen. In diesen Ländern hat es bereits in den 1930er und -40er Jahren wichtige Pionierarbeiten gegeben. [...]
>
> Ihre Blütezeit erlebte die Theatertherapie in den USA und Westeuropa aber erst in den 1960er und -70er Jahren. In dieser Zeit entstanden die ersten spezialisierten Berufsverbände und Ausbildungsgänge. Zugleich avancierte Theatertherapie zum festen Bestandteil des Therapieangebots in psychiatrischen und sozialpädagogischen Einrichtungen. Auch mit Blick auf die Gesamtpalette psychotherapeutischer Techniken ist in den 1960er und -70er Jahren ein Boom theatral akzentuierter Therapieformen wie Gestalt- oder Spieltherapie auffällig. (Warstat 2009, S. 538)

Kennzeichnend für diese Sicht auf die Historiographie theatraler Formen in psychotherapeutischen Kontexten ist eine Betonung des „professionellen" Charakters. Nun ist es fraglos richtig, dass seit den 1960er- und 1970er-Jahren eine große Verbreitung sowie ein bis dahin nicht vorhandenes Maß an internationaler Kommunikation, Standardisierung etc. im Feld theatertherapeutischer Praktiken und Theorien zu verzeichnen ist. Doch die Art und Weise, in der Johnson, Jones, Jennings und an diese anschließende Darstellungen die Geschichte theatraler Therapien erzählen, lässt sich letztlich als Teil einer Identitätspolitik begreifen, die sich durch Inklusions- und Exklusionsmechanismen herausbildete und damit Teil eines Gründungsdiskurses der neu etablierten Berufsgruppe der Drama- und Theatertherapeuten wurde.[11] Was als Drama- oder Theatertherapie anerkannt werden soll, wird somit zum Dreh- und Angelpunkt von Professionsgeschichte und -politik.

Unter „professionelle[r] Theatertherapie" versteht Warstat eine Form, deren „angestrebte[] Heilwirkungen in erster Linie, wenn nicht gar ausschließlich aus theatralen Prozessen erwachsen."[12] Er folgt damit im Wesentlichen der Argumentation, die Phil Jones 1996 in seiner Monographie entfaltet hatte (Jones 1996, S. 45). Dort heißt es:

---

11 | Jones' (Selbst-)Einschätzung divergiert hier in mancherlei Hinsicht. Gegenüber Darstellungsweisen von Protagonisten der Drama- und Theatertherapie, die im Wesentlichen über „personal accounts" die Geschichte der Theatertherapie erzählen (wie sie vor nicht allzu langer Zeit unter dem Titel „Experimental Theatre and Performance Art in New York City of the 1960s–1980s and the Origins of Drama Therapy" in Berlin von Robert Landy vorgetragen wurde, 28.–29. Mai 2015, FU Berlin), benennt er David Read Johnson, John Cassons und sich selbst als Vertreter einer neuen, von historischen und theoretischen Fragestellungen geleiteten Historiographie der Theatertherapie: „Rather than offering a narrative account, they develop a theoretical analysis of the development of drama therapy, recently continued by Johnson et al. (2009)." (Jones 2013, S. 353) Er grenzt sich gegenüber einem Darstellungsmodus der Geschichte der Dramatherapie kritisch ab, der auf einer Rekonstruktion individueller Quellen beruht: „The history of drama as a form of therapy is an emergent area of academic concern. Prior to the work of Jones (1996, 2007), Casson (1997, 2000, 2001) and Johnson (1999), the tendency in English language literature was to situate the term and the discipline as originating in the late 1950s and 1960s. Accounts in this literature that emerged in the 1970s and early 1980s (Jennings, 1973; Lindkvist, 1981; Schattner & Countney, 1981; Wethered, 1973), represented the perceptions of a generation of innovators developing drama therapy during this time. These focus solely, or primarily, on the emergence of drama therapy in England and the USA. They tended to be self authored accounts based on the experience of the individual (Schattner, 1981, pp. xix–xxiv) or drawing on frameworks exemplified by Jennings who cites the 'earliest emergence' as due to the 'several influences' that 'came together in the late fifties and early sixties to help change the prevailing atmosphere' (1981, p. 56)." (Jones 2013, S. 352).

12 | Warstat 2009, S. 534. An dieser Stelle schließt Warstat zahlreiche der szenischen Praktiken aus, auf die im Folgenden näher eingegangen werden soll: „Nicht immer sind solche genauer bestimmten Zielsetzungen gegeben, wenn in Kliniken, Krankenhäusern, Pflegeheimen und anderen Einrichtungen des Gesundheitswesens Theater gespielt wird. Oft sollen entsprechende Aufführungen einfach dem Allgemeinbefinden der Patienten zuträglich sein: Laientheatergruppen, Clowns, Alleinunterhalter und Komödianten spielen für die Kranken, um sie zu unterhalten, aufzuheitern oder abzulenken. Die Patienten nehmen als Zuschauer und manchmal auch als Mitspieler an solchen Aufführungen teil. Seit dem späten 18. Jahrhundert sind Theateraufführungen in Hospitälern und psychiatrischen Anstalten in verschiedenen europäischen Ländern nachweisbar, beispielsweise im englischen Ticehurst Asylum oder im Hospiz von Charenton bei Paris, dessen Direktor Coulmier zwischen 1797 und 1811 Theateraufführungen mit Patienten einstudierte. Seit Mitte des 19. Jahrhunderts wurden viele große Kliniken mit Theatersälen ausgestattet, so etwa die Hospitäler von Broadmoor, Aversa, Neapel und Palermo."

> Dramatherapy is not a psychotherapy group or behavioural therapy programme which has some dramatic activities added to it. The drama does not serve the therapy. The drama process contains the therapy. (Ebd., S. 4)

Offen bleibt damit jedoch die Frage, wie „drama" und „drama process" denn nun genau als Therapie zu fassen seien? Einen allgemein etablierten und auch von anderen psychotherapeutischen Richtungen akzeptierten Rahmen, innerhalb dessen Theatertherapie als eigenständige Form der Psychotherapie beschrieben, analysiert und hinsichtlich ihrer psychotherapeutischen Effekte bewertet werden könnte, gibt es trotz verschiedener (meta-)theoretischer Entwürfe nicht. Jones selbst hat einen solchen in seinem Buch vorgelegt; ähnliche Zielsetzungen verfolgten eine Reihe von Forschungsprojekten, die sich spezifischen Wirkweisen[13] der Theatertherapie widmen.[14] Dieser Zusammenhang lässt sich auch an all den revidierten Definitionen ablesen, welche die verschiedenen Berufsverbände in den letzten Jahrzehnten formuliert haben, die immer wieder andere Schlüsselbegriffe in den Vordergrund stellen und sich damit auch bemühen, Anschlüsse zu etablierten psychotherapeutischen Konzepten zu formulieren.[15]

Die Rede von einer professionellen dramatherapeutischen Praxis hier und einer vor-professionellen dort suggeriert zudem, dass all jene Praktiken und Experimente, die sich sozusagen im weiten Feld der Vor- und Frühgeschichte abgespielt haben, weder professionell noch zielgerichtet verfolgt wurden, sondern, wie Jones es ausdrückte, retrospektiv eine generell heilende Funktion zugeschrieben bekommen könnten (Jones 1996, S. 43). Dabei erscheint es, wie ich im Folgenden zeigen möchte, aus einer weiter gefassten, auch frühere szenische Praktiken in der Geschichte der Psychotherapie berücksichtigenden Perspektive als fragwürdig, diese *in toto* als unprofessionelle Vorformen zu disqualifizieren und dies sogar, wenn man Kriterien anlegt, wie sie etwa von der *British Association for Dramatherapists* formuliert worden sind. In einer ihrer Definitionen heißt es: „Dramatherapy is the specific application of theatre structures and drama processes with a declared intention that it is therapy"[16] –

---

13 | In seiner Habilitationsschrift *Krise und Heilung* hat Matthias Warstat sich vergleichend mit Wirkungsmodellen des Theaters und von theatralen Therapieformen auseinandergesetzt. Siehe Warstat 2011.

14 | Eine solche Forschungsarbeit wird derzeit von Simone Klees im Rahmen des Forschungsschwerpunkts *Künstlerische Interventionen in Gesundheitsförderung und Prävention* an der Hochschule für Künste im Sozialen, Ottersberg, als Promotionsprojekt verfolgt.

15 | Für eine Diskussion der verschiedenen nebeneinander bestehenden und einander ablösenden Definitionen dessen, was Theatertherapie auszeichne, siehe Meldrum 1994, besonders S. 14–21, sowie die Darstellung in Müller-Weith et al. 2002.

16 | Zitiert nach Jennings 1992, S. 229. In einer anderen Formulierung von 1998 heißt es ganz ähnlich, Theatertherapie sei „the intentional use of the healing aspects of drama and theatre within the therapeutic process" (zitiert nach Paula Crimmens 2006, S. 10).

eine Definition, von der ausgehend es tatsächlich naheliegender erscheint, ihre Entstehungsgeschichte (spätestens) mit den Anfängen einer institutionalisierten Proto-Psychotherapie um 1800 einsetzen zu lassen.

Um 1800 wurde, wie von medizinhistorischer Seite aus verschiedentlich bemerkt worden ist,[17] bereits von den ersten Koryphäen des sich neu entwickelnden therapeutischen Feldes wie Philippe Pinel (1745–1826) oder Jean-Étienne Esquirol (1772–1840) mit szenischen Mitteln experimentiert und auf die Wirkungen theatraler Anordnungen reflektiert. Im Zuge jener aufklärerischen Reformen, in denen aus den ehemaligen Tollhäusern und Asylen neue Einrichtungen, Abteilungen und Hospitäler gebildet wurden, die eigens zur Therapie von psychisch Erkrankten eingerichtet wurden, zirkulierten in Lehrbüchern, Falldarstellungen und Berichten Informationen über ihre Architektur, ihre Infrastruktur, die jeweilige Ordnung der Einrichtung, die medizinisch-therapeutische und sonstige Versorgung von Patienten. Aber auch über szenisch-theatrale Praktiken, die als therapeutische Mittel eingesetzt wurden, wie über die Erwartungen, Befürchtungen und Erfahrungen, die sich an dieselben knüpften, wurde berichtet und gestritten. Die Kontroversen dienten nicht zuletzt einer Kritik jener Konzepte und Praktiken, die für psychische Kuren und Behandlungsweisen herangezogen wurden. Und auch die Frage nach einer professionellen Berechtigung, danach, wer diese Mittel aufgrund welcher medizinischen, therapeutischen oder seelsorgerischen Qualifikation ausüben dürfen sollte, war bereits um 1800 Anlass für heftige Kontroversen.

Jenseits dessen ist es aus medizinhistorischer Sicht fragwürdig, eine bestimmte Theorie oder Konzeption von (Psycho-)Therapie auf andere historische Zeiten zu projizieren. So wenig sinnvoll es einem Medizinhistoriker erscheint, mittels retrospektiver Diagnostik festzustellen, an welcher Krankheit etwa eine prominente historische Person gelitten haben oder verstorben sein könnte,[18] so wenig sinnvoll ist es, eine Definition von Therapie, die zu einer bestimmten Zeit und in einem bestimmten wissenschaftlichen und kulturellen Kontext getroffen wird, zu generalisieren. Krankheit und Therapie sind keine ahistorischen Größen, sondern aufs Engste mit kulturellen[19] und Wissenspraktiken, mit kommunikativen Prozeduren wie bestimmten Formen der medizinischen Produktion von Evidenz verbunden.

17 | Siehe Hinweise und Anmerkungen zu solchen szenischen Praktiken beispielsweise in den Schriften von Roy Porter 1987/2006; 2003a, S. 408, Martin Schrenk 1973, S. 70, sowie bei Klaus Dörner 1969/1995.

18 | Siehe z. B. Stolberg 2012 und Leven 2016.

19 | Ethnomedizinische Forschungen haben zur Frage der kulturellen Bedingtheit von Gesundheit und Krankheit wichtige Beiträge geliefert. Siehe beispielsweise die Dissertation von Michael Knipper (2004) sowie die Forschungen zu medizinischen Praktiken in Tansania von Walter Bruchhausen (2006).

Ob und in welchem Maße szenisch-theatrale Mittel professionell und zu psychotherapeutischen Zwecken eingesetzt wurden, diese Frage lässt sich, ausgehend von *einer* Definition der Theater- und Dramatherapie entsprechend nicht retrospektiv beantworten, zumal wenn diese sich im steten Fluss von Wissens- und Anerkennungsprozessen befindet und verändert. Was als professionelle und in therapeutischer Hinsicht als sinnvolle Handlungsweise erscheint, bemisst sich in wissenschaftshistorischer Blickrichtung an den jeweiligen Kriterien und Aushandlungsprozessen, innerhalb derer sie erprobt, reflektiert und in theoretische und methodische Konzepte eingebunden wurde. Anders als in aktuellen Auseinandersetzungen um die Anerkennungsmöglichkeiten theatertherapeutischer Interventionen im Gesundheitswesen waren es um 1800 jedoch überwiegend Mediziner und – nach und nach – Psychiater und Psychotherapeuten, die mit szenischen Formen arbeiteten; für sie stand weniger die Anerkennung ihrer Berufsgruppe, als vielmehr die ihrer psychotherapeutischen Mittel im Vordergrund.[20]

20 | Auch die aktuellen Bemühungen um Anerkennung der künstlerischen Therapien konzentrieren sich auf den Nachweis ihrer Wirksamkeit im Sinne etablierter Bewertungsmaßstäbe. Siehe z. B. Schulze 2018.

II.2 Theater/Therapie

Jenseits der skizzierten Art und Weise, die Geschichte der Theatertherapie zu schreiben, eröffnen vor allem theaterwissenschaftliche Forschungen anders gelagerte Perspektiven. In einem der wenigen Lexikonartikel zum Lemma *Theatertherapie* schreibt Wolfgang Sting, Professor für Theaterpädagogik und Performance Studies der Universität Hamburg:

> Theatertherapie, zusammengesetzt aus Theater und Therapie (gr. therapeia: Dienst, Pflege, Heilbehandlung; engl. drama therapy), bezeichnet Spielformen und Verfahren, die Theater als Mittel der Therapie in Feldern der heilpädagogischen, psychosozialen, sozial- und psychotherapeutischen Arbeit einsetzen. (Sting 2005, S. 348)

Stings Definition setzt ein mit dem Hinweis darauf, dass Theatertherapie ein Kompositum sei, ein Begriff also, der aus den Komponenten Theater und Therapie gebildet wird. Doch wie ist die Korrelation von Theater und Therapie zu denken, aus denen sich der Begriff zusammensetzt? Welche Art der Verbindung gehen sie miteinander ein?[21]

In der Einleitung zu einer aktuellen Publikation, die Matthias Warstat gemeinsam mit Wissenschaftlerinnen und Wissenschaftlern des von ihm geleiteten EU-Forschungsprojekts *The Aesthetics of Applied Theatre* an der Freien Universität Berlin verfasst hat, schlagen diese vor, eine Typologie einschlägiger Relationen vorzunehmen, die sich an den jeweiligen Anwendungsfeldern orientiert. So entwerfen sie eine Liste des Applied Theatre nach folgenden Untergruppen:

---

21 | Die Literaturwissenschaftlerin Annette Bühler-Dietrich hat in ihrer material- und umfangreichen Habilitationsschrift fünf „Schnittpunkte" identifiziert, an denen sich Drama, Theater und Psychiatrie im 19. Jahrhundert treffen würden: 1. dort, wo Patienten mit ihren Ärzten respektive Therapeuten gemeinsam ins Theater gingen, 2. dort, wo Autoren als Leser und Schreibende auf Ärzte oder medizinische Texte trafen, 3. dort, wo die dramatis personae eines Stückes als nervenkrank kenntlich gemacht werden, 4. dann, wenn die Schauspieler, die die Nervenkranken spielen, Erfahrungen mit oder einen persönlichen Zugang zum Thema des Wahnsinns in ihre Rollenarbeit einfließen lassen und schließlich dort, wo 5. „Theater und Psychiatrie […] gemeinsame Wahrnehmungsformen und -strukturen" aufweisen würden (Bühler-Dietrich 2012, S. 17).

Diesen fünf Schnittpunkten fügen wir in dieser Studie einen sechsten hinzu, der immer dort zum Zuge kommt, wo Patienten auf die eine oder andere Weise in therapeutische Szenen und theatrale Anordnungen eingebunden werden.

- Theater in der sozialen und sozialtherapeutischen Arbeit
- Theater in Bildung, Erziehung und Schule
- Theaterpädagogische Projekte und Jugendklubs von Theatern
- Dramatherapie, Psychodrama, weitere theatrale Therapieformen
- Gefängnistheater- Unternehmenstheater
- Theater in der Bearbeitung politischer Krisen und gewaltsamer Konflikte (Warstat et al. 2015, S. 9)

Damit folgt die Liste im Wesentlichen der Logik, die von Wolfgang Stings Definition der Theatertherapie in den Blick genommen wurde: Als Typologie von *Applied Theatre* wird eine Spiegelstrich-Liste gesetzt, in welcher jeweils Theater und Sozialarbeit, Theater und Pädagogik, Theater und Wirtschaft etc. aufeinander bezogen werden. Die Autoren räumen ein, ihre vorläufige Liste sei „noch unsystematisch, weil sie auf einer Mischung von funktionalen und institutionellen Kriterien" (ebd.) beruhe. Interessant ist in diesem Zusammenhang die Begründung, die für die Schwierigkeiten einer rein institutionell oder rein funktional operierenden Typologie ins Feld geführt wird: Bei einer „rein funktionale[n] Typologie" entstünde das Problem, „dass viele der implizierten Funktionen (kulturelle Bildung, Konfliktbearbeitung, soziale Integration) auch vom sogenannten Kunsttheater im engeren Sinne übernommen werden können, sodass die Differenz des applied theatre nicht hervortreten würde." (Ebd.) Warum es von zentralem Interesse wäre, eine solche Differenz herauszustellen, dieser Punkt wird durch den Befund begründet, dass international „Theaterformen auf dem Vormarsch" seien, die „unter Begriffen wie social theatre, community theatre oder eben applied theatre einer sozialen, pädagogischen oder therapeutischen Agenda folgen" und entsprechende Zwecke verfolgen würden. Damit stünde zu befürchten, dass diese neuen Formen und Ansprüche unter Umständen erfolgreich zu denen in Konkurrenz treten könnten, die im deutschsprachigen Raum mit dem „kunstaffinen Stadt- und Staatstheater" und dessen „angestammte[m] Autonomie-Ideal" verbunden wären (ebd.). Die Leitunterscheidung zwischen angewandter und freier Kunst wird somit von den Autoren nicht unterlaufen, sondern aufrechterhalten. Es wird im Folgenden zu fragen sein, ob es jenseits einer Fortschreibung der modernen Dichotomie von autonomer versus heteronomer Kunst noch andere Möglichkeiten der Beschreibung geben könnte.

Eine rein institutionell orientierte Typologie hingegen, so betonen sie berechtigtermaßen, würde darüber hinwegsehen, dass Applied Theatre *de facto* sowohl innerhalb etablierter Institutionen als auch außerhalb in freien Projekten (freie Szene) stattfände. Hier zeigen sich systematische Schwierigkeiten, denn auch eine Geschichte der Theatrotherapie sollte institutionsübergreifend auf solche Kontexte schauen, die beanspruchen, eine (proto-)psychotherapeutische Agenda zu verfolgen; sie muss sich in so unterschiedlichen sozialen Räumen bewegen wie dem der Psychiatrie, von privaten Anstalten oder Praxen, will sie nicht blind sein für das Spektrum historischer und aktueller Praktiken, die teilweise sowohl im einen wie im anderen Kontext eingesetzt werden.

Die Spiegelstrich-Liste suggeriert zudem, dass ein Element der Relation sich gleichbleiben würde: das Theater. Diese Anmutung ist in mehrfacher Hinsicht problematisch, da sie zum einen den Eindruck erwecken kann, dass die Einbeziehung theatraler Praxen und Anordnungen in einem anderen kulturellen Feld das „Theater" unverändert, mit sich selbst identisch belassen würde. Zum anderen blendet sie zunächst einmal aus, dass auch das sogenannte Kunsttheater einem ständigen historischen Wandel unterliegt und Theater somit weder eine ahistorische oder anthropologische noch eine kulturunspezifische Praxis ist.

Welches Theater aber wird – für unseren Zusammenhang gefragt – um 1800, Mitte des 19. Jahrhunderts oder Anfang des 20. Jahrhunderts in der (proto-)psychotherapeutischen Praxis eingesetzt? Spielt das jeweilige Verständnis davon, was „Theater" sei, keine Rolle mehr, wenn dieses sich aus dem engeren Zusammenhang des Kunstsystems verabschiedet? Anders gefragt: Können es sich meine historiographischen Untersuchungen solcher Praktiken leisten, in ihrer Beschreibung szenischer Therapieformen auf einer grundlegenden Differenz zu historischen Formen des Kunsttheaters zu insistieren?

Die Bestimmung des Verhältnisses von Theater und Therapie ist selbstredend zentral für das Selbstverständnis und die Theoriebildung der Drama- und Theatertherapie des ausgehenden 20. Jahrhunderts und spiegelt sich in den zahlreichen Definitionen wider, auf die oben bereits hingewiesen wurde. Von welcher Art „Theater" und welcher Form der „Therapie" ist hier jedoch die Rede? Bezieht sich der Theaterbegriff auf spezifische Theaterformen, oder wird ein weit gefasster Theaterbegriff veranschlagt? In welcher Weise verändert die Art und Weise der Bezugnahme die beiden Begriffskomponenten?

In aktuellen Diskursen gilt es als gesetzte Tatsache, dass Theatertherapie eine Form angewandten Theaters sei. Auch Stings Begrifflichkeit situiert die Theatertherapie in diesem semantischen Feld, wenn er davon spricht, dass sie Theater als *Mittel* zur Behandlung einsetzen würde. Mit dem Begriff des angewandten Theaters wird eine Leitunterscheidung der modernen westlichen Ästhetik evoziert, die durch die Gegenüberstellung von freier, autonomer Kunst und heteronomer, angewandter Kunst[22] zugleich eine Wertigkeit in das Kompositum Theatertherapie einträgt.

22 | Auch für das Praxisfeld der Medizin ist es eine relevante Frage, inwiefern man bei ihr von einer angewandten Wissenschaft oder einer Kunst des Handelns sprechen könnte oder müsste, wie also die Relation von medizinischen Bezugswissenschaften und ärztlichem Handeln aufzufassen sei. Wolfgang Wieland hat diese Frage bereits in den 1970er-Jahren diskutiert. (Siehe Wieland 1975).

Diesen Automatismus stellen die Autorinnen und Autoren des Berliner Forschungsprojekts *Aesthetics of Applied Theatre* in ihren knappen Überlegungen zur Geschichte des angewandten Theaters jedoch infrage. Dabei richtet sich ihr Blick auf die vielfältig verschränkten Theaterpraktiken der Vormoderne sowie auf außereuropäische Theaterformen und -traditionen.

> Die Theaterhistoriografie der frühen Neuzeit hat nicht zuletzt auf die untrennbare Verschränkung von Theater- und Medizingeschichte für diesen Zeitraum hingewiesen. Dieselbe Gruppe von Akteuren agierte innerhalb des ‚fahrenden Volkes' im frühneuzeitlichen Europa als Heiler und Comici – und dies mit kaum voneinander differenzierbaren, magisch anmutenden Praxisformen. Die Vorstellung von Kunst oder Theater als einem autonomen Bereich ästhetischer Erfahrung ist im Kern eine idealistische Denkfigur des späten 18. Jahrhunderts, über deren Gültigkeit für das 20. Jahrhundert oder gar die Gegenwart man streiten kann.
>
> [...] So gesehen ist es erklärungsbedürftig, warum sich die Idee von Theater als autonome Kunst überhaupt so lange halten konnte. Theater, ließe sich argumentieren, war in den Jahrhunderten vor der Moderne immer applied theatre, wurde zu religiösen, politischen oder sozialen Zwecken genutzt, diente als Lebenselixier im Alltag der Menschen – bis im philosophischen Idealismus des 18. Jahrhunderts die eigenartige Idee aufkam, die darstellenden Künste müssten von gesellschaftlichen Vereinnahmungen freigehalten werden. (Warstat et al. 2015, S. 16)

Die Autorinnen und Autoren verfolgen diesen, in ihrer Einleitung gesetzten Impuls in den folgenden Forschungsbeiträgen nicht weiter und suchen einen konzeptionellen Ausweg in einem stärker politisch besetzten Begriff der Intervention. Meines Erachtens stellt sich jedoch durchaus die Frage, welcher Blick auf die Geschichte szenisch-theatraler Therapieformen dadurch eröffnet wird, dass man die Dichotomie von Theater/Therapie nicht als diejenige von autonom/heteronom übersetzt. Welches Potenzial wird freigesetzt, löst man sich von dieser für die Moderne so zentralen Opposition? Was könnte deren Revision für die Historiographie der Theatrotherapie bedeuten? Fragen wie diese beschäftigen derzeit eine Reihe von Autoren, können an dieser Stelle aber weder ausführlich noch zufriedenstellend theoretisch verhandelt werden (auch wenn das zweifellos lohnenswert wäre).[23] Für den hier interessierenden

---

23 | Exemplarisch möchte ich neben den Publikationen des Berliner Forschungsprojekts auf aktuelle Forschungen von Judith Siegmund von der Universität der Künste Berlin sowie auf den Sammelband des britischen Theaterpraktikers und Dozenten Gareth White *Applied Theatre: Aesthetics* (White 2015) hinweisen.

Zusammenhang scheint mir der Impuls, den Warstat et al. pointiert formuliert haben, gerade dadurch produktiv zu sein, dass er Spielräume eröffnet, die Korrelation von Theater und Therapie auch anders zu denken und jenseits der Dichotomie zweier Systeme (Kunst versus Medizin) zu deuten, die sich in ihren Leitunterscheidungen wechselseitig ausschließen. Anstelle einer Frontstellung der Terme Theater und Therapie, die zur Subordination einer der beiden Seiten unter die maßgeblichen Parameter der anderen führt, ließe sich die Geschichte der Theatrotherapie aus einer kulturmedienwissenschaftlichen Perspektive[24] als die Geschichte transkriptiver Operationen fassen. Anstatt die Frage zu stellen, ob theatertherapeutische Praktiken als freie künstlerische oder zweckgebunden-(psycho-)therapeutische einzuordnen und zu bewerten seien, ginge es hier um die Frage, in welcher Weise szenische Praktiken im Rahmen von (Psycho-)Therapie aufgegriffen werden. Anstelle einer Entweder-oder-Relation eröffnete sich damit die Möglichkeit, die Geschichte der Theatrotherapie als eine Geschichte der verschiedenen Arten und Weisen zu verstehen, in denen es für historische Akteure Sinn machte, innerhalb von (Psycho-)Therapie szenische Praktiken zu erproben, in therapeutische Arrangements einzubeziehen oder aber zu verwerfen. Oder, eine Formulierung der Theaterhistorikerin Gerda Baumbach aufgreifend und variierend, wäre nunmehr zu fragen: Durch Einordnung in welche Wissenssysteme und durch Bezugnahme auf welche Wissensformen konnten bestimmte kulturelle Praktiken als Theater oder als Szenen im Kontext der Psychotherapie in Erscheinung treten?[25]

Eine Voraussetzung dafür, dass szenische Praktiken und Anordnungen im Rahmen von (Psycho-)Therapie als sinnvoll erscheinen konnten, war vermutlich die zunehmende Differenzierung der Bereiche von Theater und Medizin.

24 | Ein kulturmedienwissenschaftlicher Medienbegriff beschränkt sich nicht auf die sog. neuen oder technischen Medien: „Die mit der medialitätstheoretischen Perspektivierung verbundene operative und medienhistorische Akzentsetzung rückt die kultur- und kommunikationsformierende Rolle von Medien ins Zentrum der Analyse. Grundlegend […] ist dabei die Annahme, dass die Formierungsleistung medialer Praktiken nicht erst mit den technischen Medien einsetzt, sondern neben den elektronischen Technologien und den klassischen Speicher- und Verbreitungsmedien wie Büchern, Handschriften, Bildern oder Filmen auch solche basalen anthropologischen Medien wie den Körper oder die Sprache umfasst. Mit einem solchen Medialitätsbegriff sind damit auch jene anthropologischen Ausdrucksmittel und Kommunikationsformen eingeschlossen, die unter einem technisch geprägten Medienbegriff meist ausgeblendet bleiben. Für sie alle gilt, dass sie als Medien ‚die Nahtstelle der Entstehung von Sinn aus nicht-sinnhaften Phänomenen' markieren, dass sie gleichsam ‚die historische Grammatik des Performativen' unserer symbolischen Praktiken bilden (Krämer 1998, S. 48), einer Grammatik, die nach den je spezifischen sinngenerierenden Leistungen der Medien fragt, oder – wie man auch sagen könnte – nach ihrer kulturkonstitutiven Funktion." (Bartz et al. 2012, S. 9f.).

25 | Bei Baumbach heißt es: „Durch Einordnung in welche Wissenssysteme und durch Bezugnahme auf welche Wissensformen konnten bestimmte kulturelle Praktiken als Theater legitimiert werden?" (Baumbach et al. 2016, S. 259f.).

Besonders Gerda Baumbach hat in ihren Forschungen zum frühneuzeitlichen Theater auf die intensive und vielfältige Verbindung zwischen medizinischen Praktiken und theatralen Spektakeln auf Märkten vom Mittelalter bis in die Neuzeit hingewiesen. *Theaterkunst und Heilkunst*, so der Titel des 2002 von ihr herausgegebenen Bandes, erscheinen bis ins 18. Jahrhundert hinein als aufs Engste verbunden (Baumbach 2002; siehe auch Katritzky 2007, Porter 2003b und Hattori 1995).[26] Auch wenn hier nicht im heute etablierten Sinne von psychotherapeutischen Behandlungen gesprochen werden kann, zeigen die vorliegenden medizin- und theaterhistorischen Forschungen doch, wie weit verbreitet und wie vielfältig die Spielformen und Einsatzfelder waren.[27] Zu sehen, welche Formen die Verbindung von Medizin und Theater entwickelt hatte, ermöglicht auch, die Differenz, die mit den aufklärerischen Reformen sowohl des Theater- als auch des Medizinwesens entstanden, klarer zu fassen. Erst aus ihrer Trennung, so könnte man eine historische Ausgangsthese dieser Untersuchung formulieren, entsteht die Möglichkeit, dass das Theater erneut Eingang in das Feld des Medizinischen und hier: der psychischen Kuren und der Proto-Psychotherapie findet. Auch wenn es also bereits in der Antike Beispiele für den Einsatz von Theater in der Therapie gibt, setzt meine eigene Suchbewegung historisch mit diesen Prozessen einer Trennung und eines Wiedereintritts des Theaters in die Proto-Psychotherapie ein.

Es geht mir keineswegs darum, den bestehenden und konkurrierenden Definitionen von Drama- und Theatertherapie eine weitere hinzuzufügen; vielmehr steht die Frage im Vordergrund, in welcher Weise Theaterformen und szenische Praktiken Einzug in die (Proto-)Psychotherapie hielten, ob und, wenn ja, wie sie hier als sinnvolle Praktiken betrachtet wurden. Anstelle der Fortschreibung einer zutiefst mit dem Aufkommen der Ästhetik im 18. Jahrhundert verbundenen Dichotomie möchte ich meinen Blick auf jene Transkriptionen lenken, die historische Theaterformen und Praktiken im Rahmen der (Proto-) Psychotherapie erfahren haben.[28]

In diesem Sinne wird die Frage, welche theatralen Anordnungen und szenischen Praktiken in der Geschichte der (Proto-)Psychotherapie eingesetzt wurden, im Folgenden weder ausgehend von aktuellen Positionen und Definitionen der Drama- und Theatertherapie noch im Sinne einer genealogischen Rekonstruktion derjenigen Quellen und Vorläufer vorgenommen, die für heu-

26 | Neben dieser Verbindung zwischen Schaustellergewerbe und Medizin betont Sting (2005) die Bedeutung von Heilungsversprechen in ästhetischen Diskursen des 20. Jahrhunderts, mit denen sich Matthias Warstat eingehend in seiner Habilitationsschrift *Krise und Heilung* auseinandergesetzt hat (Warstat 2011).

27 | Zur frühneuzeitlichen Marktmedizin und zu psychotherapeutischen Praktiken siehe Kapitel IV.1.

28 | Insofern stellt der von mir verfolgte Ansatz einen Beitrag zu einer kulturmedienwissenschaftlich geprägten Spielart der Medical Humanities dar.

tige Ansätze mittelbar relevant gewesen sein mögen. Meine Untersuchungen setzen ein mit der Entstehung erster proto-psychiatrischer Institutionen, nehmen aber jenseits dieser Frühformen der Psychiatrie auch solche therapeutischen Ansätze mit in den Blick, die in privaten Anstalten, Kliniken und Praxen erprobt wurden.

Da der Forschungsstand zu Beginn meiner Recherchen zu „dünn" war, um als Ausgangspunkt dafür dienen zu können, das Spektrum der eingesetzten Formen, ihre Verbreitung und Relevanz einzuschätzen, habe ich im Schneeballsystem, ausgehend von den bekannten „Fällen", alle Hinweise verfolgt, die ich finden konnte, um mir so nach und nach ein Bild der eingesetzten szenischen Formen, Praktiken und der diese umkreisenden Diskurse machen zu können. Ausgehend von französisch-, englisch- und deutschsprachigen Quellen, haben mich diese Suchbewegungen zu kleineren Expeditionen in den US-amerikanischen, den schottischen, den italienischen und auch den russischen Raum geleitet.[29] Kriterien dafür waren: (1) dass sie von intendierten therapeutischen Handlungen berichteten, (2) dass diese von professionellen Akteuren für eine therapeutische Behandlung eingesetzt wurden und (3) dass die herangezogenen Mittel mindestens von einem Beteiligten als szenische und/oder theatrale wahrgenommen und beschrieben wurden. Von dem gefundenen und untersuchten Material, aus all den Fallvignetten und Erzählungen wird in dieser Untersuchung jedoch nur die berühmte Spitze des Eisbergs in Erscheinung treten können.

Umso mehr stellt sich auch für mein historiographisches Unterfangen die Frage der Auswahl, was ich in welcher Weise sichtbar machen, aus dem historischen Material herausgreifen und als eine Serie von Formen und Umformungen anordnen möchte.

In Analogie zu Überlegungen, die Hans-Jörg Rheinberger zur Wissenschaftsgeschichte des Experiments angestellt hat, möchte ich die Historiographie szenischer Therapieformen als eine Abfolge spezifischer Anordnungen beschreiben. Rheinberger hat, auf den Kunsthistoriker George Kubler Bezug nehmend, herausgestrichen, dass die Geschichtsschreibung von Kunst ebenso wie die von Wissenschaft im Bild einer Serie oder Sequenz zu denken sei, wobei diese Serien als „offene und geschlossene, intermittierende, blockierte, erweiterte, wandernde und gleichzeitige Reihen, eine jede mit ihren Sonderformen" (Rheinberger 2016, S. 19) in Erscheinung treten könnten.[30] Dieses Bild scheint

---

29 | Was mir ohne tatkräftige Unterstützung von sprachkundigen Freundinnen, von anderen Forschern und hilfsbereiten Bibliothekaren nicht möglich gewesen wäre. Besonderer Dank gebührt an dieser Stelle Clarissa Stein, Sebastian Panwitz und Britta Krämer!

30 | Er zitiert Kubler: „Die genaueste Definition der formalen Sequenz, die wir bis jetzt geben können, lautet, dass sie ein historisches Maschenwerk von graduell veränderten Wiederholungen desselben Merkmals ist." (Kubler 1982, S. 76, zitiert nach Rheinberger 2016, S. 19).

mir auch für die Geschichte der szenischen Therapien sehr stimmig und darüber hinaus ein weiteres Argument für eine Analyse ihrer Formen zu sein. Erst der Blick auf die Verschiebungen und Verästelungen, die sich im Wandel ihrer szenographischen Anordnungen beschreiben lassen, gibt zu erkennen, inwiefern sie im Laufe der Zeit nebeneinander bestehen, sich ablösen oder wieder auftauchen.

Anders als für Rheinbergers Experimentalgeschichte kann man jedoch schon aus Gründen der Quellenlage die Anordnungen nicht für sich sprechen lassen, sie stehen immer auch im Zusammenhang mit Diskursen, die sie als vertraute oder neue Anordnungen kenntlich machen, die von Wahrnehmungsmöglichkeiten und neuen Handlungsoptionen berichten, auf Hürden oder ein Scheitern hinweisen etc.[31] Leider, und dies ist eine große Lücke in dem hier eingeschlagenen Weg, geben die von mir gefundenen und wahrgenommenen Quellen kaum Aufschluss über die Perspektive, auf die all jene Experimente mit theatralen Anordnungen hinausliefen: auf die der Patientinnen und Patienten, deren Wahrnehmung, Deutungsarbeit und Aktionen. Ihre Darstellung und Erfahrung wird, so bleibt zu hoffen, in künftigen Forschungsarbeiten aufgespürt und einbezogen werden können.

31 | Rheinberger bezieht in seine Untersuchungen zu Experimentalsystemen das Methodenwissen der jeweiligen Experimentatoren mit in die Analyse ein – auch er berücksichtigt also diskursive Quellen, wenn auch in einem engeren Sinne als ich in der vorliegenden Arbeit.

II.3 Ä/Aisthetische Dimensionen theatraler Anordnungen

Der Raum, den ich als Proszenium meiner Untersuchungen beschrieben habe, ist menschenleer. Lediglich Stufen, Stühle und ein Sessel markieren Positionen, von denen aus jemand auf die Bühne treten oder auf denen jemand vor, auf oder neben ihr Platz nehmen könnte. Doch was, wenn der eine oder andere Platz besetzt würde? Welche Möglichkeiten ließen sich mit der Einnahme einer Position verbinden? Könnten sich hierdurch gezielt Wahrnehmungsweisen erzeugen oder verändern lassen? In welcher Weise könnte ein Positionswechsel in einer theatralen Anordnung etwa einen Perspektivwechsel befördern? Welche Bedeutung käme dabei ästhetischen und aisthetischen Parametern zu? Und inwieweit könnte ein solcher Positions- und Perspektivwechsel in therapeutischen Gefügen Sinn ergeben? In welcher Weise ließen sich diejenigen ä/aisthetischen Qualitäten fassen, um die es in diesen theatralen Anordnungen geht? Und welche Elemente wären für die Beschreibung grundlegender Szenographien der Theatrotherapie relevant?[32]

Das historische Quellenmaterial, das ich in den letzten Jahren sichten konnte, lässt keinen Zweifel, dass es dort, wo szenisch-theatrale Mikro-Räume erprobt wurden, auch um die Ermöglichung ä/aisthetischer Erfahrungsräume ging – so kontrovers diese, ihre Möglichkeiten und Grenzen auch diskutiert wurden. Die Modulation von Selbst- und Fremdverhältnissen wurde durchaus auch in ästhetischen Begriffen gedacht und inszenatorisch angelegt. In welcher Weise es möglich sein könnte, diese ä/aisthetischen Dimensionen zu beschreiben und die eingesetzten Formen zu differenzieren, diese Fragen lassen sich jedoch nicht so einfach aus der bestehenden Forschungslage entwickeln. Zum einen gibt es so gut wie keine Vorschläge, das historische Material anhand

32 | Eine naheliegend erscheinende Lösung könnte darin bestehen, diejenigen ästhetischen Kategorien und Begriffe, auf die sich dramatherapeutische Ansätze aktuell beziehen, aufzugreifen. Selbstverständlich gibt es in der dramatherapeutischen Literatur eine Fülle von Annahmen, mit deren Hilfe ästhetische Schlüsselkonzepte dramatherapeutischer Prozesse erklärt oder beschrieben werden könnten. Dass ich diesen Weg nicht einschlage, liegt im Wesentlichen darin begründet, dass auch diese Konzepte zumeist auf ein bestimmtes Verständnis von Ästhetik zurückgreifen, das historisch nicht weiter relativiert wird. Dass eine solche Differenzierung für eine historiographische Perspektive aber notwendig ist, möchte ich im Folgenden skizzieren.

formaler Gesichtspunkte zu differenzieren.[33] Ja, mehr noch: Vielfach zeigen sich dort, wo performative und theatrale Dimensionen in der Forschungsliteratur thematisiert werden, überhaupt keine Differenzierungen in Hinblick auf die jeweils vorliegende Form.[34] Zum anderen lässt auch die theoretische Auseinandersetzung mit Fragen nach einer Ästhetik des sogenannten *Applied Theatre* im Allgemeinen und mit ästhetischen Dimensionen szenischer Therapieformen im Besonderen zu vieles offen, als dass eine breiter angelegte historische Studie hier direkt anknüpfen könnte. Damit stehen die folgenden Untersuchungen vor einer Reihe grundsätzlicher Fragen: Anhand welcher Parameter lässt sich eine Historiographie der Theatrotherapie (be-)schreiben? Anhand welcher Bezugsgrößen eine Typologie der Theaterformen in den Blick nehmen? Von welchem Punkt aus können die folgenden Untersuchungen ihren Ausgang nehmen?

Eine der wenigen Auseinandersetzungen mit diesen Fragen wurde von dem Berliner EU-Forschungsprojekt *Aesthetics of Applied Theatre* geführt, auf das bereits Bezug genommen wurde.[35] Allerdings gehen die Autoren in ihrer ersten Gemeinschaftspublikation davon aus, dass es mit Blick auf die „historische Entwicklung" des *Applied Theatre* obsolet sei, diese „mit klassischen Kategorien ästhetischer Erfahrung" zu analysieren (Warstat et al. 2015, S. 17) oder die hervorgebrachten „theatrale[n] Relationen" anhand einer Gegenüberstellung von „Zuschauer- und […] Akteursseite" (ebd., S. 9) zu beschreiben.

Insofern die kritische Abgrenzung der Autoren einer fraglosen Eins-zu-eins-Übertragung ästhetischer Parameter auf das Feld des *Applied Theatre* gilt, ist ihrer Kritik zweifellos zuzustimmen. Es erscheint als wenig sinnvoll, ästhetische Konzepte, die für eine historisch spezifische Spielart der Theaterkunst gebildet wurden, zu generalisieren, um sie im nächsten Schritt etwa auf

33 | Auf zwei Ausnahmen werde ich an späterer Stelle Bezug nehmen: Kathryn Maeder Tucker (2007) und Carmel Raz (2017) liefern Ansätze einer Differenzierung nach Formkriterien. Siehe Kapitel IV.2.

34 | Als typisches Beispiel möchte ich eine Passage von Roy Porter zitieren: „A parallele case of ‚acting mad' may be the ‚Abraham men', genuine or bogus Bedlamite vagrants licensed to beg and singing Bedlamite ballads, thus ‚presenting' madness, to wheedle charity. One thinks then of dramatic performances at Charenton and, later still, those prize hysterics at the Salpêtrière in Paris, who had clearly been ‚trained' by Charcot – or had ‚trained' themselves – to present textbook enactments of hysteria. So lunatics may well have ‚acted crazy' to establish a mocking rapport with the sane, turning all into a gallery of distorting mirrors. The fact that madness thereby became a show merely confirms how, to contemporary minds, what counted was its face." (Porter 1987/2006, S. 55f.)

Für Porter stehen hier unterschiedslos theatrale Praktiken des 17. neben solchen des ausgehenden 18. Jahrhunderts neben jenen Aufführungspraktiken, die George Didi-Hubermann prägnant anhand der klinischen Vorlesungen Charcots um 1900 beschrieben hat, wiewohl es sich hier um gänzlich verschiedene Formen handelt. Zu Charcots Vorlesungen siehe auch Kapitel IV.5.1 und Didi-Hubermann 1997.

35 | Siehe Kapitel II.2.

szenische Praktiken im Kontext des *moral management* des ausgehenden 18. Jahrhunderts zu beziehen. Daraus lässt sich jedoch mitnichten ableiten, dass ä/aisthetische Aspekte hier gar keine Rolle spielen würden oder in der historischen Entwicklung des Feldes gespielt hätten.

Um die These zu untermauern, dass Transkriptionen szenischer Formen und auch solcher Relationen wie derjenigen von Akteur und Zuschauer im Feld der (Proto-)Psychotherapie eine Rolle spielen und die Analyse solcher Transkriptionen sich für eine Beschreibung psychischer und psychotherapeutischer Prozesse fruchtbar machen lassen, möchte ich an dieser Stelle in einem kleinen Exkurs auf eine psychoanalytische Studie eingehen.

Exkurs: Ä/Aisthetische Dimensionen der Psychoanalyse

In ihrer 2008 erschienenen Dissertation *Spielräume des Erlebens* beschreibt die Medizinerin und Psychoanalytikerin Diana Pflichthofer, ausgehend von jüngeren theaterwissenschaftlichen Konzepten, die Begegnung von Analysand und Psychoanalytikerin als ein Aufführungsgeschehen:[36]

---

36 | Gegen die These, dass therapeutische Situationen oder Szenen als Aufführungsgeschehen beschreibbar sind, hat sich der Theaterwissenschaftler Matthias Warstat ausgesprochen (siehe Warstat 2009, S. 535ff.). Wie Pflichthofer bezieht auch er sich auf den mit Erika Fischer-Lichte herausgearbeiteten Aufführungsbegriff. Eine Aufführung ist seiner Meinung nach durch zwei Charakteristika geprägt: Sie findet erstens zeitlich im Hier und Jetzt statt und ist zweitens ein relationales Gefüge, das auf dem Verhältnis von Zuschauern und Akteuren beruht. In diesem Sinne hatte schon Erika Fischer-Lichte den Ereignischarakter von Aufführungen definiert: „Mit A[ufführung] wird ein Ereignis bezeichnet, das aus der Konfrontation und Interaktion zweier Gruppen von Personen hervorgeht, die sich an einem Ort zur selben Zeit versammeln, um in leiblicher Ko-Präsenz gemeinsam eine Situation zu durchleben, wobei sie, z. T. wechselweise, als Akteure und Zuschauer agieren. Was sich in einer A[ufführung] zeigt, tritt immer hier und jetzt in Erscheinung und wird in besonderer Weise als gegenwärtig erfahren. Eine A[ufführung] übermittelt nicht andernorts bereits gegebene Bedeutungen, sondern bringt die Bedeutungen, die sich in ihrem Verlauf von den einzelnen Teilnehmern konstituieren lassen, allererst hervor." (Fischer-Lichte 2005/2014, S. 15f.) Drei Argumente werden von Warstat dagegen ins Feld geführt, bei theatertherapeutischen Prozessen könne man von Aufführungsgeschehen reden: Erstens spricht seiner Meinung nach die Emergenz, die Nichtvorhersagbarkeit des szenischen Geschehens, und die aus dieser folgende Unsicherheit von Aufführungen dagegen, dass diese mit einem therapeutischen Geschehen kompatibel sein könnten; zweitens erzeugt eine Aufführungssituation eine Selbstdarstellung der Akteure, die nach Warstats Meinung für Patienten abträglich sein könnte; drittens sei therapeutische Arbeit einerseits zukunfts- und andererseits vergangenheitsbezogen, aber nicht im Hier und Jetzt verankert. Ich möchte an dieser Stelle Warstats Thesen nicht im Einzelnen diskutieren, sondern lediglich festhalten, dass ich demgegenüber mit Pflichthofer davon ausgehe, dass auch für die therapeutische Praxis sinnvollerweise von Aufführungssituationen gesprochen werden kann und sollte. Gleichwohl sind Warstats Argumente „klassisch", sie treten teilweise

> Wenn die Psychoanalytikerin ihrem Analysanden das erste Mal die Tür öffnet (auch wenn sie vielleicht noch gar nicht weiß, dass dort ihr zukünftiger Analysand in der Tür steht) und sich beide leiblich gegenüberstehen, dann hebt sich der Vorhang zur analytischen Aufführung, die von diesem Moment an eine gemeinsame und als solche hochspezifisch ist. Niemals wieder wird *diese* erneut aufgeführt, kein anderes analytisches Paar wird auch nur eine ähnliche hervorbringen. Sie wird ausgestaltet, erweitert, verfeinert, es reiht sich Szene an Szene, Akt an Akt und sie hat, irgendwann, ein wirkliches Ende, ist vergangen, wenn beide sich das allerletzte Mal gesehen haben. Dann gibt es sie als *solche* nicht mehr. Gewiss, sie hat Wirkungen, auf beide Beteiligten, sie wird in unterschiedlichsten Formen und unterschiedlichem Ausmaß bewahrt und hat, wenn alles gut gegangen ist, *beide* verändert. Aber diese Aufführung als Materialität ist unwiederbringlich, da sie zwingend auf die *gleichzeitige* sinnlich leibliche Präsenz der beiden Teilnehmer angewiesen ist. Dieses Kriterium macht sie endlich. (Pflichthofer 2008, S. 63)

Die Sinnlichkeit der Begegnung zwischen den beiden Hauptprotagonisten einer Psychoanalyse stellt Pflichthofer zufolge eine eigene therapeutische Dimension dar, auch wenn dieser, wie sie kritisiert, im Rahmen der psychoanalytischen Theoriebildung viel zu wenig Aufmerksamkeit geschenkt wurde.[37] Doch in welcher Weise, in welchen Hinsichten gewinnen hier sinnlich-aisthetische wie ästhetische Dimensionen Raum? Mithilfe welcher Parameter lässt sich das Geschehen im psychoanalytischen Behandlungsraum beschreiben?

Pflichthofer unterscheidet zwischen der konkreten therapeutischen Aufführung einerseits und den räumlich-materiellen Rahmenbedingungen andererseits, die sie als Inszenierung charakterisiert. Sie entwickelt ein dynamisches Szenenmodell, das unterschiedliche Rollenverteilungen denkbar macht und konzeptionell ausarbeitet.

Entlang der Unterscheidung der Begriffe Inszenierung und Aufführung, die sie in Auseinandersetzung mit psychoanalytischen Theorien auf der einen und Thesen der Theaterwissenschaftlerin Erika Fischer-Lichte auf der anderen Seite entwickelt, werden unterschiedliche Referenzen des Szenischen deutlich. So ist der Inszenierungsbegriff des 19. Jahrhunderts für Fischer-Lichte mit der Vorstellung verbunden, etwas Vorgängiges (wie das Drama), aber sinnlich noch nicht Anschauliches würde mithilfe einer Inszenierung zum Erscheinen

---

schon in den frühen Auseinandersetzungen um szenisch-theatrale Praktiken in der Proto-Psychiatrie auf.

37 | Pflichthofer untersucht die therapeutischen Szenen weder empirisch noch leitet sie sie aus den psychoanalytischen Konzepten des Agierens, des Enactments etc. ab (vgl. Streeck 2000), sie begibt sich vielmehr auf hermeneutischen Wegen auf die Suche nach strukturellen Parallelen zu kultur- und theaterwissenschaftlichen Performanzforschungen.

gebracht werden. Auch die psychoanalytische Theorie kennt ein entsprechendes Pendant:

> Wenn wir davon sprechen, dass ein Analysand etwas *inszeniert*, dann meinen wir häufig, dass er uns „eine (unbewusste) Szene macht" und etwas „vorspielt", dass er unbewusst versucht innere Objektbeziehungen, also Fantasien und Erfahrungen mit den frühen Objekten seines Lebens *in Szene zu setzen*, indem er auf die reale Beziehung zur Analytikerin rekurriert und im *Hier und Jetzt* der Interaktion unterzubringen versucht, wofür es bisher keine Worte gab. (Pflichthofer 2008, S. 80)

Dagegen ist die Aufführung im Sinne Fischer-Lichtes charakterisiert als der performative, ereignishafte Vollzug in der Kopräsenz von Akteuren und Zuschauern.

> Die *Inszenierung*, auch die psychoanalytische, unterscheidet sich mithin deutlich von der *Aufführung*, und zwar insofern, als sie die „Voraussetzung" für die Aufführung bildet, denn die Aufführung entsteht erst durch die „Wahrnehmung" der Zuschauer. (Ebd., S. 85)

Verschieben sich jedoch die Leitvorstellungen über die psychoanalytische Begegnung von Analysand und Analytiker weg von einem Modell der Inszenierung, hin zu einem der Aufführung, dann verändert sich entsprechend auch die Auffassung, welche die Analytikerin von der jeweiligen Situation hat, in der sie sich befindet. Während die womöglich bange Frage der Analytikerin unter der Leitidee der unbewussten Inszenierung (dem sog. *Agieren*) lautete: „‚Stecke ich schon wieder drin? Bin ich schon wieder verwickelt? Agiere ich mit?'", eröffnet eine Aufführungsanalyse Fragen des Typs: „‚*Wie* stecke ich gerade drin? *Was* agieren wir? *Was* führen wir hier auf?'" (ebd., S. 66).

Und auch die Verteilung der Rollen ist so eindeutig nicht: Nicht nur die Analytikerin kann sich als Zuschauerin der gemeinsamen Aufführung verstehen, auch die Patientin kann diese Position wahrnehmen. Darüber hinaus können beide als Akteure in Erscheinung treten. Je nachdem, wie sich die Aufführung entwickelt, welche Szenerie gerade zum Tragen kommt, sind die Rollen der Beteiligten also dynamisch angelegt.[38]

---

38 | Das Rollenrepertoire erschöpft sich auch nicht in der Zuschauer- und Darstellerrolle. Die Analytikerin wird nicht nur im Übertragungskonzept zur Stellvertreterin für „die verschiedenen Objekte des Analysanden", sondern sie ist, wie Pflichthofer herausstreicht, zugleich „immer auch Zeugin, Zeugin der Rede des Analysanden, Zeugin dessen, was ihm aus seiner Sicht geschehen ist, und Zeugin dessen, was sich aktuell zwischen den beiden ereignet" (Pflichthofer 2008, S. 44f.). Als Zeugin steht sie einerseits zwischen dem Pa-

Ein solches Verständnis psychoanalytischer Prozesse als Aufführungsgeschehen kommt Pflichthofer zufolge besonders der Arbeit mit Analysanden zugute, die unter den Folgen (früh-)kindlicher Traumatisierungen leiden. Diese Produktivität ergibt sich paradoxerweise aus der Fülle sinnlicher Wahrnehmungen und Erfahrungen, die sich in therapeutischen Aufführungen eröffnen können. Anhand einer Falldarstellung macht sie dies deutlich.

> Frau A. befindet sich im dritten Jahr ihrer Analyse und beginnt ihre Stunden immer mal wieder mit einem langen Schweigen, welches sich zuweilen über das erste Drittel der Stunde ausdehnen kann. Dieses Schweigen hat natürlich über einen so langen Zeitraum unterschiedliche Färbungen gehabt und verschiedenste Deutungen zugelassen. Mal verstanden wir es als „Machtkampf", in dem ich sie dazu bringen wollte, etwas zu sagen, mal als Wunsch nach wortlosem Verstehen, als Wunsch nach „Gefunden-Werden" – oder lieber gerade nicht –, mal als Wunsch sich auszuruhen. Entsprechend war es manchmal richtig, das Schweigen zu unterbrechen und sie mit einem „Hm" zu ermuntern. Andererseits konnte es sein, dass die von mir gedachte Hilfe gerade eine Störung war oder aber ein Hinweis darauf, dass ich den Machtkampf nun meinerseits aktiv aufgenommen hatte. (Pflichthofer 2008, S. 17)

Im Schweigen der Patientin kam jedoch, wie Pflichthofer im Laufe der Psychoanalyse bemerkte, noch eine andere Dimension zum Tragen, die sich nicht zufriedenstellend mit dem psychoanalytischen Konzept der Übertragung analysieren ließ. In einer Sitzung teilte die Patientin ihr mit, dass sie sich vor der Sitzung sehr auf diese gefreut habe und sie viele Gedanken im Sinn hatte, die sie mit ihrer Analytikerin teilen wollte. Auf der Schwelle zum Behandlungszimmer seien diese Gefühle und Gedanken jedoch wie weggeblasen gewesen, sodass ihr nur wieder das Schweigen geblieben sei.

Die Differenz von An- und Abwesenheit, die reale im Gegensatz zur vorgestellten Szene, ist maßgeblich für das Schweigen der Patientin. Die „Wurzeln" ihrer Reaktion zeigen sich „in der *leiblichen Präsenz* zweier Personen, ihrem realen Aufeinandertreffen im Behandlungszimmer der Analytikerin, dem *Performativen* oder Ereignischarakter der psychoanalytischen Stunde [...]" (ebd., S. 18). Als „Figur im Inneren der Patientin" ist die Analytikerin die gewünschte zugeneigte Ansprechpartnerin, „aber sobald sie mich begrüßt, mich als reale Person erfahren hat, ändert sich die Szenerie. Nun bin ich kein geneigtes Objekt mehr, sondern eher ein kritisches, verfolgendes oder bemächtigendes" (ebd.). Gerade Traumapatienten fällt es nach Ansicht Pflichthofers schwer, die leibliche Präsenz des Analytikers überhaupt auszuhalten. Die Ko-Präsenz bei-

---

tienten und seinen Introjekten und ist andererseits auch in die jeweilige Aufführung mit einbezogen, erlebt diese mit, wird von dieser affiziert.

der Akteure wird zu einer Herausforderung, die Pflichthofer mit früheren traumatischen Erfahrungen in Verbindung bringt.[39] Überraschenderweise nähert sie sich diesem Befund ausgehend von der aristotelischen Philosophie, in welcher ein grundlegender „Unterschied zwischen sinnlicher und intellektueller Erkenntnis" (ebd., S. 33) gemacht wird: Während das sinnliche Wahrnehmen außerhalb des Subjekts verortet ist, dieses zu einer gewissen Passivität als Empfänger des Seh- und Hörbaren macht, liegt die intellektuelle Erkenntnis im Aktionsvermögen des Subjektes selbst.

> *Erleiden* im aristotelischen Sinne bedeutet also auch eine Form des Kontrollverlustes, eine Form des Sich-Überlassens an eine *äußere* Welt, sich der Wahrnehmung des gegenwärtigen – aber eben *außerhalb des wahrnehmenden Subjektes existierenden* –Objektes in all seinen Erscheinungsformen hingeben. So ist natürlich nur zu gut erklärbar, dass der Analysand, der seine frühen Objekte als überwältigend erlebt hat, diesen Zustand vermeiden muss. (Ebd., S. 38)

Vor diesem Hintergrund erhält die ästhetische Dimension der Begegnung im Behandlungsraum eine andere Qualität, als durch Interpretationen allein (wie der, das Schweigen als Machtkampf aufzufassen) hätte erfasst werden können. Die gemeinsame Aufführung miteinander gestalten zu können, wird selbst zu einer zentralen Aufgabe der Traumatherapie.

Für Pflichthofer ist die Notwendigkeit, an der gemeinsamen Aufführung mitzuwirken, nicht nur ein unvermeidbares Übel, sie sieht hierin vielmehr ein Potenzial, das in der Traumatherapie besonders relevant wird. Ziel der analytischen Traumatherapie ist in ihrem Verständnis die „Wiederherstellung der Subjektivität" dadurch, dass der „traumatisierte[] Mensch[]" sich als traumatisiert begreift (ebd., S. 133). Die Figur, die Pflichthofer hier vorschlägt, lässt sich als ein szenischer Vollzug zweiter Ordnung beschreiben. Was in der gelungenen therapeutischen Aufführung re-inszeniert werden sollte, sind, folgt man ihrer Argumentation, die Produktionsbedingungen der Ereignisse, die zur Traumatisierung geführt haben, allerdings so, dass sie sich nun in anderer, nicht re-traumatisierender Weise im Sinnlichen ereignen können.

---

39 | „Diese Menschen haben früh lernen müssen, dem Tun der Bezugspersonen, und sei es noch so unverständlich, unvermittelt und überwältigend, einen Sinn zuzuschreiben, es zu interpretieren. Dies geschah, um psychisch zu überleben, denn es gibt, wie wir oben gesehen haben, immer auch das Gefühl, aktiv beteiligt und den Geschehnissen nicht lediglich passiv ausgeliefert zu sein. Gleichzeitig mussten diese Kinder versuchen, sich vor den überwältigenden leiblich-sinnlichen Eindrücken – so gut es eben geht – zu schützen, und dies ist letztlich nur auf Kosten des unmittelbaren sinnlichen Erlebens möglich." (Pflichthofer 2008, S. 25) Aus einer solchen zerstörerischen Struktur resultiere eine „‚intellektuelle Hypertrophie'" (ebd., S. 39).

Wie Pflichthofers kritische Auseinandersetzung mit ä/aisthetischen Dimensionen und szenischen Formen auf der einen und psychoanalytischen Konzepten zur Situation und Dynamik zwischen Analysand und Analytiker auf der anderen Seite zeigt, unterliegen deren Bezugsachsen selbst einem historischen und theoretischen Wandel. Damit psychoanalytische Situationen überhaupt als Aufführungen beschreibbar werden, ist es notwendig, dass diese nicht mehr im Sinne einer Ein-, sondern vielmehr einer Zwei-Personen-Psychologie betrachtet werden. Die neue Perspektive verdankt sich somit einem paradigmatischen Wandel, der Mitte des 20. Jahrhunderts mit den Positionen von Michael Balint und Donald Winnicott verbunden ist.[40]

Pflichthofers Studie liefert nicht nur einen deutlichen Hinweis darauf, dass sich Prozesse und Relationen in (psycho-)therapeutischen Kontexten durchaus sinnvoll mit Grundbegriffen ä/aisthetischer Erfahrung analysieren lassen. Sie macht zugleich deutlich, dass die Bezugnahmen und Bezugsachsen von Theater/Therapie einem permanenten Wandel unterliegen und dadurch ganz verschiedene ä/aisthetische Dimensionen und Parameter bedeutsam werden (können). In diesem Sinne wäre es – anstatt von *einem* Modell von Theater, Therapie oder Theatertherapie auszugehen – folgerichtig, jene Elemente zu sammeln und zu versammeln, die in den historischen Anordnungen jeweils

40 | Pflichthofer verortet ihre Position selbst im Rahmen der historischen Entwicklung der Psychoanalyse: „Die Psychoanalyse, ebenfalls ein Kind des ausgehenden neunzehnten Jahrhunderts, muss sich als eine in das Zwei-Welten-Modell eingebettete Wissenschaft verstehen, was sich auch in der Entwicklung der unterschiedlichen Konzeptionen von *Übertragung* ausdrückt.

So sah Freud die Zukunft der Psychoanalyse zunächst in der Einhaltung positivistischer Grundsätze: Der Psychoanalytiker sollte sich als empirischer Forscher und damit als unbeteiligter Beobachter im psychoanalytischen Laboratorium verstehen. Diese Haltung schien ihm umso dringlicher, als die Psychoanalyse aufgrund ihrer Aufdeckung und Beschreibung der kindlichen Sexualität in Wien als zweifelhaftes und eher obszönes Unterfangen galt. Umso wichtiger schien es Freud, im Sinne einer Reaktionsbildung, immer wieder darauf hinzuweisen, dass es sich bei den Übertragungen der Patienten um vom Analytiker gänzlich unabhängige Ereignisse handele, der Analytiker als *Person* ja gar nicht beteiligt sei. Entsprechend wurde die Übertragung lange Zeit als intrapsychisches Phänomen im Rahmen einer Ein-Personen-Psychologie verstanden und es nahm einige Zeit in Anspruch, bis der Paradigmenwechsel zur Zwei-Personen-Psychologie erfolgte, der ein verändertes Übertragungskonzept, ich wäre geneigt zu sagen, ein *performatives* Übertragungskonzept ermöglichte. Interessanterweise nämlich ‚klappte' die erkenntnistheoretische Entwicklung in der Psychologie des 20. Jahrhunderts der Entwicklung in den zum Vorbild genommenen Naturwissenschaften ‚nach': Die moderne Physik hatte sich von der Subjekt-Objekt-Spaltung, der Vorstellung, es könne ein unberührtes Subjekt geben, welches auf den eigenen Erkenntnisprozess keinen Einfluss nehme, bereits weitgehend verabschiedet. Währenddessen versuchte man in der psychologischen und sozialwissenschaftlichen Forschung daran festzuhalten, dass die Versuchsperson lediglich auf einen Stimulus reagiere, ganz unabhängig vom sozialen Kontext." (Pflichthofer 2008, S. 53).

zum Tragen kommen. Im Zuge einer solchen eher induktiven Vorgehensweise[41] wäre zu fragen, auf welche Diskurse die jeweiligen Praktiken Bezug nehmen?

Bei allen Fallstricken, die derartigen Bemühungen anhaften, soll daher in dieser Untersuchung aus einer Reihe recht unterschiedlicher Quellen eine Vorstellung jener situativen Konstellationen, theatralen Anordnungen und szenischen Praktiken entstehen, die historisch markante Formen herausgebildet haben. Untersucht wurden Jahresberichte psychiatrischer Einrichtungen, Falldarstellungen, Lehrbücher, Fachartikel wie Zeitungsberichte, Fachliteratur und Scrapbooks von Anstalten, architektonische Grundrisse und Bild- wie Ton- und Videomaterial. Dieses heterogene Material wurde daraufhin befragt, welche ä/aisthetischen Qualitäten thematisiert, diskutiert, provoziert oder vermieden werden sollten, welche Bezüge jeweils zu zeitgenössischen ästhetischen Diskursen und theatralen Formen hergestellt oder auch unterlaufen wurden.

Will man, wie ich es für die folgenden Untersuchungen beabsichtige, (re-)konstruieren, in welcher Weise es für beteiligte Akteure jeweils sinnvoll erschien, szenische Praktiken und Anordnungen aufzugreifen, dann ist es darüber hinaus unabdingbar, ästhetische Kategorien und vor allem den Einsatz und die Form, in der Akteurs- und Zuschauerpositionen verteilt und eingenommen wurden, nicht aus der Analyse auszuschließen. Auf ihnen beruht die spezifische Theatralität, die in der Geschichte szenischer Therapieformen in der einen oder anderen Weise ausgebildet wurde.

41 | Einen solchen Ansatz formulierte Arnold Berleant bereits 1970. Vor seiner intensiven Beschäftigung mit den *aesthetics of environment* präsentierte er in seiner ersten Schrift, *The Aesthetic Field: A Phenomenology of Aesthetic Experience*, einen Entwurf zu einer allgemeinen Struktur ästhetischer Erfahrung. Diese sollte weder ausgehend von einer spezifischen Ästhetik erfolgen noch aus der Analyse einer Reihe von Werken, die bereits von einer kunstkritischen Position aus als Kunstwerke anerkannt waren. Ergebnis seiner empirisch-phänomenologischen Suchbewegung war die Beschreibung eines „ästhetischen Feldes", in dem seiner Meinung nach aus den Relationen von vier Schlüsselpositionen (*Artist, Aesthetic Perceiver, Art Object und Performer*) der ästhetische Prozess zu beschreiben wäre (Siehe Berleant 1970/2000, S. 53). Berleants Vorgehensweise und Theorie wird auch von Gareth White in seinen Überlegungen zu einer Ästhetik des *Applied Theatre* aufgegriffen: „His [d. i. Arnold Berleants, C. K.] method is to begin initially with the phenomenology or art, that is, its experiential dimensions examined without preconceptions, and to move on to ‚aesthetic facts', about situational contexts, objects, judgements and the practices of judgment, and data from other disciplines, as well as experience itself treated as a body of ‚experiential facts'." (White 2015, S. 72).

II.4 Szenen und Szenographien des Subjekts. Begriffsarbeit und theoretischer Horizont

Auch wenn der Blick auf den Festsaal von Clarinda offen lässt, ob in diesem gerade an einem Theaterstück gearbeitet werden sollte oder ob Musiker jeden Moment für ihren nächsten Auftritt proben würden, seine räumliche Struktur legt doch bestimmte Nutzungen näher als andere. Bereits der Raum, der als Mikro-Raum in Szene gesetzt wird, bildet mit seinen einzelnen Komponenten eine Anordnung, *in* und *mit* welcher Ärzte, Pfleger, Angehörige, Patientinnen und Patienten, möglicherweise sogar externe Besucher auf bestimmten Flächen verweilen oder sich bewegen, tanzen, sich beobachten, zuhören, zusehen, schweigen oder voreinander agieren konnten. Je nachdem, *was* im Festsaal *gespielt wurde*, wurden denjenigen, die Einlass in ihn fanden, unterschiedliche Plätze und Positionen, Handlungs- und Wahrnehmungsweisen offeriert. Als Einzelne oder als Mitglieder einer Gruppe sollten sie Teil dieser Anordnungen werden, sich in Beziehung setzen zu anderen oder anderem wie zum Beispiel einer Theateraufführung. Ein Raum wie Clarindas Festsaal formulierte in diesem Sinne differenziert und von Konstellation zu Konstellation wechselnde „Adressen",[42] an denen sich die eine oder andere Statusgruppe einfinden, sortieren und organisieren konnte oder sollte.

Es sind die Räume in der Geschichte szenischer Therapieformen, die den Ausgangspunkt meiner historiographischen Untersuchungen darstellen. Als soziale Räume differenzieren sie diejenigen Akteure, die sich in ihnen bewegen können ebenso wie sie deren Bewegungsmöglichkeiten mit strukturieren. Sie bilden Subjektpositionen aus, deren szenographische Struktur genauer zu reflektieren sein wird.

Doch die Schauplätze und Theaterbühnen, die in (proto-)psychiatrischen Anstalten eingerichtet wurden, hatten nicht nur eine soziale und therapeutische, sondern auch eine ästhetische Dimension. In dem Moment, in dem sie

42 | Zu medientheoretischen Reflexionen der Adressierung siehe etwa Dotzler et al. 2001, vor allem S. 11–12; dagegen Mitchell 2008. Vonseiten dekonstruktiver Einsätze in den Medienwissenschaften ist herausgearbeitet worden, in welcher Weise eine solche Adressierung gleichermaßen unspezifisch wie der jeweiligen medialen Struktur inhärent ist (siehe Dotzler et al. 2001, S. 12f.).

als Ort für Aufführungen und szenische Gestaltungen genutzt wurden, erzeugten sie andere Welten und Bezugsachsen.

Sozialer, therapeutischer und ä/aisthetischer Raum treffen in jenen szenisch-theatralen Mikro-Räumen zusammen, die für die folgenden Untersuchungen relevant werden. Sie lassen sich zwar analytisch differenzieren, greifen jedoch in ihren jeweiligen historischen Ausprägungen ineinander.

Sozialräume

Nun ist es nicht so, dass eine räumliche Struktur das Spektrum der Handlungsmöglichkeiten bereits determinieren könnte. Vielmehr ist etwa im Anschluss an soziologische Raumkonzepte von einem Interdependenzverhältnis auszugehen, von einer wechselseitigen Konstitution räumlich-materieller und performativer Vollzüge. Martina Löw und Markus Schroer betonen in ihren raumsoziologischen Reflexionen, dass räumlich-materielle Gegebenheiten zwar durchaus strukturierend wirken, die Raumwirkung aber letztlich abhängig bleibt von jenen Wahrnehmungsweisen und Handlungsvollzügen, mit denen sich Akteure in ihnen bewegen und sie erschließen. Anordnungen sind in diesem Sinne relational, sie entstehen durch die Herstellung einer Bezugnahme in einem konkreten Handlungsvollzug – sie sind relational, aber nicht relativistisch, wie die Raumsoziologin Löw betont (Löw 2012, S. 67).[43]

> Der Begriff der relationalen Anordnung bezeichnet mehreres. Die Relationalität wird betont, um hervorzuheben, daß Raum durch die Elemente (oder die zu einem Element zusammengefaßte Figuration) und durch deren relationale Beziehung entsteht. Raum ist nie nur eine Substanz und nie nur die Beziehung, sondern aus der (An)Ordnung, das heißt aus der Plazierung [sic!] in Relation zu anderen Plazierungen [sic!], entsteht Raum. Dabei wird von einer (An)Ordnung gesprochen, um mit dem Ordnungsaspekt auf die strukturelle Dimension, mit dem Anordnen auf die Handlungsdimension der Konstitution von Raum hinzuweisen. (Löw 2012, S. 224)

Während Löw sich vor allem für jene Formen interessiert, mittels derer interaktiv Räume erzeugt werden (*spacing*), betont Schroer, wie sehr Räume unser Verhalten prägen, ja diesem einen „Stempel" aufdrücken würden (Schroer 2006, S. 176). Auch aus seiner Perspektive ist unstrittig, dass räumliche Arrangements nicht automatisch ein spezifisches Raumverhalten hervorrufen, dennoch ist er der Auffassung, dass die

43 | Siehe auch Ankele et al. 2018.

> Bedeutungen und Wertigkeiten [...], die Individuen bestimmten Orten und Räumen attribuieren, [...] nicht in jeder Situation immer wieder aufs Neue vorgenommen [werden]. Vielmehr entlasten vorgegebene räumliche Arrangements gerade von Situationsdefinitionen, weil die Bedeutungen und Wertigkeiten der Akteure bereits in sie eingeschrieben sind.
>
> Überall stößt man auf spezifische räumliche Arrangements, die ein bestimmtes Verhalten nahe legen und ein anderes unterdrücken. (Schroer 2006, S. 177)

In welcher Weise eine solche Prägung des Raumverhaltens zu denken sei, darüber gab bereits die Theorie der Praxis von Pierre Bourdieu (1979) Auskunft. Die Humangeographin Julia Lossau und der Soziologe und Geograph Roland Lippuner bemerkten in ihrer *Kritik der Raumkehren*:

> In Bezug auf sozialräumliche Differenzen besteht die Ambition der Praxistheorie [...] darin, nachzuweisen, dass soziale Beziehungen und Verhältnisse durch Wiederholung von Operationen Dauerhaftigkeit und Stabilität erlangen. Der soziale Raum tritt dabei als Strukturbildung (Strukturierung) im Sinne einer praktizierten Relationierung von Akteuren, Objekten und Äußerungen in Erscheinung [...]. Es handelt sich [...] keineswegs um eine vorgefertigte räumliche Einheit, in der soziale Akteure, wie in einem Gefäß (dessen Bezeichnung den Inhalt definiert), soziale Praktiken ausführen. Vielmehr ist die soziale Welt unter dem Gesichtspunkt einer Theorie der Praxis ein relationaler Raum, d. h. eine topologische Struktur von Ereignisreihen und Handlungsketten, die sich in ihrer Dynamik selbst stabilisieren muss [...]." (Lippuner und Lossau 2010, S. 118)

Folglich, so möchte ich diese raumsoziologischen Überlegungen engführen, gilt es, derartige Relationierungen zu rekonstruieren und vielfach wiederholte und somit typisierte Anordnungen zu identifizieren. In diesem Sinne hat auch der Philosoph, Raum- und Medienwissenschaftler Stephan Günzel den Mehrwert raumtheoretischer Ansätze (des sogenannten *topographical turn*) für die Kulturwissenschaften herausgestrichen: Dieser bestehe darin, Untersuchungen zu motivieren, die sich konkreten Räumen zuwenden und die diese als „ein Netz aus materiellen Praktiken und Kulturtechniken, aus Medien und Repräsentationen, aus sozialen und symbolischen Ordnungen" (Günzel 2010, S. 107) in den Blick nehmen.

Dispositiv/Szenographie

Die Bedeutung, die Architektur im Zusammenspiel mit Handlungs- und Diskursformationen für die Ein- und Durchsetzung sozialer Ordnungen gewinnen kann, hatte in den 1970er-Jahren bereits Michel Foucault eindrucksvoll beschrieben. In *Überwachen und Strafen* zeigte er durch den Vergleich vormoderner, körperbezogener Strafpraktiken mit jenen Bauformen, die im 18. Jahrhundert u. a. in Justiz und Strafrecht (und auch in dem Feld der Klinik) eingeführt wurden, dass grundlegende Veränderungen in den Machtbeziehungen durch Neuanordnungen von Körpern, Blicken und Aussagen vollzogen würden (Foucault 1994, S. 256–269). Paradebeispiel für eine solche durchschlagende Dependenz von räumlichen Arrangements und Formen der Subjektivation ist das vielzitierte *Panopticon* von Jeremy Bentham, das durch eine radikale, architektonisch gestaltete Trennung von Sehen und Gesehenwerden geeignet war, die Praktiken der Maßregelung und damit einhergehend die Form, in der z. B. straffällige Subjekte gebildet wurden, radikal zu verändern. Die Rekonstruktion des Benthamschen *Panopticons* diente Foucault zur Identifikation eines neuen Dispositivs, dem Dispositiv der Disziplinarmacht.

Als Dispositiv hatte Michel Foucault in den 1970er-Jahren ein Ensemble heterogener Elemente charakterisiert, aus deren Zusammenspiel sich historisch spezifische Macht-, Wissens- und Subjekteffekte ableiten lassen sollten. Anstelle einer Analyse der Institutionen wollte Foucault den Fokus auf die Untersuchung von Relationen und Anordnungen unterschiedlichster Elemente sprachlicher wie nicht-sprachlicher Natur legen. Diese erschienen in Foucaults historischen Studien stets eingelassen in Wissens- und Machtrelationen.

Dispositive, wenngleich nicht in gleicher Weise wie von Foucault definiert, spielten seit den 1970er-Jahren auch im Rahmen filmkritischer Diskurse eine Rolle. Die ideologiekritischen Apparatus-Debatten[44] der französischen Filmkritik um Jean-Louis Baudry, Jean-Louis Comolli wie auch Christian Metz' Konzept der Adressierung im Film thematisierten im Anschluss an marxistische und psychoanalytische Theoriepositionen die Wahrnehmung und Semiotik von Filmen im Zusammenhang mit ihrer jeweiligen Rezeptionssituation.[45] Im Vordergrund standen hierbei das Kino als Raum der Filmrezeption sowie der Filmraum als solcher. Die Position des Filmrezipienten gegenüber der Leinwand sowie die in den Film und seine Kameraführung eingetragene Zentralperspektive wurden

---

44 | *Apparatus* ist die englische Übersetzung des französischen Begriffs *dispositif*; allerdings umfassen beide Begriffe – blickt man auf Michel Foucaults Verwendung und auf die der Filmkritiker – unterschiedliche Bedeutungen. Siehe Böhnke 2002, S. 9f.; dazu auch Fürst 2017, S. 25.

45 | Schlüsseltexte dieser Debatte finden sich wiederabgedruckt in Rosen 1986.

als ideologische Strukturmerkmale identifiziert, die eine historisch begrenzte, für die Entstehung des bürgerlichen Subjekts maßgebliche Position markierten (siehe Winkler 1992, S. 19–76).[46]

Will man medienhistorische Veränderungen in Verbindung mit der Veränderung von „Wahrnehmungsformen und [...] Praktiken der Subjekte" betrachten, sind sowohl Foucaults Dispositivanalysen als auch die Positionen der französischen Filmkritik wichtige Referenzen, gestatten sie es doch, diese Veränderungen „nicht an der Veränderung einzelner Elemente festzumachen, sondern an der Herausbildung einer je neuen Konstellation", in der „die verschiedenen Elemente in spezifischer Weise aufeinander" bezogen werden (Stauff 2004, S. 135).

Auch von theaterwissenschaftlicher Seite ist die Frage nach dem Dispositiv gestellt worden. In einem Sammelband, der Beiträge des 12. Kongresses der Gesellschaft für Theaterwissenschaft von 2014 veröffentlicht, wird unter anderem der Dispositivbegriff hinsichtlich seiner Produktivität für die Theaterwissenschaften befragt. Besonders der Aufsatz *Theater als Dispositiv* von Autoren des gleichnamigen Gießener DFG-Forschungsprojekts stellt eine Reihe von Überlegungen an, in welcher Weise der Foucault'sche Dispositivbegriff auf „das Theater" und damit auf spezifische Merkmale eines „ästhetischen Dispositivs" der „darstellenden Künste" übertragen werden könnte (Aggermann et al. 2016, S. 166).[47] Die Frage nach dem Dispositiv wird zur Frage

46 | „Der Neuansatz der Apparatusautoren bestand – stark verkürzt – darin, daß eine mediale *Technik* auf ihre möglichen *Inhalte* hin befragt werden sollte. Ein privilegiertes Medium, der Film, war in den Verdacht geraten, bereits auf der Ebene seiner Technik, also vor jedem manifesten Inhalt und vor jeder Autorenentscheidung, ‚Ideologie' zu transportieren; und dieselben Fragen, die bis dahin an die *einzelnen* Filme gestellt worden waren – welche möglicherweise subliminalen Gehalte bestimmen das Produkt, in welchem geschichtlich/sozial/ökonomischen Kontext ist es entstanden, welche Interessen haben sich dem Text eingeschrieben usf. – wurden nun an die filmische Technik als ganze gestellt.

Ausgegangen war der Ideologieverdacht von der sehr limitierten aber folgenreichen Beobachtung, daß der Film auf einen bestimmten Raumcode, die Zentralperspektive, festgeschrieben ist. [...] Wenn der Film diesen Raumcode nun in die Konstruktion der Kamera übernahm, und die Kamera ihn jedem einzelnen Filmbild aufprägte, so lag der Verdacht nahe, die filmische Technik könnte eine historisch obsolete Weltsicht mit technischen Mitteln prolongieren... Das Beispiel des filmischen Raums war geeignet, eine Vielzahl von Aspekten zusammenzuführen, die die traditionelle Theorie gegeneinander abgesetzt hatte; Technik, Semantik, Ästhetik, und die für alle Massenmedien besonders kritische Frage nach der Position des Rezipienten schienen zumindest in diesem Beispiel untrennbar miteinander verquickt, und in dieser Verquickung eine Gesamtstruktur auszubilden, die, opak und wirkungsmächtig, nicht anders als ideologisch genannt werden konnte." (Winkler 2003, zitiert nach: http://homepages.uni-paderborn.de/winkler/flogging.html).

47 | Anders als von der französischen Filmkritik veranschlagt, die vom Dispositiv des Films auch in Hinblick auf seine ästhetische Form gesprochen hatte, um auch in dieser

> nach jener Funktionsstelle, an der das Subjekt positioniert wird und die von verschiedenen Individuen eingenommen werden kann.
>
> Demnach verlangt der Ansatz, Theater als Dispositiv zu denken, nach der Art und Weise der Ordnung zu fragen, welche die darstellende Kunst vornimmt, sowie nach der Wahrnehmung und Erfahrung, die daraus ergeht. (Ebd.)[48]

Die Rede von „dem Theater als Dispositiv" birgt zweierlei Fallstricke: Zum einen suggeriert sie, man könne davon ausgehen, dass mit der Positionierung auch der Vorgang der Subjektivation determiniert sei; zum anderen verschiebt sie den Blickwinkel weg von konkreten historischen Konstellationen und Relationen hin auf eine übergreifende theoretische Ebene, auf der nunmehr „das Theater als Dispositiv" beschreibbar werden könnte.

Gemeinsam ist den hier skizzierten theater- wie medienwissenschaftlichen Bezugnahmen auf den Dispositivbegriff, dass sie annehmen, die Veränderung von apparativen Konfigurationen würde eine Veränderung der Selbst- und Weltverhältnisse der von ihnen hervorgebrachten Subjekte nach sich ziehen. Damit rückt der Begriff des Dispositivs jedoch, wie der Medienwissenschaftler Lorenz Engell betont hat, Subjekte als verfertigte, kontrollierte, in die Anordnungen eingefügte in den Vordergrund: „Nicht die Handlungsspielräume, Absichten und Vorhaben der relationierten und verfertigten Subjekte und Objekte werden im Dispositiv beobachtbar, sondern deren wechselseitige Einhegung, Kontrolle und Reduktion." (Engell 2015, S. 22)[49]

Um einer solch verengten Perspektive zu entgehen, möchte ich in der folgenden Untersuchung nicht auf den Begriff des Dispositivs zurückgreifen,

---

Strukturen des Ideologischen analytisch dingfest machen zu können, gehen die Theaterwissenschaftler jedoch von einer (kritischen?) Differenz zwischen gesellschaftlichen und künstlerischen Dispositiven aus: „Das Konzept des Dispositivs erlaubt es, gesellschaftliche Produktion von Subjekten und künstlerische Produktion von Subjekten im Theater aufeinander zu beziehen, wobei dem ästhetischen Dispositiv eine andere Funktion zukommen muss, will es nicht identisch werden mit den gesellschaftlichen Konstellationen, die es aufgreift und wiederholt." (Aggermann et al. 2016, S. 166f.).

48 | Als möglichen Ausgangspunkt einer Analyse theatraler Dispositive greifen die Autoren die Aufführung – Kernstück theaterwissenschaftlicher Methoden – auf; daraus leiten sich in ihren Augen eine Reihe von Elementen ab, mithilfe derer man ausgehend von einzelnen Aufführungen das Dispositiv Theater charakterisieren könnte: „Körper, Worte, Bilder und Klänge oder [...] Ereignisse, Akteure, Räume und Wahrnehmungen" kommen so in den analytischen Fokus (Aggermann et al. 2016, S. 167).

49 | In analoger Weise betonte unlängst der Bildwissenschaftler W. J. T. Mitchell: „Ein Medium ist nicht bloss eine Anhäufung von Materialien, ein Apparat oder ein Code, der zwischen Individuen ‚vermittelt'. Es handelt sich vielmehr um eine komplexe soziale Institution, die Individuen in sich einschließt und durch eine Geschichte von Praktiken, Riten und Gewohnheiten, Fertigkeiten und Techniken ebenso konstituiert wird wie durch eine Reihe von materiellen Gegenständen und Räumen." (Mitchell 2008, S. 179).

sondern die Begriffe der Szene und der Szenographie nutzen. Damit schließe ich auch an Überlegungen und Diskussionen an, die im interdisziplinären Netzwerk „Szenographien des Subjekts" geführt wurden.[50] In Abgrenzung zum Begriff des Dispositivs wurden Subjektivationsprozesse hier nicht als Effekte szenisch-medialer Anordnungen aufgefasst:

> Mit szenographischen Begriffen [...] ist die aktive Beziehung zwischen Struktur (bürokratisch, kultur-/technisch) und Subjekt umfassender beschreibbar als im Vokabular des Dispositivs. Es impliziert ein heteronomes Struktur-Subjekt-Verhältnis, während die Szenographie auch ein aktives, semisouveränes „Sich-Aufführen" in einem medialen Rahmen fassen kann.[51]

Mit dem Begriff der Szenographie wird in diesem Verständnis nicht nur der konstitutiven Beteiligung des Subjekts an seiner Hervorbringung Rechnung getragen, sondern auch die Notwendigkeit einer reflexiven Bezugnahme und affektiven Beteiligung an derselben betont.[52]

> Im direkten Vergleich zwischen den Begriffen der Szene und der Situation ist besonders die starke Rolle der Anordnung und Szeno*graphie* in den Vordergrund gerückt. Während die Situation Handlungsverläufe als Teil einer emergenten Ordnung begreift, die offen für Transformation ist, ist der Begriff der Szene eher auf technische Akte der Typisierung und des Arrangements bezogen. Der Begriff der Szene betont die Typisierung und die Kristallisation von erkennbaren und wiederholbaren Handlungssequenzen. (Ebd.)

Wenn ich im Folgenden von *Szenographien* spreche, nehme ich auf diese Überlegungen Bezug. Als Szenographien kommen im hier interessierenden Zusammenhang spezifische mediale Anordnungen in den Blick, die mit szenischen und theatralen Mitteln erzeugt, im Laufe der Geschichte der (Proto-)Psychotherapie Selbst- und Weltverhältnisse von Patienten und Klienten modulieren, mögliche Subjektpositionen strukturieren und Möglichkeiten für reflexive Bezugnahmen offerieren wollten.

---

50 | Ich beziehe mich hier auf das Nachwuchswissenschaftlernetzwerk „Szenographien des Subjekts", das unter meiner Leitung von 2013 bis 2015 von der DFG gefördert wurde. Mitglieder des Netzwerks waren Robin Curtis, Adam Czirak, Lars Friedrich, Barbara Gronau, Karin Harrasser, Sven Opitz, Katja Rothe, Leander Scholz und Ute Tellmann.

51 | Siehe Online-Publikation der Zusammenfassung des Abschlussberichts unter: http://gepris.dfg.de/gepris/projekt/234147624/ergebnisse.

52 | Auch Judith Butlers philosophische Kritik an Modellen der Subjektivation, wie sie etwa Louis Althusser formuliert hatte, betont die Notwendigkeit einer aktiven Bezugnahme des Subjekts auf die es subjektivierende Struktur und damit den Punkt einer affektiven und reflexiven (Rück-)bindung (Butler 2001, S. 101–124).

Der folgende Abschnitt (Teil III) wird sich mit solchen modulierenden Rahmungen beschäftigen, die sich mit szenischen Mitteln der Herstellung und Vorstrukturierung eines Arzt-Patienten-Verhältnisses widmen.

Im Zentrum dieser Untersuchungen stehen im daran anschließenden vierten Teil eine Reihe von Szenographien, die meines Erachtens für die Geschichte szenischer Therapieformen seit dem 18. Jahrhundert relevant waren. Ausgangspunkt der szenographischen Analysen werden dabei jeweils *Szenen* sein, die ich im Laufe meiner Recherchen und Analysen als typische Formen identifiziert habe.

III Tor und Tür. Rahmenszenen

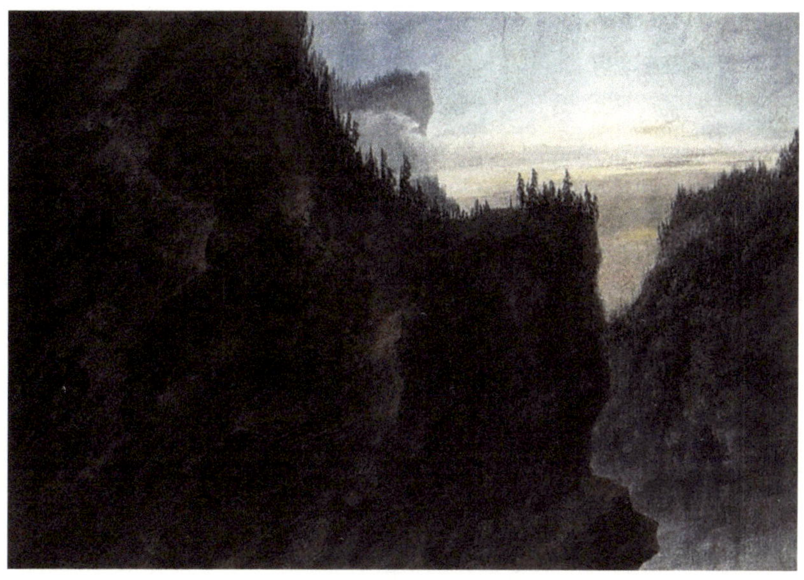

Abb. 4 John Robert Cozens, *Entrance to the Valley of Grande Chartreuse in Dauphiné*, 1783

Wie die Lage des Klosters Grande Chartreuse, so stellte sich François Emmanuel Fodéré (1764–1835), ein französischer Arzt und Gerichtsmediziner, 1817 das Milieu einer idealen psychiatrischen Anstalt vor: umgeben von beeindruckenden Felsmassiven und Wäldern. In seinem *Traité du délire, appliqué à la médecine, à la morale et à la législation* malte er sich und seinen Lesern jenen Rahmen aus, in dem seiner Ansicht nach die Heilung des Wahnsinns am besten gelingen sollte: „Je voudrais que ces hospices fussent bâtis dans des forêts sacrées, dans des lieux solitaires et escarpés, au milieu des grands bouleversemens, comme à la Grand-Chartreuse, etc."[53] (Fodéré 1817, S. 215)

Sobald neue Patienten dort einträfen, sollten sie mithilfe von Maschinen zur Anstalt hinuntergelassen werden und auf ihrem – von Kostümierten flankierten – Weg dorthin erstaunliche Orte sehen. Sie sollten durch Phantasmagorien und andere Erscheinungsformen, durch Musik und Wasser, durch Blitz und Donner beeindruckt werden (ebd.). Fodéré räumte ein, dass derlei Vorrichtungen nicht für alle Patienten hilfreich seien – Letztere könnten stattdessen durch eine gewöhnliche Tür eintreten –, und dass Patienten, deren Geisteskrankheit durch fehlerhafte Sinneswahrnehmungen verursacht sei, selbst von derart imposanten Kulissen nicht profitieren könnten.[54] Gegen die Meinung von Jean-Étienne Esquirol hielt Fodéré daran fest, dass solch zutiefst romantische und erhabene Spektakel[55] sehr wohl der Therapie von *Geisteskranken* und vor allem der Therapie von Melancholikern zuträglich sein könnten und sich die Proto-Psychiatrie solch spektakulärer Mittel nicht berauben sollte.[56] Esquirol, ein namhafter Pariser Psychiater und Schüler Philippe Pinels, hatte in Berichten zur Situation proto-psychiatrischer Einrichtungen ausführlich deren

53 | Dass solche Landschaftsvorstellungen und sogar der Weg, der zu einer psychiatrischen Einrichtung zurückgelegt werden muss, um 1800 auch über Fodéré hinaus die medizinische Fantasie beflügeln konnte, hat Kai Sammet eindrücklich in einem Vortrag mit dem Titel „Choreo-, Pikto-, Kinematographie oder: Wie CFW Roller 1826 einmal von Hattenheim nach Eberbach wanderte und eine ‚Irrenanstalt nach allen ihren Beziehungen' entdeckte" dargestellt (unveröffentlichtes Manuskript eines Vortrags vom 07. Juli 2015 am Institut für Geschichte und Ethik der Medizin des UKE Hamburg.).

54 | Vincenzo Chiarugi hatte im § 19 seiner *Abhandlung über den Wahnsinn*, die 1795 in deutscher Übersetzung erschien, solche Formen fehlerhaften Urteilens aufgrund von falschen Wahrnehmungen beschrieben (Chiarugi 1795). Siehe auch Roy Porter: „Allgemeiner ausgedrückt wollte die moralische Behandlung auch jenes falsche Denken abstellen, das nach der vorherrschenden sensationalistischen Psychologie im Sinne Lockes mit dem Wahnsinn einherging. Der Irrenarzt konnte versuchen, den Patienten von seiner ‚getäuschten Vorstellung' abzulenken, indem er etwa seinen Geist beschäftigte oder ihm nützliche Arbeit zuwies" (Porter 2003a, S. 498).

55 | Verbindungslinien zwischen dem ästhetischen Diskurs um das Erhabene und den Naturwissenschaften zeigt der 2010 erschienene Band *Das Erhabene in Wissenschaft und Kunst. Über Vernunft und Einbildungskraft* auf (Hoffmann und Whyte 2010).

56 | Fodéré hatte hier offenbar Esquirols Artikel *Folie* aus dem 16. Band des *Dictionnaire des Sciences médicales* von 1816 vor Augen.

Lage und Architektur beschrieben und das Diktum geprägt, dass Anstalten selbst therapeutische Mittel seien (Esquirol 1819).[57] Esquirol hatte sich aber auch mehrfach kritisch über das Schauspiel von Charenton geäußert und von theatralen Experimenten und aufregenden Inszenierungen nachdrücklich abgeraten. Dessen ungeachtet, gab Fodéré nicht nur seinen Vorstellungen über die äußere Lage der Anstalt freien Lauf, er plädierte auch dafür, dass Anstalten über eigene Festsäle verfügen sollten, die für Aufführungen und Konzerte genutzt werden könnten (Fodéré 1817, S. 217f.).

Führt man sich Fodérés Schilderungen zur Lage und zu denjenigen Einrichtungen und Inszenierungen vor Augen, die bereits die Ankunft eines Patienten in der Anstalt maßgeblich prägen sollten, dann stellt sich durchaus die Frage, welche Hoffnungen er über diese hinaus an die Durchführung von Schauspielen in der Anstalt knüpfen konnte? Welcher Zugewinn war nach einem solch spektakulären Auftakt der Behandlung noch von der Einrichtung eines „salle de spectacle" zu erwarten? Inwieweit sollten in solch szenisch-theatralen Mikro-Räumen jenseits von überwältigenden Erhabenheitseffekten und jenseits einer „Unterwerfung unter das Anstaltsregime" andere Erfahrungen zum Zuge kommen? Aufgrund der erhabenen Anstaltskulisse (und mit Kants Ästhetik im Hinterkopf) anzunehmen, dass im Schauspielsaal nun komplementär das Schöne angestrebt würde, ist vermutlich ein Kurzschluss.

Wie Esquirol und andere Zeitgenossen bewies Fodéré mit seinen Forderungen ein ausgeprägtes Gespür dafür, dass die Lage, die Architektur, die Einrichtung sowie die durch diese und andere Inszenierungen erzeugte „proper atmosphere" (Donnelly 1983, S. 55) einer Heilanstalt als ein psychotherapeutisches Agens betrachtet werden *müssten*.

Die Vorstellung, es könne so etwas geben wie eine *Healing Architecture*,[58] lässt sich, wie Barry Edginton gezeigt hat, auf die berühmte Einrichtung der Quäker in England zurückführen, auf das Retreat in der Nähe von York unter der Leitung der Tukes. Das York Retreat ist seiner Ansicht nach das erste Beispiel für eine *moral architecture* (Edginton 2003, S. 105), das heißt in diesem Kontext: einer räumlichen Gestaltung, die gezielt zum *moral management*[59]

57 | Siehe zu Esquirols Reflexionen auf die Anstaltsarchitektur Michel Craplet: „Dans le mouvement de réforme de la fin de l'Ancien Régime, les théoriciens parlaient des hôpitaux comme des ‚machines à guérir'. La position d'Esquirol a toujours été plus modeste. ‚Un hôpital d'aliénés est un instrument de guérison', dit-il en 1818, mais vingt ans plus tard, dans le préambule de la nouvelle édition, cette phrase devint: ‚Une maison d'aliénés est un instrument de guérison; entre les mains d'un médecin habile c'est l'agent thérapeutique le plus puissant contre les maladies mentales'. Ainsi intégra-t-il l'architecture à l'art de guérir, à l'ensemble des techniques thérapeutiques." (Craplet 1991, S. 76).

58 | Siehe zum Beispiel den aktuellen Sammelband *Healing Spaces, Modern Architecture, and the Body*, der von Sarah Schrank und Didem Ekici herausgegeben wurde (2017).

59 | „The very term ‚moral treatment' has become synonymous with the reforms in the treatment of the insane that began in the late eighteenth century in response to changing

der Patienten beitragen sollte.[60] Die Art der Gestaltung unterschied sich freilich erheblich von jenen romantischen Vorstellungen, denen Fodéré Ausdruck verliehen hatte: Das *moral management* der Tukes beruhte im Wesentlichen auf einer Beruhigungs- und Versorgungsidee, die über eine räumliche und performative Rahmen- und Alltagsgestaltung hergestellt werden sollte und sich am Modell der bürgerlichen Familie ausrichtete. Die Elternrolle kam den Tukes, die Kinderrolle den Patienten zu.[61]

> The asylum as a specific, purpose-built form was thought to affect social behaviour and assist in treatment; it was to have the ability to heal. The Retreat's designers proposed that the asylum should not only reflect the true nature of a sane environment but that it should also function as a non-human, active method of treatment. (Edginton 2003, S. 104)

Dass und in welchem Maße psychiatrische Anstalten durch räumliche und materielle Anordnungen diagnostische Möglichkeiten und therapeutische Effekte erzeugen wollten und – wenn auch nicht immer in der erwarteten oder gewünschten Weise – auch erzielten, ist in den letzten Jahren zum Thema medizin- und alltagshistorischer Forschungen gemacht worden. George Didi-Hubermann hat am Beispiel der Pariser Hysterie-Forschungen von Jean-Martin Charcot (1825–1893) gezeigt, wie eng die Verzahnung von (provozierter) Beobachtung und den komplexen Inszenierungsmaßnahmen, die die Beobachtung überhaupt erst ermöglichten, in den Klinischen Vorlesungen Charcots war (Didi-Huberman 1997). Und die Historikerin Monika Ankele weist im Vergleich von Zellen- und Bettbehandlung nach, wie räumlich-materielle Anordnungen für die Durchsetzung neuer psychotherapeutischer Theorien und Methoden genutzt wurden und dass derartige Szenographien ebenfalls unerwünschte Effekte, ja sogar neue Krankheitsbilder hervorbrachten (siehe Ankele 2017 und 2018).

---

ideas about the insane, insanity and its curability. Its philosophy has become intimately associated with larger-than-life asylum reformers in France, Italy, England and the United States, and with specific asylums that ranged from large public institutions to small private facilities. Moral treatment, on occasion, has been rhapsodized as the greatest single reform in the history of asylum therapeutics, and panned as the most duplicitous exercise of social control in that history. If not ambiguous, then ‚moral' was, and remains, a somewhat confusing term, better understood for what it connoted than denoted. It referred to the passions, the emotions, the sentiments, the affections of insane patients, in other words, their psychology." (de Young, 2015, Kindle-Positionen 6687–6690).

60 | Edginton stellt die Herstellung einer spezifischen Atmosphäre für das Tuke'sche Retreat in den Vordergrund: „The cure of insanity was never the goal of moral treatment, which was to create a refuge for the mind to heal itself within a proper atmosphere." (Edginton 2003, S. 104).

61 | Kritisch gegenüber einer Idealisierung dieser Therapieform äußerte sich besonders Michel Foucault (1973, S. 494f.).

Auch für das Feld der psychotherapeutischen Praxis ist in den letzten Jahren auf die Bedeutung des konkreten Behandlungssettings, auf den Einfluss räumlicher und materieller Gestaltungen hingewiesen worden.[62] Besonders die Gestaltung psychoanalytischer Räume mit ihrer markanten Szenographie aus Couch und Sessel wurde dabei zum Gegenstand interdisziplinärer Forschungen (vgl. Guderian 2004a und 2004b; Vogel 2006; Kaiser 2013). Auch hier gilt, dass die jeweiligen Szenographien in einem direkten Zusammenhang mit den psychotherapeutischen Interventionen und zentralen Faktoren des angestrebten tiefenpsychologischen Prozesses gesehen werden, wie bereits Theodor Reik in den 1940er-Jahren beschrieben hatte (Reik 1948/1976).

So verschieden die jeweiligen Szenographien in (Proto-)Psychiatrie und psychotherapeutischer Praxis auch ausfallen, so unterschiedlich im einen oder anderen Fall die Form und die Organisationsstruktur ausschauen und die Machtstrukturen und Handlungsmöglichkeiten verteilt sein mögen, verbindet beide institutionellen Orte diese grundlegende Angewiesenheit auf räumlich-materielle Anordnungen und performative Praktiken in der Einsetzung und Durchführung therapeutischer Interventionen.[63]

Worauf jedoch Fodérés Schilderungen in der eingangs zitierten Passage abhoben, war weniger die Frage nach der medialen Gestaltung therapeutischer Interventionen im Allgemeinen als vielmehr eine besondere Situation, nämlich diejenige, in welcher der Patient zum ersten Mal in der psychiatrischen Heilanstalt ankommen sollte. Gerade dieser „Erstkontakt" zwischen Patient und Institution beziehungsweise Patient und Arzt/Therapeut kann als ein neuralgischer Punkt betrachtet werden, der sowohl im Kontext von (Proto-)Psychiatrie als auch in psychotherapeutischen Behandlungen und psychischen Kuren außerhalb psychiatrischer Einrichtungen in besonderer Weise reflektiert und ausgestaltet wurde (siehe Bruchhausen und Kaiser 2012).

Bereits einige Jahre vor Fodérés *Traité*, im Jahr 1803, hatte Johann Christian Reil (1759–1813) in seinen *Rhapsodieen über die Anwendung der psychischen Curmethode auf Geisteszerrüttungen* besonderes Augenmerk auf den Eintritt

62 | Siehe hierzu auch die Beiträge in Kaiser 2014b.

63 | Dies gilt auch, wie Ankele gezeigt hat, für die Wissenspraktiken der Psychiatrie. Seit dem 19. Jahrhunderts sind diese in hohem Maße von der Beobachtung im psychiatrischen Raum abhängig (siehe Foucault 1999), wodurch dessen offenkundige Gestaltung auch zu einem Erkenntnisproblem einer naturwissenschaftlich und empirisch ausgerichteten Wissensform werden konnte, die ihre Beobachtungen praktisch nie „in der Natur" anstellen konnte, sondern dafür im Wesentlichen auf Beobachtungen im Anstaltsraum angewiesen blieb. Mit Blick auf den Neurologen und Psychiater Wilhelm Griesinger (1817–1868) hebt sie hervor: „Auch wenn Griesinger die Unterbringung in einer Anstalt für eine mögliche Heilung als notwendig erachtete, so war ihm auch bewusst, dass sich der Kranke in einer Anstalt in einem ‚künstlichen Medium' befand, das Einfluss auf sein Verhalten nahm und dieses modifiziere […]" (Ankele 2018, S. 79).

des Patienten in die Anstalt gelegt und hierzu sehr ähnliche Vorstellungen entwickelt wie sein französischer Kollege. Sowohl Reil als auch Fodéré teilten die allgemein verbreitete Ansicht, dass es für den Erfolg einer psychotherapeutischen Behandlung unabdingbar sei, den Patienten wortwörtlich aus seiner gewohnten Umgebung zu entfernen.

So kommt es, dass die Ankunft in der Heilanstalt einem konstituierenden Akt entspricht: Mit einer Kutsche wird der Patient bei Reil aus seinem Zuhause entfernt und räumlich wie symbolisch in das Anstaltsregime überführt. Durch eine Reihe von Vorkehrungen und Inszenierungen soll ein Gefühl radikaler Fremdheit und Überwältigung erzeugt werden. Die Ankunft in der Anstalt wird „mit feierlichen und schauderhaften Scenen verknüpft", „bey seiner Annäherung [hört der Ankömmling] Trommelschlag, Kanonendonner, fährt über Brücken, die in Ketten liegen, Moren empfangen ihn" (Reil 1803/1818, S. 225). Die „Officianten" (ebd.) des Hauses sollen in fremden Sprachen sprechen. Und selbst noch seine Anreise wird als Irrfahrt gestaltet, die das Gefühl von Orientierungslosigkeit und Fremdheit potenzieren soll.

> Ein Eintritt unter so ominösen Vorbedeutungen kann auf der Stelle jeden Vorsatz zur Widerspenstigkeit vernichten. In der Absicht hat man es auch wirklich vorgeschlagen, die Kranken bei Nacht, oder in verdeckten Wagen, und durch Umwege in die Irrenanstalt zu fahren, um sie dadurch zu täuschen, als würden sie in ferne Gegenden fortgeschafft. (Ebd., S. 225)

All diese massiven und spektakulären Maßnahmen dienen einem Ziel: Sie erzeugen eine Art psychosoziale *tabula rasa* für den Ankömmling, der radikal dem Anstaltsregime unterworfen werden soll. Durch eine Reihe von Vorkehrungen und Inszenierungen wird ein Gefühl von völliger Fremdheit und Hilflosigkeit hervorgerufen, das ihn zwingen soll, alte Selbstgewissheiten (seine Person und gesellschaftliche Stellung betreffend) über Bord zu werfen und sich – zunächst einmal – einem Prozess szenischer Desubjektivation zu ergeben.[64] In dieser Weise sollte er zu einem Patienten gemacht werden, um als solcher einer Psychotherapie unterzogen zu werden.

Auch wenn derartige Schilderungen mehr Aufschluss über die therapeutischen Phantasien von Fodéré oder Reil als über die realen Aufnahmesituationen in proto-psychiatrischen Anstalten geben, stimmen nicht nur psychiatriekritische Positionen der 1970er-Jahre darin überein, dass Patienten in psychiatrischen Einrichtungen auf teils drastische Weise *erzeugt* wurden. Erving Goffman sprach in seinen soziologischen Analysen in diesem Sinne von Asylen als totalen Institutionen (Goffman 1973). Auch hundertfünfzig Jahre nach Fodéré und Reil blieb es eine grundsätzliche Herausforderung psychiatri-

64 | Zu entsubjektivierenden Szenographien siehe etwa Bee u. a. 2013.

scher Einrichtungen, Neuankömmlinge nicht nur in die Institution einzuführen, sondern nach Möglichkeit die sogenannte Krankheitseinsicht der Patienten zu befördern – sprich: bei Letzteren die Anerkennung ihres Patientenstatus zu erzeugen.[65]

In psychotherapeutischen Privatpraxen stellt sich die Situation gewissermaßen genau umgekehrt dar. So ist es ein zentrales Ziel von Aufnahme- oder Erstgesprächen zwischen Psychotherapeutin und Klient, mit der Indikationsstellung herauszufinden, inwieweit dieser „therapiefähig", also mit psychotherapeutischen Mitteln erreich- und als Patient adressierbar sei.[66] Das Erstgespräch, aufgrund dessen sich – allerdings, und das ist ein wesentlicher Punkt, *für beide Seiten* – herausstellt, ob es überhaupt zu einer psychotherapeutischen Behandlung kommen soll, hat somit gleichfalls einen Schwellencharakter. Die Handlungsspielräume für die beteiligten Akteure verteilen sich jedoch grundlegend anders und auch die theoretischen Perspektiven, die auf die Schwellensituation hin entwickelt werden, unterscheiden sich beträchtlich. Die elaboriertesten Theorien und Beobachtungstechniken des psychotherapeutischen Erstkontaktes wurden von Psychoanalytikern entworfen. An den Szenen des Erstgesprächs sollten sich *in nuce* die Beziehungsdynamik und -problematik des jeweiligen Klienten herausdestillieren und zur Grundlage einer Einstiegsdiagnose mitsamt Therapieempfehlung machen lassen (Argelander 1970, Lorenzer 1995, Eckstaedt 1995).

Während Szenen des Erstkontakts sich in der Geschichte der Proto-Psychiatrie vor allem durch mehr oder minder opulente Inszenierungen (räumlicher, materieller, performativer Natur) auszeichnen, in die der ankommende Patient verstrickt werden soll, liegt in den psychoanalytischen Szenen des Erstkontakts eine inverse Szenifikation vor: Nun ist es die Psychoanalytikerin, die durch aufmerksame Beobachtung des Auftretens und Verhaltens, des Aussehens, der Mimik, Gestik wie der Kleidung des Klienten, seiner Bewegungen im Raum wie seiner Kontaktaufnahme mit der Analytikerin selbst, kurz: durch

65 | Die Historikerin Monika Ankele hat in ihrer bereits erwähnten Forschungsarbeit zur Bettbehandlung, die um 1900 neu in die Psychiatrie eingeführt wurde, gezeigt, dass ein nicht unwesentlicher Gewinn dieser neuen Therapieform darin bestand, die Krankheitseinsicht des Patienten zu befördern. Anstelle einer verbalen Unterweisung bei Ankunft in der Anstalt konnten Patienten nunmehr direkt nach ihrer Ankunft in der Klinik ins Bett beordert werden. Der Anordnung des Patientenkörpers in der Horizontalen, dem Arrangement von Betten in einem Klinikum, der hierdurch erzeugten schlagenden Evidenz ließe sich, so die Hoffnung, nicht mehr viel entgegensetzen. Wer krank ist, gehört ins Bett (Ankele 2017, S. 50).

66 | Karin Becker (1984) bringt es so auf den Punkt: „Mit Erstinterview oder Erstgespräch wird die erste Begegnung zwischen zwei Personen bezeichnet, die in der Absicht zustande gekommen ist, gemeinsam eine Klärung und Entscheidung über die Behandlungsbedürftigkeit und Therapiefähigkeit eines Gesprächsbeteiligten – dem psychisch oder psychosomatisch Erkrankten – herbeizuführen." (Zitiert nach Steck und Bürgin 2013, S. 78).

szenisches Verstehen Rückschlüsse auf unbewusste Beziehungsdynamiken und -konflikte sowie auf die erwartbaren Therapiechancen zieht.[67]

Was sowohl den Ankunftsszenarien in der (Proto-)Psychiatrie als auch den Schwellenszenen etwa in der psychoanalytischen Praxis gemeinsam ist, ist die Herstellung eines Rahmens, der die weitere psychotherapeutische Arbeit begründet und wesentliche Weichenstellungen für all das vornimmt, was folgen soll. In ihrer Funktion und teilweise auch in den inszenatorischen Formen[68] haben sie mehr Gemeinsamkeit mit rituellen Handlungen als mit Theaterszenen im engeren Sinn. Wie Ritualen kommt auch ihnen eine transformierende Bedeutung zu, die Arnold van Gennep (1873–1957) in seiner klassischen Studie zu Übergangsriten (*rites de passage*) beschrieben hatte und die gerade für solche Situationen eine wichtige Steuerungsfunktion haben, in denen Individuen bspw. aufgrund ihres Alters oder einer Veränderung ihrer sozialen Position einen Übergang meistern müssen. Im hier interessierenden Kontext dienen sie der Transformation von Bürgern in Patienten – mit all den Folgen, die mit diesem Statuswechsel in den verschiedenen institutionellen Kontexten verbunden sind. Solch konstituierende, einen Übergang gestaltende Szenarien möchte ich im Folgenden *Rahmenszenen* nennen und von jenen Szenen differenzieren, mithilfe derer *innerhalb* (proto-)psychotherapeutischer Prozesse gearbeitet wird.[69]

Wenn Psychotherapie wesentlich darauf beruht, etwa dadurch Beziehungsräume zu stiften, dass Psychotherapeut und Patient in eine besondere Beziehungsform zueinander eintreten und es damit den beteiligten Akteuren ermöglicht werden soll, Selbst- und Weltverhältnisse auf neue und andere Art und Weise zu verstehen, zu erspüren und zu gestalten als bisher;[70] wenn Psychotherapie in diesem Sinne einen Rahmen stiftet, innerhalb dessen eine

---

67 | Darauf, dass die Begegnung zwischen Analysand und Analytikerin auch anders, nämlich als Ko-Produktion einer therapeutischen Aufführung verstanden und konzipiert werden kann, habe ich bereits oben anhand der Dissertation von Diana Pflichthofer hingewiesen. Siehe Kapitel II.3.

68 | Auf Ähnlichkeiten mancher proto-psychiatrischer Ankunftsszenen mit freimaurerischen Ritualen habe ich bereits an anderer Stelle hingewiesen. Siehe Kaiser 2012a und die dort herangezogene Studie von Florian Maurice 1997.

69 | Diese begriffliche Setzung soll jedoch nicht bedeuten, dass in jenen szenisch-theatralen Mikro-Räumen, die mein eigentlicher Untersuchungsgegenstand sind, nicht gleichfalls mit szenographischen Setzungen und rahmenden Kommunikationsakten gearbeitet würde. Vielmehr durchdringen sich räumlich-materielle und performative Anordnungen, kommunikative Rahmungen und psychotherapeutische Prozesse in vielfältiger Weise.

70 | Diese These wurde von soziologischer Seite pronunciert für die psychoanalytische Psychotherapie vertreten. Eva Illouz hat in ihrem Buch *Die Errettung der modernen Seele. Therapien, Gefühle und die Kultur der Selbsthilfe* aufgezeigt, in welchem Maße es insbesondere der Psychoanalyse gelungen sei, die Beziehung zum Analytiker als einem bedeutenden Anderen, also: ihr Beziehungsmodell zu einem dominanten Modell für Selbst- und Weltbeziehungen in der westlichen Kultur zu machen (Illouz 2011).

Modulation von Selbst- und Weltverhältnissen möglich gemacht werden soll; wenn Psychotherapie zu diesem Zweck komplexe Räume gestaltet, innerhalb derer eine solche Rahmung und Modulation Gestalt annehmen könnte, dann ist – diesseits und jenseits der jeweiligen handlungsleitenden und -legitimierenden Theorien – die Art und Weise bedeutsam, wie die Räume und Rahmungen der psychotherapeutischen Kommunikationen gestaltet werden. Das trifft auf die Architektur, auf die konkreten Räume zu, auf die Privatpraxen und -kliniken sowie die (Proto-)Psychiatrien, es trifft aber auch auf jene szenisch-theatralen Mikro-Räume zu, mit denen im Laufe der letzten rund 250 Jahre im Rahmen (proto-)psychotherapeutischer Praxis experimentiert wurde. In diesem Sinne ist auf mehreren Ebenen zu fragen, in welcher Weise sich die Realitäts- und Möglichkeitsräume in der Entwicklung der Psychotherapie jeweils zueinander verhalten.

Dass es grundsätzliche und wesentliche strukturelle Ähnlichkeiten zwischen Psychotherapie und Theater-/Spiel gibt, darauf hat Gregory Bateson bereits Mitte der 1950er-Jahre hingewiesen.

> Die Psychotherapie selbst ist ein Kontext vielschichtiger Kommunikation, in dem die unscharfen Linien zwischen dem Wörtlichen und dem Metaphorischen oder zwischen Realität und Phantasie erforscht werden, und tatsächlich sind in der Therapie verschiedene Formen von Spiel, Drama und Hypnose ausgiebig erforscht worden. (Bateson 1956/1985, S. 299)

Bateson vertrat die These, dass Psychotherapie, Spiel und „Drama" sich auf der Ebene kommunikationslogischer Operationen grundlegend ähneln würden. In seinem Aufsatz *Eine Theorie des Spiels und der Phantasie* von 1954 entwickelte er das Argument, dass „der Prozeß der Therapie" und das „Phänomen des Spiels" beide „innerhalb eines abgegrenzten psychologischen Rahmens" aufträten. Beide erzeugten, so seine Überlegung, durch eine „räumliche[] und zeitliche[] Eingrenzung eine Menge von Interaktionsmitteilungen", die eine „spezielle und besondere Beziehung zu einer konkreteren oder fundamentaleren Realität" unterhielten (Bateson 1954/1985, S. 259). Durch diese kommunikativen Signale würde die Unterscheidbarkeit beider Wirklichkeitsebenen sichergestellt. Erst das Zusammenspiel von Bezugnahme und Ebenendifferenz ermögliche es, das Spiel als Spiel kenntlich zu machen. So wie ein Biss im Spiel kein Biss, sondern das durch meta-kommunikative Signale erzeugte *Als-ob* eines Bisses sei, so sei es eine zentrale Aufgabe einer Psychoanalyse, zu gegebener Zeit deutlich zu machen, dass die Übertragungsliebe zwischen Patient und Psychoanalytikerin keine reale Liebe sei. Damit eine solche räumlich und zeitlich gesonderte Menge von kommunikativen Akten hergestellt, damit dieses konstitutive Doppelverhältnis von Bezugnahme und Differenzierung aufgebaut, aufrechterhalten und reflektiert werden könne, seien entsprechend komplexe kommunikative und mediale Operationen vonnöten.

Doch auch diese kommunikationstheoretische Differenzierung lässt sich nicht auf alle Formen szenischer Therapie übertragen. Nicht zu allen Zeiten wurde gleichermaßen Wert darauf gelegt, die Grenze des *Als-ob* deutlich zu markieren. (Und selbst noch für das psychoanalytische Konzept der Übertragungsliebe, auf das sich Bateson bezieht, könnte man sich fragen, ob diese nicht überhaupt erst dadurch therapeutische Wirksamkeit entfalten kann, dass sie sich zunächst einmal wie eine *echte Gefühlsregung* ausnimmt und bestenfalls in nachfolgenden Analyseschritten als Übertragung differenzieren lässt.)

Wie im Laufe der nächsten Kapitel deutlich werden wird, spielten einzelne szenographische Anordnungen sogar damit, die Grenze von Spiel und Realität zum Verschwinden zu bringen. Den Möglichkeiten, welche theatrale Räume für (proto-)psychotherapeutische Zielsetzungen eröffneten, wie auch den Grenzen, welche die jeweiligen Rahmungen und Anordnungen von Theater und (Proto-)Psychotherapie setzten und setzen, möchte ich im Folgenden näher nachgehen.

IV Szenographien. Historische Linien

„Setzt man einen historisch bestimmten Typ von Theater – und sei dieser noch so bedeutend gewesen – mit Theater schlechthin gleich, ist die Bestimmung entscheidender *Funktionswechsel* erschwert, wenn nicht gar unmöglich."

Rudolf Münz (1992)

„Es gibt also ein Theater ohne Architektur, ohne optische Anlage, ohne Ansichten, ohne Raumausstattung und ohne Chronologie, also ohne all jene Einrichtungen, die das Theater auf Dauer stellen oder es mit historischem Gewicht ausstatten möchten. Dies ist möglich, weil seine Anlage von vornherein eine doppelte ist, weil das Theater nicht einfach kommt, sondern zweifach. Es entsteht doppelt, zwischen Zweien, die sich als asymmetrische Partien verhalten und einen nicht fixierbaren Zwischenraum voller Tiefen und Höhen, Untergliederungen und vielfachen Stufungen hervorbringen."

Ulrike Haß (2014)

IV.0 Historische Szenographien der Theatrotherapie

Ist der Patient einmal in der Anstalt oder der Praxis angekommen, in deren soziales Gefüge und seine Krankenrolle eingeführt worden, eröffnen sich darüber hinaus vielfältige Möglichkeiten für den Einsatz szenischer Therapien. Diesen Möglichkeiten will das folgende Kapitel in Form historiographischer Untersuchungen weiter nachgehen.

In den hierfür notwendigen Analysen ist zu klären, in welcher Weise sich relevante, typische theatrale Anordnungen beschreiben lassen? Welche Positionen, welche Relationen, welche performativen Vollzüge sind für ihre Hervorbringung zentral? Welche Elemente spielen eine Rolle? Woran lassen sich historische Veränderungen dieser Anordnungen festmachen? Und grundsätzlicher, wie verhalten sich Theaterräume im Rahmen von (Proto-)Psychiatrie und (Proto-)Psychotherapie zu den mehr oder minder „klassischen" Theaterräumen des Kunsttheaters? Ist eine Theaterbühne in einer Anstalt in gleicher Weise beschreibbar wie eine Bühne im Theater?

Auch der Festsaal von Clarinda greift auf eine typische szenographische Anordnung zurück, auf das „Dispositiv der Guckkastenbühne":[71] Der erhabene Bühnenraum mit dem an ihn anschließenden Backstagebereich, die deutliche Abgrenzung desselben gegenüber dem Vor- bzw. Zuschauerraum, die Rahmung und das Bühnenbild im Hintergrund – die Struktur des Raumes und manche der in ihm versammelten Objekte bieten es an, die herumstehenden Stühle vor der Bühne zu platzieren und auf derselben ein Drama aufzuführen.

Die Illusionserzeugung, die das Literaturtheater auf der Guckkastenbühne kennzeichnet, wird hervorgerufen durch eine strikte Trennung zwischen einem Bühnen- und einem Zuschauerraum; sie funktioniert durch die Etablierung einer spezifischen Perspektive und einer in sich geschlossen wirkenden Fiktionsebene (in Clarinda eine quasi antike Parkszenerie), deren Herstellungsbedingungen (durch einen Rahmen und einen Sichtschutz gegenüber der Hinterbühne) weitgehend dem Blick der Zuschauer entzogen werden. Beide Raumsegmente werden durch eine bestimmte Rahmung, durch eine Vierte Wand, welche die Blicke auf und von der Bühne reguliert, konstituiert. Doch – und hier würde ein unidirektionaler Raum- und Dispositivbegriff zu kurz greifen – nicht allein der Raum der Guckkastenbühne, sondern das Ineinandergrei-

71 | – das Jörn Etzold in anderem Zusammenhang analysiert (Etzold 2016, S. 227).

fen von räumlichen Strukturen und kommunikativen Akten aller Beteiligten stellt die Vierte Wand erst her: Neben den räumlichen Strukturelementen sind ein spezifischer Schauspielstil wie auch ein diesem korrespondierendes Verhalten des Publikums im Zuschauerraum maßgeblich daran beteiligt, dass die für das Literaturtheater spezifische Illusion entstehen kann.[72]

In diesem Sinne betont die Performancekünstlerin und Theaterwissenschaftlerin Annemarie Matzke, dass der Raum des Theaters konstitutiver Weise „Publikum wie Akteure" umfasst.

> Durch die Raumanordnungen werden Blicke organisiert und Handlungsoptionen vorgegeben: Wer schaut und wer stellt dar? Im theatralen Raum überlagern sich körperlicher und architektonischer Raum, er ist Wahrnehmungsraum wie auch Raum der Repräsentation. [...] Ein Raum entsteht [...] erst durch die sich in ihm vollziehenden Praktiken und ist nach de Certeau nicht losgelöst von zeitlichen Faktoren, Bewegungselementen und Interaktionen zu betrachten, die seine Konsistenz und Dichte beeinflussen und permanent verändern. Ein Raum ist ein „Ort, mit dem man etwas macht". [...] Bei jeder Aufführung verwandelt sich der Ort (der Bühne oder Blackbox) im Moment des szenischen Geschehens in einen Raum. (Matzke 2007, S. 104f.)

Weil dies so ist, könnte grundsätzlich selbst auf einer Guckkastenbühne auch *unsichtbares Theater* gespielt werden;[73] und ebenso wie eine Guckkastenbühne in anderer Weise genutzt werden kann, als es das bürgerliche Literaturtheater nahelegt, kann letztlich in jedem Raum eine Vierte Wand behauptet, durch Markierungen und spielerische Aktionen herbeigeführt werden. Auch wenn

---

72 | Dass jedoch auch der hochgradig strukturierte und segregierte Raum einer Guckkastenbühne ganz anders bespielt werden kann und somit die performativen Vollzüge nie allein durch die Raumstruktur determiniert werden, zeigt ein Blick auf aktuelle Umnutzungen klassischer Theaterräume. So arbeitete z. B. die australische Theatergruppe Back to Back Theatre in ihrer jüngsten Produktion *Lady Eats Apple*, die im Sommer 2017 im Rahmen des Theaterfestivals *Theater der Welt* im Hamburger Thalia Theater zu sehen war, mit einer Umkehrung von Bühnen- und Zuschauerraum. Das Publikum wurde zu Beginn der Produktion auf die Hinterbühne geleitet, um dort – entgegen der üblichen Ausrichtung gen Zuschauerraum schauend – in einer Reihe von Stühlen Platz zu nehmen. Die eigentliche Spielhandlung fand im Bühnenraum statt, während der Zuschauerraum mit einer riesigen Stoffbahn abgehängt worden war. Erst im letzten Teil von *Lady Eats Apple* sollte die Stoffbahn sich vor den Augen des Publikums lösen und den Blick auf den Zuschauerraum freigeben, der nunmehr als real-fiktive Bühnenkulisse des Spielgeschehens diente, um aus diesem Doppelspiel (die Akteure arbeiteten als Mitglieder einer Putzkolonne an der Reinigung eines Zuschauerraums) zusätzliche Bedeutungsebenen zu generieren.

73 | Unter unsichtbarem Theater versteht man in Anschluss an Überlegungen des Performancetheoretikers Richard Schechner eine Spielform, bei der mindestens einer Teilnehmerin an der Spielsituation nicht bekannt ist, dass sie sich in einer Spielsituation befindet. Siehe Schechner 2002/2006.

räumliche Strukturen bestimmte theatrale oder szenische Handlungsweisen unterstützen, kann man also einerseits nicht sagen, dass sie die spielerischen Möglichkeiten festlegen würden.

Andererseits ist es für die Hervorbringung eines theatralen Raumes unabdingbar, dass sich jene Transformation vollzieht, von der Matzke für den Moment des „szenischen Geschehens" (s. o.) sprach und die sich allein aus den oben skizzierten raumsoziologischen Annahmen zur relationalen Hervorbringung des Raums nicht hinreichend beschreiben lässt (siehe Kapitel II.4). Nicht nur die Fiktion auf der Guckkastenbühne entsteht durch eine mehrfache Abgrenzung gegenüber der als Realität markierten Außenwelt, jedwede theatrale Form ist gezwungen, sich aus dem sozialen Raum heraus zu differenzieren,[74] indem sie sich – mittels Raumstrukturen, Objekten, Akteuren, Spielformen etc. – zu diesem verhält.[75] Sozialraum und Fiktionsraum sind und bleiben im theatralen Spiel ko-präsent und müssen von Fall zu Fall in ihren Demarkationslinien unterschieden werden.

Wie der Theaterwissenschaftler Benjamin Wihstutz in seiner Monographie *Der andere Raum. Politiken sozialer Grenzverhandlung im Gegenwartstheater* hervorhebt, hängt es „nicht zuletzt vom Rahmen und seinen Modulationen durch die Inszenierung ab, wann Theater als sozialer oder ästhetischer Raum in Erscheinung tritt und als solcher wahrgenommen wird" (Wihstutz 2012a, S. 60). „Verschiedene Orte und Zeiten können auf der Bühne neben- und nacheinander repräsentiert werden und den realen Raum auf die eine oder andere Weise fiktionalisieren oder seinen Rahmen modulieren." (Ebd., S. 83)

Theater – im weitesten Sinne – beruht darauf, dass es eine zweite Welt neben einer ersten etabliert, die sich zur Letzteren in eine wie auch immer gestaltete Beziehung setzt. Veränderungen des theatralen Raums werden durch die Nutzung oder Nicht-Nutzung von Handlungsmöglichkeiten eröffnet, wie Baumbach in ihrer Studie zum *Schauspieler* als historischem Akteur herausgearbeitet hat:

> Theater eignet eine prinzipielle Doppelstruktur, auf räumliche Dimensionen bezogen ein prinzipiell doppelter Ort. Dieser doppelte Ort kann ausgeschöpft, teilweise genutzt oder ausgeblendet werden. Er setzt sich zusammen aus dem einen bzw. ersten Ort der Realitätsebene, auf der zwei Gruppen – in welcher Weise auch immer – aufeinandertreffen: Akteure und Publikum. Und aus dem

74 | … bzw. eine solche Differenzierung gekonnt und präzise zu unterlaufen, wie in den Performances von SIGNA zu erleben ist.

75 | Wie Annemarie Matzke es für die Guckkastenbühne beschreibt: „Die Blackbox als Gefäß, das durch Wände begrenzt ist und jeweils neu beladen werden kann. Die Bühne, der Guckkasten als geschlossener Raum, abgeschirmt von der Außenwelt des städtischen Raums. Das Außen steht für die Realität und das Innen wird der Realität entgegengesetzt: das Unwirkliche, Fiktive, Imaginäre." (Matzke 2007, S. 104).

> anderen bzw. zweiten Ort der Fiktionsebene, auf der – in welcher Verfassung auch immer – Gestalten erscheinen, gezeigt oder dargestellt werden. Beide Orte sind prinzipiell immer gleichzeitig anwesend, ob sie nun optimal, teilweise oder nicht ausgenutzt werden. Davon aber, wie sie ausgenutzt werden, hängt ab, was sich als Theater ereignet, wie kommuniziert wird und welche Arten des Sehens oder Schauens initiiert werden. (Baumbach 2012, S. 200f.)

Die Doppelstruktur des zu etablierenden Raumes zeichnet sich in der Therapie wie im Theater dadurch aus, dass sie sich im Spannungsfeld von (mindestens) zwei Polen entfaltet, welche sowohl eine reale mit einer fiktiven, imaginären oder phantastischen als auch eine vergangene oder zukünftige mit einer gegenwärtigen Wirklichkeitsebene ins Spiel bringt. Theaterräume kommen in diesem Sinne als komplexe Szenographien in den Blick, die einerseits eine materielle und strukturelle Anordnung aufbauen, die andererseits aber erst als bespielte, als Räume sozialer, psychischer und performativer Prozesse ihre Doppelbödigkeit entfalten können.

Das im Folgenden interessierende Theater ist eingelassen in den komplexen Sozialraum, den eine psychiatrische Anstalt bereithält und der sich in medizinisches und pflegerisches Personal, in mehr oder minder schwer erkrankte oder auf dem Weg der Heilung befindliche Patienten, in Angehörige und auch externe Besucher ausdifferenziert. Wer hier auf der Bühne steht und wer im Zuschauerraum sitzt, diese Frage erzeugt bereits einen Unterschied, der das theatrale Geschehen beeinflusst.[76]

Gerade theaterhistoriographische Forschungsansätze bieten hier fruchtbare Anknüpfungspunkte. So hat Baumbach sich nicht nur mit jenen vormodernen Verschränkungen von Theater- und Heilkunst beschäftigt, die das Marktgeschäft der Quacksalber und Scharlatane auszeichnete. In ihrer Typologie historischer Schauspielformen entwirft sie, ausgehend vom Schauspieler, auch eine Systematik, entlang derer wesentliche relationale Anordnungen und Variabilitäten greifbar werden. Ihre Systematik eignet sich für die folgenden Untersuchungen umso mehr, als sie nicht *einen* Typ von Theater zum Ausgangspunkt nimmt, sondern vielmehr zentrale Stellschrauben identifiziert, an denen sich signifikante Veränderungen der Theaterpraxis ablesen lassen. Diese Stellschrauben oder Schlüsselpositionen sind darüber hinaus so angelegt, dass sie

76 | Hier interessierende Fragestellungen sind in den letzten Jahren veranlasst durch den Einsatz von sogenannten *Experten des Alltags* sowie durch Theater mit Menschen mit Assistenzbedarf intensiver diskutiert worden. Ich möchte an dieser Stelle auf spätere Kapitel sowie auf Publikationen des bereits zitierten Theaterwissenschaftlers Wihstutz verweisen, der sich u .a. mit dem sogenannten *Disabled Theatre* und Schlingensiefs Freakshow-Inszenierung auseinandergesetzt hat (Wihstutz 2012a und b; 2015).

sich eignen, wesentliche Ebenen, die für das komplexe Geschehen relevant sind, analytisch zu differenzieren. Für Baumbach steht eine fünfstellige Relation im Zentrum, die aus dem Publikum, den Akteuren und den auf die eine oder andere Weise verkörperten Gestalten besteht und darüber hinaus auf einer doppelten Ortsstruktur fußt, die sich in eine Realitäts- und eine Fiktionsebene aufteilt. „Prinzipiell anwesend sind der Schauspieler als Zivilperson, der Schauspieler als Künstler, als Kunstperson, und – Kunstfigur, Rolle, Charakter oder Figur (je nach der Verfassung der Theaterfiguren)" (Baumbach 2012, S. 229). Für eine Typologie historischer Theaterformen steht jedoch die je unterschiedlich hergestellte und gezogene „Grenze zwischen Realitätsebene und Fiktionsebene" im Vordergrund (Baumbach 2012, S. 246): Theater benötigt die Fiktionsschranke respektive die Repräsentationsgrenze. Deren Durchlässigkeit oder die Grade ihrer Geschlossenheit sowie ihre Beweglichkeit oder Fixierung entscheiden über den Charakter der Veranstaltung. (Ebd.)

Im sogenannten „Anstaltstheater" stand nicht unbedingt die Herstellung und Verhandlung einer fiktionalen Ebene im Vordergrund des Interesses der Mediziner und Therapeuten. Die erzeugten Relationen, die Ebenen, Positionen und Vollzüge sind hier womöglich noch komplexer als zum Beispiel im bürgerlichen Stadttheater angelegt. In verschärfter Weise stellt sich die Frage, wer auf welche Position im Raum gelangen kann, wer überhaupt Einlass findet, wer wohin platziert wird, welche Blickarrangements hergestellt werden und wie sich diese zur gegebenenfalls zu etablierenden „Fiktionsschranke" verhalten. Stellten oder setzten sich alle aus freien Stücken, wohin sie wollten? Wie waren die Rollen verteilt? Und wer hatte die Macht und die Möglichkeit zu entscheiden, welche für wen vorgesehen war? Patienten konnten auf der Bühne stehen und Teil einer Aufführung sein, sodass wesentliche Impulse auch aus einer anderen Position möglich wurden, als sie üblicherweise dem Theaterpublikum zugeschanzt wurde und wird. Doch die wesentlichen Demarkationslinien verliefen nicht zwingend zwischen Darstellenden und Zuschauenden oder zwischen dem Publikum und einem dargebotenen Schauspiel, sondern bewegten sich vielmehr im komplexen Geflecht sozialer, therapeutischer und ä/aisthetischer Bezugnahmen, die durch Anordnungen im psychotherapeutischen und psychiatrischen Rahmen ermöglicht wurden.

Von diesem Punkt aus gesehen wird deutlicher, inwiefern eine Guckkastenbühne im Stadttheater nicht in derselben Weise „funktionieren" kann wie eine Guckkastenbühne in einer psychiatrischen Anstalt. Auch wenn in beiden Fällen ähnliche Anordnungen getroffen und vorstrukturiert werden, geht es nicht zwangsläufig auch um gleiche Relationen, die in ihnen hergestellt werden (sollen). So wie aktuelle theaterwissenschaftliche Forschungen danach fragen, welche Elemente für theatrale Dispositive bedeutsam sind, wird in der hier anstehenden Untersuchung der Frage nachzugehen sein, welche Elemente der jeweiligen Szenographien als bedeutsam angesehen wurden? An welchen Punkten der Konstellationen, anhand welcher Dimensionen wurden markante Unterschiede wahrgenommen? Wie veränderten sich die Relationen, in welche die Patientinnen und Patienten durch theatrale Anordnungen gesetzt werden sollten? Welche Szenographien kamen wann zum Zuge? Mit Fragen wie diesen lässt sich das Aufgabenfeld einer medialen Historiographie szenisch-theatraler Therapieformen grob umreißen.

Die folgenden Kapitel sollen Aufschluss darüber geben, inwieweit sich die kommunikativen Akte einer Rahmung, die Fiktions- und Realitätsebene zueinander in Position bringen, die Räume sowie die Zeitlichkeit, die Akteure und das Publikum auch für die Geschichte der Theatrotherapie als wesentliche Parameter erweisen. Ausgehend von Beschreibungen „typischer" Szenen, sollen in der anschließenden szenographischen Analyse diejenigen Parameter erkennbar werden, die für das szenisch-theatrale Geschehen in der Geschichte der Theatrotherapie seit dem 18. Jahrhundert bedeutsam wurden. Den Anfang macht jedoch eine szenische Konstellation, bei der es sich *nicht* um eine Spielart szenischer Therapie handelt, sondern vielmehr um Praktiken des Aus- und Zurschaustellens von „Wahnsinnigen", die im besten Fall moralisch-didaktische Ziele verfolgten. Nichtsdestotrotz stellen diese einen zentralen Ausgangs- und kritischen Referenzpunkt für diejenigen Entwicklungen dar, die im letzten Drittel des 18. Jahrhunderts zu einer neuen Sicht auf die Patienten sowie auf die Relation von Theater und Therapie führen sollten.

IV.1 ausgestellt/displayed

Das Hospital als Szene – Bethlam/Bedlam

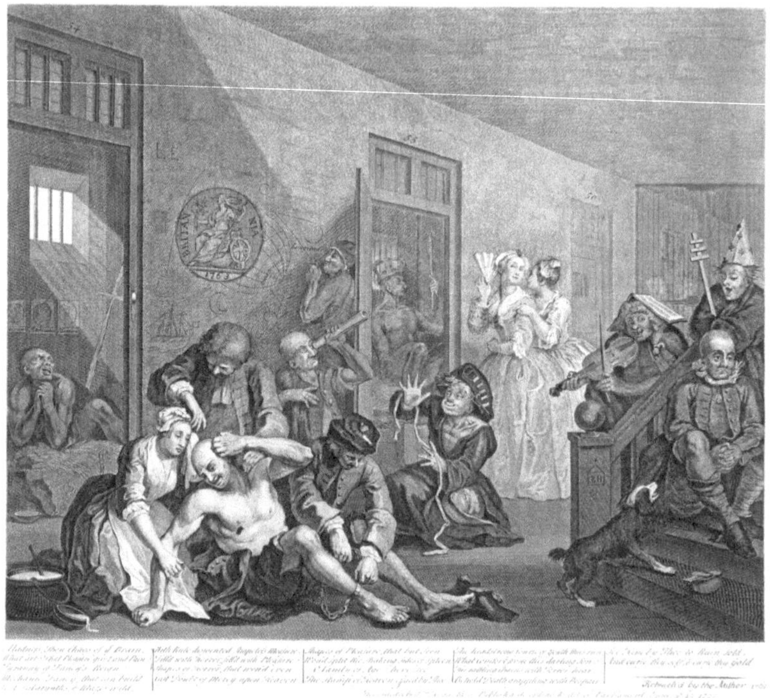

Abb. 5 William Hogarth, A Rake's Progress (plate 8), 1735–63.Quelle: Tate Images

Das Auge springt hin und her, sucht Ankerpunkte im Wirrwarr, findet sie zunächst auf zwei, drei helleren Partien des insgesamt eher dunklen Drucks: zwei Damen in feinen Kleidern, ein halb entkleideter, von einer Knienden gestützter und auf den Boden hingestreckter Männerkörper, ein Lichtschein, der sich durch Gitter in eine Nebenkammer bricht. Eine Reihe von Figuren, ausdrucksstark in Pose geworfen und dilettantisch kostümiert, befinden sich in jenem Abschnitt des Raumes, der sich diagonal zwischen den Damen und dem Männerkörper erstreckt. Überhaupt liefert der dargestellte Raum kaum Hinweise für eine Orientierung, erst nach und nach erschließen sich die einzelnen Episoden, die im Bildraum stattfinden. Weitgehend undifferenziert bietet er keine privilegierten *Sehepunkte*, keine klare Unterteilung zwischen den verschiedenen abgebildeten Figuren und Gruppen. Auch beziehen sich die Dargestellten so gut wie nie auf andere, gleichfalls Anwesende; sie agieren für sich, sind sich ihre eigene Welt oder sind in kleinen Gruppen aufeinander bezogen. Wo Bezugnahmen stattfinden, handelt es sich, wie ein zweiter und dritter Blick deutlich machen, um Akteure, die von außen kommen oder – als Wärter – in einem besonderen, professionellen Verhältnis zu den Anwesenden stehen. Von außen kommen alle drei Frauenkörper – die Zweiergruppe der Damen als unbeteiligte Dritte, wohingegen die Frau im Vordergrund Anteil am Schicksal des hingestreckten Mannes nimmt und es zu mildern versucht. So entspinnt sich durch die Art, wie die Figuren der vorderen Gruppe aufeinander bezogen werden, ein besonderes Netz von Assoziationen, das bis zu der Passionsgeschichte Jesu reicht.[77]

Acht Figuren bevölkern den Zwischenraum zwischen den beiden Gruppen: Zur Rechten sitzt ein in sich versunkener, vor sich hin starrender Mann, hinter ihm mimt auf einem Treppchen ein Mann mit Spitzhut (die Andeutung einer Mitra oder Tiara) und einem verballhornten Kreuzstab einen Papst, daneben spielt ein anderer, ein Notenheft auf dem Kopf, mit einem Stock auf der Geige; in der Bildmitte will ein Grimassierender Maß nehmen; neben ihm betrachtet ein weiterer offenbar den Himmelsraum durch ein Papierfernrohr, und, von einer Tür halbwegs verdeckt, steht ein weiterer Mann und trägt anscheinend Längengrade auf einem an die Wand gekritzelten Globus ein; in zwei Nebenräumen, deren Türen weit geöffnet sind und einen Blick auf zwei Nackte bieten, sieht man den einen mit verzerrter Miene im inbrünstigen Gebet, während nebenan der andere aufrecht mit Zepter und Krone thront. Allen – außer paradoxerweise vielleicht dem unglücklichen Verliebten am unteren Treppenabsatz, dessen Verlust seine Trauergebärden zu begründen vermögen – gebricht es an Welt, präziser: an einer Umwelt, die ihre Figuren und deren Handeln motivieren und kontextualisieren könnte. Aus der Welt gefallen, stellen sie nurmehr einsame Behauptungen über sich und ihre jeweilige „Mission" auf, die auf keine Resonanz mehr trifft. Eine Szene, die mit Ausnahme der zwei kleinen Gruppen aus einer reinen Addition von Solo-Figuren besteht.

In dieser additiven Logik sperrt sich die Szene einer „Fügung [ihrer] Einzelteile zu einer ‚Gestalt'", wie der Theaterwissenschaftler Günther Heeg das „grundsätzliche Kompositionsprinzip des Tableaus" charakterisiert hatte (Heeg 1999, S. 259). Entgegen Heegs Definition der „Szene als Bild", wie sie sich bei Lessing und Diderot im Laufe des 18. Jahrhunderts abzeichnet, gehorcht diese

77 | Bernd Krysmanski hat die plausible These aufgestellt, beim *Rake's Progress* handele es sich um eine Anti-Passionsgeschichte, in der das letzte Bild der Station ein invertiertes Echo auf die Beweinung Christi darstelle. Siehe Krysmanski 1998.

Darstellung nicht einer an Natürlichkeit, Gestalthaftigkeit und der Verdeckung der eigenen Konstruktionsleistung orientierten Bildökonomie.[78] Sie folgt vielmehr einer Logik des „Schauplatzes", die Heegs Thesen zufolge vom griechischen Theater bis zur *tragédie classique* maßgeblich war.

> Der Schauplatz des griechischen Theaters bietet sich dem Auge des Betrachters nicht als ein nach dem Prinzip wechselseitiger Ergänzung erzeugtes Ganzes dar, sondern als Nebeneinander einzelner Gesten der Verweisung, die sich auseinander- und zusammensetzen, ohne daß ihre Bruchstückhaftigkeit verschwände. (Heeg 1999, S. 254)

Als ein „Nebeneinander einzelner Gesten der Verweisung" lässt sich die hier interessierende Darstellung gut fassen. Die einen agieren weltvergessen vor sich hin, die anderen stehen daneben: Passanten, die mehr oder minder zufällig ihre Blicke auf die eine oder andere Episode richten. Sie sind beiläufig anwesend, befinden sich im Raum ohne ein spezifischeres Anliegen, als ihre Neugierde anregen zu lassen. Dennoch stehen die Gesten und die Gruppierungen der Figuren in einem mehrfachen Verweisungszusammenhang.

Der Stich, den ich hier vor Augen führe, ist Teil einer Serie, die unter dem Titel *A Rake's Progress* Anfang des 18. Jahrhunderts populär wurde und Eingang in die Ikonografie des Wahnsinns fand. Als achtes Tableau stellt er das letzte Bild einer „fatalen Karriere" dar, die von William Hogarth (1697–1764) als Kritik an der Londoner Gesellschaft und als satirischer Kommentar auf *Großmannssucht* und *französische Sitten* zunächst in Form von acht Ölgemälden (1732–34), dann als Serie von Stichen (1734–35) überaus erfolgreich verkauft wurde.[79] Als Endstation eines treulosen und ausschweifenden Lebenswandels, den der Kaufmannssohn Tom Rakewell nach dem Tod seines reichen, aber geizigen Vaters geführt und der ihn zu Prostituierten, Spielern, in eine Zweckehe mit einer älteren reichen Frau sowie ins Schuldgefängnis geführt hat, landet

---

78 | „Wiewohl ein gedanklicher Ausschnitt, vermittelt das Tableau dem Betrachter dennoch den Eindruck, ein ‚geschlossenes Ganzes' zu sein. Die Gestalthaftigkeit des Tableaus, die für diese Täuschung verantwortlich ist, macht den Akt des Ausschnitts, die Montage der Einzelteile und damit die sprachliche Bedeutung des Bildes unsichtbar. Daß man ihm diese sprachstrategische Lenkung nicht ansieht, macht seine Faszination aus. Das Tableau ist ein Fetisch des Sinns, die Szene als Bild, die ihre ‚Rahmenbedingungen' Ausschnitt und Montage leugnet und behauptet, mehr als bloßes Abbild: Natur zu sein." (Heeg 1999, S. 260).

79 | Nach dem Erfolg mit einer sehr ähnlich gestrickten Serie, *A Harlot's Progress*, mit welcher Hogarth berühmt, aber auch vielfach raubkopiert wurde, hatte er die 1734 entstandenen Stiche so lange vor der Öffentlichkeit zurückgehalten, bis 1735 einem Gesuch, das er mit einigen Kollegen eingereicht hatte, stattgegeben und ein Copyright eingeführt worden war. Siehe Riding 2006, S. 73.

Rakewell schlussendlich im Londoner *Madhouse* Bethlam, das in seiner ursprünglichen Form bereits im Jahr 1247 gegründet worden war.

Rakewell, die hingestreckte Männerfigur in der vorderen Figurengruppe, wird gestützt von seiner verschmähten Verlobten[80] und zwei Wärtern der Anstalt. Seine Pose sei, so der einhellige Tenor wissenschaftlicher Kommentare,[81] ein Echo auf *Raving Madness*, mit *Melancholy Madness* eine von zwei Skulpturen des dänischen Bildhauers und Architekten Caius Gabriel Cibber (um 1630–1700), die links und rechts den Eingang in die in den 1670er-Jahren in Moorfields wiederaufgebaute Anstalt Bethlam schmückten (siehe Abb. 6).

BETHLEMII ad portas ſe tollit dupla columna,
Εἰκόνα τῶν ἐντός καὶ λίθος ἐκτος ἔχει.
Hic calvum ad dextram triſti caput ore reclinat,
Vix illum ad lævam ferrea vincla tenent.
Diſſimilis furor eſt Statuis, ſed utrumque laborem,
Et genium artificis laudat uterque furor.

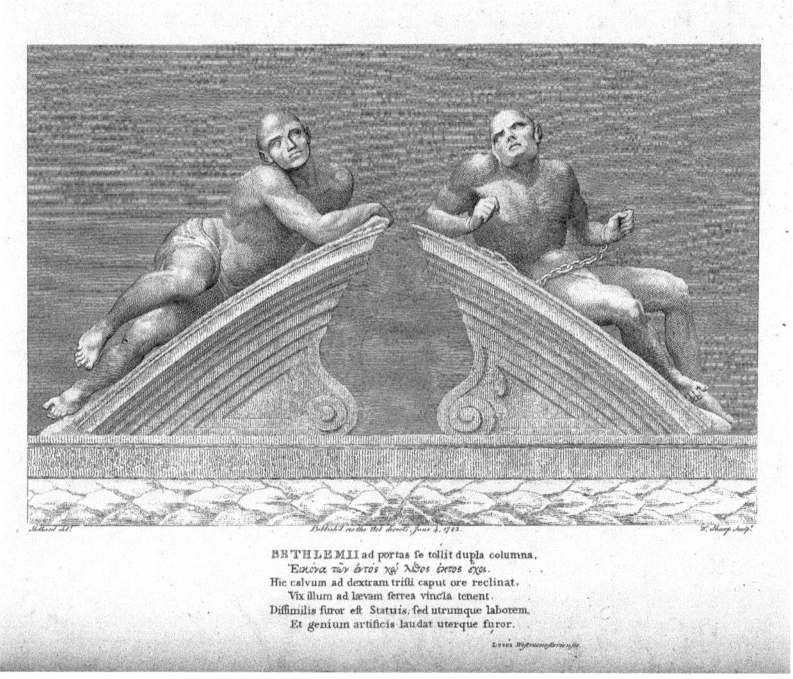

Abb. 6 Caius Gabriel Cibber, Melancholy and Raging Madness, Quelle: Wellcome Collection

Sowohl die Figur Rakewells als auch die der acht Wahnsinnigen um ihn herum verweisen auf zeitgenössische Stereotype des Wahnsinns, die nicht zu-

80 | … oder ersten Ehefrau, wie neuere Forschungsmeinungen in Erwägung ziehen. So bewertet Anaclara Castro die Bilder des Zyklus vor dem Hintergrund zeitgenössischer Ehepraktiken und dem erst 1753 in Kraft getretenen Marriage Act in England und Wales neu, siehe Castro 2016.

81 | Siehe z. B. Haslam 1996, S. 115, Cross 2012, S. 12, Porter 1987/2006, S. 54.

letzt durch Kunstwerke, Literatur und Theater geprägt wurden.[82] Sie tragen *deutliche Zeichen des Wahns* und stellen in ihrer Überzeichnung eher Typen von Wahnsinn als die Leiden kranker Individuen dar.[83] Auch Rakewell, dessen Geschichte sozusagen Schritt für Schritt in den Tableaus entfaltet wird, posiert als *typus maniacus*, nicht als Momentaufnahme einer Krankheitsgeschichte, wie wir sie seit dem 18. Jahrhundert kennen.[84]

Die Geschichte vom Abstieg Rakewells wird insgesamt nicht als Krankengeschichte, sondern als die Konsequenz eines *liederlichen* Lebenswandels vorgestellt, der notwendigerweise im Schuldgefängnis Halt macht und – als maximale Steigerung des Elends – in der Irrenanstalt endet. Nicht Krankheit, sondern Sünde ist das Register, in welchem sich die Satire bewegt:

> In the eyes of strict moralists, preachers and satirists, the madman has been equivalent to the sinner or the ne'er-do-well – indeed, his condition was the penalty of vice and sin. In Hogarth's „Rake's Progress" series, fecklessness, folly and greed plunged Tom Rakewell headlong into his Bedlam chains. These classical condemnations were vociferously upheld in Augustan England by a troop

82 | Wie der Medizinhistoriker Roy Porter heraushebt, brannten sich die „Brainless Brothers", Cibbers Skulpturen des melancholischen und des manischen Wahnsinns, in die kulturellen Vorstellungen über den Wahnsinn ein. Als „almost definitiv icons" dürfen sie und auch Hogarths Stiche in ihrer Bedeutung nicht unterschätzt werden. „The visablity of madness was, of course, inscribed by art. As Gilman and Kromm have shown, paintings of the mad, at least up to Van Gogh, worked within powerful stereotypes which identified and passed moral verdicts on them. The fool is typically sketched with his cap and bell, bladder, pinwheel and streamers; motley clad, he leads the foolish world a dance. The melancholic, by contrast, appears listless, hands hidden as a token of lethargy, signalling the deadly sin of adedia (sloth): the Devil will find work for these idle hands. For his part, the maniac is near naked, leonine in countenance, rippling with a brute strength which only fetters can contain. The common message of such stereotypes – expressed in ballads, on the stage and in pictures – is that madness, far from being the silent enemy within, is a moral warning (against pride, sloth, rage or vanity) blazoned forth for all to heed." (Porter 1987/2006, S. 54).

83 | Das wird besonders deutlich, wenn man die Darstellung mit späteren Bildern des Wahnsinns vergleicht, wie etwa jenen Leidensfiguren auf Tony Robert-Fleurys Gemälde *Philippe Pinel à la Salpêtrière* von 1795 – rund sechzig Jahre später als Hogarths Gemälde und Stiche. Bemerkenswert scheint mir, dass vor allem Hogarths Gemälde stärker auf die neue – von manchen Autoren „theatral" genannte – Bildästhetik vorausweisen. Sie verdichten konkrete Szenen, Gefühlsausdruck und Gestalt der Gesamtkomposition stehen im Vordergrund. Dass die Darstellung des Wahnsinns in der Satire hiervon abweicht, ist u. U. tatsächlich dem Sujet und dem in dieser Zeit ganz anders gelagerten Blick auf den Wahnsinn geschuldet.

Zum theatralen Stil Hogarths siehe Hallett 2006 sowie zur Entstehung des Falls im modernen Sinn bezogen auf Individuen siehe Foucault 1994.

84 | Zur Entwicklung der modernen Gattung Fall- resp. Krankheitsgeschichte in der zweiten Hälfte des 18. Jahrhunderts, die nicht mehr als Exemplum, d. h. als Beispiel zur Veranschaulichung einer allgemeinen Regel dient, siehe Düwell und Pethes 2012 und 2014.

> of mainly Tory satirists, spearheaded by Swift, Gay, Arbuthnot and Pope. For them, the lunatic's symbolic function was to stand as the negation of rational order. He was an object lesson, a warning, exemplifying *homo rationalis* by his opposite, proving how flimsy and vulnerable reason was. (Porter 1987/2006, S. 117)

Vor dem Hintergrund eines solchen Verständnisses, das um die A/Moralität eines Lebenswandels und dessen exemplarischen Wert kreist, lässt sich auch die Zweischneidigkeit jener Figuren in Hogarths Bild fassen, die als unbeteiligte Dritte mitten im Raum herumstehen, ihre Blicke schweifen lassen oder dann doch verschämt hinter einem Fächer verstecken mögen: die feinen Damen. Georg Christoph Lichtenberg (1742–1799), der die Stiche Hogarths im deutschsprachigen Raum durch seine kommentierte Ausgabe bekannt machte, bemerkt spitz zu diesen beiden Figuren:

> Vor dem Cabinet stehen ein Paar Mamsellen in ziemlich reicher Seide. Ob das die Hofdamen sein mögen? [...]. Aber im Ernste, was wollen diese Damen hier? Hier bleiben vielleicht? oder wie Sarah Joung [d. i. die ehemals Verlobte Rakewells, C. K.], die Nackenden kleiden? Oder die Nackenden bloß sehen, und dann so allerliebst tun, als sähe man sie nicht? Gewiß die Mamsellchen müssen viel Freiheit haben, die sich bis hierher verlieren können, und viel Ungezogenheit, wenn sie sich wirklich so weit verlieren. (Lichtenberg 1840, S. 461f.)

Wie Ute Bennholdt-Thomsen und Alfredo Guzzoni in ihrem grundlegenden Aufsatz *Der Irrenhausbesuch. Ein Topos in der Literatur um 1800* beschrieben haben, war der Irrenhausbesuch bis weit ins 18. Jahrhundert hinein nicht nur sehr verbreitet, sondern galt als ebenso unterhaltsam wie als Teil eines Bildungsprogramms (siehe Bennholdt-Thomsen und Guzzoni 1982/2012a). Die Zurschaustellung der Insassen von Bethlam wurde als eindrucksvoller, aber auch wohlkalkulierter Appell eingesetzt, um die Zuschauerschaft nicht nur moralisch zu erbauen, sondern auch zu Spenden zu motivieren. „Remember the poor Lunaticks" stand auf Kisten, in denen Geld für die Armen und Kranken gesammelt wurde (siehe Hattori 1995, S. 287). Auch die Autoren der *History of Bethlam* heben diese beiden Funktionen hervor:

> Besides the fund-raising function, the insane were displayed as a didactic spectacle, and it was „a desire for instruction" that was supposed to bring the „feeling" visitor to the hospital. Not merely „Objects of Charity", Bedlamites served as object lessons, living exemplars of the wages of vice and indulgence. (Andrews et al. 1997, S. 182f.)

Die Ambiguität dieser Praxis der Zurschaustellung hat, wie der folgende Abschnitt zeigt, eine längere Tradition in der westlichen Medizin- und Kulturgeschichte.

ausgestellt/displayed

Die Geschichte der Zurschaustellung von Irren, die in Europa gang und gäbe war,[85] verband sich in besonderer Weise mit den Anstalten von Bethlam in England und Bicêtre in Frankreich. Doch auch im deutschsprachigen Raum war die Zurschaustellung von Patienten geläufige Praxis,[86] wie etwa Reil in seinen *Rhapsodieen* anprangert: „Man gibt sie [die Patienten, C. K.] der Neugierde des Pöbels preis, und der gewinnsüchtige Wärter zerrt sie wie seltene Bestien, um den müssigen Zuschauer zu belustigen." (Reil 1803/1818, S. 3) In Émile Richards *Histoire de l'Hôpital de Bicêtre* (Paris 1889) heißt es:

> Die Irren wurden regelrecht vorgeführt, wie dressierte Bären und Affen von den Wärtern am Gängelband gehalten, die sie mit der Peitsche dazu anhielten, Tänze und akrobatische Kunststücke aufzuführen. In Frankreich galt es als „Sonntagsvergnügen", in die Irrenanstalt nach Bîcetre zu pilgern, um, gegen ein Entgelt, „Irre zu schauen".[87]

Das Vorführen wurde zunächst also wortwörtlich praktiziert, als eine Hinführung von etwas oder jemanden vor jemanden – so wie ein Pferd an der Leine jemandem vor- und zugeführt werden kann.[88]

---

85 | Michel Foucault verfolgt diese Geschichte bis ins Mittelalter, dessen Toren- oder Narrenkäfige bereits der Zurschaustellung Devianter aller Arten dienten, zurück: „Wahrscheinlich war es eine sehr alte Sitte des Mittelalters, die Irren zur Schau zu stellen. In einigen der Narrtürme in Deutschland sind Gitterfenster eingebaut worden, die den Außenstehenden erlaubten, die darinnen angeketteten Irren zu beobachten. Sie boten auf diese Weise ein Schauspiel an den Toren der Stadt. Merkwürdig ist die Tatsache, daß diese Sitte nicht verschwand, als einmal die Tore der Asyle geschlossen wurden, sondern daß sie sich im Gegenteil gerade dann entwickelte und in Paris und London geradezu einen institutionellen Charakter annahm. Noch 1815 – wenn man einem Bericht, der dem *House of Commons* vorgelegt wurde, glauben will – stellte das Hospital von Bedlam jeden Sonntag Irre für einen Penny aus." (Foucault 1973, S. 138).

86 | Eine Auswertung der deutschsprachigen Quellen findet sich bei Bennholdt-Thomsen und Guzzoni 1982/2012a.

87 | Zitiert nach Ferentschik 1992, S. 47.

88 | Das lateinische Verb *monstrare* bezeichnet eine im weiteren Sinne theatrale Praxis, die ganz in der Doppeldeutigkeit des Zeigens befangen bleibt. Wenn ich an dieser Stelle in aller Kürze auf die Geschichte des Ausstellens, Vorführens und des Zurschaustellens von Menschen, die als Wahnsinnige betrachtet wurden, eingehen möchte, dann aus zwei Gründen: Zum einen stellen diese Praktiken in mancherlei Hinsicht die Ausgangslage dar,

Dass die Anstalt von Bethlam, auf die Hogarth Bezug nahm, mit solchen Praktiken des Vorführens oder Ausstellens von „Wahnsinnigen" in Verbindung gebracht wurde, könnte schon durch die räumliche Lage des alten Bethlam begünstigt worden sein, welche Stippvisiten persönlich unbeteiligter Besucher gefördert haben dürfte:

> The building of the Theatre and the Curtain playhouses on the west side of Moorfields in 1576, the development of the Artillery Gardens as a place for firework displays in the sixteenth century and the relative proximity of Bishopsgate to the Tower, where the royal collection of exotic beasts was on show, produced a range of entertainments in the vicinity which of itself would have tended to encourage the idly curious to visit the Hospital, merely because it was easy to do and formed a natural extension to the round of pleasure. (Andrews et al. 1997, S. 132)

Eingebunden in ein Sightseeing-Programm, das potenziell die Besichtigung exotischer Tiere, einen Theaterbesuch und einen Aufenthalt in der Anstalt umfasste, ging es auch in Bethlam um solche Praktiken des Ausstellens, die einem Betrachter im übertragenen Sinne etwas vor Augen führen sollten:[89] „As zoo and freakshow, Bethlam could be exploited to emblematize a cosmology of madness, in which the inmate was regarded as a beast or monster." (Ebd., S. 178)

Damit das Hospital auch für „unrelated visitors" attraktiv genug bleiben konnte, wurde um 1600 über notwendige Renovierungsarbeiten diskutiert. Auch nach dem Umzug zur Südseite von Moorfields in den 1670er-Jahren riss der Besucherstrom nicht ab. Die „milde Gabe" beziehungsweise später der Eintritt, die oder der zu zahlen waren, waren für die Einrichtung eine wichtige Geldquelle, lohnten sich aber auch für die Wärter und selbst für manche Insassen. Die Schaulustigen kamen in Scharen, wie manche historische Quelle beschreibt.[90] Neben Sensationslust und Neugier erwarteten Besucher jedoch,

---

aus der heraus sich eine Reihe szenischer Therapieformen profilieren sollten. Zum anderen waren sie noch bis zum Anfang des 19. Jahrhunderts im allgemeinen Bewusstsein so präsent, dass sie als Folie der Kritik an theatralen Mitteln innerhalb von Proto-Psychiatrie und Proto-Psychotherapie dienen konnten.

89 | Dies entspricht laut *Grimms Wörterbuch der Deutschen Sprache* einer Bedeutungsebene des Vorführens: „[…] die in dem worte liegende bedeutung des hinbringens an einen ort tritt zurück oder schwindet ganz, dagegen tritt die vorstellung herrschend hervor, dasz der gegenwärtigen person etwas zur aufnahme geboten, dargestellt, ‚produciert' wird; in diesem sinne nimmt nun das verbum auch ohne weiteres unbelebte objecte zu sich, wenn sich mit ihnen die vorstellung der wirkung auf aufnehmende verbindet" (Grimm und Grimm 1889, Sp. 1050).

90 | Die Rede ist 1681 von einer „‚great quantity of persons that come daily to see the sad Lunatickes'" und von „‚Swarms of People'", die vor allem an freien Tagen auch zum Neubau der Anstalt strömten (Andrews et al. 1997, S. 178). Nach Bicêtre kamen, wie die bereits zitierte Darstellung von Richards behauptet, „‚mindestens 2000 Personen täglich', die, ‚mit

wie erwähnt, aufklärerische und pädagogische Impulse: „‚Seeing the insane' was portrayed as an instructive experience, and a sight of Bethlem might be recommended as a peculiarly effective deterrent to the wayward inclinations of children" (ebd., S. 183). Ein Besuch in Bethlam wurde als moralischer Nutzen beschrieben, der dadurch zustande käme, dass den Besuchern hier ein Spiegel vorgehalten würde, in dem sie auch die *Fehlbarkeit* ihrer eigenen *Natur* betrachten könnten (ebd., S. 184).

Gegen die Usancen des Irrenhausbesuchs regte sich jedoch zunehmend Kritik, wie man deutlich an Lichtenbergs bissigem Kommentar über die „Mamsellen" ablesen kann. Dass der Blick auf das Leiden der anderen verschiedene Deutungen zulässt, dass er weder durch eine Rahmung in moralischen Registern gesichert noch allein als schaulustiger Effekt identifiziert werden kann, zeigen spätere Debatten, die sich am neuen anthropologischen Paradigma des 18. Jahrhunderts orientieren.

> The new sentiments of the Age of Sensibility robbed visiting Bethlam of its humour, replacing the ribaldry [...] with the tears of a „Man of Feeling". Genteel visitors now looked at patients less as a commentary on the madness of „sane" society than as figures of distress in their own right. (Ebd., S. 188)

Im Zuge der neuen Kritik an der Angemessenheit der Besuchspraxis, die auf einer fundamentalen Neubewertung der Insassen und der Relation, die sich zwischen diesen und den Besuchern entfalten sollte, beruhte, änderten sich auch die Kategorien, innerhalb derer die Wahrnehmung der „Irren" gefasst wurde.[91]

In der Beschreibung der Beziehungsformen, die zwischen Innen- und Außenwelt der Anstalt gestiftet werden sollten, ist es jedoch nicht unwichtig, darauf zu achten, dass ästhetische Kategorien nicht auf historische Phasen

---

dem Geld in der Hand [...] von einem Führer in die Abteilung der Irren geführt' wurden" (zitiert nach Ferentschik 1992, S. 47).

91 | Insbesondere das Schauspiel wird hier als Ort betrachtet, der einen Blick ermöglichen soll, welcher von Sympathie und Identifikation mit dem anderen als menschlichem Wesen geprägt ist. Wie an anderer Stelle näher auszuführen sein wird, birgt jedoch auch das Schauspiel mit Patienten die Gefahr, auf ein reines Vorführ-Spektakel reduziert zu werden (siehe hierzu die entsprechenden Debatten um das Schauspiel von Charenton, Kapitel IV.4). Maureen Tucker hat dies beispielsweise anhand der Schriften von Joanna Baillie (1762–1851), einer schottischen Poetin und Dramatikerin, aufgezeigt. Siehe Tucker 2007, S. 118f: „The stage provides us with the opportunity to look all we like, as closely as we like, without guilt, at people in the most extreme circumstances. In Baillie's theory, the theatre is the best house for the passions, or at least, for believable representations of the passions." In der Frage, ob und wenn ja in welcher Weise wir dem Leiden der anderen zuschauen können, ohne dass dieses Zuschauen selbst in Amoralität entgleitet, wird eine zentrale Frage des Theaters und insbesondere der Tragödie verhandelt. Siehe grundsätzlicher bei Boltanski 1999, S. 21, und für den Kontext der Theater- bzw. Dramatherapie siehe Kalu 2018.

und Formen zurück projiziert werden. Inwiefern sich etwa mit dem „Irrenhausbesuch" bis in die Mitte des 18. Jahrhunderts hinein ein *lustvoller Schrecken* für die Besucher verbunden haben mag, erscheint fraglich. Der Literaturwissenschaftler Alexander Košenina hat diesen dezidiert ästhetischen, dem Erhabenheitsdiskurs entstammenden Wahrnehmungsmodus zum Ausgangspunkt seiner Überlegungen zum Irrenhausbesuch gemacht. Seine materialreichen Recherchen setzen ein mit einem Blick auf einen Zeitungsartikel aus dem Jahr 1914, in dem der Schriftsteller und Psychiater Alfred Döblin (1878–1957) über *Das Leben in einer Irrenanstalt* berichtet:

> „Man kann die Neugier eines Laien" – behauptet Döblin – „vielleicht mit nichts so sehr aufstacheln, als mit Erzählungen aus der Irrenanstalt. Für wenige Dinge findet man allgemein eine so unerschöpfliche Teilnahme." Zur Begründung greift er auf die ästhetische Kategorie des angenehmen Grauens, des „joy of grief" zurück, die seit dem 18. Jahrhundert die Ästhetik des Erhabenen regiert. Der Befund ist einfach: Das Schreckliche und Grauenvolle stoßen uns nicht nur ab, sondern reizen unsere Sensationslust. Aus sicherer Distanz reagiert der Mensch mit Interesse, Lust oder Anteilnahme auf das Leidvolle und Katastrophische. Im besten Fall kann es dazu dienen, sich imaginär in eine vergleichbare Extremsituation zu versetzen, sich perspektivisch selbst zu kontrollieren und eine mögliche Abwehr zu entwickeln. (Košenina 2007, S. 322)

Wie Košenina beschreibt, ist das „angenehme Grauen[]" an eine Distanznahme gebunden, die eine klare Trennung zwischen einem Subjekt und einem Objekt der Beobachtung markiert. Der Philosoph Immanuel Kant (1724–1804), dessen *Kritik der Urteilskraft* die Kategorie des Erhabenen im Anschluss an die Position Edmund Burkes (1729–1797) definiert,[92] hat genau diesen Aspekt einer gesicherten Beobachterposition für eine Ästhetik des Erhabenen herausgearbeitet. Denn wer von Schrecken übermannt wird und um Leib und Leben fürchten muss, ist außerstande, die so entstandenen Gefühle zugleich zu genießen. Aus einer gesicherten Position heraus appellieren sie hingegen an und bestätigen damit einhergehend höhere Urteilsfähigkeiten des Beobachters.

Schaut man nun noch einmal zurück auf die Anordnung der Körper beim *Irrenhausbesuch*, so wird deutlich, dass Letzterer für die Besucher auch Momente der Verunsicherung bereithielt. So zeigt Hogarths Stich gerade keine strikten Trennungen zwischen den verschiedenen Akteuren, die sich im Wirrwarr eines von allen geteilten Raumes bewegen. Auch eine kategoriale Differenzierung

92 | Burke hatte das Erhabene aus den antiken Quellen der aristotelischen Tragödientheorie und der antiken Rhetorik sowie aus den Schriften Pseudo-Longins gewissermaßen wiederentdeckt und 1757 in seiner Schrift *A philosophical enquiry into the origin of our ideas of the sublime and beautiful* in die Diskurse des 18. Jahrhunderts überführt.

zwischen Beobachtenden und Beobachteten stellt seine „Madhouse"-Szene nicht in Aussicht. Der Mangel an räumlicher Distanz lässt die Trennung zwischen den Objekten und Subjekten der Schaulust brüchig und sogar reversibel werden. Eine ästhetische Distanz ist hier keinesfalls gesichert.

Košenina selbst führt eine Reihe von Quellen an, die deutlich machen, dass diese Anordnungen und Wahrnehmungsmodalitäten sich erst im Laufe des 18. Jahrhunderts grundlegend verändert haben. Noch 1790 war die Situation in Bethlam derart, dass von einer strikten Trennung von Beobachtern und Beobachteten nicht die Rede sein konnte. Košenina gibt beispielsweise einen Bericht des russischen Schriftstellers Nikolaj Karamsin wieder:

> [Karamsin] überließ sich der Führung eines Aufsehers. Die Insassen bewegten sich derart frei, dass Karamsin sich über die Bedrängnisse im Frauentrakt beklagen musste: „Eine nahm mich bei der Hand, eine andere beim Zopf, die dritte blies mir den Puder vom Kopf, und weitere trieben andere Possen." Die für das ästhetische Erlebnis des Erhabenen konstitutive theatralische Distanz [...] ist hier *nicht mehr* gewahrt. Der Betrachter wird zum Teil des experimentellen Arrangements.[93] (Ebd., S. 325; Hervorhebung von mir, C. K.)

Anstatt von einer „nicht mehr" gewahrten Distanz, wäre meines Erachtens vielmehr von einer noch nicht (überall) hergestellten zu sprechen. Der Veränderungsprozess ging langsam vonstatten; etwa ab den 1770er-Jahren setzte sich nach und nach ein neuer Blick auf die Anstaltsinsassen durch, der zunehmend Anstoß nahm an der Art und Weise, wie die nunmehr als Patienten Betrachteten vor einem Publikum ausgestellt wurden.[94] Wohl aus gegebenem Anlass hatte es schon früher Restriktionen gegeben, die den Zuschauerstrom begrenzten und besonders jene weiblichen Insassinnen schützen sollten, die, teilweise wirr und nackt, unbegleitet und unbeobachtet herumschlendernden Besuchern ausgesetzt waren. Doch erst 1770 wurde der Zustrom und die bis dato weitgehende Bewegungsfreiheit von Besuchern in der Anstalt unterbunden; nunmehr war der Zugang in das Hospital nur noch mit einem vorab durch ein vom Direktor zu bewilligendes Ticket gestattet, „Ticket-only visiting served as a social filter" (Andrews et al. 1997, S. 191). Wie die Autoren der *History of Bethlam* (auch in kritischer Abgrenzung gegenüber den Thesen Foucaults) betonen, setzte in Bethlam erst zu diesem Zeitpunkt – weniger durch eine Ausgrenzung der *Irren* als vielmehr durch einen ganz konkreten Ausschluss der *Gesunden* – eine grundlegende Trennung zwischen beiden Gruppen ein. Dieser

93 | Das Zitat im Zitat stammt aus Nikolaj Michailowitsch Karamsin: *Briefe eines reisenden Russen*, München 1966, S. 446.

94 | Auch war es durch andere Wege der Finanzierung Ende des 18. Jahrhunderts nicht mehr in dem Maße nötig, mit externen Besuchern die Ausgaben des Hospitals gegenzufinanzieren. Siehe Andrews et al. 1997, S. 182.

Trennungsprozess hatte vermutlich jedoch nicht nur positive Auswirkungen auf die Situation der Patientinnen und Patienten, insofern auch der Kontakt mit Angehörigen und der Außenwelt zunehmend limitiert wurde. Ohne externes Publikum erhöhte sich im Anstaltsraum zudem die Gefahr willkürlicher Übergriffe durch Mitarbeiter der Anstalt, wie man aufgrund der Skandale, die sich nach 1770 in der Anstalt ereigneten, annehmen kann (siehe ebd., S. 193). Externe Besucher konnten nicht nur mehr oder minder an moralischer Erbauung Interessierte oder den Sensationen nachjagende Voyeure sein, sie berichteten und kommentierten in der Außenwelt auch über das, was ihnen in den Anstalten begegnete. Insofern waren sie potenziell Augenzeugen der dortigen Verhältnisse und Geschehnisse. Bis in das 18. Jahrhundert hinein konnten sie darüber hinaus noch eine weitere Beobachterrolle einnehmen, nämlich die eines zahlenden Zuschauers.

aufgeführt

Zacharias Conrad von Uffenbach (1683–1734), Sammler, Patrizier und Ratsherr aus Frankfurt, reiste von 1710 bis 1711 über Norddeutschland und Holland nach England.[95] In einem Reisebericht, der 1753 posthum veröffentlicht wurde, werden Eindrücke eines Besuchs in Bethlam geschildert:

> Den 20. Junii, Freytag Morgens waren wir erstlich in Bedlam, welches sowohl in Delices d'Angleterre Part. IV. p. 831. und in N. View of London Vol. II. p. 731. beschrieben[96] und in dem erstern in Kupfer gestochen ist. Das Gebäude ist groß und gut, aber lange nicht so prächtig, als man es macht, und zimlich unsauber gehalten. [...] Auf einer Seite sind die Weibsleute, so ganz abscheulich aussehen; auf der andern waren die Mannsleute, deren jede Parthey einen offenen grünen Platz hatte [...]. Ich fragte nach demjenigen, der den ganzen Tag perfect wie ein Hahn gekrähet haben soll; allein man wußte von ihm nichts mehr. Der närrischste und lächerlichste, so wir allhier sahen, war einer, den sie den Capitain nenneten, indem der sich eingebildet, er seye ein Capitain, wie er dann auch einen hölzernen großen Degen an der Seite trug, und viele Hahnen-Federn rings herum auf dem Hut stecken hatte. Er wollte die andern commandiren, und machte allerhand Narren-Possen; wir warfen ihm ein paar Schillinge hinunter, darüber er sich sehr freudig bezeugte. Von ganz Rasenden haben wir nichts

95 | Den Hinweis auf Uffenbachs Reisebericht verdanke ich Košenina 2007, S. 330.

96 | Vermutlich spricht Uffenbach hier vom neunbändigen Werk *Délices d' Angleterre* von James Beeverell, Leiden 1707, sowie von Edward Hattons *A New View of London: Or An Ample Account of that City, In Eight Sections Containing A more particular Description thereof than has been hitherto publish'd of any other City in the World*, das an der angegebenen Stelle im zweiten Band (London 1708) auch eine Beschreibung Bethlams enthält.

gesehen, wiewohl auch niemand uns herum geführt, als unser Dolmetscher. In Holland siehet man dergleichen viel ordentlicher und besser. (Uffenbach 1753, S. 483f.)

Nicht nur, dass Uffenbach die Aufführung des „Capitain" mit einigen hingeworfenen Schillingen quittiert, er beschreibt dessen Aktionen auch in gleicher Manier, wie er an anderer Stelle die Leistungen von „Acteurs" und „Actricen" in „Comödien" bewertet.[97] Doch anders als beim Besuch einer Komödie in Amsterdam, „welche präcise um halb vier Uhr angefangen wird" (Uffenbach 1753, S. 414), verpasst er in Bethlam jene „Aufführungen" von „Wahnsinnigen", auf die er aufgrund seiner vorbereitenden Reiselektüre so sehr gehofft hatte: Die Rasenden und derjenige, der wie ein Hahn krähte, sind nicht mehr dort, stattdessen gerät er zufällig in die „Narren-Possen", welche vom „Capitain" zur Schau gestellt werden.

Dreierlei scheint mir an dieser Stelle bemerkenswert: zum einen der Aspekt des Verpassens. Dass Uffenbach die Aufführung überhaupt sehen konnte, war eine glückliche Fügung seines Besuches. Anders als im Theater und in den „Comödien" gibt es unter den Bedingungen einer offenen und unübersichtlichen räumlichen und performativen Situation kaum Möglichkeiten, die vielfältigen Aktionen der Insassen und die Erwartungen der Besucher punktgenau aufeinander abzustimmen. Ob man einen Rasenden in actu sehen wird oder nicht, lässt sich nicht im Vorhinein sagen. Wie in Hogarths Stich gehorcht die Anordnung der Insassen und ihrer *performances* in Bethlam einer „sukzessiven Logik der Darstellung", die zudem gleichzeitig auf mehreren „Bühnen" stattfinden kann.

Zum anderen wird an diesem Reisebericht deutlich, in welcher Weise die Vorstellung, die präsentierten *Wahnsinnigen* seien lediglich Objekte der Schaulust von Zuschauern, in mehrfacher Hinsicht durchkreuzt wird. Und, *last but not least*, ist die Art und Weise der Aufführung des „Capitain" einer näheren Betrachtung wert.

Verallgemeinernd hat Porter herausgestrichen, dass die Insassen, wo ihnen das möglich war, die Besucher in ihrem Sinne adressierten: „surely the Bedlamites themselves played to the gallery, putting on a ‚show' in return for attention, ha'pence and food, turning the tables and mocking the voyeurs at the same time" (Porter 1987/2006, S. 55f.). Auf diese Weise wurde, so Košenina mit Blick auf Uffenbachs Beschreibungen, die „Grenze zwischen Mikro- und Markobedlam, zwischen betrachteten Objekten und schaustellernden Subjekten, zwischen Wahnsinn und Geschäftssinn" infrage gestellt (Košenina 2007,

97 | Siehe beispielsweise seine kritischen Bemerkungen zu einer Aufführung von „the Fair Quacker of Deal" in London, Uffenbach 1753, S. 456.

S. 330f.).[98] Eine spezifische Erwartungshaltung seitens der Besucher, die durch literarische, bildliche oder theatrale Darstellungen gebildet worden war, traf auf Insassen, die mit dieser zu spielen verstanden, die sie erfüllten oder gar übererfüllten, um aus der Situation auch für sich Gewinn zu schlagen. Dabei bewegten sich Erwartungen und Darbietungen um 1700 in einem – wie schon bei Hogarth gesehen – stark typisierten Rahmen.

> The experience of a visitor at Bedlam is generally constructed in literary accounts as that of a spectator at a peepshow, walking along the galleries and peering at the different „types" and characters of the madmen in their cells. In The London Spy (1699), Ned Ward describes how, during a visit to Bedlam, he sees: „a merry fellow in a straw cap" who calls himself the „Prince of the Air"; a melancholy scholar; a „Bess of Bedlam" mad for sex; a man who talks of nothing but bread and cheese, and another who treads his own urine like wine. Thy stylized quality of such descriptions is echoed in Bethlam Hospital records of inmates' names that read like a list of minor characters in a play: „Hawnce a Dutchman", „Black Will", „Welsh Harry", „Old Madam", and „Joan of the Hospital". (Hattori 1995, S. 299)

Auch wenn die Grenzen nicht fließend waren, bestand um 1700 doch eine enge und virtuos mit den Realitäts- und Fiktionsebenen spielende Verbindung zwischen dem Wahnsinn und seiner Aufführung – vor allem in der dramatischen Literatur. Diese Verbindung beruhte darauf, dass Wahnsinn an bestimmten, stereotypen Verhaltensweisen festgemacht wurde, die sich gerade dadurch im Theater (wie auch auf der Straße) aufgreifen und einsetzen ließen (vgl. Andrews et al. 1997, S. 134). Natsu Hattori hat in ihren Forschungen zu Wahnsinn, Theatralität und *Performance* in der Renaissance betont, dass man in dieser Zeit in England von einem „theatre of madness" auf mehreren Ebenen sprechen müsste. Neben den speziellen Vorführungen der Insassen von Bethlam gab es Darbietungen „in the streets by Bedlamite vagrants, who sang, danced and performed the gestures which, according to cultural stereotypes of the time, defined and expressed insanity" (Hattori 1995, S. 284). Hattori beschäftigt sich sowohl mit Darstellungen des Wahnsinns, die als Theater wahrgenommen wurden, wie mit solchen, die *im* Theater, sprich: in der zeitgenössischen dramatischen Literatur zu finden sind. Für jene Darsteller, die auf den Straßen als „Bedlamits" auftraten und von dem, was ihnen zugeworfen wurde, zu leben versuchten, war es essenziell, *die* Körper- und Sprachzeichen

98 | Michel Foucault gibt dieser invertierten Vorführpraxis noch eine andere, auf die Ebene des Wissens zielende Dimension, wenn er schreibt, dass gegen Ende des 18. Jahrhunderts nunmehr „die Irren selbst die Irren ausstellen durften, so als ob es in der Verantwortung des Wahnsinns liege, seine eigene Natur zu bezeugen" (Foucault 1973, S. 138).

des Wahnsinns zu beherrschen, die jedoch, und das ist zu betonen, nicht dem Paradigma *natürlicher* Zeichen gehorchten.[99] Entgegen kam ihnen dabei, dass die Zeichen des Wahnsinns nach allgemeiner Auffassung gut zu erkennen waren[100] und von daher auch in all jenen Zusammenhängen aufgegriffen werden konnten, in denen es auf eine hieb- und stichfeste Produktion eindeutiger Zeichen ankam:[101]

> Defined and described by outward signs, both in action and appearance, early modern madness and folly are easily associated with performance and spectacle. Professional fools like William Kemp and Robert Armin, for whom Shakespeare wrote, performed on the public stage; as well, pretended or real Ex-Bedlamites tramping the highways were expected to busk, singing Bedlamite ballads for their bread. In Bethlam hospital itself, the inmates are supposed to have „acted crazy" to entertain their visitors and obtein food and money – „in this great age of English drama," one historian has said, „Bethlam was the longest-runnig show in London." (Hattori 1995, S. 287)[102]

Dementsprechend ließen sich die stereotypen Körper-, Bewegungs- und Sprachzeichen auch von solchen Personen aufgreifen und wiedergeben, die gar nicht erst Insassen von Bethlam gewesen waren, sondern den Auftritt als Bedlamite lediglich nutzen wollten, um erfolgreicher betteln gehen zu können. Geschmückt mit Bändern, ausgeschnittenen Tüchern, Federn „and what not, to make him seem a madman", konnte jeder „Gauner" als „Wahnsinniger" auftreten (Hattori 1995, S. 288).

Stereotyp waren auch die Darstellungen des Wahnsinns, wie sie in den Balladen der Bedlamites aufgegriffen wurden. Sie rekurrierten mitnichten auf „natürliche" Zeichen des Wahnsinns:

99 | Zur Etablierung der Idee natürlicher Körperzeichen ab Mitte des 18. Jahrhunderts siehe Geitner 1992.

100 | „Madness in the early modern period was defined in terms of how mad people were supposed to look and behave. In court examinations of those alleged to be unsound of mind, the question asked was always whether the person acted ‚like a lunatic' or not. The examinees were variously described, in the early Stuart vocabulary of the abnormal, as ‚melancholic … frantic, raving, furious … crazed, hunted … or distracted" (Hattori 1995, S. 285).

101 | Die Hervorbringung eindeutiger Krankheitszeichen gerade auch in Abgrenzung zur Simulation derselben ist keine Problematik, die auf die Renaissance beschränkt wäre. Sie durchzieht die gesamte Geschichte der Psychiatrie und rührte immer wieder an deren wissenschaftlichem Selbstverständnis. Siehe Ledebur 2012.

102 | Dieser letzte Ausspruch stammt von Michael McDonald, *Mystical Bedlam: Madness, Anxiety and Healing in Seventeenth-Century England*, Cambridge: Cambridge University Press 1981, S. 121.

> The language and imagery of the Bedlamite ballads is „overreaching“ or hyperbolic, paradoxical or fantastic, with its invocation of Classical deities, celestial or infernal imagery, and its decents into the bizarre or grotesque. Riddling play on the meanings of words, and extravagant seemingly unconnected leaps from one idea to the next, serve to create an impression of delirious verbal excess. (Hattori 1995, S. 292)

Auch Uffenbachs „Capitain" wurde, möchte man meinen, unter diesen Voraussetzungen wahrgenommen: Mit seiner Feder am Hut, mit seinen sinnlosen Bemühungen, anderen Insassen Befehle zu erteilen, mit seinen „Narren-Possen" erweist er sich als der „närrischste und lächerlichste" unter den Anwesenden. An ihm erfüllt sich in den Augen seines Betrachters, was dieser als visuellen und performativen Erwartungshorizont an seinen Irrenhausbesuch herangetragen hatte: hier auf eindeutige und möglichst spektakuläre Zeichen des Wahnsinns zu treffen.

Dass die akkurat produzierten Zeichen seines Wahnsinns vom „Capitain" aus- und gezielt zur Schau gestellt werden, stellt für Uffenbach überhaupt kein Problem oder Skandalon dar. Die leidlich „ordentliche" *performance* wird angemessen entlohnt, mit anderen ihrer Art verglichen und bewertet.

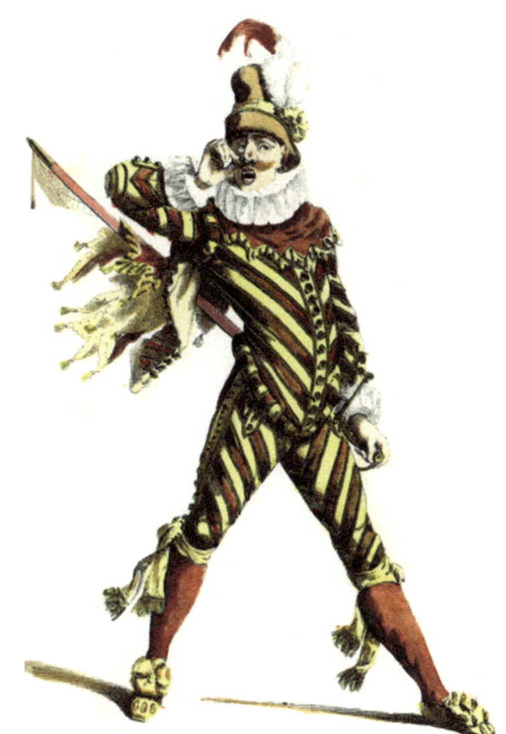

Abb. 7
Maurice Sand,
Masques et bouffons
(Comedie Italienne), Paris,
Michel Levy Freres, 1860.
Tome 1, p. 175, Quelle:
wikicommons

An der Figur des „Capitain" wird jedoch die ganze Mehrbödigkeit der performativen Zeichenproduktion deutlich. Betrachtet man sein Verhalten und seine Ausstattung, drängt sich nämlich die Vermutung auf, dass die Darbietungen, welche Uffenbach schildert, mit der Figur des Capitano aus der *Commedia dell'Arte* assoziiert wurden oder werden konnten. Nicht nur sein Name, sondern auch sein Holzschwert, die Hahnenfedern auf dem Kopf, seine Seefahrervergangenheit (eine Variante der hauptsächlichen Rollenbiographie als ehemaliger Soldat) und auch sein aufschneiderisches und aufgeblasenes Verhalten sind sozusagen „Markenkerne" dieser klassischen und weitverbreiteten Figur der *Commedia* (siehe de Michele 2002).

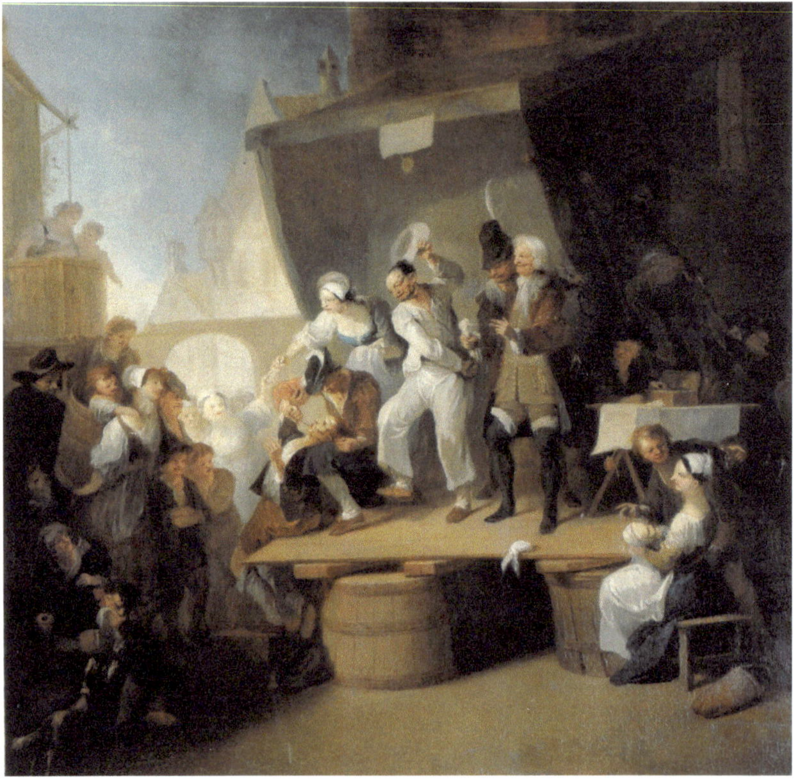

Abb. 8 Franz Anton Maulbertsch: *Quacksalber* (vor 1785), Quelle: wikicommons

Uffenbachs und Hogarths Darstellungen von Bethlam sind in einer Zeit entstanden, in der die zentrale Verbindung von Theater und Medizin auf den Marktplätzen stattfand, auf denen Heiler, Scharlatane und auch Bedlamites teils neben, teils in Personalunion mit Schauspielern auftraten (siehe Baumbach 2002, Katritzky 2007, Porter 2003b und Hattori 1995). Auf Bretterbühnen konkurrierten sie mit anderen Schaustellern um die Aufmerksamkeit jener Passanten, die allein oder in Gruppen zwischen den verschiedenen Attraktionen unterwegs waren und sich im günstigsten Falle vor der Schaubude oder -bühne eines Quacksalbers versammelten (vgl. Abbildung 8 und 9).

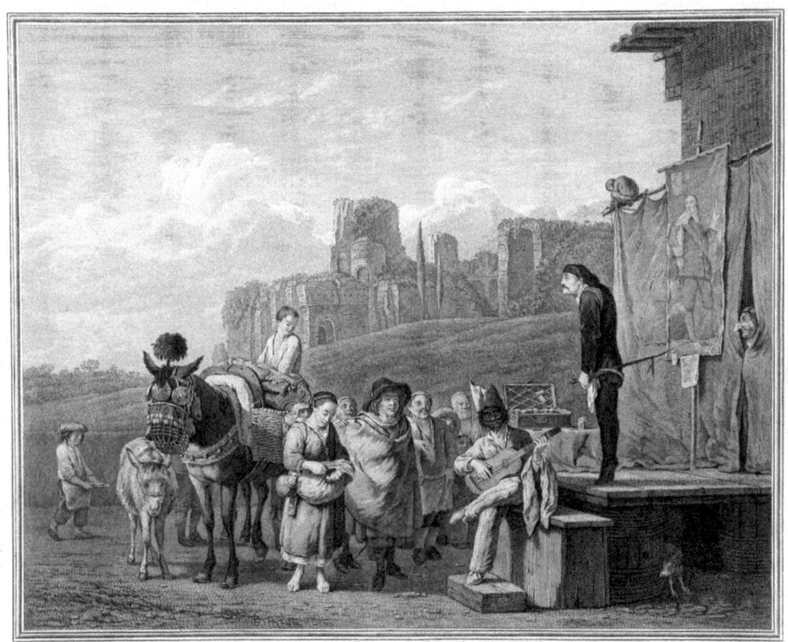

Abb. 9 Karel Dujardin. *A group of itinerant perfomers on stage at a market, attempting to sell some medicines as well as entertain.* Engraving by F.A. David, Quelle: Wellcome Collection

Mit der Schauspielpraxis auf dem Markt ist auch der Comödien-Stil verbunden, der auf dem Einsatz altbekannter Figuren der *Commedia dell'Arte* wie dem Harlekin, aber auch dem Capitano beruht. Deren Spiel basierte auf einem vielschichtigen, virtuosen Wechsel der Spielebenen, die dabei jedoch offen gehandhabt werden, wenn ein Darsteller in seiner Kunstfigur (*Maschera*) auftritt und auf der Bühne für alle sichtbar eine weitere Rolle oder Maske übernimmt.[103] Die Spielweise ist durch einen schnellen und flexiblen Wechsel der

103 | „Vom Grundsatz her stellt der Akteur (während seines Berufslebens) konstant eine *Maschera* (Leibmaske) oder Kunstfigur vor, wobei Akteur und Kunstfigur keinesfalls ineinander aufgehen. Auf der Basis der konstant beibehaltenen Kunstfigur, kraft und vermöge

Spielebenen und Figurationen gekennzeichnet. Die Theaterwissenschaftlerin Gerda Baumbach beschreibt die dadurch hervorgerufene Spielsituation wie folgt:

> Das Publikum wird gleichsam einem Wechselbad der „Perspektiven" ausgesetzt – bei völliger Offenkundigkeit des Agierens als Spiel. Es wird eine stete Täuschung und Ent-Täuschung, Manipulation und Demanipulation des Publikums organisiert: in praxi als realer Vorgang [...].
>
> Akteur und Kunstfigur springen zwischen Fiktionsebene und Realitätsebene hin und her. Dieses Hin- und Herspringen begründet eine eigene Wirklichkeit des Spielens als physisch präsente anthropologische „Reflexion". Die Rollen [...] existieren hier temporär und virtuell. (Baumbach 2012, S. 255f.)

Während auf der einen Seite also virtuos mit dem Wechsel von Fiktions- und Realitätsebene gespielt wird, bewegt sich auf der anderen Seite auch das Publikum in ganz anderer Weise durch den Raum und auf das Spielgeschehen zu als etwa im bürgerlichen Literaturtheater. Keine Bestuhlung oder sonstige Sitzgelegenheit steht der Bretterbühne gegenüber, von denen aus die Zuschauer sich ganz dem Spielgeschehen hingeben könnten. Welcher Akteur warum, wie und wie lange die Aufmerksamkeit der Umstehenden auf sich und sein Spiel ziehen kann, das hängt in hohem Maße von der wechselvollen Interaktion aller Beteiligten ab. Der Literaturwissenschaftler Johannes Friedrich Lehmann hat in seiner Studie zur Geschichte des Theaterzuschauers herausgearbeitet, in welchem Maße und wie grundlegend die Einführung der Vierten Wand durch Diderot und Lessing, jener durch eine spezifische Schauspielpraxis erzeugten strikten Trennung zwischen einem fiktionalen Universum (*Als-ob*) auf dem Bühnenraum und einer Wirklichkeit im Zuschauerraum die „Praktiken des Zuschauens" veränderte. Bis weit ins 18. Jahrhundert hinein folgten diese einer ganz anderen Situationslogik, einer anderen und deutlich diverseren Anordnung der Akteure, ihrer Blicke, ihrer sinnlichen Wahrnehmungen und ihrer Aufmerksamkeit.

> [M]an trifft im 17. und 18. Jahrhundert auf eine Vielfalt von teilweise synonym und teilweise differenzierend gebrauchten Bezeichnungen: Man liest zunächst einmal ganz unspezifisch von *spectatores*, „Beywesenden", „Besuchern" und „Anwesenden". Im Hinblick auf deren Sinnestätigkeiten werden sie dann „Zu-

ihrer (zum Beispiel kraft des Harlequin) spielt der Akteur mit verschiedenen Rollen, vervielfältigt, ‚metaphorisiert', ohne dass die Differenz zwischen Kunstfigur und Rollen überbrückt oder ausgeblendet würde, ebenso wenig wie die Differenz zwischen Zivilperson/Kunstperson des Akteurs und seiner Kunstfigur – im Gegenteil, die Differenzen sind, wie gesagt, die Grundlage des Spieles." (Baumbach 2012, S. 215).

> schauer", „Zuseher", „Spielschauer", „Anschauer" oder aber „Zuhörer" und „Anhörer" genannt. [...] Statt eines Terminus' für die Rolle bzw. die Tätigkeit des Rezipienten im Theater, begegnen verschiedene Bezeichnungen, die die einzelnen beteiligten Sinne begrifflich auseinanderhalten. Die Frage einer Begriffsgeschichte des Zuschauers lautet also nicht, seit wann im Theater vom „Zuschauer" gesprochen wird, sondern seit wann ausschließlich vom „Zuschauer" die Rede ist. (Lehmann 2000, S. 26f.)

Die Situation, die wir uns hier vorstellen müssen, ist also mitnichten durch eine „besonders authentische Form der Unterhaltung" (Košenina 2007, S. 329) gekennzeichnet.[104] Die Kostüme, Gesten, das durch Sprachzeichen typisierte Rollenarsenal, die Produktion von theatralen Zeichen, die Offenheit und Unübersichtlichkeit der räumlichen und performativen Situation, eine große Nähe aller anwesenden Akteure, welche ihnen auch ein hohes Maß an Bewegungsfreiheit und die Möglichkeit einer eher beiläufigen Form des Zuschauens eröffnen – all diese Merkmale verweisen vielmehr auf eine zeitgenössische Form der Theatralität, wie sie mit der *Commedia* und den öffentlichen Auftritten der Marktschreier und Quacksalber verbunden ist, als auf Kategorien des bürgerlichen Kunsttheaters. Die vielschichtigen Verweisungszusammenhänge, die durch diese Spielweise neben- und miteinander ermöglicht werden, können so gleichermaßen eine offenkundig spielerische Praxis, moralische Dimensionen und ein offenes Spiel mit kulturellen, künstlerischen wie literarischen *Vor-Bildern* des Wahnsinns *integrieren* und ausstellen.

Diese grundlegend andere Anordnung von Akteuren und zuschauenden „Besuchern" oder „Beywesenden" ist – so meine These mit Blick zurück auf Hogarths Stich – nicht nur für das Theater des 17. und 18. Jahrhunderts prägend, sondern auch und in nahezu schwindelerregender Komplexität und offengelegter Vielschichtigkeit für den zeitgenössischen Blick auf die Zurschaustellung und Aufführung des Wahnsinns kennzeichnend. Die für diese Zusammenhänge spezifische performative Zeichenproduktion gilt es im Hinterkopf zu behalten, auch und gerade dort, wo Jahrzehnte später kritisch auf sie Bezug genommen wird.[105]

Hervorzuheben ist hier aber auch: Keine der hier verhandelten Formen und Anordnungen strebte therapeutische Zwecke an; eine Heilung der Patienten wurde durch deren Zurschaustellung bzw. ihre Aufführungen nicht verfolgt.

104 | ... wie Košenina meint: „Die Besucher sind dabei nicht länger Betrachter von außen, die wie etwa bei Swift durch Gitterstäbe sicher vom Geschehen getrennt sind [...]. Vielmehr vermischen sie sich in Bild und Text mit der verkehrten Welt der Verrückten und erleben so die Wirklichkeit wie auch die Gefahren des Wahnsinns aus unmittelbarer Nähe. Diese enge Fühlungnahme sorgt für die so aufregende Reizung der Affekte, also für eine besonders authentische Form der Unterhaltung." (Košenina 2007, S. 329).

105 | Siehe hierzu die Kritik am Schauspiel von Charenton um 1800, Kapitel IV.4.

Sofern davon überhaupt die Rede sein kann, richtete sich das Wirkversprechen dieser szenischen Praktiken auf die moralische Aufrichtung derjenigen Besucher und Besucherinnen, die sich etwa durch die Anstalten von Bethlam und Bicêtre bewegten.

Doch nicht erst mit der Einführung von dramatischen Schauspielen im Anstaltswesen am Ende des 18. Jahrhunderts, sondern bereits im 17. Jahrhundert wurden szenische Formen mit therapeutischen Zielsetzungen verknüpft. Diese folgten einer ganz anderen Szenographie als die hier vorgestellten Praktiken des Ausstellens, Vorführens und Aufführens und sollen nun im nächsten Kapitel, das sich mit Formen des vorwegnehmenden Spiels, mit dem von mir sogenannten therapeutischen Preenactment befasst, näher in Augenschein genommen werden.

IV.2 vorwegnehmend/preenacted

„Many are instantly cured, when their minds are satisfied."

Robert Burton

2.1 Marie

Eine junge Frau kommt in eine Klinik. Ihre Ankunft ist vorbereitet. Man ist unterrichtet und hat sich auf sie eingestellt, ihr Kommen entsprechend inszeniert: Familienmitglieder haben ihr erzählt, in dieser Einrichtung könne sie einen alten Bekannten derjenigen Person antreffen, nach der sie bereits seit mehreren Jahren verzweifelt suche. Sie kommt also aus eigenem Antrieb, getrieben von dem Wunsch, einen Mann wiederzusehen, den sie nach Einschätzung ihrer gesamten Umwelt lediglich auf einer Weihnachtsfeier kurz kennengelernt und danach nie wieder gesehen hat. In ihrer Phantasie hat sich dieser Mann in der Zwischenzeit in ihren „Geliebten" verwandelt, ist zu einer festen Größe geworden, auf die hin sich ihr ganzes Sein ausrichtet. Ungestüm verfolgt sie ihre Suche, fällt unangenehm auf, kommt zeitweise in eine „Irrenanstalt", doch alles Zureden und alle Therapien bleiben ohne Erfolg, sie ist von ihrem Ansinnen und ihren fixen Vorstellungen nicht abzubringen. Nun versucht ihre Familie einen anderen Weg. In dieser Einrichtung bereitet sich ein Arzt mit einem therapeutischen Team auf ihr Kommen vor. Man hat einen strategischen Plan erarbeitet, wie mit ihr weiterhin umgegangen werden soll. Sie wird in diesen Plan nicht eingeweiht.

Außer dem Arzt erwartet sie auch ein Telegramm ihres „Geliebten", aus dem hervorgeht, dass er zu einer Musterungsuntersuchung abreisen musste, aber sehr bald zurückkehren würde. Man spielt auf Zeit. Wilhelm, ein Therapeut aus dem Stab, setzt sich mit Marie, der jungen Frau, hin, um mit ihr gemeinsam einen Brief an „Johann", den Geliebten, zu schreiben. Auf diesen Brief folgen eine Antwort, ein erneuter Brief von Marie und wieder eine Antwort; es entspinnt sich ein Dialog zwischen den imaginären Geliebten, der, von Wilhelm begleitet, am Laufen gehalten und fortgesetzt wird. Wilhelm kommt die zentrale Aufgabe zu, Maries Wunschphantasien zu erkunden und diese im laufenden Briefwechsel so zu „bedienen", dass ihrer Vorstellungswelt maximal stattgegeben wird, ohne dass Johann leibhaftig in Erscheinung treten müsste.

Nachdem es gelungen ist, Marie auf diese Weise in der Einrichtung zu halten und sie Vertrauen zur Umgebung fassen zu lassen, wird in einem nächsten Schritt der Versuch unternommen, sie dazu zu bewegen, ihre Halluzinationen im gemeinsamen Spiel zwischen Therapeuten und Mit-Patienten konkret werden zu lassen, sie miteinander aufzuführen. Auch dies gelingt anfänglich nur mithilfe einer List und gegen beträchtliche Widerstände Maries, ihren Geliebten von jemandem verkörpert zu sehen oder selbst zu verkörpern. Unklar bleibt, inwieweit sie in diesem gesamten Prozess zwischen Spiel und Realität unterscheiden kann. Verschiedene szenische Techniken werden eingesetzt, um sie dazu zu motivieren, sich auf einer Theaterbühne der Heilanstalt in ihren Phantasien, Wünschen und Halluzinationen zu bewegen oder sich mit diesen – kritisch, abwägend – auseinanderzusetzen. Doch über weite Strecken halluziniert sie *in situ*, anstatt ihre Halluzinationen tatsächlich spielerisch auszudrücken.

> In späteren Sitzungen zeigte Marie starke künstlerische Tendenz; ihre Vorführungen wurden zu einem Schauspiel, sie erregte ein ästhetisches Vergnügen in der Gruppe, was sie zu doppelter Anstrengung trieb. Sie benahm sich wie ein Komiker; es war schwer, die Grenze zu ziehen zwischen den echten Halluzinationen und den Phantasien, die sie erfand, um uns zu unterhalten. [...] Eine der wichtigsten Episoden war die symbolische Darstellung Johanns, in der er häufig die Gestalt eines kleinen Jungen annahm. Sie fühlte ihn wie einen Embryo in ihrem Körper. Später wurde psychodramatisch ein Entbindungszimmer konstruiert, in dem sie den Jungen zur Welt brachte. Wir sahen den schreienden Säugling in ihren Armen. Sie nannte ihn Johann. (Moreno 1959, S. 301)

Maries Sorge und Angst nimmt dennoch im Laufe der Zeit zu, nicht zuletzt, weil der Tag, an dem sie ihren „Geliebten" sehen soll, immer weiter hinausgeschoben und „Johann" vorgeblich unterdessen an die Front eingezogen wurde. Durch eine Radiosendung hört sie von der Möglichkeit einer Ferntrauung mithilfe eines Stellvertreters, schreibt „Johann" davon, und „er" willigt ein. Als Stellvertreter wird Wilhelm ausgewählt. Die Trauung findet feierlich auf der Bühne in der Heilanstalt statt.

> Marie war eine schöne und tränenvolle Braut. Sie umarmte Wilhelm und versprach ihm ewige Treue. Auf diese Weise wurden Marie und „Johann" Mann und Frau.

> Marie und Johann schritten unter den Klängen eines Hochzeitsmarsches vom Balkon [...] zur unteren Ebene hinunter und von da in den Zuschauerraum. Das Außerordentliche dieser Trauung war der absolute Wirklichkeitswert, den sie für Marie hatte. Von diesem Tage an war sie mit Johann verheiratet und der Höhepunkt ihrer Beziehung zu Johann erreicht. In den folgenden Tagen verminderte sich ihre Angst über das Kommen Johanns. Es schien, als ob die Trauung den Anfang einer allmählichen Loslösung von Johann bedeutete. (Moreno 1959, S. 305)

Nun scheint der Zeitpunkt gekommen, die junge Frau Schritt für Schritt mit der Realitätssicht ihrer Umgebung zu konfrontieren. Der Prozess, in dem ihre Halluzinationen nach und nach Gestalt angenommen hatten und sich für sie verwirklichen durften, wird nunmehr sukzessive rückabgewickelt. Den Beginn macht eine kleine Szene, die auf Maries Ankommen in der Heilanstalt Bezug nimmt. Diese Szene wird von Marie gut und humorvoll aufgenommen. Den Abschluss macht eine Szene, die sich um den Realitätswert „Johanns" dreht: Während Marie im Zuschauerraum sitzt, beginnt der behandelnde Psychiater auf der Klinikbühne mit der (realen) Schwester Maries eine kurze Unterredung über Johann. „[U]nter strengem Vertrauen", erklärt er dieser, „daß Johann niemals existiert habe, d. h. nur in der Einbildung Maries" (Moreno 1959, S. 310). Diesmal ist die Reaktion dramatischer: „In der Mitte dieser Szene sprang Marie von ihrem Sitz auf die Bühne und versuchte mich zu schlagen" (ebd.). Trotz dieser heftigen Reaktion beginnt Marie zwischen ihren halluzinierten und den sie real umgebenden Personen und Beziehungen zu differenzieren.

Zum Abschluss der Therapie wird ein Jugendfreund Maries in die szenische Arbeit mit einbezogen, und tatsächlich tritt er auch, nachdem Marie die Heilanstalt verlässt, als Partner an ihre Seite. Auch 15 Jahre nach Abschluss der insgesamt zehn Monate andauernden und 51 Sitzungen mit ihr als Protagonistin umfassenden Therapie bleiben ihre Halluzinationen bestehen. Sie führt lebhafte Selbstgespräche; doch nun ist sie nach Auskunft des Psychiaters in der Lage, diese sofort einzustellen, wenn Dritte den Raum betreten, sie kann offenbar dauerhaft zwischen ihren imaginierten und halluzinierten Welten und der Welt, die in den Augen ihrer Umgebung real ist, unterscheiden. Sie erfüllt ihre Rollen als Ehefrau und Mutter, heißt es. Mit ihrer „Verwirklichungs-Paranoia"[106], so die abschließende Diagnose (vgl. Moreno 1959, S. 313f.), lernen

106 | Moreno charakterisiert die von ihm sogenannte „Verwirklichungs-Paranoia" interessanterweise in Theaterbegriffen: „Marie ist wie ein Dramatiker, der ein historisches Stück schreiben will. Aber es besteht eine wesentliche Differenz zwischen ihr und einem wirklichen dramatischen Schriftsteller. In Wirklichkeit schreibt sie ja nichts. Es ist, als ob sie ein Drama schreiben und gleichzeitig aufführen wollte. Aber eine gründliche Analyse zeigt, daß sie es schaffen will ohne zu schreiben, als ob sie ein Kind haben wollte, ohne einen geschlechtlichen Kontakt mit einem Manne zu haben und von ihm schwanger zu werden. Sie

sie und ihre kleine Familie in einer Weise in der „Normalität" zu leben, dass sie dauerhaft keiner psychiatrischen Betreuung mehr bedarf.

Viele Punkte scheinen mir an dieser Fallgeschichte und ihrer Szenographie bemerkenswert zu sein. Am bemerkenswertesten ist jedoch der Umstand, dass sie sich während des Zweiten Weltkrieges ereignete und einige Jahre später publiziert wurde. Jacob Levy Moreno, Psychiater und Begründer der Soziometrie und des Psychodramas, veröffentlichte sie 1959 in seiner Monographie *Gruppenpsychotherapie und Psychodrama* in einem Abschnitt, der sich der Behandlung von Psychosen widmet.[107] Nicht nur, dass sich diese Fallgeschichte strukturell in vielerlei Hinsicht vom *üblichen* Psychodrama unterscheidet, auf das ich in Kapitel IV.6 näher eingehen werde. Die Szenographie der Behandlung Maries weist zurück auf eine Jahrhunderte alte szenische Therapieform, den frommen Betrug in der Tradition der Melancholietherapie, die Ende des 18. Jahrhunderts noch eine letzte Hochkonjunktur erfuhr, um dann weitgehend in Vergessenheit zu geraten.[108]

Bevor ich den historischen Spuren – gewissermaßen einer Stoff- und Motivgeschichte der Fallgeschichte Maries – folge, möchte ich den dargelegten Fall zunächst für eine erste Analyse derjenigen szenischen Therapieform nutzen, die ich im Folgenden als *therapeutisches Preenactment* bezeichne.

---

ist auch verschieden von einem Dramaturgen, der ein Stück aufführen möchte, das noch nicht geschrieben ist. Er würde versuchen, eine Gruppe von Schauspielern zusammenzustellen und ihnen das Thema und die Charaktere klarmachen. Aber Marie will nicht nur den dramatischen Schriftsteller und den Dramaturgen ersetzen, sie will der Mittelpunkt, das Thema und alle Charaktere sein. Sie ist sich dessen nicht bewußt, aber sie will alle Teile sein und spielen und gibt ihren Figuren Charakterzüge von Personen ihrer Umgebung, die ihr wichtig sind. Ein Dramaturg wählt sich den Ort und den Architekten für sein Theater, aber Marie will unter allen Umständen der Architekt selber sein und die ganze Welt in ein Theater verwandeln. Sie besteht darauf, ihr Johann-Drama überall zu spielen, wo sie sich gerade befindet. Sie leidet an einer ‚Verwirklichungs-Paranoia', und ihr Ziel ist, ihr Ideal von sich selbst zu verwirklichen. Nichtgelingen dieser ‚Selbstverwirklichungen' resultiert häufig in Geisteskrankheiten." (Moreno 1959, S. 314).

107 | Leider kann ich mich hier nur auf die Darstellung von Moreno beziehen. Da die Patientenakten des Moreno-Nachlasses für 80 Jahre geschützt sind, wird sich erst im Laufe der nächsten Jahre und Jahrzehnte ein genaueres Bild von dieser wie von anderen Fallgeschichten und therapeutischen Interventionen in Beacon zeichnen lassen. Der Nachlass Morenos befindet sich in der Countway Library of Medicine (Havard Medical School, Boston).

108 | Diener (1971) – und in seiner Gefolgschaft auch Valk (2002, S. 152) – haben dagegen eine direkte Verbindung zwischen der Form des Psychodramas und jenen psychischen Kuren, die sich im Anschluss an die ältere Melancholietherapie Ende des 18. Jahrhunderts bildeten, stark gemacht. Siehe weiter unten im Zusammenhang mit Goethes Singspiel *Lila*.

vorwegnehmend/preenacted

Moreno hatte ein Sanatorium in Beacon, New York, auf dem es eine feste Bühne gab, die den speziellen Bedürfnissen des Psychodramas angepasst war (siehe unten, Kapitel IV.6). Doch für die Fallgeschichte Maries spielte diese Bühne bis zum Ende ihrer Psychotherapie so gut wie keine herausgehobene Rolle.

> Viele Sitzungen wurden außerhalb des Theaters im wirklichen Leben durchgeführt, in ihrem Schlafzimmer, auf der Straße, in Restaurants, Tanzdielen und Kinos. Die Hilfs-Iche[109] mußten immer auf dem *qui vive* sein und mußten jedes unvorhergesehene Ereignis zu ihrem therapeutischen Vorteil verwenden, z. B. wenn sie einen Fremden auf der Straße traf, den sie ansprach und bat, er möchte sie in seinem Wagen zu Johann fahren. (Moreno 1959, S. 315)

Gespielt wird für Marie überall. Und auch sie agiert überall in mehr oder minder gleicher Weise undifferenziert ihre Halluzinationen aus. Selbst dann, wenn Szenen auf der Psychodramabühne gespielt werden, unterscheiden sich diese in der Wahrnehmung der Patientin nicht schon deshalb von der sie umgebenden Welt, weil sie auf einem abgegrenzten Bühnenraum und vis-à-vis eines Zuschauerraums stattfinden. Der Ort der Bühne ist für Marie kein anderer Raum als der der Straßen, der Kinos oder Tanzdielen. Das Spiel wird von ihr nicht im gleichen Sinne als Spiel betrachtet, wie dies für die anderen Beteiligten an der Situation der Fall sein dürfte.[110] Während alle Mitglieder des behandelnden Teams immer und überall bereit sein müssen, eine entstehende Situation im Sinne der leitenden therapeutischen Spielidee („Johann und Marie sind wirklich ein Paar, können sich aber nicht persönlich begegnen") performativ auszugestalten, folgt Marie ihren inneren Bildern und Wahrnehmungen. Die Welt der Bühne fällt mit der Welt des Sanatoriums und dessen Umgebung zusammen. Und doch kann man nicht sagen, dass hier die ganze Welt zur Bühne würde, zumindest nicht in dem Sinne, in dem die Metapher des *Theatrum mundi*

---

109 | Unter „Hilfs-Ichen" verstand Moreno „therapeutische Mitspieler", denen eine besondere und doppelte Funktion zukommen sollte: „Sie bilden eine Verstärkung für den Gruppenleiter, erklärend und behandelnd. Aber sie sind auch für den Patienten bedeutungsvoll, indem sie tatsächliche oder symbolische Personen seines Lebensraumes darstellen. Die Funktion des Hilfs-Ich [sic!] ist dreifach; die des Schauspielers, indem er Rollen spielt, die der Patient sich wünscht oder braucht; die des therapeutischen Helfers, der das Subjekt leitet, und drittens die Funktion eines sozialen Beobachters" (Moreno 1959, S. 78f.).

110 | Zu differenzieren wäre hier noch mit Blick auf all jene Mit-Patientinnen und Mit-Patienten, die an den psychodramatischen Sitzungen im Bühnenraum von Beacon teilnahmen. Moreno betont auch für die Fallgeschichte von Marie, dass die Gruppe so ausgewählt wurde, dass auch andere Patienten als Zuschauer oder als Hilfs-Iche aufgrund ähnlicher Problemstellungen von der Teilnahme an den Sitzungen im therapeutischen Sinne profitieren konnten.

üblicherweise gefasst wird. Denn in der Rede vom *Theatrum mundi* wurde in der Renaissance eine Perspektive auf diese Welt mitgedacht, wie sie sich für einen unbeteiligten göttlichen Blick als Schauspiel darbietet (Hass 2007, S. 1130; vgl. auch Wihstutz 2012a, S. 275). Eine solche über allem schwebende Perspektive spielt in dieser Form der therapeutischen Szenographie jedoch keine Rolle. Das therapeutische Preenactment zielt nicht auf eine Meta-Perspektive im wörtlichen oder übertragenen Sinne. Seinen Sinn gewinnt es vielmehr aus einer besonderen Form der Illusionserzeugung, die aufs Engste auf die Wahrnehmungsweise eines Patienten oder einer Patientin gemünzt ist.

Insofern ist diese Form therapeutischer Szenographie auch durch eine asymmetrische Rahmung gekennzeichnet (siehe auch Kaiser 2012a und 2012b). Die an der Szene Beteiligten haben unterschiedliche Auffassungen bezüglich des Status dessen, was in den verschiedenen Situationen und Szenen vor aller Augen geschieht. Während Marie den Ereignissen einen mehr oder weniger erfreulichen Realitätswert beimisst, wechseln zumindest die therapeutischen Mitspieler in ihrer Wahrnehmung zwischen verschiedenen Ebenen, zwischen Wirklichkeit und Fiktion. Allzeit müssen sie bereit sein, für Marie und in deren Gegenwart eine in ihren eigenen Augen fiktionale Welt aufrechtzuerhalten.

Möglicherweise ist die Situation sogar – allen strikten Dichotomien von Spiel und Nicht-Spiel zum Trotz – noch komplexer; denn denkbar ist auch, dass Marie, während sie sich der für sie geschaffenen teils fiktionalen, teils wirklichen Welt hingibt, zugleich bis zu einem gewissen Grad auch ein Bewusstsein davon in sich trägt, dass diese eigens für sie hergestellt wurde. Auch Moreno vermutet: „Der Protagonist weiß es, und doch weiß er es nicht" (Moreno 1959, S. 310).

Allzeit bereit und stets auf der Hut sind die therapeutischen Akteure im Einsatz, um eine ganz spezifische Welt aufzubauen, aufrechtzuerhalten, die Protagonistin durch ihr Spiel zu neuen Verhaltens- und Reflexionsweisen anzustacheln oder diese Welt – am Ende des Therapieprozesses – wieder sukzessive aufzulösen. Die Dichte der performativ erzeugten Spielebene, die auf die Spitze getriebene Improvisation, die vor keiner räumlichen oder situativen Begrenzung Halt macht, wenn sie gänzlich unbeteiligte Passanten als Mitspieler in das Geschehen einbindet, und auch die spezifische Spielweise, die mit der Herstellung einer zweiten Realität mit vollem Realitätsanspruch einhergeht, all diese Charakteristika erinnern an Spielformen, wie sie derzeit vor allem von der Performancegruppe SIGNA erprobt werden. Gespielt wird auch hier mit der Theaterbehauptung, das Gespielte ereigne sich in Wirklichkeit, sei „echt", jedoch ohne die für das naturalistische Theater eigene Artifizialität der Situations- und Raumgestaltung. Spielerinnen und Teilnehmer treten ein in eine simulierte Welt, interagieren aus dem Stegreif, aber strikt innerhalb der von Produktionsseite vorgegebenen fiktiven Welt.[111] Was die Teilnahme an einer Performance von SIGNA von der Fallgeschichte Maries unterscheidet, ist nichtsdestotrotz eine von allen Beteiligten (zumindest zu Beginn der Veranstaltung) geteilte Vereinbarung, nun gemeinsam und in verschiedenen Rollen an einer Performance teilzunehmen.[112] Im Hinblick auf die schauspielerische Haltung leben beide Spielweisen, die von SIGNA wie die im therapeutischen Preenactment, von einer Nähe zur Simulation sowie einer Ausblendung der Rollenübernahme. Im Falle Maries trägt ihre eigene Wahrnehmungsdisposition einen großen Teil zur Illusionsbildung bei; in anderen historischen Beispielen dieser Form szenischer Therapie wird hingegen großer Wert auf eine „perfekte", den Spielcharakter unsichtbar machende Spielweise der therapeutischen Akteure gelegt.

Was für mich den Ausschlag gibt, diese therapeutische Spielweise als *Preenactment* zu bezeichnen, ist jedoch die ihr eigentümliche Zeitlichkeit und Referentialität (siehe Kaiser 2014a, S. 46f.). Wie schon zu Beginn von Maries Therapie deutlich wird, geht es in den szenischen Interventionen darum, ihre Wunschvorstellungen zu antizipieren. Die Ankunft in der Klinik wird inszenatorisch verknüpft mit ihrer Hoffnung, endlich Johann, ihrem „Geliebten", näher zu kommen. Der Briefwechsel, der sich zwischen dem imaginierten und den realen Briefschreibern entfaltet, orientiert sich daran, Maries Erwartungen zu erkunden und bereits partiell zu erfüllen. All diese Erkundungen und Inszenierungen sind auf die Antizipation von vermeintlich Zukünftigem ausgerichtet, worauf die Patientin in hohem Maße fixiert ist[113], und sie bewegen sich dennoch – notgedrungen – in jenem Vorstellungsradius, der sich aus dem Hier und Jetzt des Erlebens der Patientin speist. Im Spannungsfeld von Gegenwart und erhoffter oder befürchteter Zukunft bewegt sich die therapeutische Inszenierung und eilt ihrer Protagonistin nach Möglichkeit immer einen Schritt voraus, mindestens aber hält sie mit dieser Schritt, indem der Moment improvisierend genutzt wird.

111 | Unter dem Titel „Seid umschlungen, Millionen! – Immersive Strategien im Theater" diskutierten diese Fragen der Theatermacher und -theoretiker Carl Hegemann und die Theaterwissenschaftlerin Barbara Gronau mit Signa Köstler von der Gruppe SIGNA. Die Diskussion ist nachzuschauen auf der Internetseite: https://www.youtube.com/watch?v=RDcW9I0mSZE.

112 | In einer weiteren, ein Jahr später am Hamburger Schauspielhaus produzierten Arbeit von SIGNA, *Das halbe Leid* (2017/18), scheint es den Zuschauerstimmen zufolge gelungen zu sein, diese Rahmenwahrnehmung im Laufe der zwöflstündigen Performance zu suspendieren. Siehe Trautwein 2018.

113 | In manchen Teilen von Maries Therapie verschiebt sich dieser Akzent weg von der Zukunft hin auf die Erforschung und Vergegenwärtigung von Vergangenem. Bezeichnenderweise sind dies Episoden, die auf der Psychodramabühne und im Gruppensetting stattfinden und auch in ihrer szenischen Durchführung, sprich: in den szenischen Techniken, die zum Einsatz kommen, eine viel größere Nähe zum *üblichen* Psychodrama aufweisen.

In dieser spezifischen Zeitlichkeit weist das therapeutische Preenactment Ähnlichkeiten zu aktuellen Formen des Kunsttheaters auf. Auch hier gewinnen seit einigen Jahren Formen des Pre- und des Reenactments[114] an Bedeutung. Während etwa vom Regie- und Autorenduo Hoffmann&Lindholm mit dem Begriff des Preenactments eine „der Wirklichkeit vorauseilende Inszenierung beschrieben [wird], die notwendigerweise weniger auf die Zukunft als auf die Gegenwart verweist" (Hoffmann&Lindholm und Kaiser 2014, S. 206), betont die Performerin und Kulturwissenschaftlerin Eva Plischke das auf Zukünftiges gerichtete Potenzial des Preenactments. In kritischem Vergleich von Performance und Preenactment sieht sie das spezifische Spannungsverhältnis von Gegenwart und Zukünftigem im Preenactment anders gelagert:

> Performative Kunst wird oft als eine reine Tätigkeit im Hier und Jetzt, ohne Bezug zu fiktiven Räumen und Zeiten, ohne Begründung in einem Darzustellenden beschworen – als Anti-Repräsentation. Bei Zukunftsszenarien oder „Preenactments" als performativer Praxis geht es aber gerade um fiktive Zeiten und Räume; hypothetische zukünftige Ereignisse sollen in und durch ein gegenwärtiges Geschehen verhandelt werden. Gegenwärtigkeit und Zukünftigkeit, die Kategorien der Präsenz und Repräsentation von Zukünftigem, treten bei performativer Zukunftsforschung in ein Spannungsverhältnis. (Plischke 2014, S. 211)

Das vorwegnehmende Spiel, die probeweise Aushandlung von Hoffnungen, Wünschen oder Befürchtungen, für die im Preenactment ein spielerischer Raum geschaffen wird, macht es nicht nur in Maries Therapie möglich, eine gemeinsame Handlungssphäre, eine geteilte Referenz im Hier und Jetzt zu eröffnen. Anstelle eines prüfenden Blicks in die reale oder imaginierte/halluzinierte Vergangenheit und statt einer spielerischen Aushandlung der aktuellen Situation aller am Prozess Beteiligten wird auf einer fiktiven bzw. halluzinatorischen Ebene aktualisiert, was der gesamten Wahrnehmung der Patientin die ihr eigene Dynamik und Richtung gibt.

Anders als im therapeutischen Preenactment bewegen sich die künstlerischen Zukunftsszenarien jedoch nicht in asymmetrischen Rahmungen oder in Absehung von institutionellen Räumen der Kunst- und Theaterproduktion. Die Rahmung und die Ausstellung der Rahmung machen unter Umständen einen wesentlichen Reiz des künstlerischen Preenactments aus. Wie Plischke anhand ihrer eigenen Arbeit mit Kindern zur künstlerisch-performativen Zukunftsforschung (*Junges Institut für Zukunftsforschung*) hervorhebt, besteht deren Potenzial gerade in der Offenlegung des Konstruktionscharakters jeder Antizipation von Zukünftigem. Im therapeutischen Preenactment stellt die Aufdeckung des Konstruktionscharakters bestenfalls den Schlusspunkt der Therapie dar,

114 | Zur Re-Inszenierung gegenüber dem Reenactment siehe Kapitel IV.5.

der in der hier vorgestellten Fallgeschichte genau dann erreicht ist, wenn Marie die Fähigkeit entwickelt, ihre Halluzinationen von den Realitäten ihrer Umwelt zu unterscheiden.

Während das Preenactment im Kontext des Kunsttheaters als eine sehr junge Erscheinung betrachtet werden kann,[115] ist die Medizingeschichte hingegen seit langer Zeit bevölkert von therapeutischen Szenen, die der Struktur der hier vorgestellten therapeutischen Szenographie entsprechen. Bekannt sind sie aus der Geschichte der Melancholiebehandlung sowie als *pious frauds*, das heißt als sogenannter „frommer Betrug" oder „gut gemeinte Lüge".

2.2 Eine kleine Stoff- und Motivgeschichte des therapeutischen Preenactments

Zahlreiche Motive, die in Maries Fallgeschichte in das szenische Spiel eingeflochten wurden, lassen sich in Schilderungen therapeutischer Szenen und Praktiken deutlich vor dem 20. Jahrhundert auffinden. Die eingebildete Schwangerschaft nebst Entbindung, die Scheinhochzeit, das Spiel im Spiel, welches nicht als solches erkannt wird – all diese Elemente sind Teil der westlichen Medizin-, Kultur- und Literaturgeschichte.

So findet man in den *Rhapsodieen* des bereits erwähnten Medizinprofessors Reil die Forderung nach einer derart ausgestatteten Theaterbühne in seiner psychischen Kuranstalt, dass auf dieser auch eingebildete Schwangere „entbunden" werden können. In der ihm eigenen expressiven Ausdrucksweise heißt es:

> Ein solches Theater könnte zu Gefängnissen und Löwengruben, zu Richtplätzen und Operationssälen formirt werden. Auf demselben würden Donquichotte zu Rittern geschlagen, eingebildete Schwangere ihrer Bürde entladen, Narren

115 | Plischke schreibt: „Der Begriff des Preenactments taucht erst in jüngster Zeit in der künstlerischen Praxis im deutschsprachigen Raum auf. In Berlin ist es die Performancegruppe *Interrobang*, die an den Sophiensaelen mit dem Begriff des Preenactments seit 2012 ein Format benennt, das gegenwärtige Entwicklungen mit den Mitteln des Theaters in die Zukunft fortschreibt. Vergleichende performancetheoretische Ausführungen gibt es hierzu bisher nicht." (Plischke 2014, S. 211). Siehe auch Kaiser 2014b. Darüber hinaus fand 2017 eine internationale Tagung der Themengruppe „(P)Reenactment" des Sonderforschungsbereichs „Affective Societies" an der FU Berlin statt, die sich mit dem „Preenactment" als aktueller Entwicklung künstlerischer Praktiken befasst hat.

> trepanirt, reuige Sünder von ihren Verbrechen auf eine feierliche Art losgesprochen. (Reil 1803/1818, S. 209f.)

Die Entbindungsszene steht hier in einer Reihe mit solchen therapeutischen Eingriffen wie der operativen Entfernung von eingebildeten Fremdkörpern, die sich den Wahrnehmungen von Patienten zufolge in deren Kopf oder Unterleib befanden, bewegten und von deren Nicht-Existenz diese nicht zu überzeugen waren. Anfang des 19. Jahrhunderts berichtet der Pariser Psychiater Jean-Étienne Esquirol in seiner Untersuchung *Aliénation mentale. Des Illusions chez les aliénés* ausführlicher über derartige Fälle und ihre Behandlung. Er geht auf Spurensuche und wird unter anderem bei Ambroise Paré (um 1510–1590), einem bedeutenden französischen Chirurgen des 16. Jahrhunderts, fündig. Dieser habe den Fall eines Hypochonders geschildert, der sich einbildete, Frösche im Bauch zu haben; man verabreichte ihm ein Abführmittel und zeigte ihm ein Gefäß mit kleinen Fröschen als Beweis dafür, dass er diese mit abgeführt hätte (siehe Esquirol 1832, S. 10f.).

Esquirol bezieht sich auch auf seine eigene therapeutische Praxis: Eine 28-jährige Frau bildete sich ein, ein Glas in ihrem Kopf zu haben, und wurde *erfolgreich* operiert; einer *Frau vom Lande*, die unter unerträglichen Kopfschmerzen litt und diese darauf zurückführte, dass ein Tier in ihrem Kopf sein Unwesen triebe, demonstriert Esquirol ein Stück eines Regenwurms, den er entfernt haben wollte (ebd., S. 8f.); bei einer weiteren Frau erweist sich das Gefühl, Tiere im Bauch zu haben, als Hinweis auf ein tatsächliches Krebsgeschwür (ebd., S. 10f.). Über die wohl spektakulärsten Interpretationen von Körpersensationen berichtet eine kräftige Frau von 57 Jahren, die in ihrer Vorstellung ein ganzes Figurenarsenal in ihrem Bauch beherbergt:

> On l'appelait dans l'hospice *la Mère de l'Eglise*, parce qu'elle parlait sans cesse de sujet religieux. Elle croyait avoir, dans son ventre, tous les personnages du Nouveau-Testament, quelquefois même ceux de la Bible. Elle me disait souvent: *Je n'y puis plus tenir, quand fera-t-on la paix de l'Église?* Si les douleurs s'exaspéraient, elle me répétait, avec un sang-froid imperturbable: *Aujourd'hui l'on fait le crucifiement de Jésus-Christ, j'entends les coups de marteau qu'on donne pour enfoncer les clous.* Elle croyait aussi que les papes tenaient concile dans son ventre. Rien n'avait pu dissiper des illusions aussi bizarres. A l'ouverture du cadavre de cette femme, je trouvai tous les intestins réunis, par une péritonite chronique, en une seule masse, adhérant très fortement entre eux par leur tunique péritonéale. (Ebd., S. 11f.)

Auch wenn dieser *Kirchenmutter*, wie die Patientin flapsig von ihren behandelnden Therapeuten genannt wird, nicht geholfen werden kann, die Vorstellung, dass man ärztlicherseits den Illusionen von Patienten mit wohldosierten

Lügen und kleinen Inszenierungen Abhilfe schaffen könne, hat eine lange und facettenreiche Tradition.[116]

Neben jenen kleinen Szenen, die sich vor allem durch die Vortäuschung einer medizinischen Handlung auszeichnen, mithilfe derer ein eingebildetes körperliches Leiden bzw. ein durch eingebildete Fremdkörper ausgelöster körperlicher Schmerz beseitigt werden soll, gibt es weitaus komplexere therapeutische Szenen, ja ganze Inszenierungen, die sich über mehrere Szenen erstrecken. Letztere nehmen Bezug auf fixe Ideen, Ängste und Erwartungen von Patientinnen und Patienten, die ihrer Umgebung als haltlos und nichtig erscheinen. Wie bei Marie werden die von Illusionen und fixen Ideen geprägten Vorstellungswelten ganz in der Art und Weise dramatisiert, wie sie von den Patienten vorgegeben werden, um dann doch mit einem trickreichen *twist* eine Veränderung in deren Selbst- und Weltwahrnehmung voranzutreiben.

Solch komplexe Inszenierungen waren in der europäischen Medizingeschichte weit verbreitet. Das Motiv der fingierten Hochzeit findet beispielsweise einen Vorläufer in Italien, einem Land, in dem um 1800 nicht nur das hier sogenannte *trattamento morale*[117] gepflegt, sondern auch mit Theater-

116 | Siehe hierzu näher den Abschnitt *Pious frauds* in diesem Kapitel.

117 | Die im englisch-, französisch-, deutsch- und italienischsprachigem Raum gebräuchlichen *moralischen Kuren* (auch *traitement morale, moral treatment)* bestanden aus einer Reihe sehr unterschiedlicher therapeutischer Mittel. „[A]lthough ‚treatment', ‚management' and ‚therapy' implied subtly different types of interactions between asylum physicians and patients, the terms often were used interchangeably. Whatever the interaction, asylum physicians were to carry out moral treatment with kindness and firm authoritativeness. That said, though, it was not at odds with the philosophy of moral treatment to use persuasion, rousing, calming, manipulating, disabusing, distracting, deceiving, frightening, and humiliating if any one or combination of these strategies most effectively engaged and directed the patients." (de Young 2015, Kindle-Position 6689–6696) Über das *trattamento morale* bei Vincenzo Chiarugi, einem Kollegen Pisanis, heißt es: „Upon assuming the medical director title in 1788, Chiarugi transformed the Bonifazio into a model asylum, admired for its orderliness, cleanliness, tranquility and even beauty. Patients worked in the asylum and on its grounds, engaged in recreational activities, educational programs and religious services, if so inclined. Diversionary and entertaining activities, especially listening to and performing music, which Chiarugi thought to be particularly therapeutic, were part of the daily activity within the asylum. [...] Each type of insanity had the same three general treatment strategies – sedative, stimulating and secondary – but the specifics of each allowed for a more individualized treatment plan." (Ebd., Kindle-Position 6731–6745). Siehe auch Mora 1959b.

mitteln[118] in der psychischen Therapie gearbeitet wurde.[119] 1824 hatte Baron Pietro Pisani (1761–1837) in Palermo, Sizilien, die Leitung der *Real Casa dei Matti*[120] übernommen, einer Einrichtung, die bereits auf eine lange Geschichte zurückblicken konnte,[121] und hatte, bestürzt von den Umständen, in denen er die Patienten dort vorfand, sowohl die räumliche wie auch die therapeutische Ausrichtung vollständig um- und neugestaltet.[122]

118 | De Young schreibt über diese Aktivitäten in der Casa dei Matti: „In the garden, patients performed dramatic and musical plays in a small Greek-style theatre they, themselves, had constructed. Well regarded European and American asylum physicians visited Casa Dei Matti, eager to assess how its moral treatment was instituted and, perhaps, to compare Pisani's lay version of it with their own medical version. While Pisani did not particularly encourage lay visitors, quite aside from the fact that Sicily was not easily accessible to travelers, such luminaries as Charles Dickens, Nathaniel Parker Willis, and Alexander Dumas spent some time there, struck by the manner in which theatrical performances soothed and quieted the otherwise restive patients in the audience." (de Young 2015, Kindle-Positionen 3067–3073). Siehe auch Kapitel. IV.4.2.1.

119 | Unter Medizinhistorikern wurde die Frage diskutiert, in welchem Land die moralischen Kuren zuerst eingesetzt wurden: in Frankreich unter Pinel und vor allem unter dem unter seiner Leitung arbeitendem Ehepaar Pussin oder in Italien bei Vincenzo Chiarugi (1759–1820). Siehe Grange 1963 und Mora 1954 und 1959b.

120 | ... die heute, nach zahlreichen Transformationen, zum *Ospedale psichiatrico Pietro Pisani di Palermo* gehört. Siehe auch Mora 1959a.

121 | Mora rekonstruiert die Geschichte der Real Casa dei Matti bis ins Mittelalter zurück: „It is known, however, that during the middle ages mentally sick patients were placed in a hospital for Jepers (San Giovanni dei Lebbrosi) erected by William I, the Norman, in the 12th century. In 1219, Frederick II placed this hospital under the care of the Teutonic Order, and two centuries later, in 1419, it was placed under the care of the Senate of Palermo. In spite of the efforts made by Queen Maria Carolina of Austria to move the mental patients to a more suitable place, their condition remained very unsatisfactory at the beginning of the 19th century. It was finally in 1824 that Barone Pisani, being officially asked by the government, agreed to dedicate all his energy to the reform of the treatment of mental patients." (Mora 1959a, S. 230f.).

122 | In einem Brief vom 11. Dezember 1835 berichtet er selbst Dr. Moore über diesen Vorgang in einer Weise, die ihn in die größtmögliche Nähe zur sogenannten *Befreiung der Irren von ihren Ketten* durch Pinel bzw. Pussin setzt: „Die Einführung, die meinen Instruktionen zur internen Regelung dieser Real Casa dei Matti, die von mir 1827 veröffentlicht wurden, vorausgeht, und die Sie, mein Herr, im Anhang der vorliegenden Seiten finden, befreit mich davon, den beklemmenden und schmutzigen Ort zu beschreiben, in welchem hier die Verrückten vormals gehalten wurden; und die unmenschliche Art, mit welcher sie auf barbarische Weise behandelt wurden. Als ich zum ersten Mal diese Kloake betrat, erfasste mich das Grauen beim Anblick des grausamen Spektakels, das sich meinen Augen bot. Ohne weiter nachzudenken, ließ ich die schweren Eisenketten abnehmen, mit welchen diese Opfer vom Hals nach unten gefesselt waren, und ließ die Schlagstöcke verbrennen, mit welchen ihre Wächter immer bewaffnet waren und derer sie sich gnadenlos bedienten, wann immer sie Lust dazu hatten. Mit liebevollen Ausdrücken und tröstenden Worten begann ich, diese bemitleidenswerten Kreaturen wieder aufzurichten, indem ich ihnen Liköre und genesungsfördernde Speisen einflößte. Mit solch unerwarteten und für diese an ein Wunder gleichenden Aktionen kamen diese Unglücklichen, Bleichen, Abgemagerten wieder auf die Beine und mit den Augen voller Tränen streckten sie mir ihre abgezehrten

Über seine therapeutischen Interventionen berichtet u. a. eine Quelle aus dem Jahr 1835; hier wird eine Fallgeschichte geschildert, in der eine von Pisani fingierte Hochzeit den Wendepunkt in der Therapie einer Patientin darstellt. Die Patientin hatte sich in den Kopf gesetzt, eine bestimmte Körperhaltung nicht mehr zu verändern. Tief nach unten gebeugt stand sie über zehn Jahre mit durchgestreckten Knien und ließ sich durch kein Zureden davon abbringen, in dieser Position zu verharren. Pisani überlegte sich eine neue Strategie und machte ihr völlig überraschend einen Heiratsantrag. Er hielt an diesem auch noch fest, als sie empört auf ihn reagierte und ihn bat, keine Scherze mit ihr zu treiben. Schlussendlich ging sie auf ihn ein, lächelte, wie es heißt, seit vielen Jahren zum ersten Mal und sagte „ja"; die Hochzeit wurde mit einigem Aufwand auf dem Anstaltsgelände mit den ruhigeren Patienten als Hochzeitsgästen vollzogen (Anonym 1835, S. 122f.).

> She was dressed and decorated like a bride, and then carried to an elegant arbor where a feast was prepared for all the guests. One of the keepers was dressed as the Padre, a counterfeit ceremony was performed, and they all payed her the most particular marks of respect and congratulation, giving her the title she had acquired of Baroness. She tried to walk, but was unable to straighten her knees. The tendons in the hams had become stiff and contracted. She was carried, and placed at his right hand at dinner.
>
> From this time her recovery commenced. By the employment of liniments, frictions and exercise, the use of her limbs was gradually restored, and she is now an intelligent and respectable lady of Sicily, who often laughs with the Baron, whom she calls her esposo, at the amusing freak of the marriage ceremony. (Anonym 1835, S. 122f.)

Therapeutische Preenactments eigneten sich nicht nur als anekdotische, in medizinethischer Hinsicht mehr oder minder fragwürdige Erzählungen über trickreiche und wundersame Heilungen von unheilbar wirkenden Patientinnen

Arme entgegen, um mich zu umarmen; andere umfassten meine Knie; und wieder andere, die mir ihre Dankbarkeit aufgrund ihrer Schwäche in keiner Weise zeigen konnten, weinten ohne Unterlass. Nachdem ich sie auf alle erdenkliche Art und Weise getröstet hatte, ließ ich sie von jeder Grausamkeit und von jedem Dreck reinwaschen, und in kürzester Zeit wurden sie mit Hemden, Kleidung, Schuhen, Leintüchern und Betten ausgestattet. Dann rief ich alle Aufseher und Aufseherinnen zusammen und verbot ihnen aufs Strengste ihre höllische Gewohnheit, diese unschuldigen Armen mit Stöcken zu schlagen, und auch, sich an diese mit hässlichen Ausdrücken der Verachtung und Entwürdigung zu wenden; und unter Drohungen befahl ich ihnen, diese ab sofort als würdige Dienstherren anzusehen und ihnen gnädig und liebevoll ihre Dienste zukommen zu lassen." (Pisani 1835, S. 38; Übersetzung von Britta Kraemer).

und Patienten, sie waren auch Gegenstand der Literatur, insbesondere der dramatischen Literatur.

Das therapeutische Preenactment als Thema der dramatischen Literatur

Noch Anfang des 20. Jahrhunderts findet sich ein entsprechendes Beispiel in der italienischen Literatur in Luigi Pirandellos (1867–1936) Stück *Heinrich IV.* (*Enrico IV*) von 1921. In der deutschsprachigen Literatur dürfte Johann Wolfgang von Goethes (1749–1832) Singspiel *Lila* das wohl bekannteste Stück sein, das eine strukturelle und inhaltliche Auseinandersetzung mit dem therapeutischen Preenactment führt.[123] Natsu Hattoris Forschungen zum therapeutischen Theater in der Renaissancezeit verdanke ich den Hinweis auf ein Stück, das mutmaßlich von Philip Massinger (1583–1640) und John Fletcher (1579–1625) geschrieben bzw. bearbeitet wurde: *A Very Woman*.[124] Was allen drei Stücken gemeinsam ist, ist das Spiel mit dem Verkennen der Bühne als Bühne, das mehr oder minder virtuos ausgespielt und in enge Beziehung zu wahnsinnigen Vorstellungswelten eines Patienten bzw. einer Patientin gerückt wird.

In *A Very Woman*, einem Verwirrspiel um die Heirats- und Liebesarrangements zweier sizilianischer Familien und eines süditalienischen Adligen, kommt es zu einem Kampf zwischen zwei Nebenbuhlern, in dem einer der beiden schwer verletzt wird. Ein Arzt, Doktor Paulo, erhält den Auftrag, Don Martino Cardanes, den Sohn des Herzogs von Messina, physisch wie psychisch zu heilen. Seine Therapie besteht vorrangig in einer Reihe moralischer Unterweisungen, die als fulminant inszenierte Spektakel präsentiert werden, wobei reichlich Bühnentechnik und Kostümierung zum Einsatz kommen. Das Zimmer des Kranken wird mit Fall- und Abstiegen präpariert, um *gute Himmels- und böse Erdgeister* auftreten lassen zu können. Auch der Arzt selbst tritt in verschiedensten Rollen auf und ab: unter anderem als Mönch, Soldat oder Philosoph betritt er die Szenerie, um so auf den Patienten einzuwirken. Doktor Paulo kreiert um

123 | Wie bereits erwähnt, hatten Diener (1971) und Valk (2002) in ihren Studien über Goethes Singspiel *Lila*, auf das ich weiter unten noch eingehen möchte, die These aufgestellt, die dort dargestellte „psychische Kur" sei der Form des Psychodramas ähnlich. Ähnlichkeiten bestehen meines Erachtens in der Tat, aber nur in zwei Punkten: zum einen in Hinsicht auf die psychodramatische Psychosentherapie, die sich ansonsten deutlich vom klinischen Psychodrama unterscheidet, zum anderen hinsichtlich der Rollen, die in Goethes Drama die Figur des regieführenden Arztes und Morenos eigene Rolle betrifft.

124 | Massingers und Fletchers Stück soll bereits 1621 unter seinem Originaltitel *The Woman's Plot* von den *King's Men* aufgeführt worden sein (Hattori 1995, S. 276; Massinger 1976).

den Patienten herum eine Welt, die ganz auf die wahnsinnigen Ideen Martinos ausgerichtet ist (vgl. Hattori 1995, S. 278).

Wie auch in den zwei anderen Dramen, auf die ich noch eingehen werde, zeigt sich der Moment der Heilung in der Wiedergewinnung des Vermögens, die Elemente des Schauspiels, welches dem Patienten geboten wurden, als solche zu erkennen:

> By the end of Act 4, scene 2, Martino is restored to his senses. He recognizes that what he took to be „chimeras" conjured by Doctor Paulo were actually „shapes" put on by his protean physician, and he applauds the doctor's ingenuity and industry:
>
> MARTINO: Doctor, thou hast perfected a Bodies cure
> T'amaze the world; and almost cur'd a Mind
>
> Neer phrensie. With delight I now perceive
> You for my recreation have invented
> The several Objects, which my Melancholy
> Sometimes did think you conjur'd, otherwhiles
> Imagin'd them Chimera's. You have been
> My Friar, Soldier, my Philosopher,
> My Poet, Architect, my Physitian;
> Labor'd for me more then your slaves for you
> In their assistance. (175–180)
>
> In including „Physitian" among the roles Doctor Paulo performs, Martino seems to point out the underlying theatrical qualities of physic itself. Like the figure in the English folk play, Doctor Paulo is a doctor and „an actor to… a Jack of all trades." (Hattori 1995, S. 281)

Gerade dieser finale *twist* des Stückes könnte Vorbild für Goethes Singspiel gewesen sein.[125] In der zweiten und dritten Fassung, die Goethe im Anschluss an die am 30. Januar 1777 anlässlich des 20. Geburtstags der Herzogin Louise[126]

125 | Mir ist nicht bekannt, ob Goethe das Stück von Fletcher und Massinger kannte; die Ähnlichkeit ist m. E. zwar bestechend, aber strukturell zugleich überaus naheliegend, sobald *pious frauds* zum Thema dramatischer Bearbeitung gemacht werden.

126 | Johann Wolfgang von Goethe war 1775 mit 26 Jahren zum Minister des Herzogs Carl August an den Weimarer Hof berufen worden und beteiligte sich neben seinen ministerialen Aufgaben intensiv an der Wiederbelebung des höfischen Theaterlebens, das, bedingt durch einen Brand, weitgehend zum Erliegen gekommen war (vgl. Braunbehrens und Salmen 2008). Seine frühen Dramen und Singspiele stellten einen Beitrag zu den höfischen Festen dar. In mancherlei Hinsicht unterscheiden sie sich von seiner späteren, ab 1791

aufgeführte Urfassung erstellte und weiter für die Drucklegung ausarbeitete,[127] wird eine ähnliche Spiel-im-Spiel-Konstellation aufgerufen und schlussendlich aufgelöst. Gegenstand des überarbeiteten Singspiels ist „eine psychische Kur", wie Goethe im Oktober 1818 an Karl Friedrich Graf von Brühl schreiben sollte, „wo man den Wahnsinn eintreten läßt, um den Wahnsinn zu heilen" (zit. nach Borchmeyer 1988, S. 937).

Auslöser der Handlung ist eine fatale Falschmeldung: Die junge Baronin Lila von Sternthal hat die Nachricht erhalten, ihr Mann sei ums Leben gekommen. Sie zieht sich vollständig vom höfischen Leben zurück und lebt abgeschieden von allen im Garten ihres Schlosses, in dem sie, in ihre Trauer versunken, umherschweift. Überraschend für alle kehrt ihr Gatte gesund zurück. Doch sie nimmt ihn nicht wahr, ihre Trauer hat sich in eine fixe Idee verwandelt, sie erkennt ihn und auch ihre Freunde und Verwandten nicht mehr wieder und beharrt darauf, dass er tot sei.[128]

Hilfe kommt in Gestalt eines wandernden Arztes, der im Gegensatz zu den „Scharlatanen", die bereits erfolglos am Hof tätig geworden waren, für Lila keine physische, sondern eine psychische Kur vorsieht. Die Patientin selbst liefert den Einsatzpunkt, auf dem sein Therapieversuch aufbauen soll. Sie erzählt einer Dienerin, die als Einzige noch Kontakt zu ihr halten und sie versorgen darf, ihr Mann sei gar nicht tot, sondern vielmehr in den Fängen von schrecklichen Zauberwesen, gegen welche sie selbst ins Feld ziehen müsste, um ihn zu befreien. Dieser Wahninhalt wird nun vom behandelnden Arzt und mit ihm vom ganzen adligen Haushalt aufgegriffen und in Szene gesetzt: Man spielt für die Baronin ihre Phantasie vom Oger, der ihre Lieben in seiner Gewalt hält, und macht ihr ein Spielangebot, das ihrer Vorstellungswelt entspricht: Sie soll alle aus dem Wirkungskreis des Ogers befreien, um so schlussendlich ihren Gatten wiedersehen zu können.

Das Programm dieser *psychischen* Kur wird vom behandelnden Arzt Verazio denn auch in aller Deutlichkeit benannt:

> „Lassen Sie uns der gnädigen Frau die Geschichte ihrer Phantasien spielen! Sie sollen die Feen, Ogern und Dämonen vorstellen. Ich will mich ihr als ein weiser Mann zu nähern suchen und ihre Umstände ausforschen. […] Wenn auch nur Musik und Tanz um sie herum sie aus der dunkeln Traurigkeit rissen, in die

---

ausgeübten „theaterpraktische[n] Arbeit als Direktor des Weimarer Hoftheaters" (Huber 2003, S. 41).

127 | Von der *Lila* bzw. dem *Stück ohne Namen* oder *Sternthal*, wie das Stück in seiner ersten Fassung auch genannt wurde, gab es im Wesentlichen drei Fassungen: Die erste entstand 1776–1777; eine in inhaltlicher und struktureller Hinsicht grundlegende Umarbeitung von 1778 wird als zweite Fassung betrachtet und von der zuerst 1790 publizierten dritten Fassung unterschieden (vgl. Braunbehrens und Salmen 2008, S. 200f.).

128 | Zum Folgenden siehe auch Kaiser 2012a.

sie versenkt ist, wenn das unvermutete Erscheinen abenteuerlicher Gestalten sie auch nur in ihren Hoffnungen und Phantasien bestärkte, das es gewiß tun wird: so hätten wir schon genug gewonnen. Allein ich gehe einem weit höhern Endzweck entgegen. [...] Zuletzt wird Phantasie und Wirklichkeit zusammen treffen." (Goethe 1987, 140,28–141,12)

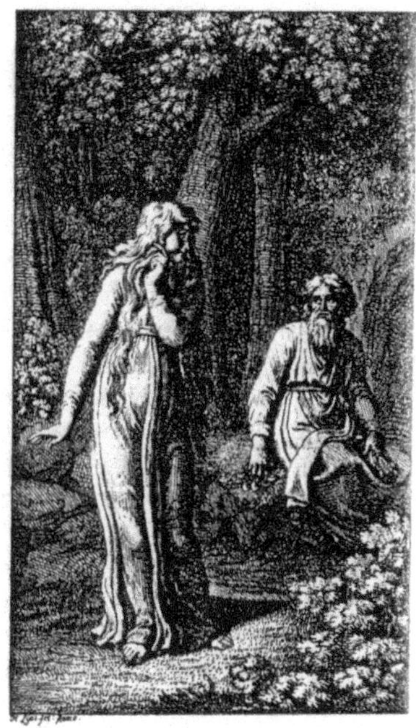

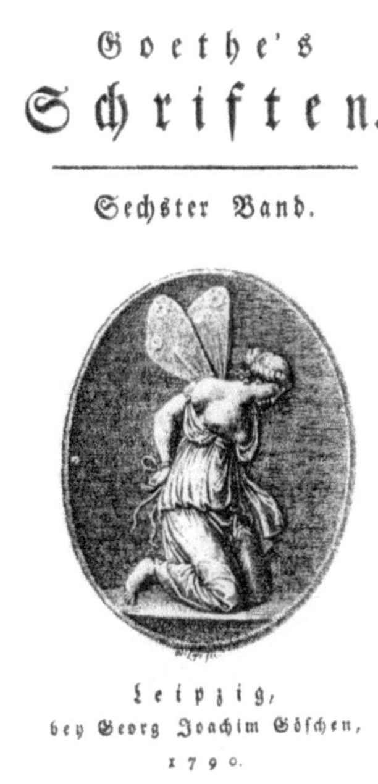

Goethe's

Schriften.

Sechster Band.

Leipzig,
bey Georg Joachim Göschen,
1790.

Abb. 10 Heinrich Lips, *Lila.* Titelkupfer und Abb. 11 Titelvignette, *Gefesselte Psyche.* In: Goethe's Schriften. Sechster Band, Leipzig 1790.

Minimalziel des szenischen Spiels ist Verazios Worten zufolge eine klassische Therapie ihrer Melancholie.[129] Eigentliches Ziel ist es jedoch, Lila mithilfe der Inszenierung ihrer Wahnphantasien von denselben zu befreien und die Baronin sozusagen über Bande von der Grundlosigkeit ihrer Trauer zu überzeugen und dadurch wieder mit ihrem Mann und der höfischen Gesellschaft zu verbinden. Um Lila zu heilen und in ihre soziale Umwelt zu re-integrieren, bedarf es eines Zwischenschrittes, welcher in Goethes Singspiel als theatrale Binnenhandlung etabliert wird. Da Lila in ihrem melancholischen Wahn den Kontakt zur Wirklichkeit abgebrochen hat, muss ein Weg gefunden werden, der es ermöglicht,

129 | Auf die Tradition der Melancholietherapie wird der nächste Abschnitt näher Bezug nehmen.

sie dennoch erfolgreich zu adressieren, Anschlusspunkte an die Realität ihrer Umwelt zu offerieren, die sie dann im wortwörtlichen Sinne ergreifen kann. Und so treten unter der Leitung des Regie führenden Arztes, der selbst wiederum die Rolle des Magus[130] übernimmt, sämtliche Mitglieder des Hofes auf und spielen mit Musik und Tanz die Geschichte der Befreiung vom Oger (siehe auch Begegnung von Verazio und Lila, Titelkupfer, Abb. 10 und 11).[131] Schritt für Schritt findet eine Überführung des Binnenspiels in die Rahmenhandlung statt; dieser Übergang ist selbst wiederum als sukzessiver Heilungsprozess angelegt. Diese ist in dem Augenblick erreicht, in dem Lila die Kostümierung ihrer Mitstreiter als solche dekodiert.

> LILA. Welch eine seltsame Erscheinung tritt hier auf?
>
> MAGUS. Erkennst du mich nicht, meine Freundin?
>
> LILA. Sagt mir, woran ich bin? Es kommt mir alles, ich komme mir selbst so wunderbar vor. Ist das nicht unser Garten? Ist das nicht unser Gartenhaus? Was soll die Mummerei am hellen Tage? Irr' ich mich nicht, so scheinst du älter als du bist. Dieser Bart schließt nicht recht an's Kinn. (Goethe 1988, S. 867f.)

Der Bart ist ab, die Patientin geheilt und die höfische Gesellschaft wieder in der Lage, sich ihren Singspielen als solchen hinzugeben.

Die Wendung der doppelbödigen Spielstruktur, die ihre Auflösung in der allgemeinen und allseitigen Anerkennung der Spielebenendifferenz erfährt, Binnen- und Rahmenspiel also für alle Beteiligten verbindlich unterscheidet, findet in Luigi Pirandellos Drama „Heinrich IV." von 1922 eine weitere Steigerung.

Die Vorgeschichte des Stückes wird *en passant* erzählt: Während eines Maskenumzugs fiel ein Mann vom Pferd, zog sich dabei eine Kopfverletzung zu und verfiel infolgedessen auf die Wahnvorstellung, er sei der deutsch-römische Kaiser Heinrich IV., dessen Rolle er auf dem Umzug angenommen hatte. Seine Freunde gehen mit großem Aufwand auf sein neues Selbst- und Weltverständnis ein. Sie kleiden sich mittelalterlich und versorgen ihn, als wäre er ihr Monarch. Nachdem diese Behandlungsweise zwanzig Jahre lang aufrechterhalten wurde, schlägt ein hinzugezogener Nervenarzt eine Art Schocktherapie vor, um den Zustand des Patienten zu bessern. Während der Vorbereitungen des therapeutischen Clous stellt sich für einige Mitwirkende heraus, dass der Kranke das Spiel längst durchschaut hat. Aus Angst, kein normales Leben

130 | … den vermutlich Goethe selbst spielte (Huber 2003, S. 44).

131 | Zur Bedeutung von Tanz und Spiel für die Hofgesellschaft und insbesondere im Zusammenhang der *Lila* siehe Huber 1999.

mehr führen zu können, hatte er mitgespielt und die eigens für ihn etablierte zweite Welt mit aufrechterhalten. Doch der nun erfolgende Therapieversuch verursacht tatsächlich einen Schock aufseiten des Patienten, der sich dadurch wieder in seine Vorstellungen hineinsteigert und in Rage einen „Nebenbuhler" mit dem Degen verletzt. Infolgedessen sieht sich „Heinrich IV." gezwungen, die Rolle des Unzurechnungsfähigen weiterzuspielen.

Die Spiel-im-Spiel-Struktur übt offenkundig einen großen Reiz aus, wenn es darum geht, melancholische oder wahnsinnige Vorstellungswelten und deren Therapie- und Heilungsmöglichkeiten zum Thema der (dramatischen) Literatur zu machen. Das mag daran liegen, dass sich in solchen Varianten, wie ich sie hier in aller Kürze für die Zeit vom 17. bis zum 20. Jahrhundert skizziert habe, die Wahnwelten als solche gleichermaßen darstellen lassen, aber auch durch eine mehr oder minder raffinierte Rahmenkommunikation als solche markiert, infrage gestellt oder aber naturalisiert werden können.[132]

---

132 | Sidonie Kellerer verdanke ich den Hinweis auf Martin Scorseses Film *Shutter Island* (USA, 2010), der die gleiche Grundstruktur aufgreift und erneut variiert.

Vom Ende des Filmes aus betrachtet stellt dieser die Geschichte eines groß angelegten Rollenspiels dar, einer psychotherapeutischen Experimentalanordnung, der eine ganze Anstalt mit ihren Insassen und Mitarbeitern über mehrere Tage hinweg zu Diensten ist.

Vom Anfang her betrachtet, also dem Plot des Filmes und damit dem Erkenntnisfortschritt des Kinozuschauers folgend, handelt es sich um die Geschichte des US-Marshalls Teddy (Edward) Daniels (gespielt von Leonardo DiCaprio), der in den 1950er-Jahren gemeinsam mit seinem neuen Kollegen Chuck Aule zur Insel Shutter Island fährt, um dort das Verschwinden einer Patientin aus einer Einrichtung für gefährliche Geisteskranke zu untersuchen. Chuck und Teddy setzen mit ihren Nachforschungen ein, kommen jedoch mit ihren Ermittlungen nicht weit, sie erhalten nur nach und nach oder überhaupt keinen Zugang zu Personen, Akten und Räumen der Anstalt, ihre Dienstwaffen mussten sie bereits am Eingang an den Chef der Anstaltswache abgeben. Ein Hurrikan zieht auf und taucht die ohnehin schon bizarr-unheimliche Einrichtung in ein Chaos, das die Ermittler dafür nutzen, nun auch in jene Teile der Anstalt vorzudringen, die ihnen bis dahin verborgen geblieben waren. Die Suche bzw. ihre Ermittlungen verändern im Laufe der Filmhandlung ihr Ziel: die vermisste Patientin taucht überraschend wieder auf, anstelle ihrer sucht Teddy nunmehr nach dem Mörder seiner eigenen Frau und verfolgt dubiose Machenschaften der Anstaltsleitung. Es finden sich zwar keine direkten Beweise für die vermuteten Menschenexperimente, doch trifft er auf Hinweise und Personen, die ihn immer wieder in seinem Verdacht bestärken. Zuletzt untersucht er den letzten geheimnisumwitterten Ort: den Leuchtturm der Anstaltsinsel. Doch als er in diesen eindringt, findet er zunächst einmal nichts und landet schließlich in einem Zimmer, in dem der leitende Arzt, Dr. Cawley (gespielt von Ben Kingsley), bereits auf ihn wartet. Cawley konfrontiert Teddy mit der Botschaft, alles, was er in den letzten Tagen erlebt habe, sei Bestandteil eines überdimensionierten Rollenspiels gewesen, das seine, Teddys, Wahnvorstellungen aufgegriffen habe, um ihm auf diese Weise die Gelegenheit zu geben, sich selbst davon zu überzeugen, wie haltlos sie seien. Er, Teddy, selbst sei Patient und seit zwei Jahren in der Anstalt in Behandlung, weil er sich nicht mit der Wahrheit abfinden könne, dass er seine eigene Frau getötet hätte, nachdem diese ihre drei Kinder ertränkt hätte. Cawley und der bald hinzukommende Dr. Sheene alias Chuck Aule konfrontieren Teddy mit seinem Krankenblatt, mit Fotografien seiner toten Kinder, zeichnen die gesamte Sitzung mithilfe von Tonbändern auf, demonstrieren ana-

Auch wenn die Grenzen zwischen therapeutischer Praxis und dramatischer Form bestehen bleiben, rücken sie aufs Engste zusammen, oder, wie Cornelia Wild es ausdrückte, das „poetische Verfahren erinnert an die psychische Kur, in der der melancholische Wahn auf einer Bühne reinszeniert werden sollte, um die pathologische Selbstfixierung durch Wiederholung und Spiegelungen aufzulösen" (Wild 2011, S. 27).

Eine szenische Form der medizinischen Praxis wird gewissermaßen re-ästhetisiert, zum selbstreflexiven Medium dramatischer Welterzeugung gemünzt. Ja, die (Wieder-)Einführung der Theaterzeichen als Theaterzeichen eignet sich geradezu als Ur-Szene theaterästhetischer Rezeption. Der Reiz, den diese „poetischen Verfahren" auf die dramatische Literatur ausgeübt haben, mag in ihrem selbstreflexiven Potenzial liegen, das darin begründet sein könnte, dass die Erzeugung einer fiktionalen Welt mit szenischen Mitteln als solche und der „Erwerb" der Fähigkeit, sie als solche auch lesen zu können, vorgeführt werden. Die Gefahr, dass eine solche Selbstreflexion nicht zustande kommt, weil die Protagonisten nicht in der Lage sind, Theaterzeichen *als* Theaterzeichen zu erkennen, also die Fähigkeit zur Metakommunikation nicht zurückgewinnen, wird in den Stücken und Singspielen (oder Filmen) zwar thematisiert; sie ficht jedoch die eigentliche theatrale Struktur, in welcher diese Fragen verhandelt werden, nicht weiter an. Inwiefern im Gegensatz zu jenen therapeutischen Praktiken, auf welche die dramatischen Texte sich beziehen, diese nicht gleichermaßen Gefahr laufen zu scheitern, das soll nun mit Blick auf die Geschichte der Therapie der Melancholie und die in diesem Zusammenhang eingesetzten *pious frauds* deutlich werden.

---

grammatische Beziehungen zwischen wichtigen Namen, bis Teddy schließlich ohnmächtig zusammenbricht. Wieder zu Bewusstsein gekommen sitzt er bezeichnenderweise in einem Krankenhausbett. Das Krankenbett als Ort der Visite und des Wissens über pathologische Zustände wird hier zum Ort der Anerkennung derjenigen Wahrheit, die von Anstaltsleitung und behandelnden Ärzten vertreten und eingefordert wird. Denn, das macht Dr. Cawley zu Beginn der konfrontativen Begegnung im Turm gleich deutlich, es geht darum, eine Entscheidung zu treffen. Sollte Teddy weiterhin an seinen verschwörungstheoretisch ausgeschmückten Wahnvorstellungen festhalten, wird er in den nächsten Tagen einem chirurgischen Eingriff unterworfen, der ihn endgültig unschädlich und ungefährlich für andere Patienten und Angestellte machen soll. Der einzige gangbare Ausweg sei die Anerkennung seiner Patienten-Identität und derjenigen Schuld, die er mithilfe seiner Wahnwelten konsequent und radikal verdrängt habe: der Mitschuld am Tod seiner Kinder und vor allem an dem seiner Frau. Das therapeutische Preenactment dient dazu, Teddy eine letzte Chance zu geben und ansonsten eine Entscheidung für eine Lobotomie zu treffen. Scorsese gibt der verwickelten Struktur einen weiteren Dreh dadurch, dass er die Entscheidung, ob Teddy als „geheilt" betrachtet werden kann oder nicht, an den Filmzuschauer delegiert. Er liefert Hinweise darauf, dass Teddy in der letzten Einstellung einen weiteren Rückfall in seine Wahnvorstellungen lediglich mimt, um sich so ganz bewusst dafür zu entscheiden, seine schrecklichen Erinnerungen loszuwerden und sich einer Lobotomie zu unterziehen.

2.3 Melancholietherapie und pious frauds

Melancholietherapie

Medizinhistorisch ist die szenische Therapieform, die ich aufgrund ihrer formalen Struktur als therapeutisches Preenactment charakterisiert habe, aus der Geschichte der Therapie der Melancholie bekannt. Bereits in der Antike, um 400 vor Christus, wurde das Krankheitsbild der Melancholie beschrieben und im Kontext der Humoralpathologie als Überschluss an schwarzer Galle erklärt (siehe Jouanna 2012, S. 229–258).

Im *Corpus Hippocraticum,* der bedeutsamsten Sammlung antiker medizinischer Texte aus mehreren Jahrhunderten, die unter anderem Hippokrates (ca. 460–370 v. Chr.) und seinem Schüler Polybos (ca. 400 v. Chr.) zugeschrieben werden, wurde diejenige medizinische Lehre festgehalten und späterhin vor allem von Galen (ca. 130–200 n. Chr.) weiter systematisiert, die über lange Zeit die westliche Medizin leiten sollte: die Humoralpathologie (Vier-Säfte-Lehre).[133] Die vier „Säfte" – gelbe und schwarze Galle, Blut und Schleim – stellten in diesem Konzept die physischen Grundelemente dar, aus deren Gleich- oder Ungleichgewicht Krankheiten erklärt und entsprechend ausgleichend behandelt werden konnten. Die vier Säfte wurden untereinander sowie zu den Grundqualitäten (heiß/kalt, trocken/feucht), den sogenannten Temperamenten (sanguinisch, melancholisch, cholerisch, phlegmatisch), den vier Lebensphasen (bei Galen: Jugend, junger Mann, alter Mann, Greis), den vier Jahreszeiten und seit dem Mittelalter auch zur Astrologie und zur Lebensführung (z. B. zur Ernährung) des Einzelnen in Beziehung gesetzt.[134]

Die Therapie der Melancholie verfolgte entsprechend der humoralpathologischen Annahme, dass sich Gesundheit durch ein Gleichgewicht der Säfte

133 | Zur fortdauernden Bedeutung humoralpathologischer Konzepte siehe auch Schott 1998.

134 | Der erste Text über die Melancholie aus dem Jahr 430 vor Christus stammt vermutlich von Hippokrates (*Über Luft, Wasser und Ortslagen*): „‚Wenn auf einen rauen im Zeichen des Nordwindes stehenden Sommer ein ebenfalls im Zeichen des Nordwindes stehender und trockener Herbst folgt, so ist dies nützlich für die Schleimtypen und die feuchten Naturen, aber sehr schädlich für die Galletypen, denn diese werden zu stark ausgetrocknet, bekommen Augenentzündungen, heftige und langwierige Fieber, einige sogar Melancholien. Die Begründung ist folgende: Das feuchte und Wässrige der Galle wird ausgetrocknet und aufgezehrt, das Dicke und Beißende bleibt zurück.'" (Zitiert nach Flashar 1966, S, 21f.).

auszeichne, die Strategie, ausgleichend zu wirken und der schwarzen Galle entgegengesetzte Elemente zu stärken. Um also der durch das Übermaß an schwarzer Galle verursachten Traurigkeit entgegenwirken zu können, wurde einerseits mit physischen Interventionen wie Bädern, der Verabreichung von Abführmitteln, Massagen oder einer spezifischen Diät gearbeitet, andererseits wurde auch der Versuch unternommen, direkter auf die psychische Seite des Leidens einzuwirken. Ein Beispiel für derartige psychische Interventionen waren, wie der Schweizer Arzt, Literaturwissenschaftler und Medizinhistoriker Jean Starobinski in seiner Studie zur *Geschichte der Melancholietherapie* dargelegt hat, die Empfehlungen von Aulus Cornelius Celsus (ca. 25 v. Chr. bis 50 n. Chr.), einem römischen Enzyklopädisten, der für sein Werk *De Medicina* bekannt werden sollte. Dieser empfahl, den Patienten

> dahin zu bringen [...], daß er gute Hoffnung faßt. Man muss ihn durch Erzählungen und Spiele angenehme Unterhaltung verschaffen oder durch Spiele, an denen er sich, als er gesund war, am meisten zu ergötzen pflegte. Existieren Werke von ihm, so muss man diese loben und ihm vor die Augen bringen, man muss seine Traurigkeit als grundlos leichthin tadeln und ihm zeigen, daß in den Umständen, die ihn bekümmern, eher eine Veranlassung zur Freude als zum Kummer für ihn liegt. (Zit. nach Starobinski 1960/2011, S. 56)

Das Angenehme und Heitere sind Erlebnisqualitäten, die der trübsinnigen Stimmung des Melancholikers entgegengesetzt werden sollen. Dieser therapeutischen Grundrichtung folgt auch der griechische Arzt Soranus von Ephesos (um 100 n. Chr.), der als Anhänger der Schule der Methodiker den humoralpathologischen Grundannahmen kritisch gegenüberstand. Seiner Auffassung nach wurde die Melancholie durch eine Verengung von Nervenfasern verursacht, die eine Fülle von Symptomen nach sich ziehen könnte. Neben physischen Maßnahmen zog er dennoch auch solche therapeutischen Mittel hinzu, die auf die Psyche der Patienten wirken sollten:

> Soranos empfiehlt, den Patienten ins Theater zu führen. Der Melancholiker soll heitere Stücke zu sehen bekommen, wohingegen man Wahnsinnige, die an Größenwahn leiden, zu Tragödienaufführungen mitnimmt. Das Theater ist für die Behandlung eine Art affektives Gegenmittel. (Starobinski 1960/2011, S. 60)

Starobinski zeichnet in seiner Studie rund zweitausend Jahre der Geschichte der Melancholietherapie, Veränderungen in den therapeutischen Praktiken wie auch hinsichtlich ihrer medizinischen Begründungen nach. Seiner Einschätzung nach erlebt die Melancholietherapie erst in der zweiten Hälfte des 18. Jahrhunderts einen grundlegenden Paradigmenwechsel, den er an der Position des Arztes Anne-Charles Lorry festmacht. In Lorrys Werk *De melancholia et morbis melancholicis* von 1765 findet Starobinski nebeneinander zwei sich letztlich ausschließende Konzepte der Melancholie: eines, das sich weiterhin an der humoralpathologischen Idee des Überschusses an schwarzer Galle orientiert, und eines, das die neuen Konzepte des Sensualismus aufgreift. Nebeneinander stehen eine „humorale" und eine „nervöse" Melancholie, von denen sich im Laufe der nächsten Jahre Letztere durchsetzen und die humoralpathologische Theorie ablösen wird (Starobinski 1960/2011, S. 107ff.).

Kommt als Krankheitsursache nicht mehr ein Ungleichgewicht von Säften, sondern eine Pathologie der Sinnesvermögen in Betracht, verlagert sich der therapeutische Ausgangspunkt auf jene Vorstellungswelten, die als krankhaft qualifiziert werden. Wie Roy Porter schreibt, sollte die nun bedeutsam werdende

> moralische Behandlung auch jenes falsche Denken abstellen, das nach der vorherrschenden sensationalistischen Psychologie im Sinne Lockes mit dem Wahnsinn einherging. Der Irrenarzt konnte versuchen, den Patienten von seiner „getäuschten Vorstellung" abzulenken, indem er etwa seinen Geist beschäftigte oder ihm nützliche Arbeit zuwies; er konnte ihn aber auch einem Schock aussetzen. (Porter 2003a, S. 498)

… oder in eine therapeutische Szene verstricken, die letztendlich das gleiche Ziel verfolgte. Für die französische Proto-Psychiatrie, prominent vertreten von Philippe Pinel und seinem Schüler Jean-Étienne Esquirol, steht daher in der Therapie der Melancholie die Zerstörung des zentralen Wahninhalts der sog. Monomanen im Vordergrund. Ihr *traitement morale* konzentriert sich auf die Behandlung der vorherrschenden Ideen:

> In den Augen von Pinel und Esquirol ist der Melancholiker das Opfer einer von ihm selbst geschaffenen Idee, die in ihm ein parasitäres Eigenleben führt. Gelingt es diese zu vertreiben, zu zerstören, aufzulösen, wird die Krankheit selbst mit dieser verschwinden. Die Monomanie kristallisiert sich ganz und gar um einen pathologischen „Kern" geistiger Natur: Leidenschaften, falsche Vorstellungen und Urteile. Ihr Ursprung liegt vollständig in einer Wahnvorstellung [*idée délirante*]. Die französischen Psychiater des 19. Jahrhunderts geben von diesem Fremdkörper ein so konkretes, objektiviertes, versachlichtes Bild, dass sich zu seiner Bekämpfung Maßnahmen aufdrängen, die nicht ohne Analogie zu denen sind, welche die Ärzte vergangener Zeiten gegen die schwarze Galle anwendeten. Das Parasitentum der ausschließlichen Idee ist das geistige Äquivalent zum Parasitentum der schwarzen Galle. (Starobinski 1960/2011, S. 121)

Von diesem Punkt aus betrachtet, erscheint das therapeutische Programm des Verazio in Goethes Singspiel *Lila* ein weitsichtiger literarischer Kommentar auf jenen zeitgenössischen Paradigmenwechsel, den Starobinski an Lorry festmacht. Das Minimalziel seiner psychischen Kur war eine Aufheiterung von Lilas Gemüt durch Musik, Tanz und Spiel und stand insofern in Einklang mit den psychischen Interventionen der traditionellen Humoralpathologie. Das höhere Ziel derselben bestand hingegen darin, ihre Wahnvorstellungen aufzulösen und sie damit in der Wirklichkeit ihrer höfischen Gesellschaft ankommen zu lassen. Das höhere Therapieziel folgt der sensualistischen Auffassung des melancholischen Wahns, und in genau diesem Verständnis wird sich das szenische Spiel für *Lila* als heilsam erweisen und über die schwächere Deutung obsiegen. Die Struktur der *Lila* folgt in diesem Sinne einem Umgang mit der Melancholie, wie er sich im Rahmen des *moral management* entfalten sollte.

Bemerkenswert ist hier, dass die therapeutischen Praktiken selbst noch bis Anfang des 19. Jahrhunderts mit der humoralpathologischen Tradition verbunden bleiben; sie hinken also den Entwicklungen in der Krankheitstheorie eine ganze Weile hinterher.[135] Und so wird der „Kampf" gegen die vorherrschende Idee größtenteils mit szenischen Mitteln aufgenommen, wie sie bereits aus den früheren Therapien der Melancholie und unter dem Begriff *pious frauds* bekannt waren.

Pious frauds

Ein bekannter Protagonist der neuen, am *moral management* orientierten Therapien war der englische Arzt Joseph Mason Cox (ca. 1762–1822). Nach einem Medizinstudium in London, Edinburgh, Paris und Leiden, das er 1787 mit einer Dissertation über Manien abschloss, übernahm er 1788 die Leitung des bereits seit 1760 im Familienbesitz befindlichen *Fishponds Lunatic Asylum*, die bis 1818 in seinen Händen liegen sollte. Über England hinaus bekannt wurde Cox durch sein – 1811 auch in die deutsche Sprache übersetztes – Werk *Practical Observations on Insanity*, das auch in Frankreich und den USA erscheinen sollte. In diesem Buch legte Cox eine Schilderung seiner Erfahrungen mit der Behandlung von Geisteskrankheiten vor, die er aus seiner doppelten Perspektive als Mediziner und Anstaltsleiter („madhouse keeper") formulierte. Cox, der nicht zuletzt durch seine Erfindung des Cox's Chair bzw. Cox's Swing berühmt wurde, eines Rotationsstuhls, mit dessen Hilfe massive Veränderungen in der

135 | „Liest man die Schriften Pinels, stellt man fest, dass er ziemlich beständig auf die alten Therapien zurückgreift, während doch die ideale Behandlung einer Krankheit, deren Ursachen vorwiegend psychischer Natur sind, sich in erster Linie den Eindrücken [impressions] des Kranken zuwenden müsste. Aber die Praxis kann sich nicht plötzlich den Anforderungen einer neuen Theorie anpassen, die noch tastet, noch keine festen Regeln aufgestellt hat und die noch weit davon entfernt ist, allgemeine Zustimmung gefunden zu haben." (Starobinski 1960/2011, S. 116).

Wahrnehmung der Patientinnen und Patienten erzeugt werden sollten,[136] stellt hier in einer Reihe von Fallgeschichten wesentliche Aspekte seiner *psychischen Mittel* dar.

Cox räumt ein, dass es „unmöglich" sei, „eine Reihe unveränderlicher Regeln für diesen Theil unseres Heilverfahrens aufzustellen", doch so viel sei gewiss: „Welcher Methode man sich aber auch bediene, um entweder Furcht oder Zutrauen zu erregen: so ist es doch nie zulässlich, dass man die Kranken betrügt; kein Versprechen, keine Drohung sollte unerfüllt bleiben" (Cox 1811, S. 52). Dessen ungeachtet war es jedoch Cox, der den Begriff der *pious frauds* für das *moral management* näher definieren und deren Nutzen für die neuen Therapien mit einer Reihe von Fallgeschichten untermauern sollte (siehe Kaiser 2012a). Denn immer dann, wenn „eine einfache irrige Idee das Hauptsymptom der Krankheit" sei und die „leidende Person, obgleich im Stande, über jeden Gegenstand, der nicht mit jener Idee in Beziehung steht, verständig, ja selbst sinnreich, zu reden," dann sei

> es gewiß zu versuchen erlaubt, was für die Heilung der Krankheit ein Betrug vermöge, den man in der Absicht, durch unerwartete, ungewöhnliche, auffallende oder scheinbar übernatürliche Einwirkungen einen starken Eindruck auf die Sinne zu machen, ersonnen hat. Unter die Mittel, deren man sich hiezu bedienen kann, gehört, daß man den Kranken zuvor entweder plötzlich oder allmählig durch nachgeahmten Donner oder durch sanfte Musik, je nachdem es nun die Eigenthümlichkeit jedes Falls erfordert, aus dem Schlafe weckt; daß man alsdann seinen Wahn entweder durch irgendeinen treffenden Spruch, oder durch Zeichen, welche mit Phosphor auf die Wand des Schlafzimmers geschrieben sind, bekämpfet; oder daß dieses letztere dadurch geschehe, daß man jemand unter dem Charakter eines Engels, Propheten oder bösen Geistes eine Erzählung halten oder einen Beweis führen läßt, wo dann aber derjenige, der diese Täuschung übernimmt, sehr viel Gewandtheit besitzen und seine Rolle gut ausführen muß. (Cox 1811, S. 56)

Das Vertrauen der Patienten durch ein berechenbares, zuverlässiges Handeln des Arztes zu gewinnen und zu erhalten, steht für Cox (und seine Zeitgenossen) offensichtlich in keinem unbedingten Widerspruch zur therapeutischen Praxis der *pious frauds*, d. h. der des frommen Betrugs zu medizinischen Zwecken.

136 | Nicholas J. Wade beschreibt in einem Gastbeitrag dessen Funktionsweise wie folgt: „It introduced a novel technique […]: spinning the body round a vertical axis in a specially designed chair which was often called Cox's chair. Cox used a variety of treatment procedures in addition to spinning. He had earlier used the method of swinging, in which a chair was suspended from the ceiling and set in back-and-forth or twisting motion, but he found that rotation in a specially constructed chair produced better results." (Wade 2005, S. 235).

Wie oben im Zuge der kleinen Stoff- und Motivgeschichte bereits angeklungen war, handelt es sich im 18. Jahrhundert bei solchen ärztlichen Lügen, die für die jeweiligen Patienten passgenau szenisch ausgestaltet werden, keineswegs um eine neue Erscheinung. Neben der fingierten Entnahme eingebildeter Fremdkörper wird schon in Fallgeschichten wie denen, die Nathaniel Wanley in seinem Kompendium *The Wonders of the Little World; or a General History of Man* von 1673 gesammelt hatte (Wenley 1673/1806; siehe auch Kaiser 2014a), vom Auftritt von Engeln, Propheten, bösen Geistern oder Toten berichtet.[137] Diese therapeutischen Inszenierungen können beeindruckende *special effects* wie das plötzliche Erscheinen von Phosphorschrift an der Wand aufbieten und dennoch darauf setzen, dass Letztere aufseiten der Patienten nicht als Theatermittel wahrgenommen werden. Damit dies gelingen kann, scheint aus zeitgenössischer Sicht neben der pathologischen Fixierung der Patienten auf die für sie inszenierte Vorstellungswelt auch die größtmögliche Kunstfertigkeit aufseiten der schaustellernden therapeutischen Akteure – von Cox als „actor" bezeichnet – notwendig.[138] Durchkreuzt werden konnte die erhoffte Wirkung des von den Ärzten induzierten Illusionstheaters dennoch. Cox selbst warnte vor den gefährlichen Nebenwirkungen der therapeutischen Szenen. Der mit Theatermitteln üppig ausgestattete „fromme Betrug" darf dem Patienten zu keinem Zeitpunkt als solcher erscheinen:

> Every fraud of deception that might have been found necessary in the treatment of the patient, during his insanity, should be carefully concealed from him, even after his recovery, as the knowledge could be attended with no possible advantage to him, and might prevent the renewal of confidence in his physician, and the repetition of similar means in cases of relapse. (Cox 1806/1813, S. 65)

Dass der Einsatz von *pious frauds* bei Missachtung dieser Vorsichtsmaßnahmen auch einen nicht ganz so glücklichen Ausgang finden konnte, wird an einer Fallgeschichte deutlich, die Philippe Pinel 1801 in seinem *Traité médico-philosophique sur l'Aliénation Mentale* veröffentlicht hatte: Ein Schneider hatte sich in den Kopf gesetzt, dass ihm das Revolutionstribunal und die Hinrichtung bevorstünden, weil er in den Wirren der Französischen Revolution in der Öf-

137 | So auch Hattori: „'Lying' for therapeutic purposes was closely linked with the use of dramatic spectacle and theatrical ‚deception' in healing. This type of treatment was repeatedly indicated in the cure of melancholy; particularly in the kind of melancholy known as *laesa imaginatio*, or ‚wounded imagination'" (Hattori 1995, S. 255).

138 | Cox 1806/1813, S. 65. In der deutschen Übersetzung von Roy Porters *Kunst des Heilens* heißt es dazu wohl etwas voreilig, Cox habe „Schauspieler [angeheuert], um die Illusionen der Patienten darzustellen" (Porter 2003a, S. 498). Zumindest ist es mir nicht gelungen, einen Hinweis darauf zu finden, dass Cox tatsächlich professionelle Schauspieler für seine szenischen Interventionen herangezogen hätte.

fentlichkeit ein paar kritische Bemerkungen zur Verurteilung und Hinrichtung des Königs hatte fallen lassen. Auch ihm wurde eine Szene vorgespielt, die ihm seinen *Seelenfrieden* wiedergeben sollte und in der als „Commissärs" verkleidete Mitarbeiter Pinels eine gerichtliche Anhörung fingierten, an deren Ende sie den Schneider freisprachen. Nur dass in diesem Fall die Erleichterung und glückliche Wendung für den Patienten ein jähes Ende nahm, als diesem im Nachhinein von einem Wärter eröffnet wurde, dass es sich hierbei lediglich um ein Schauspiel und nicht um eine reale Gerichtsverhandlung gehandelt habe. Wie Pinel lakonisch feststellt, musste dieser Patient daraufhin als unheilbar aufgegeben werden (Pinel 1801, S. 248–252; siehe auch Kaiser 2008).

Die Grundstruktur der „dramatic spectacle[s]" (Hattori 1995, S. 255) oder – wie ich sie lieber nennen möchte – *therapeutischen Preenactments* folgt dem gleichen Schema:[139] Wie in der Fallgeschichte Maries steht und fällt diese szenische Therapieform damit, ob es dem behandelnden Therapeuten und seinem Team gelingt, das Vertrauen der Patientinnen und Patienten zu gewinnen und Zugang zu deren vorherrschenden Vorstellungen zu erhalten, zu antizipieren, was diese erwarten oder befürchten, um diese Vorstellungen dann meist in einer zentralen Schlüsselszene aufzuführen. Die Art und Weise, in der dies versucht wird, bleibt auffallend gleichförmig.

Mit dieser Einschätzung folge ich weder dem Vorschlag von Maureen Tucker noch dem von Carmel Raz, die sich beide um eine Binnendifferenzierung szenischer Praktiken in der Therapie um 1800 bemüht und damit bereits Ansätze für eine formal begründete Typologie vorgelegt haben. Tucker kritisiert in ihrer 2007 vorgelegten Dissertation *Theatre as Asylum, Asylum as Theatre: Cross-Channel Institutional Intersections from 1780 to 1830* jede typologische Differenzierung als letztlich „artificial", um unmittelbar anschließend selbst

139 | Wie Natsu Hattori in Bezug auf William Vaughams und Robert Burtons Vorstellungen zur Melancholietherapie schrieb: „In order to heal the disordered fancy, the physician had to enter into the patient's own fiction, never contradicting even the most outrageous assertions. Some of the medical exempla contain accounts of ingenious cures, in which physicians cannily adapt the patient's own fantasy to create a ‚scenario' for a cure: as Burton says, ‚sometimes again by some feigned lie, strange news, witty device, artificial invention, it is not amiss to deceive them. As they hate those … that neglect or deride, so they will give ear to such as will sooth them up.' [Burton, II, 131] Therefore the healer works the cure by means of the delusion itself, through tactful suggestion clever stage-managing and theatrical ‚trickery'" (Hattori 1995, S. 256). Starobinski beschreibt die gängige Vorgehensweise wie folgt: „Der Therapeut nähert sich dem Kranken und tut so, als glaubte er ebenso wie dieser an die Wahnvorstellung, er gibt ihm zu verstehen, dass er recht hat. Anstatt ihm zu widersprechen, fühlt sich der Patient bestätigt und freundschaftlich umhegt: Endlich ist einer da, der ihn versteht, er ist nicht mehr allein, er kann sich offen anvertrauen. Ist diese Komplizenschaft einmal hergestellt, kann ein, wenn auch nicht authentisches, Gespräch einsetzen. Der Zweck dieses Dialogs ist es, den Kranken zu einer Handlung zu bewegen, die ihn am Ende selbst und mit seinen eigenen Augen die Zerstörung des Gegenstandes seines Wahns feststellen lässt." (Starobinski 1960/2011, S. 120).

eine Unterteilung in „three major categories in dramatic treatments" vorzuschlagen. Sie unterscheidet in „command performance, staging, and role-playing" (Tucker 2007, S. 124), wobei man sich unter „command performance" all jene strikten Anweisungen von Autoritätspersonen (also in der Regel des behandelnden Arztes) vorzustellen hat, welche die Patienten auffordern, sich gut zu benehmen. „Staging" findet Tuckers Ansicht nach sowohl in Verbindung mit „command performances" als auch innerhalb des „role-playing" statt (ebd.). Als „role-playing" bezeichnet sie jene szenischen Praktiken, die ich als *therapeutisches Preenactment* beschrieben habe:

> Role-playing involves hospital agents – governors, doctors, friends, etc. – entering into the delusion of the patient, often playing out the patient's concern to a satisfactory conclusion. Successful role-playing allows the patient to dispense with his or her obsession, control his or her behaviors, and possibly return to society. (Ebd.)

Der Begriff des Rollenspiels ist im Zusammenhang der therapeutischen Praktiken um 1800 meiner Meinung nach irreführend, insofern mit ihm in der Regel der bewusst reflektierte Vorgang einer Rollenübernahme verbunden wird. Von solch einem bewussten Rollenspiel kann jedoch nur auf der Seite der therapierenden Akteure die Rede sein und nicht auf der der Patienten.

In eine ähnliche Richtung geht auch der Vorschlag, den Carmel Raz kürzlich in einem Aufsatz, der sich mit dem therapeutischen Einsatz von Musik und Theater in der *Casa dei Matti* unter der Leitung des Baron Pisani beschäftigt, gemacht hat. Raz (2017) möchte zwischen „pious frauds" auf der einen und einem „targeted therapeutic role-playing in theatrical setting" auf der anderen Seite unterscheiden. Die Binnendifferenz ergibt sich für Raz aus einem mehr oder weniger ausgebildeten Bewusstsein für die Theatralität der jeweiligen therapeutischen Szenen, wobei das „Mehr" an Bewusstsein aus Reils Forderung nach einem Theater in der Anstalt, den teils aufwendigen Kostümierungen und Spezialeffekten, die zum Einsatz kommen (sollen), hergeleitet wird.

Hinsichtlich des Status der therapeutischen Inszenierungen ist es ja in der Tat bemerkenswert, dass Reil in seinen *Rhapsodieen* von der Einrichtung eines „Theaters" spricht, damit aber an dieser Stelle eine ganz andere als *gewöhnlich* mit dem bürgerlichen Theater verbundene Raum- und Rahmensituation meint.[140] Ein für Zuschauer und Spieler klar differenzierter theatraler Raum

---

140 | Die zentrale Textstelle, die oben bereits ausschnittsweise zitiert wurde, lautet: „Ich bemerke blosz im Allgemeinen, dasz jedes Tollhaus […] ein für diese Zwecke besonders eingerichtetes, durchaus praktikabeles Theater haben könnte, das mit allen nöthigen Apparaten, Masquen, Maschinerien und Decorationen versehen wäre. Auf demselben müszten die Hausofficianten hinlänglich eingespielt seyn, damit sie jede Rolle eines Richters, Scharfrichters, Arztes, vom Himmel kommender Engel, und aus den Gräbern wieder-

wird in diesem Modell szenischer Therapie – wie schon in Morenos Fall der Marie – nicht auf der Ebene der Kommunikation zwischen allen beteiligten Akteuren etabliert. Als „Theater" erscheint diese Einrichtung innerhalb der Proto-Psychiatrie höchstens auf der *Produktionsebene*, insofern es eine Reihe theatertechnischer Vorrichtungen bereithalten sollte, mithilfe derer individuell zugeschnittene Szenen für die Patienten hätten aufgeführt werden können.

Was also, wenn diese Theatermittel als solche der Wahrnehmung der Patienten verborgen bleiben? Wenn, wie Cox es forderte, die Illusion für die Patienten so perfekt wirkt, dass sie als Realität begriffen wird? Was also, wenn Theater hier nicht das gleiche bedeutet wie Theater dort? Meiner Einschätzung nach ist im Kontext des therapeutischen Preenactments von einem anderen Theaterbegriff auszugehen, als er sich im Laufe des 18. Jahrhunderts für die stehenden Bühnen Westeuropas entwickeln sollte. Theater ist nicht gleich Theater, und für die beteiligten Patienten ergibt sich aus Reils Anstaltstheater gerade keine Rahmenkommunikation, die das Spiel als theatrales Spiel markiert und aus der man ein gesteigertes Bewusstsein für die Theatralität der Situation und des eigenen Agierens ableiten könnte.

Auf der Ebene der Form scheinen mir die Gemeinsamkeiten zwischen den *pious frauds* und den szenischen Therapien im Kontext des *moral managements* somit viel bedeutsamer als etwaige Unterschiede. Die „pädagogische Methode [ist] uralt" (Starobinski 1960/2011, S. 123) und es gibt nicht nur unter den Zeitgenossen von Pinel und Esquirol, sondern bereits in der „antike[n] Literatur [...] genug Beispiele dieser Art" (ebd.).

Neu und bemerkenswert ist Ende des 18. Jahrhunderts etwas anderes. Wie Starobinski herausarbeitet: „Diese Geschichten bekommen aber jetzt einen Wert, den sie vorher nicht besessen hatten: Sie dienen als legendenhafte Illustration für die Wirksamkeit heilender Vorspiegelungen, die ihrerseits siegreich den fixierten Wahnvorstellungen begegnen" (ebd., S. 124). Im Kontext des neuen sensualistischen Paradigmas ändern sich nicht in erster Linie die szenischen Mittel, was sich ändert, ist ihre Bedeutung als therapeutische Praxis, ihre Legitimation als Therapie.

Monomanie, theatrale Fiktion, Wirklichkeit und Betrug gehen in den proto-psychiatrischen Praktiken eine enge Verbindung ein, ohne sich tatsächlich ineinander aufzulösen oder – vor allem mit Blick auf die mit ihnen verbundenen Gefahren für die involvierten Patienten – gänzlich ununterscheidbar zu

kehrender Todten, nach den jedesmaligen Bedürfnissen des Kranken, bis zum höchsten Grad der Täuschung vorstellen könnten. Ein solches Theater könnte zu Gefängnissen und Löwengruben, zu Richtplätzen und Operationssälen formirt werden. Auf demselben würden Donquichotte zu Rittern geschlagen, eingebildete Schwangere ihrer Bürde entladen, Narren trepanirt, reuige Sünder von ihren Verbrechen auf eine feierliche Art losgesprochen." (Reil 1803/1818, S. 209f.).

werden. Wie lässt sich der Verlauf von Fiktions- und Realitätsgrenze in diesen Praktiken dennoch fassen?

In seinen Vorlesungen zur *Macht der Psychiatrie* hat sich auch Michel Foucault mit dieser Frage auseinandergesetzt und besonders jene Fallgeschichten, die Joseph Mason Cox veröffentlicht hatte, zum Ausgangspunkt seiner Überlegungen genommen. Er rekonstruiert die szenischen Praktiken im Kontext des *moral management* als eine „Art von organisiertem Spiel rund um die Fiktion der Bestätigung des Wahns [...], welche die Heilung tatsächlich gewährleistet" (Foucault 2005, S. 61). Die Therapie bestünde, so Foucault, in diesen Fällen darin, „gewissermaßen in der Fortsetzung der Wahrheit, um die Krankheit herum [...] eine Art zugleich fiktive und reale Welt zu bilden, in welcher der Wahnsinn in die Falle einer Realität ging, die man heimtückischerweise induziert hatte" (ebd., S. 58). Nicht die Wahrnehmungswelt der Patienten würde an die der Umwelt, Ärzte und Pflegerinnen angepasst, sondern umgekehrt eine verdrechselte Verbindungslinie von Letzterer zu Ersterer, eine Ausdehnung und Transformation der Realität in die Sphäre des Wahnsinns hinein inszeniert.[141] Wahnsinn als Irrtum versus Realität als Wahrheit sind in Foucaults Rekonstruktion der historischen Praxis die leitenden Dichotomien. Doch wie genau verhalten sich diese zur Fiktion, zum Theater und zur Falle?

Hängen nicht all diese Irrungen und Wirrungen, die sich um Reils Theater drehen, um das auf diesem stattfindende Rollenspiel der einen und die perfekten Illusionen der anderen, hängen diese nicht an einem bestimmten

---

141 | Siehe hierzu näher Foucault 2005, S. 192f.: „Der Endeffekt des Irrtums ist folglich nicht so sehr die Verstiegenheit als vielmehr die Art und Weise, in der man diesen Irrtum überwinden, ihn abbauen kann. Der Irre ist derjenige, dessen Irrtum nicht durch Beweisführung abgebaut werden kann; der Irre ist jemand, für den die Beweisführung nicht die Wahrheit erzeugt. Infolgedessen muß – ohne den Weg über die Beweisführung – ein anderes Mittel gefunden werden, um den Irrtum abzubauen – da der Wahnsinn nun einmal in der Tat der Irrtum ist.

Das heißt, anstatt das Fehlurteil zu bekämpfen und zu zeigen, daß es in der Realität kein Korrelat besitzt – was im wesentlichen das Verfahren der Beweisführung ausmacht –, läßt man dieses Urteil, das falsch ist, als wahr gelten und verändert dafür die Realität, so daß sie sich dem irren Urteil, dem Fehlurteil anpaßt. Nun, von dem Moment an, wo ein Urteil, das irrig war, derart in der Realität ein Korrelat hat, das es bestätigt, von dem Moment an – wobei das, was im Kopf ist, mit dem, was in der Realität ist, koinzidiert – gibt es keinen Irrtum mehr und folglich auch keinen Wahnsinn.

So daß man gewissermaßen die Realität auf die Höhe des Wahns kommen läßt, nicht indem man das falsche Urteil manipuliert, nicht indem man versucht, es richtigzustellen, nicht indem man es sich selbst durch die Beweisführung vertreiben läßt, sondern im Gegenteil, indem man die Realität entstellt, manipuliert; und in dem Moment, wo das falsche Urteil des Wahns einen realen Gehalt in der Realität haben wird, wird es deshalb ein wahres Urteil sein, und der Wahnsinn wird aufhören, der Wahnsinn zu sein, da nun einmal der Irrtum aufgehört haben wird, ein Irrtum zu sein. Man läßt also die Realität delirieren, damit der Wahn kein Wahn mehr ist; man befreit den Wahn von seinem Irrtum, damit er nicht mehr irrt."

Modus der Referentialität? Welche Grenzverschiebung eröffnet das therapeutische Preenactment – auch und gerade im Gegensatz zu jenen dramatischen Theaterformen, auf die an anderer Stelle (siehe Kapitel IV.4) noch weiter einzugehen sein wird?

Für jene Traditionen der *pious frauds*, der Melancholietherapie und ihrer Transformationen und Wiederbelebungen im Kontext des *moral management* bis Anfang des 19. Jahrhunderts könnte ein Blick in theaterhistorische Forschungen hilfreich sein, um das spezifische Verhältnis der jeweils erzeugten und verhandelten Wirklichkeits- und Fiktionsebenen genauer zu fassen. Folgt man einem Hinweis, den Gerda Baumbach zur historischen Entwicklung des Illusionsbegriffs im Theater des 17. im Gegensatz zu dem des 18. Jahrhunderts geliefert hat, eröffnet sich eine produktive Verständnismöglichkeit:

> Dem Illusions-Begriff des 17. Jahrhunderts gemäß soll die Fiktion durch Täuschung der Zuschauer derart wahr-scheinlich (*vrai-semblable*) sein, dass sie für wahr genommen werden kann, vorausgesetzt sie ist moralisch und sittlich (der *bienséance*, Schicklichkeit, Anständigkeit entsprechend) angemessen. Anfang des 18. Jahrhunderts wird die Grundforderung der Wahrscheinlichkeit (*vraisemblance*) im Interesse eines neuen Begriffs von Wahrheit, Vernunft und Wirklichkeit in Frage gestellt. Die Idee einer vollkommenen Illusion resultiert aus der Gleichsetzung von theatraler Fiktion mit der sozialen Realität. Diderot (*Discours de l'art dramatique*, 1758) bestimmt Illusion als Illusion des Realen, verstanden als Nachahmung (*Tun Als Ob*) der Natur und Wahrheit, die durch seelische Rührung der Zuschauer auf deren sittlich-moralische Besserung zielt. (Baumbach 2012, S. 240)

Anders ausgedrückt und auf den hier interessierenden Zusammenhang gemünzt: Die mit theatralen Mitteln erzeugten Fiktionen des therapeutischen Preenactments zielten auf etwas, das in den Augen der Patienten und aus der Perspektive ihrer vorherrschenden Ideen die größtmögliche Wahrscheinlichkeit für sich beanspruchen konnte. Eine Illusionserzeugung, wie sie mit der Etablierung der Vierten Wand und der hiermit korrespondierenden Form des Schauspielens im Laufe des 18. Jahrhunderts strukturell und konzeptionell verbunden wurde, war gar nicht ihr Anliegen. In Fortschreibung des älteren Illusionsbegriffs, der gewissermaßen unzeitgemäß den theatralen Praktiken und Anordnungen, die fort- und umgeschrieben wurden, anhaftete, mochte sich insofern die Frage nach der einen, für alle verbindlichen Wahrheit überhaupt nicht stellen. Vorausgesetzt, das inszenierte Illusionstheater verfolgte moralisch und sittlich angemessene Ziele, war erst einmal nichts Unangemessenes an einer gezielt herbeigeführten Täuschung. *Pious frauds*, die gut gemeinten, zu Zwecken der Heilung eingesetzten Betrügereien, waren somit womöglich weitaus abhängiger davon, dass es dem behandelnden Arzt gelang, ein Vertrauensverhältnis zu seinen Patienten aufzubauen und dieses aufrechtzuerhalten, als davon, dass in den aufgeführten Szenen eine tiefere, von allen Beteiligten geteilte Wahrheit oder Wirklichkeit zur Darstellung gekommen wäre.[142] Einem möglichen Verlust des Vertrauensverhältnisses galt die vorrangige Sorge von Cox, nicht der Deckungsgleichheit von erzeugter Illusion und sozialer Realität.

Dieser *Befund* korrespondiert im Übrigen in hohem Maße mit der Art und Weise, in der noch weit bis ins 18. Jahrhundert hinein das Verhältnis zwischen Arzt und Patient strukturiert war. Wie Lachmund und Stollberg in ihrer medizin- und sozialhistorisch angelegten Forschung zur Geschichte des Arzt-Patienten-Verhältnisses gezeigt haben, hing ein erfolgreicher Therapieverlauf ganz wesentlich davon ab, dass es den Ärzten am Krankenbett gelang, mit vielfältigen performativen Mitteln und Strategien eine für die Patienten und ihre ums Bett versammelten Angehörigen überzeugende Aufführung ärztlicher Kunst vorzulegen (Lachmund und Stollberg 1995 und 1992/2012). Bevor sich im Laufe des 19. Jahrhunderts das Klinikwesen durchsetzen konnte, war die Fähigkeit, das Vertrauen der Beteiligten zu gewinnen und zu erhalten, eine Schlüsselkompetenz der meist wandernden Ärzte, die ihr Können – wie Verazio in Goethes *Lila* – immer wieder neu unter Beweis stellen mussten, sich von anderen Mitbewerbern erfolgreich absetzen mussten und sich in der Beziehungsgestaltung nicht zunächst einmal auf institutionalisierte Kompetenzzuschreibungen verlassen konnten.

Das Interesse, dieses Abhängigkeitsverhältnis umzukehren, war groß, und nicht zuletzt Michel Foucault hat deutlich darauf hingewiesen, in welcher Weise in der Proto-Psychiatrie Ende des 18. bis in die Mitte des 19. Jahrhunderts hinein daran gearbeitet wurde, mit der institutionellen Struktur auch ein ganz anders gelagertes Arzt-Patienten-Verhältnis einzurichten und herzustellen. Bereits in Charenton, Bicêtre, aber auch im englischen Anstaltswesen wurde um 1800 viel darüber diskutiert, wer in diesen Institutionen Macht und Entscheidungsgewalt auf sich vereinigen können sollte. Welche Bedeutung sollten geistliche Anstaltsleiter für sich behaupten können, welche die medizinisch ausgebildeten Ärzte? Während sich auf der einen Seite also noch Modelle, Praktiken und Formen *hielten*, die in ästhetischer wie sozialer Hinsicht älteren Traditionen verpflichtet waren und im Zuge aktueller Krankheitskonzepte im Licht des Sensualismus und des *moral management* anders interpretiert wurden, bildeten sich auf der anderen Seite bereits institutionelle Strukturen und,

142 | An diesem Punkt musste ich mich im Laufe meiner Forschungsarbeiten auch davon verabschieden, Ervin Goffmans kommunikationstheoretischen Annahmen zu folgen (Goffman 1980). Goffmans Konzept der Rahmenkommunikation beruht gerade in seiner Beschreibung der Theatersituation und der des wohlmeinenden Betrugs auf dem jüngeren, im 18. Jahrhundert ausgebildeten Paradigma und Illusionsbegriff und ist nicht in gleicher Weise geeignet, ältere Konzepte zu fassen. Siehe dagegen noch Kaiser 2012a und b.

mit diesen verbunden, andere szenische Anordnungen heraus, mit denen ich mich in den beiden folgenden Kapiteln zur agonalen und dramatischen Form näher auseinandersetzen möchte.

Bleibt noch zu fragen, wie sich diejenige Fallgeschichte, mit der dieses Kapitel einsetzte, zu den skizzierten historischen Verschiebungen um 1800 verhält? Wie nimmt sich Morenos therapeutische Arbeit in der Mitte des 20. Jahrhunderts zu den erörterten Verschiebungen und dem Paradigmenwechsel des Illusionstheaters aus? Wie und vor welchem Hintergrund ist es zu verstehen, dass sich in seiner Psychosetherapie „die Kategorie der Technik der ‚therapeutischen Irreführung'" (Moreno 1959, S. 310) wiederfinden lässt? Einerseits kommt in Morenos Kommentar zur Fallgeschichte der Marie tatsächlich jene verwickelte Struktur zum Tragen, die Foucault mit Blick auf Cox beschrieben hatte. Zur formalen Struktur und Anlage dieser Therapie schreibt er: „Ein Außenseiter *würde* das als *Täuschung* bezeichnen. Psychodramatisch gesprochen ist das jedoch keineswegs der Fall. [...] Johann war für uns eine imaginäre Person, aber für Marie war er eine Realität." (Moreno 1959, S. 292f.)

Dass hier zwei Wahrheitsbegriffe in einer Therapie nebeneinander stehen bleiben können, lässt sich nur vor dem Hintergrund eines ganz anders gelagerten Begriffes von Heilung und Gesundheit, den Moreno vertritt, integrieren. Drei Maximen leiten seine psychodramatische Therapie:

> 1. Die „Wirklichkeit" der Psychose zu akzeptieren.
> 2. Mit den Hilfs-Ichen in die Psyche des Patienten einzudringen und ihm aktiv in der Selbstverwirklichung zu helfen, den Weg der Psychose zu gehen, aber in einer kontrollierten Form.
> 3. [...] Unser Ziel muß es sein, den Patienten mit seinem von der Norm abweichenden Benehmen wieder in die Kultur einzureihen, als ob alles selbstverständlich und natürlich sei, und ihm die Gelegenheit geben sich in den verschiedensten Gebieten schöpferischer Tätigkeit zu bewähren. (Moreno 1959, S. 317)

Die ersten beiden Punkte stehen in direkter Traditionslinie der dargestellten Praxis der *pious frauds*. Im dritten Punkt liegt hingegen eine wesentliche Differenz gegenüber den szenischen Praktiken des therapeutischen Preenactments: Anders als es in der Melancholietherapie und im Zuge des *moral managements* gedacht worden war, geht Moreno nicht davon aus, dass die wahnhaften Vorstellungswelten durch einen geglückten Theaterclou aus der Welt seien. Während Reil, Cox, Pinel und die Pussins,[143] Esquirol und ihre Zeitgenossen an

143 | Jean-Baptiste Pussin (1746–1811) und seine Frau Marguerite (1754–?) waren zwischen 1780 und 1811 an der Anstalt von Bicêtre in der Abteilung für unheilbar psychisch

die therapeutische Szene die Erwartung heften, mit dieser würde eine pathologische Idee abgegolten und dadurch gewissermaßen *entschärft*, rechnet Moreno mit deren partieller Persistenz. Gesundheit und Heilung bedeuten für ihn allerdings auch nicht die vollständige Abwesenheit wahnhafter Vorstellungen. Morenos Perspektive scheint auf der Höhe ihrer Zeit oder dieser in mancherlei Hinsicht voraus, wenn er hervorhebt, dass das Ziel der Therapie erreicht sei, wenn es der Patientin wieder möglich sei, mit ihren Einschränkungen so umgehen zu können, dass sie in einem sehr weitreichenden Maße wieder in der Lage sei, in Eigenregie am sozialen Leben teilhaben zu können. Lassen sich verschiedene Realitäten in einen derart gestalteten Gesundheitsbegriff integrieren, erübrigt es sich, einen absoluten Wirklichkeitsanspruch durchsetzen zu wollen.

gestörte Patienten tätig; ab 1785 leitete Pussin die Verwaltung der Abteilung. Beide waren berühmt für ihre humanen und einfallsreichen therapeutischen Interventionen. Pinel dokumentierte einige dieser Begebenheiten in seinen Publikationen.

IV.3 wettkämpfend/agonal

In gewisser Weise waren das Anstaltswesen und die Anfänge einer institu-1tionalisierten Psychiatrie um 1800 also Voraussetzungen dafür, dass die therapeutische Arbeit mit Patientinnen und Patienten auch eine agonale Form annehmen konnte. Nur in einer nach außen abgeschlossenen Institution war es effektiv möglich, dass sich die Abhängigkeitsverhältnisse so umgestalten und durchdeklinieren ließen, wie es hierfür nötig war. Vor allem die Aufnahmesituationen, die Ankunft der Patienten in der Anstalt und deren szenische Ausgestaltung,[144] folgten häufig einer agonalen Grundstruktur. Wie diese auch als Strukturmodell therapeutischer Interventionen gedacht wurde, wie sie sich im Kontext des Umbaus des Anstaltswesens um 1800 verstehen lässt und von Michel Foucault in seinen Vorlesungen zur *Macht der Psychiatrie* gedeutet wurde, diesen Fragen möchte ich im Folgenden nachgehen.

3.1 Eine fiktive Fallgeschichte (Reil)

Es war der bereits mehrfach erwähnte Johann Christian Reil,[145] der 1808 das Wort „Psychiaterie" in die medizinische Fachwelt einführte.[146] Reil war jedoch nicht der Erste, der sich im deutschsprachigen Raum mit psychiatrischen Fragestellungen auseinandersetzte. Die erste *Psychische Heilanstalt für Geisteskranke* entstand 1805 durch Umwandlung des vorherigen Tollhauses in Bayreuth unter der Leitung von Johann Gottfried Langermann (1768–1832). Und auch den ersten Lehrstuhl für *Psychische Therapie* in Leipzig hatte nicht Reil, sondern ab 1811 sein Kollege Johann Christian August Heinroth (1773–1843) inne

144 | Siehe Kapitel III.

145 | Für die folgenden Passagen zu Reil übernehme ich teilweise Ausführungen, die kürzlich in den Recherchen 129 von *Theater der Zeit* erschienen sind. Siehe Kaiser 2016, S. 63f.

146 | ... und es acht Jahre später in die heute geläufige Form Psychiatrie modifizierte: „Aber auch die Änderung des Namens von ‚Psychiaterie' zu ‚Psychiatrie' finden wir zuerst bei Reil, und zwar in seinem 1816 erschienenen ‚Entwurf einer allgemeinen Therapie'. [...] Der Name ‚Psychiatrie' setzte sich gegenüber den Begriffen ‚psychische Heilkunde', ‚psychische Medizin', ‚Seelenheilkunde' u. a. zuerst langsam durch [...]." (Marneros und Pillmann 2005, S. 19).

(siehe Benzenhöfer 1993, S. 65). Reil selbst war von den 1780er-Jahren bis 1810 zunächst Professor und Stadtphysikus in Halle, dann in Berlin. Er hielt „Vorlesungen über Diaetetik, allgemeine und spezielle Pathologie, Physiologie und Augenheilkunde – nicht über ‚psychische Medizin'" (Marneros und Pillmann 2005, S. 7). Von einigen Zeitgenossen und späteren Rezipienten wurde Reil dennoch als ein wesentlicher Begründer der (Proto-)Psychiatrie angesehen. Als 1808 seine Abhandlung *Ueber den Begriff der Medicin und ihre Verzweigungen, besonders in Beziehung auf die Berichtigung der Topik der Psychiaterie* erschien, lieferte sie einen ersten spekulativen und systematischen Aufriss des Fachs im deutschsprachigen Raum (ebd., S. 5). Reil selbst verfügte über keine klinischen Erfahrungen aus Irrenanstalten, was ihn dennoch nicht davon abhielt, Pläne für deren Einrichtung aufzustellen (ebd., S. 39). Er plädierte für die Schaffung öffentlicher Institutionen zur Pflege und Therapie von Irren, wobei er zwischen „Aufbewahrungsanstalten" und Heilanstalten unterschied, wovon die einen für die als unheilbar angesehenen, die anderen für jene, die als „‚subjektiv-heilbare[] Irrende[]'" betrachtet wurden, vorgesehen waren (ebd., S. 44; siehe auch Reil 1803/1818, S. 453).

Mit seiner 1803 erschienenen Schrift *Rhapsodieen über die Anwendung der psychischen Curmethode auf Geisteszerrüttungen* hatte Reil einen viel beachteten Entwurf geliefert, mit dessen Hilfe er eine Systematik psychischer Behandlungsweisen und damit theoretische Grundlagen für das neu zu etablierende medizinische Fach vorlegen wollte. Die von ihm entworfene psychische Kurmethode legte es darauf an, die Kranken mit „Seelenreitzen" zu therapieren (Reil 1803/1818, S. 253). So sollten ihre therapeutischen Mittel einer „Psychischen Heilmittellehre" folgen, die Reil in ihren Elementen und Funktionsweisen entwarf (Reil 1803/1818, S. 144–217). Für diesen Zweck forderte er neben anderem auch eine standardmäßige Einrichtung und Ausstattung der psychiatrischen Anstalten mit einem Theater sowie weiteren Schauplätzen. Hier sollten diejenigen Patienten in Inszenierungen eingebunden werden, die als grundsätzlich heilbar eingestuft wurden und für deren Krankheitsbild eine szenische Therapie sinnvoll erschien.

Unter „Theater" verstand Reil zunächst und zumeist Vorkehrungen und Räumlichkeiten, die für die Durchführung therapeutischer Preenactments ideale Rahmenbedingungen schaffen sollten (siehe Kapitel IV.2). Allerdings stellte er eine Reihe von Überlegungen an, die auch andere theatrale wie spielerische Anordnungen betrafen, und erwog deren Nutzen im Rahmen einer psychischen Kur. So konnte er sich für Patienten sowohl den Besuch *von* und das Mitspielen *in* Schauspielen als auch eine Form der Therapie vorstellen, die über die szenische *Behandlung* einzelner wahnhafter Vorstellungen hinausging. Diese Idee veranschaulichend, konstruierte er exemplarisch ein Behandlungsprogramm, in dem verschiedenste Interventionen angedacht und versammelt wurden.

Durch den Einsatz von „psychischen Mitteln", die auf eine direkte oder indirekte Beeinflussung von Gefühlen, Vorstellungen, Einbildungskraft, Gedächtnis, Sinnlichkeit oder Verstand zielten, sollte zunächst eine Verbindung zum Patienten hergestellt und dieser sodann in einem Schritt für Schritt voranschreitendem Plan als Patient und Subjekt wiederhergestellt werden. Hierfür bot Reil in seiner Systematik[147] therapeutische Hilfsmittel an, die erstens „Mittel [...] materieller Natur sind" (Reil 1803/1818, S. 179) und sich unmittelbar auf das Körperbefinden des Patienten, auf dessen „Gemeingefühl" beziehen; zweitens Hilfsmittel, die aus „realen Objekten für den äusseren Sinn" bestehen und Auge, Ohr und Tastsinn ansprechen (ebd., S. 180), sowie drittens Zeichen, Symbole, Sprache, Schrift, „durch welche wir Vorstellungen, Imaginationen, Urteile und Begriffe im Seelenorgan[148] [...] erregen" (ebd., S. 181). Die therapeutischen Mittel sollten nicht pauschal verordnet, sondern für jeden Patienten individuell angepasst werden. Reil fabulierte in diesem Sinne eine exemplarische, wenngleich fiktive Fallgeschichte aus, um künftigen Therapeuten eine Art von Werkzeugkasten[149] an die Hand zu geben. Dessen Elemente sollten für fallspezifische Eigenkreationen einsetzbar sein.

Wie eine solche psychische Kur und der Einsatz der von ihm vorgeschlagenen Mittel genauer aussehen sollten, stellt Reil exemplarisch anhand eines fiktiven Modell-Falles[150] vor. Gesetzt wird ein Kranker, „der in einem hohen Grade faselt oder kataleptisch und unverwandt auf einen Gegenstand hinstarrt" (ebd., S. 224). Die exemplarische Therapie umfasst vier Phasen, in welchen unterschiedliche szenographische Arrangements getroffen, psychische Kurmittel eingesetzt und Zwischenziele verfolgt werden.

Die erste Phase gestaltet – wie bereits in Kapitel III gesehen – die Ankunft des Patienten in der Heilanstalt. Seine Entfernung aus dem vertrauten Umfeld, die gleichermaßen räumliche wie symbolische Überführung in das Anstaltsregime sollen wesentlich dazu beitragen, das Verhältnis zwischen Arzt und Patient zu strukturieren und Letzteren dem Regime des Arztes und der Anstalt zu unterwerfen.

Reil denkt hier sofort[151] an den Reverend Dr. Francis Willis[152] (1717–1807), der im englischen Gretford in Lincolnshire eine private Anstalt im ländlichen Raum leitete. Willis galt über Jahrzehnte hinweg als Maßstab dafür, wie ein Therapeut seinem Patienten gegenüber aufzutreten habe. Berühmt war er

147 | Reil nennt sie auch eine „psychische Heilmittellehre" (Reil 1803/1818, S. 178).

148 | Um 1800 verstand man unter dem sogenannten Seelenorgan den zentralen Umschlagplatz sinnlicher Wahrnehmungen und ihrer Weiterverarbeitung. Siehe hierzu Schott 1988 und Hagner 1997, bes. S. 25–87.

149 | Reil spricht von einem „Gemälde" (Reil 1803/1818, S. 225).

150 | Die im Folgenden zitierte Fallgeschichte befindet sich ebd., S. 221–253.

151 | Siehe Reil 1803/1818 S. 226f.

152 | Zur Vita von Francis Willis siehe Porter 2003a, S. 273, und Porter 2004.

unter anderem für seinen Blick, der anscheinend geradezu *röntgenologische* Qualitäten hatte. Aus dem Jahr 1796 stammt eine Beschreibung eines ehemaligen Patienten, die in der *Bibliotheque britannique* erschienen war (Anonym 1796) und 1800 (bzw. 1801 auf Deutsch) von Philippe Pinel in seinen *Philosophisch-medicinischen Abhandlungen* wieder abgedruckt wurde. Neben näheren Auskünften darüber, in welcher Weise Willis seine Form des *moral management* umsetzte, enthielt es eine Beschreibung jenes Eindrucks, den er auf seine Patienten zu machen imstande war:

> Seine Gesichtsbildung, welche gewöhnlich freundlich und leutselig ist, ändert ihren Character, wenn er einen von seinen Kranken das erstemal ansichtig wird. Sie gestaltet sich in einem Augenblick um, und gebiethet dem Wahnsinnigen Achtung und Ehrerbietung. Sein durchdringender Blick scheint in ihrem Herzen zu lesen, und ihre Gedanken gleich bey ihrem Entstehen zu errathen.
>
> Er bereitet sich auf die Art eine Herrschaft über sie, die in der Folge eines seiner Heilmittel wird, und welches den mildern Mitteln keineswegs entgegen ist. Denn am Ende gewinnt man ihn doch lieb, welche Furcht er immer während der Behandlung eingeflößt haben mag. (Pinel 1801, S. 366)

Neben der ausgelösten Furcht ist für die Zeitgenossen vor allem der alles durchdringende Blick dasjenige Merkmal, welches Willis' Auftritt so bedeutsam erscheinen lässt. Dem Arzt als Leiter der Anstalt soll, wie es in zahlreichen Abhandlungen der Zeit heißt, die zentrale, alles beherrschende – da von allem wissende – Position zukommen.[153] Reil stellt sich in Analogie zu diesem bleibenden Eindruck, den Willis mit seinem Blickregime hinterließ, vor, dass die Ehrfurcht gebietenden Maßnahmen bei Ankunft des Patienten nach „der Individualität des Kranken" (Reil 1803/1818, S. 223) ausgerichtet werden sollten.[154]

153 | Bei Fodéré heißt es zu diesem Thema: „Il est besoin, pour avoir des succès, d'une obéissance complète: il faut que les fous sentent que leur destin est en entier dans les mains du médecin, et qu'ils croient, si la chose est possible, qu'il n'existe personne au-dessus de lui: mais s'il n'est pas parfaitement secondé, si ceux qui doivent concourir avec lui au même but, ne le regardent pas comme le régulateur unique de tous les mouvemens; s'il cesse d'être auprès de ses malades le distributeur des peines et des récompenses, celui qui calme leurs agitations, l'homme dont ils ont tout à craindre et tout à espérer: alors le charme tombe, les fous cessent d'aimer et de respecter leur médecin; et alors plus de remède, et plus de guérison! … Il est par conséquent inhérent à ce genre d'institution que le médecin ne soit pas en sous-ordre, qu'il fasse partie de l'administration, et qu'il reçoive d'elle l'autorité suffisante pour tout ce qui concerne le service des malades. Ce n'est point par le désir ridicule de commander que le médecine exige une soumission absolue de la part de tous les employés de ces établissemens, mais c'est l'intérêt même des malades qui réclame cette soumission" (Fodéré 1817, S. 229f.).

154 | Dazu erörtert Reil seine Individuationskriterien: „Der rohe Naturmensch und der an Druck gewohnte Sklave kann durch eine harte, der Mann von Bildung und Ehrgefühl durch

Der „erste Angriff auf Geisteszerrüttete" (ebd., S. 221) zielt auch für Reil auf die Fundierung einer Herrschaftsordnung, die als Ausgangspunkt für alles Weitere angesehen wird. „Der Wille seiner Vorgesetzten muß ein so festes und unabänderliches Gesetz für ihn seyn, daß es ihm eben so wenig einfällt, sich demselben zu widersetzen, als wider die Elemente zu kämpfen" (ebd., S. 223). Unbedingter Gehorsam ist für Reil die „Grundlage des gesammten Heilgeschäfts" (ebd.) – aber nicht dessen Ziel oder angestrebtes Ergebnis.[155] Ist die Übermacht des Arztes einmal verinnerlicht und eine vollständige Abhängigkeit von seinen Urteilen und Entscheidungen anerkannt, kann eine zweite Phase der Therapie beginnen. Auch hier gilt es, sich an der jeweiligen „Seelen-Kultur" des Patienten, an dem für diesen wirksamen Verhältnis von „Sinnlichkeit" und „Verstandeskräften", an seinen „hervorstechenden Neigungen" und an der „Natur seiner Verrücktheit" auszurichten (ebd., S. 234).

In dieser zweiten Phase sieht Reil für seinen fiktiven Patienten „einige rohe Züge durchs Nervensystem" (ebd., S. 235) vor, deren primäres Ziel es ist, dessen Aufmerksamkeit weg von sich selbst und hinaus auf die ihn umgebende Welt zu lenken. Um dies zu erreichen, wird kein Aufwand gescheut:

> Man ziehe ihn mit einem Flaschenzuge an ein hohes Gewölbe auf, dasz er wie Absalom zwischen Himmel und Erde schwebt, löse Kanonen neben ihm, nahe sich ihm unter schreckenden Anstalten, mit glühenden Eisen, stürze ihn in reissende Ströme, gebe ihn scheinbar wilden Thieren, den Neckereien der Popanze und Unholde Preis, oder lasse ihn auf feuerspeienden Drachen durch die Lüfte segeln. Bald kann eine unterirdische Gruft, die alles Schreckende enthält, was je das Reich des Höllengottes sah, bald ein magischer Tempel angezeigt seyn, in welchen unter einer feierlichen Musik die Zauberkraft einer reizenden Hulda eine prachtvolle Erscheinung nach der anderen aus dem Nichts hervorruft. (Ebd., S. 236)

---

eine sanftere Behandlung zum Gehorsam gebracht; der gebeugte Menschenhasser durch Güte und Nachgiebigkeit, der trotzige Wütherich durch Ernst und unnachlässige Strenge gewonnen werden" (Reil 1803/1818, S. 224).

155 | „Sobald der Kranke gehorsam ist, muß jeder Zwang aufhören. Er würde nur zwecklos seyn, Widerspenstigkeit, Hass, Rachsucht und andere gehässige Leidenschaften erregen [...]. [...] Außer dem, daß man durch den erzwungenen Gehorsam gleichsam den Grund zur gesammten Kur legt, gewinnt man durch ihn noch einen andern bedeutenden Vortheil. Man ist jetzt nämlich im Stande, die Handlungen des Kranken in ein System von Regelmäßigkeit zu bringen. Er wird angehalten, zu bestimmten Zeiten zu schlafen, aufzustehen, sich zu reinigen, zu kleiden und zu arbeiten." (Reil 1803/1818, S. 232).

Durch massive Einwirkungen auf Körper, Sinne sowie auf die Phantasie des Patienten soll dieser in heftige Gefühle von Angst, Schrecken oder auch Entzücken versetzt werden. Diese „Reizmittel", wie Reil seine aus heutiger Sicht an Folter grenzenden Interventionen nennt, sollen ihn auf allen Ebenen aufrütteln, zu seiner Umgebung in Beziehung setzen, sofern „er nicht ganz gefesselt ist" (ebd., S. 236f.). Die so erzwungene Öffnung zur Welt belässt den Patienten noch in einer eher passiven, wenn auch in hohem Maße rezeptiven Position. „Bei diesem ganzen Vorgang betrachten wir ihn zur Zeit als bloszen passiven Zuschauer" (ebd., S. 237).

In der dritten Phase der Therapie wird der Patient in eine Reihe „scheinbarer Gefahren" (ebd.) verstrickt. Einbildungskraft, Leidenschaften, Verstand sollen mobilisiert werden. Um dies zu erreichen, wird er in phantastische Szenerien versetzt, in denen ihm ständig neue Gefahren auflauern oder ihn verheißungsvolle Idyllen erwarten, die sich allenthalben als trügerisch erweisen.

> Man bringe den Kranken in ein geschlossenes Terrain, wo dem Auge die Uebersicht des Ganzen überalle durch Hecken und Irrgänge verrennt ist. In demselben droht jede Partie Gefahr. Hier fällt eine Traufe auf ihn; er sucht zu entrinnen, aber umsonst; verborgene Spritzen verfolgen ihn mit Wassergüssen. In der Nähe verspricht ein anmuthiges Plätzchen Ruhe und Schutz; er sucht es zu gewinnen, aber ein scheinbar reißendes Thier empfängt ihn, das ihn ängstigt, ohne ihm zu schaden. Er bemüht sich, über einen Hügel zu entfliehen, von dessen Spitze er wieder herunterrollt, wenn er sie kaum erreicht. An einem anderen Ort sinkt der Grund; er fällt in eine Grube, aus welcher er nur mit Mühe einen Ausgang findet. Kurz alle Punkte des Lokals sind so eingerichtet, daß sie überall scheinbare Gefahren drohen, die gerade den Grad von Stärke haben, der zur Erhaltung der Aufmerksamkeit zureicht. Sie müssen den Kranken weder verwirrt noch muthlos machen, sondern ihm Hoffnung zur Rettung anbieten, und durch dieselbe seine Vermögen in Thätigkeit setzen. (Ebd., S. 238)

Auf diese Weise soll ein Rückfall in die Apathie verhindert und zugleich ein Entwicklungsschritt vollzogen werden. Die scheinbaren Gefahren oder Verlockungen sollen ihn in Bewegung versetzen. Systematisch wird er unter Zugzwang gesetzt.[156] Aus der passiv rezeptiven Position der vorhergehenden Stufe soll er nun tätig werden, handeln: „Er darf jetzt nicht mehr bloszer passiver Zuschauer bleiben, sondern musz handelndes Subjekt werden" (ebd., S. 237). Dieser, durch szenische Interventionen herbeigeführte Wendepunkt ist meines

156 | Eine weitere „Phantasie" in dieser Richtung: „Er muß zu Uebungen angehalten werden, die augenblicklich einige Gefahren bei sich führen, sobald die Aufmerksamkeit entweicht. Man stellt ihn an, Wasser aus einer Grube zu pumpen, in welcher gerade so viel zufließt, als er fördern kann. Es steigt ihm an die Kehle, wenn er nicht fleißig ist." (Reil 1803/1818, S. 239).

Erachtens das Zentrum des Reilschen Behandlungsplans, auf das ich noch einmal zurückkommen werde.

Ihm folgt als vierter und letzter Schritt die Sicherung und Vertiefung des Erreichten: Einmal in den Stand eines handelnden Subjekts befördert, werden die Konzentrations- und Gedächtnisfähigkeiten des Patienten in einer vierten Phase durch „körperliche[] und mechanische[] Arbeiten" (ebd., S. 244) trainiert. Reil hält große Stücke auf Arbeitstherapie.[157] Doch jenseits von Arbeitstherapie im engeren Sinne geht es insbesondere für die Rekonvaleszenten nun auch um die (Wieder-)Einübung von Kulturtechniken. Nach Gymnastik und anderen körperlichen Übungen erhält der Genesende den letzten Schliff durch „Kunst- und Geistesarbeiten" (ebd., S. 244): Malen, Zeichnen, Singen, überhaupt Musik und andere künstlerische Techniken. An diesem Punkt des Therapieplans kommt auch das Theaterspiel im engeren Sinne, das bürgerliche Literaturtheater zum Zuge:

> Können nicht eigene Schauspiele fürs Tollhaus angefertigt werden? Die Besonnensten führten sie auf, die Uebrigen sähen sie an. Zuverlässig erfordert dies Spiel die pünktlichste Aufmerksamkeit. Dann könnte man durch die Vertheilung der Rollen noch andere Vortheile erreichen; jeden Narren seine eigenen Thorheiten lächerlich machen lassen. (Ebd., S. 246)

Die Position im Zuschauerraum eines Guckkastentheaters war in Reils psychischen Kuren den Rekonvaleszenten vorbehalten, also Patienten, die kurz vor ihrer Entlassung aus der Anstalt standen. Damit vertrat er eine Auffassung, die um 1800 auch von anderen Autoren geteilt wurde.[158]

Das Potenzial szenischer Interventionen liegt, wie Reils Fallgeschichte zeigt, in der Verbindung körperlicher, affektiver und imaginativer Ebenen, die selbst noch Patienten *erreichbar* erscheinen lässt, die sich fast vollständig aus dem Kontakt zur Außenwelt zurückgezogen haben. Insgesamt verfolgt Reils Behandlungsplan eine Entwicklung der Fähigkeiten seines Patienten von außen nach innen. Sein fiktiver Patient dient als Paradebeispiel für die schrittweise Aufrichtung eines Subjekts mit szenischen Mitteln, sozusagen vom Nullpunkt

157 | Für Reil steht hier die Arbeit „in freier Luft", die mit „Bewegung und Abwechselung verbunden" ist, im Vordergrund. Arbeit ist, richtig eingesetzt, seiner Meinung nach „ein treffliches Mittel, den Irrsinn selbst zu heilen" (Reil 1803/1818, S. 241). Zur Geschichte und Bedeutung der Arbeitstherapie siehe Ankele 2016 und Ankele und Brinkschulte 2015.

158 | „In der Reconvalescenz, wenn die Seele es wieder in ihrer Gewalt hat, sich der Grillen durch die Macht des Vorsatzes zu entschlagen, die ihrer Gesundheit gefährlich werden können, sind leichte Zerstreuungsmittel, Reisen, Gesellschaften und Spiele heilsam, und daher mehr für diese Periode, als zur Heilung der Krankheit selbst geeignet." (Reil 1803/1818, S. 174). Insbesondere Jean-Étienne Esquirol äußerte sich sehr skeptisch zum Besuch oder Spiel von Schauspielen. Hierzu und zur Einschätzung der Zeitgenossen siehe Kapitel IV.4.

krankhafter Zurückgezogenheit in sich selbst über eine gewaltsame Auslöschung letzter Überreste einer *falschen* Stabilität/Identität zu einer Stück für Stück re-aktivierten Wahrnehmungs- und Handlungsfähigkeit. Für Reil schließt sich damit der Kreis in dem aufschlussreichen Satz: „So gängeln wir den Kranken, von der untersten Stufe der Sinnlosigkeit, durch eine Kette von Seelenreitzen, aufwärts zum vollen Vernunftgebrauch" (ebd., S. 253).

Die Re-Subjektivierung denkt Reil nach Art eines Baukastensystems: Vom Nullpunkt der Eigeninitiative und Fähigkeit zum Respons geht er Schritt für Schritt in der Aktivierung voran; der Geist ist für ihn, wie Udo Benzenhöfer schreibt, „vor seiner Ausbildung durch Ideen ursprünglich eine Tabula rasa gewesen" (Benzenhöfer 1993, S. 67). Erst ein Mensch, der seine äußere Umwelt und sich selbst als Teil dieser Umwelt wahrnehmen kann, ist auch in der Lage, sich aktiv auf äußere Reize zu beziehen und entsprechend zu handeln. Wenn diese basale Handlungsfähigkeit wiederhergestellt ist, erscheint es auch wieder möglich, vermittelt durch kulturelle und künstlerische Praktiken, die eigene Stellung und Wahrnehmungsweise zu erkennen und sich immerhin punktuell selbstkritisch und -reflexiv von diesen zu distanzieren.[159]

Das psychotherapeutische Programm von Reil operiert entlang der Verknüpfung von drei Polen: (1) denen zwischen innerem und äußeren Sinn, (2) denen zwischen Zuschauern und Handelnden und (3) denen zwischen Aktivität und Passivität.[160] „Ist der Kranke erst gewöhnt, die Eindrücke der Welt richtig aufzufassen, so haben wir ihn dadurch vorbereitet, sich als das Subjekt seiner Anschauungen und Gefühle zu beachten" (Reil 1803/1818, S. 248f.). Ein Zuschauer kann in Reils Therapieplan sowohl passiv als auch im *inneren Sinne* aktiv sein, sich und seine Vermögen „beachten". Die Verknüpfung der Leitunterscheidungen ist allerdings auch keinesfalls beliebig, sondern folgt, wie man an seinem fiktiven Fallbeispiel sehen kann, einem teleologischen Grundschema vom äußeren zum inneren Sinn, vom mechanischen Tun zum Sinn erfassenden Ausdruck, dessen Ziel jenes bürgerliche Subjekt zu sein scheint, wel-

159 | „Ist der Kranke erst gewöhnt, die Eindrücke der Welt richtig aufzufassen, so haben wir ihn dadurch vorbereitet, sich als Subjekt seiner Anschauungen und Gefühle zu beachten. Anfangs üben wir sein Selbstbewußtseyn durch convulsivische Erschütterungen, durch heftige Gefühle, imponierende Sinnesanschauungen, und durch kraftvolle Stöße auf die Phantasie, die ihn nöthigen, auf diese Vorgänge in sich zu reflektieren. Dann verlassen [sic!] wir ihn zu feinern Uebungen. Er muß seine innern Regungen beobachten, sie vortragen, in seinen Anschauungen sein Subjekt von den Objekten trennen." (Ebd., S. 249).

160 | Entgegen einer klaren Zuordnung von Zuschauerschaft und Passivität im Theaterkontext erlaubt diese dreigliedrige Matrix es Reil, die Zuschauerposition komplexer anzulegen, sie nicht mit Passivität gleichzusetzen bzw. den handelnden Akteur (Schauspieler) nicht schlicht mit Aktivität. Vgl. zur Frage der Passivität versus Aktivität des Zuschauers die Diskussion der Positionen von Antonin Artaud, Bertolt Brecht und Guy Debord bei Rancière 2009.

ches Friedrich A. Kittler in seinen diskurs- und medienhistorischen Analysen anhand der neuen Formen des Deutschunterrichts beschrieben hat, dessen Ziel nicht mehr das *mechanische* Auswendiglernen ist, sondern der Aufsatz als Artikulationsform subjektiver Innerlichkeit (siehe Kittler 1995, 191–228).

wettkämpfend/agonal

Angesichts dieses Stufenplans einer Re-Subjektivierung stellt sich die Frage, inwieweit hier überhaupt von einer Form szenischer Therapie gesprochen werden kann. Wie lässt sich Reils fiktiver Fall strukturell genauer fassen?

Die teils überschäumenden, teils imposanten Theatermittel, mit denen Reil zu arbeiten vorschlägt, sind nicht zu übersehen. Um solche Effekte erzeugen zu können, wie er sie im skizzierten Fall anregt, werden präparierte Gartenanlagen benötigt, die über weitläufige Irrgärten ebenso verfügen wie über wildromantische Felsformationen und darüber hinaus mit einem frei einsetzbaren Arsenal tricktechnischer wie theater-apparativer Vorrichtungen ausgestattet sind, die summa summarum die Möglichkeiten einer Anstaltsbühne bei Weitem überschreiten. Doch all diese szenischen Arrangements dienen genau genommen weniger der Darstellung bestimmter Inhalte oder Vorstellungen, sie erzeugen keine fiktive Handlung, deren Bedeutungen es zu dechiffrieren gälte.

Es findet zwar eine Überschreibung der Anstaltswirklichkeit mit phantastischen Bedeutungsdimensionen statt – feuerspeiende Drachen fliegen, magische Tempel erscheinen und werden „von einer reizenden Hulda" (Reil 1803/1818, S. 236) bewohnt, doch wird diese Bilderflut nicht in eine stimmige Narration überführt. Es gibt hier keine Geschichte, die man miterleben oder nachvollziehen könnte. Die Szenen, durch die der Patient eher taumelt, als sie in Ruhe betrachten zu können, hängen nicht in einer Weise zusammen, dass sie einen spezifischen Sinn erzeugen würden. Sie provozieren oder evozieren (Stimmungs-)Bilder, die bestimmte Emotionen oder Handlungen auslösen sollen. Durch seine inszenatorischen Setzungen macht Reil die Anstalt und das Anstaltsgelände zu einem riesigen Schauplatz, auf dem sein Patient über das Anstaltsleben hinaus und mithilfe körperlicher und sinnlicher Erfahrungen in ganz andere Sphären katapultiert werden soll.

Hinsichtlich ihrer Rahmung, ihrer räumlichen Ausdehnung, der möglichen Positionen, in welche Reil seinen Patienten *gängelt* und zwingt, wie auch in der Art und Weise, wie diese Räume gestaltet und bespielt werden sollen, unterscheidet sich das Spiel, welches hier *geboten* werden soll, deutlich von demjenigen, das sich zwischen Bühnen- und Zuschauerraum im Festsaal von Clarinda ergibt, aber auch von den vorwegnehmenden szenischen Arrangements, die im therapeutischen Preenactment relevant wären. Dem Patienten begegnet ein Parcours, in welchem er szenische Arrangements zu bewältigen hat. Wer nicht im Vollbesitz seiner Wahrnehmungs- und Handlungsfähigkeit ist, durchlebt eine Inszenierung, die alle Vermögen und Kräfte mobilisieren soll. Was Reil entwirft, ist eine agonale Anordnung, ein Wettkampf.

Wenn ich hier von einer agonalen Anordnung spreche, mag das zunächst einmal erstaunen. Weder sind da Mitstreiter, mit denen sich der Patient direkt messen könnte, noch gibt es auf den ersten Blick Schiedsrichter, die darüber entscheiden würden, wer letztlich gewonnen hat. Damit, so könnte man meinen, fehlen dieser szenischen Anordnung alle für das agonale Dispositiv zentralen Merkmale: das paradigmatische Rund des Arenabaus, diejenigen, die miteinander in einen fairen und offenen Wettstreit treten, und, last but not least, persönlich unbeteiligte Zuschauer, die mit optimalen Sichtbedingungen den Ausgang des Wettkampfs sehen und bezeugen können.

Dies sind die zentralen Merkmale, welche die Rechts- und Medienhistorikerin Cornelia Vismann in ihren *Medien der Rechtsprechung* für das agonale Dispositiv (in der juristischen Praxis) herausgearbeitet hat. Ausgehend vom Bau der antiken Amphitheater nimmt sie eine nähere Bestimmung des Agonalen vor. Das agonale Dispositiv ist ihr zufolge an drei Hauptkriterien gebunden, die sich in der architektonischen Form des Amphitheaters finden: Erstens beruht eine agonale Anordnung auf einem „binären Entscheidungsmodus" (Vismann 2011, S. 81). In einem Wettkampf treten Akteure gegeneinander an, um einen Sieger zu ermitteln. Zweitens kommt für die Klärung der Frage, welcher Akteur den Wettkampf gewonnen hat, dem Publikum eine besondere Funktion zu. Es muss im Rahmen eines Prozedere festgestellt werden, wer gewonnen und wer verloren hat. Drittens ist es für das agonale Dispositiv wesentlich, dass die Entscheidung offen ist. Mit dem „Offene[n] der Entscheidungssituation" spricht Vismann gleichermaßen die räumliche Offenheit des Amphitheaters wie die Offenheit „der Entscheidungssituation" selbst an (ebd.).

Betrachtet man unter diesen Gesichtspunkten nun noch einmal Reils therapeutische Szenographie, wird deutlich, dass diese sowohl menschliche Mitstreiter als auch persönlich auftretende Schiedsrichter überflüssig macht.

Während jene Tradition, für die der erste Auftritt von Francis Willis paradigmatisch steht, auf einen mehr oder minder subtil ausgetragenen Kampf *Mann gegen Mann* hinausläuft, findet auch in Reils Szenarien eine Art Wettstreit statt. Dieser wird zwischen den durch den Patienten verkörperten Krankheitssymptomen und dem vom Arzt verantworteten Behandlungsarrangement ausgetragen. Reils Behandlungsplan sieht keine direkte Konfrontation der beiden menschlichen Akteure vor. Stattdessen verwickelt er seinen Patienten in eine szenische Anordnung, er delegiert den therapeutischen Prozess und die Austragung des Wettkampfes an eine Reihe materieller und immaterieller Objekte.

Dabei ist zu beachten, dass die realen oder symbolischen „Mittel" für sich genommen noch keinen Heilungsprozess erzeugen. Erst die Art ihrer Anordnung, die spezifische Szenographie, in welcher sie in Erscheinung treten und auf die Wahrnehmungs- und Handlungsweisen des Patienten Einfluss nehmen sollen, die Weise, wie sie mit dessen Reaktionen rechnen und interagieren, machen sie zu therapeutischen Mitteln. Kanonen, Grotten, magische Tempel erweisen sich als Aktanten[161], als Artefakte, die im Anstaltsraum und im Verbund mit menschlichen Akteuren zu operativen Ketten verknüpft werden. Darüber hinaus laden sie den therapeutischen Raum auch semantisch auf. Fallspezifisch sollen Wahrnehmungs-, Gefühls- und Handlungsweisen beim Patienten ausgelöst werden. Jenseits der fallspezifischen Verdichtung, die durch die Auswahl der Mittel erzeugt wird und auf die Phantasietätigkeit des Patienten zielt, entsteht durch die Anordnung der „Mittel" eine zeitliche Dimension. Ein Handlungsraum entfaltet sich, der eine eigene Dynamik erzeugt.

Tatsächlich generiert der Parcours, den Reil seinem Patienten als Therapeutikum vorlegt, eine Kette von Entscheidungssituationen. Schafft es der Patient, sich in der jeweiligen Szenographie zu behaupten? Tief Luft zu holen, bevor die nächste Herausforderung ihn wieder außer Atem bringt? Wird er entkommen, überleben? Reil knüpft die Möglichkeit von Heilung und Wiederaneignung von Handlungsmacht daran, einen minimalen Entscheidungsraum zu erzeugen, in welchem der Patient sich zu der Frage, ob er mitspielen will oder ob ihm lediglich mitgespielt werden soll, verhalten muss. Ja mehr noch, er versucht unter Androhung von Lebensgefahr diesen Entscheidungsraum zu erzwingen. Dass die reißenden Tiere, die sich auf ihn stürzen, ihn nur scheinbar töten können, dürfte sich dem Urteilsvermögen des Patienten entziehen. Wie im therapeutischen Preenactment wird ihm die therapeutische Inszenierung als Realität *verkauft*.

Ob der Patient erfolgreich und sicher den inszenierten Herausforderungen entkommt, hängt somit vor allem an ihm selbst; der gesamte Prozess wird jedoch notwendigerweise von seinem Arzt überwacht, der die Mittel arrangiert, ihre Wirkungen taxiert, die Messlatte anhebt oder absenkt, je nachdem, wie er die Leistungs- und Leidensfähigkeit, die Motivation und die Kräfte des Patienten einschätzt.

Obgleich dem Patienten zunächst maximale Passivität zugeschrieben wird und er wie ein Objekt von einem Ereignis zum anderen befördert wird: Er wäre gar nicht Teil der therapeutischen Inszenierung, wenn ihm nicht die Möglichkeit von Heilung, die Potenz zum Subjekt attestiert worden wäre. Andernfalls wäre er Insasse einer Verwahr-Anstalt für Unheilbare.

161 | Zum Begriff und Konzept des Aktanten in der Akteur-Netzwerk-Theorie siehe etwa Latour 2007.

In diesem Sinne geht es dem Regisseur-Therapeuten darum, den „Kranken" ab dem Moment, in dem er seinen Heimatort verlässt, in einer durchrhythmisierten szenischen Raumfolge einem Schauplatz nach dem anderen zu überlassen, ihn in einen sich ständig verändernden Prozess zwischen aisthetischer Überwältigungssituation und partieller Handlungsmacht vom passiven Zuschauer zum handelnden und schlussendlich zum bürgerlichen Subjekt zu bugsieren. Zumindest am Reißbrett wird damit eine Lösung des Aufklärungsparadoxes der Mündigkeit suggeriert, die durch inszenierten Zwang selbsttätig zur Selbstermächtigung führt. Der Clou von Reils therapeutischem Programm besteht darin, diesen Prozess an ein ebenso dynamisches wie agonal strukturiertes Spielfeld zu delegieren.

3.2 Agonale Szenen der (Proto-)Psychiatrie

Folgt man Michel Foucaults Analysen zur *Macht der Psychiatrie*, einer Vorlesungsreihe, die er 1973 und 1974 am Collège de France in Paris hielt, dann ist das Wesen der Psychiatrie überhaupt ein agonales.[162]

In kritischer Auseinandersetzung mit seinen eigenen früheren Analysen in *Wahnsinn und Gesellschaft* (frz. 1961, dt. 1969) sowie mit psychiatriekritischen Positionen der Linken setzte er in diesen Vorlesungen auf einen Zugang zur Geschichte der Psychiatrie, der seinen „Ausgangspunkt" „ganz und gar nicht" bei der „Analyse der Institution nimmt", sondern sich vielmehr entlang einer „Geschichte […] psychiatrische[r] Szenen" entfalten sollte (Foucault 2005, S. 57f.). Den Beginn der proto-psychiatrischen Praxis um 1800 lokalisiert er in einer paradigmatischen Szene, die im Schatten einer noch berühmteren Szene – nämlich der von der *Befreiung der Irren von den Ketten*[163] durch Philippe Pinel resp. Jean-Baptiste Pussin – in der zeitgenössischen Fachliteratur kursierte und die schon aufgrund ihrer beiden Hauptprotagonisten Berühmtheit und internationale Verbreitung fand.[164]

162 | Siehe auch Bohn 2014.

163 | Siehe hierzu die bildliche Darstellung von Tony Robert-Fleury, Philippe Pinel à la Salpêtrière von 1795, auf die ich weiter oben schon einmal zu sprechen gekommen bin. Dass es nicht Pinel persönlich war, der den Insassen die Ketten abnahm, sondern sein gleichfalls berühmter Pfleger Pussin, und in welcher Weise diese Szene zur Mythenbildung beigetragen hat, wurde verschiedentlich von historischer und medizinhistorischer Seite kritisiert. Siehe z. B. Schuster et al. 2011 und Weiner 1979.

164 | Eine ausführliche Schilderung findet sich bei Millet 1842, S. 12.

Der eine war Francis Willis, jener englische Reverend, der uns aufgrund seines imposanten Auftritts und Blickregimes bereits in Reils *Rhapsodieen* begegnete. Der andere war kein Geringerer als der irisch-britische König selbst. George III. (1738–1820) war im Laufe seiner wechselvollen 60-jährigen Regentschaft, die von 1760 bis 1820 andauerte und große Erfolge im Siebenjährigen Krieg, aber auch den Verlust der englischen Kolonien in Nordamerika verzeichnete, mindestens dreimal heftiger erkrankt: 1765 zunächst nur kurz, 1788 für eine ernsthafte und mehrere Monate anhaltende Periode, in welcher er schlussendlich von Francis Willis therapiert wurde, und Ende 1810 in noch heftigerer Weise, die bis an sein Lebensende andauerte.[165] Seine Erkrankungen stellten ein Politikum dar, da vor allem in der Phase um 1788 juristisch nicht geklärt war, in welcher Weise die Regierungsgeschäfte fortlaufen konnten, während der Monarch nicht regierungsfähig war. Unter Hochdruck suchten die verschiedenen politischen Fraktionen einerseits nach Wegen, die Situation in ihrem Sinne zu gestalten, beziehungsweise andererseits nach Therapie- und Heilungsmöglichkeiten, die geeignet wären, den König in die Lage zu versetzen, die Regierungsgeschäfte selbst wieder aufzunehmen.

Als Francis Willis und seine Söhne Anfang Dezember 1788 berufen wurden, die Therapie des Königs zu übernehmen, war Willis keineswegs der erste Therapeut oder in dieser Funktion gar unumstritten.[166] Auch seine Behandlungsmethode war in Anbetracht des Patienten mindestens ungewöhnlich. Ich zitiere die Szene seiner Therapie – wie auch Foucault – nach der Darstellung, die sie bei Philipp Pinel gefunden hat:

> Ein gewisser Monarch wurde wahnsinnig. Um seine Heilung geschwind und gründlich zu bewerkstelligen, setzte man den Vorsichtsmaaßregeln desjenigen, der ihn zu behandeln hatte, keine Grenzen. Von der Zeit an verschwand aller königlicher Prunk, der Wahnsinnige wurde von seiner Familie und allen die sonst um ihn waren, entfernt, in einen einsamen Pallast, und daselbst in ein Zimmer, dessen Boden und Wände mit Matratzen bedeckt waren, eingeschlossen. Hierauf erklärte ihm derjenige, der die Behandlung leitete, daß er nun kein Souverain

165 | Woran George III. erkrankt war, dazu gibt es unterschiedliche Theorien. Hunter und Macalpine (1969, S. 269–286) vertraten die bereits von ihnen mehrfach variierte Ansicht, George III. habe unter einer Porphyrie gelitten. Doch zur (retrodiagnostischen) Deutung der Symptome wurden auch andere Positionen vertreten. Siehe Trench 1964, S. 93–198, sowie die Thesen der Psychiatriehistoriker Peters und Beveridge 2010.

166 | „The individuals in overall charge of the King's recurrent mental illness were the Willis family: Dr Francis Willis and his sons John, Thomas and Robert Darling Willis (Haslam, 1997). Dr Francis Willis (1718–1807) was a staunch supporter of William Pitt and keeper of a private ‚mad house' in Lincolnshire. Dr Thomas Willis, chaplain to the King, regularly met him during his remission between 1789 and 1801 and Willis's Diary records the progress of the King's illness between January and June 1801 (Willis Papers, 1801)." (Peters und Beveridge 2010, S. 22).

> mehr sey, sondern folgsam und gehorsam seyn müßte. Zwey von seinen ehemaligen Pagen von Herkulischem Wuchs waren beordert für seine Bedürfnisse zu sorgen, ihm alle Dienste, die sein Zustand erfordern würde, zu leisten, ihn aber zugleich zu überweisen, daß er von ihnen ganz abhänge, und ihnen hinführo gehorchen müsse. Sie beobachteten gegen ihn ruhiges Stillschweigen, aber sie gaben ihm zugleich bey jeder Gelegenheit ihre Ueberlegenheit an Kräften zu erkennen. Eines Tages hatte der Wahnsinnige in seiner Raserey den Arzt während des Besuches sehr hart empfangen, und mit Unrath und Koth beworfen. Einer von den Pagen tratt sogleich in das Zimmer, und ohne ein Wort zu sagen, ergriff er den Wahnsinnigen, der sich auf eine eckelhafte Art selbst besudelt hatte, um die Mitte des Leibes, warf ihn mit Gewalt auf eine von den Matratzen hin, entkleidete ihn, wusch ihn mit einem Schwamm ab, wechselte seine Kleidungsstücke um, blickte ihn stolz an, und gieng auf seinen vorigen Posten zurück. Aehnliche Warnungen, durch einige Monate von Zeit zu Zeit wiederholt, und durch andere Mittel der Behandlung unterstützt, bewirkten eine vollkommene und von Rückfall freye Genesung. (Pinel 1801, S. 205f.)

Tatsächlich wurde die Genesung des Königs Anfang März 1789 allgemein bekannt gegeben, und Willis ließ es sich nicht nehmen, aus diesem Anlass eine Münze mit dem Aufdruck „Britons Rejoice, Your King's Restored" prägen zu lassen.

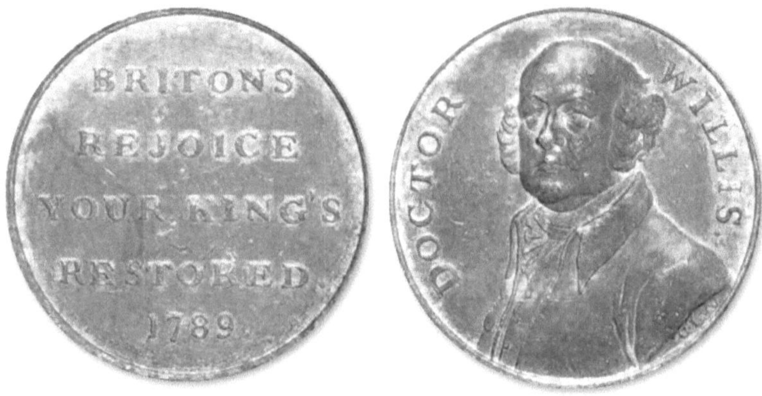

Abb. 12 Münze „Doctor Willis. Britons Rejoice your King's Restored 1789". Bearbeitet von Christoph Raffelt

Wie Michel Foucault in seiner Lektüre dieser Therapieszene hervorhebt, gliederte sich das *moral management*, durch das der König unter Willis' Leitung geheilt werden sollte, in mehrere Schritte:

1.) die Isolation: Der König wurde aus den königlichen Gemächern entfernt und in einem Raum untergebracht, der an Boden und Wänden mit Matratzen ausgekleidet worden war;
2.) die Absetzung: Willis erklärte George III., er sei nun kein Souverän mehr, und dieser performativen Absetzung entsprechend wurden ihm alle Attribute und Zeichen der königlichen Macht genommen;
3.) die körperliche Unterwerfung unter das Regime des Arztes, deren Durchsetzung den Pagen oblag. Kulminationspunkt der Behandlung ist eine Situation, in welcher der König einen (anderen) Arzt mit „Unrath und Koth" bewirft und von einem seiner Pagen wie ein kleines Kind gesäubert, gekleidet und auf seinen Platz verwiesen wird.

Gerade der zweite und der dritte Aspekt machen diese Szene für Foucault so spannend: Die souveräne Macht des Königs wird per *Absetzungsdekret*, nämlich durch die Erklärung des Arztes, König George III. sei nun kein Herrscher mehr, aufgehoben und durch einen neuen Typus der Machtausübung abgelöst, den Foucault im Gegensatz zur älteren Souveränitätsmacht „Disziplinarmacht" nennen wird (Foucault 2005, S. 41).

Macht, ein Schlüsselbegriff in Foucaults Denken, wird durch eine je spezifische „Einteilung von Körpern, von Gesten, von Verhaltensweisen, von Diskursen" (Foucault 2005, S. 15) entfaltet. Während die souveräne Macht charakteristischerweise eine große und sichtbare, auf ein Individuum hin gebündelte Macht sei, richte sich die disziplinarische Macht auf ihr jeweiliges Zielobjekt aus. Insofern die souveräne Macht an den Körper des Souveräns gebunden ist, stellt sich die Frage, über welche Agenturen dagegen die disziplinarische Macht entfaltet wird. Willis galt somit – wie wir weiter oben in der Schilderung durch seinen ehemaligen Patienten aus der *Bibliotheque britannique* gesehen haben – als die Inkarnation souveräner Macht im medizinischen Milieu. Dennoch lautet Foucaults These über die Art der Macht, die in der Szene zwischen Willis und George III. zum Ausdruck kommt, hier handele es sich um eine Kernszene disziplinarischer Macht:

> Sie sehen, daß merkwürdigerweise gerade der Arzt, derjenige, der alles organisiert hat, derjenige, der tatsächlich bis zu einem gewissen Punkt der Fokus, der Kern dieses disziplinarischen Systems ist, selbst nicht auftaucht: Willis ist niemals da. [...] Welches sind also die Agenten der Macht? Es heißt, dies seien zwei antike[167] Pagen von herkulischer Statur. (Foucault 2005, S. 43)

167 | Hier handelt es sich wohl eher um einen Übersetzungsfehler der deutschen Ausgabe der Vorlesungen, der die „ehemaligen" in „antike" Pagen des Königs *verwandelt* (vgl. Pinel 1801, S. 205).

Einerseits handelt es sich auch in der Therapie von George III. um „die Konfrontation von zwei Willensäußerungen" (Foucault 2005, S. 26), der des Königs und der von Willis, von denen eindeutig die Seite des behandelnden Therapeuten obsiegt.[168] Andererseits ist es nicht Willis selbst, der genötigt ist, seinem imposanten Auftritt auch die entsprechenden maßregelnden Taten folgen zu lassen. Für Foucault liegt an dieser Stelle nicht nur ein Delegationsverhältnis zwischen Arzt und Bediensteten vor, sondern ein neues Strukturprinzip, dessen architektonisches Pendant im Strafvollzug mit Benthams *Panopticon* verbunden wird.[169] Im Zentrum des Systems steht auch hier eine gewissermaßen alles durchleuchtende Macht (Willis' Blickregime). Doch diese kann, ist sie einmal etabliert, selbst entrückt bleiben, sofern nur sichergestellt ist, dass das von ihr errichtete Disziplinarregime durch eine Exekutive spürbar vertreten wird, die jedoch nicht selbst für die therapeutische Legitimation der von ihr vollzogenen Handlungen verantwortlich zeichnet.[170]

---

168 | So beschreibt der Stallmeister des Königs, Robert Greville, in seinem Tagebuch (Greville 1930) die Begegnung zwischen Willis und George III. wie folgt: „Dr Willis remained firm, and reproved him in determined language, telling him he must control himself or otherwise he would put him in a strait-waistcoat. On this hint Dr Willis went out and returned with one in his hand. It was in a paper, and he now held it under his hand. The King eyed it attentively and, alarmed at the doctor's firmness, began to submit... On Dr Willis wishing him good night and recommending composure and moderation, he retired. [Greville was] much struck with the proper manner and the imposing style of the authoritative language which Dr Willis held on this occasion. It was necessary to have this struggle. He seized the opportunity with judgment and conducted himself with wonderful management and force. As the King's voice rose, attempting mastery, Willis raised his and its tone was strong and decided. As the King softened his, that of Dr Willis dropped to softening unison. ... The King found stronger powers in Dr Willis..., gave way and now returned to somewhat of composure. ... This seems to have been the first solid step leading to permanent recovery." (Zitiert nach Trench 1964, 97f.).

169 | Siehe Kapitel II.4 sowie Foucault 1994, S. 256–269.

170 | Dass Foucaults Analysen der Macht der Psychiatrie bis heute zumindest teilweise Relevanz beanspruchen können, verdeutlicht ein Dokumentarfilm, der unter der Regie von Christa Pfafferott gedreht wurde. *Andere Welten* (Deutschland 2012–13) beleuchtet den Anstaltsalltag in einer geschlossenen Frauenabteilung in der forensischen Psychiatrie Anfang des 21. Jahrhunderts, genauer: die Alltagswelt, in welcher sich das Klinikpersonal mit seinen Patientinnen wiederfindet. Ärzte oder Psychotherapeutinnen sind in diesem Klinikalltag kaum präsent, umso mehr stehen die Verhältnisse zwischen Pflegerinnen und Schwestern auf der einen und den Patientinnen auf der anderen Seite im Vordergrund. Pfafferotts Film dokumentiert eindrucksvoll, wie komplex dieses Beziehungsgeflecht sich darstellt, denn auch hier ist es das Klinikpersonal, welches in direktem Kontakt mit den Patientinnen das Regelwerk der Klinik durchsetzen und auf dessen Einhaltung achtgeben muss. Dabei bleiben auch die Angestellten weisungsgebunden, auch sie sind einem umfassenden Regime unterworfen, wohingegen jene Instanz, die für alle weiterreichenden Entscheidungen bezüglich der Patientinnen zuständig ist, weitgehend abwesend ist und schon aus diesem Grund auf eine minutiöse Berichterstattung des Pflegepersonals angewiesen bleibt. Gerade weil die maßgeblichen Psychiaterinnen und Psychotherapeuten den Alltag des Maßregelvollzugs, dem sich die Insassinnen der forensischen Frauenabteilung

Erfolg oder Misserfolg der „Therapie" schlagen sich darin nieder, in welchem Maße erwünschte Verhaltensweisen gezeigt und umfassend dokumentiert werden oder nicht. Die „therapeutische Operation" wird, so Foucaults These zur Therapie in der Proto-Psychiatrie um 1800, vollzogen durch jene „im Inneren" der Anstalt ausgeübte Macht, genauer: durch die Art und Weise der „geregelten Machtverteilung" selbst (Foucault 2005, S. 15).

Die „Konfrontation von zwei Willensäußerungen" (s. o.) erfolgt also nicht direkt zwischen behandelndem Arzt und Patient, sondern in Form einer Prozedur, die sich zwischen Bediensteten und Patienten entwickelt. Ziel dieser Prozedur ist eine „Transformation" (ebd.) des Patienten, der im günstigen Fall am Ende als „geheilt" entlassen werden kann. Die Art und Weise der Prozedur folgt hingegen einem agonalen Strukturprinzip, das indirekt entfaltet wird. Wenn Foucault von Szenen der Psychiatrie spricht, dann in genau diesem Sinne. In einer Anmerkung in seinem Vorlesungsmanuskript präzisiert er den Begriff der Szene folgerichtig: „Unter Szene ist nicht eine Theater-Episode zu verstehen, sondern ein Ritual, eine Strategie, eine Schlacht" (Foucault 2005, S. 58).

Eine „Theater-Episode" folgt demgegenüber einer vollständig anders gelagerten Szenographie, sie könnte geradezu als Gegenstück der agonalen Anordnung betrachtet werden. So schreibt Cornelia Vismann:

> In der asymmetrischen Blickanordnung des Tragödientheaters, in der ein Einzelner von vielen Zuschauern angeschaut wird, erkennt Michel Foucault die Inversion der von ihm erforschten panoptischen Gefängnisarchitekturen. […] Was in der Architektur des antiken Schauspiels das Sehen aller auf Einzelne ist, ist in der Architektur des Gefängnisses das Überwachen aller durch einen. Die Panoptikumsarchitektur der Gefängnisse hat ihr Pendant in der Entscheidungsarchitektur des Amphitheaters. (Vismann 2011, S. 79)

Schauen wir zurück auf die fiktive Fallgeschichte von Reil, so lässt sich diese Strukturanalyse bestätigen: Alle Informationen laufen in der idealen Anstalt, wie sie Reil und einige seiner Zeitgenossen entwarfen, in der Person des Arztes zusammen. Doch dieser tritt – wie in der von Foucault analysierten Szene der Behandlung von King George III. –, wenn überhaupt, dann nur initial in Erscheinung. Für die Durchsetzungsmöglichkeit seiner Therapie ist es völlig ausreichend, wenn alle folgenden Interventionen und operativen Arrangements auf ihn als letzte Macht- und Entscheidungsinstanz verweisen. Er selbst muss

---

unterwerfen müssen, nicht direkt bei diesen durchsetzen müssen, können sie als tendenziell objektive Beobachter desjenigen Geschehens erscheinen, das sich in der tagtäglichen Interaktion auf der Abteilung abspielt. Die konkrete Schlacht um kleinste „Fortschritte" auf dem vorgegebenen Weg wird hingegen auf der unteren Machtebene vom Klinikpersonal mit den Patientinnen geschlagen.

nicht (mehr) in Erscheinung treten, um seine Patienten von der Notwendigkeit zu überzeugen, sich auf die für sie vorgesehenen Anordnungen einzulassen. Dennoch, und das unterscheidet Reils Behandlungsplan von Foucaults Analyse der Disziplinarmacht im Fall George III.: Die vollständige Unterwerfung ist nicht das Ziel der agonalen Therapie. Diese zielt auf eine Wiederaneignung von Wahrnehmungs- und Handlungsfähigkeit und, verbunden mit der agonalen Situation, auf die Herstellung einer partiellen Entscheidungsmacht aufseiten des Patienten, die zum Grundstein seiner Heilung wird.

Die agonale Szene unterscheidet sich entscheidend von der theatralen Szene. Wie Cornelia Vismann herausgearbeitet hat, bedarf es für den Übergang vom „agonalen" zum „theatralen Dispositiv" im Wesentlichen einer Grenzziehung, die den Raum der antiken Arena durchtrennt und damit eine grundlegend andere Dynamik ermöglicht (siehe auch Vismann 2006).

> Kurz vor Aufführung der Orestie, der drei Atriden-Tragödien von Aischylos und eines nicht überlieferten Satyrspiels im Jahr 458 v. Chr. wird ein Teil des Runds des Theaters auf der Akropolis in Athen für eine spezielle Theaterbühne abgetrennt. Eine Nord-Südachse teilt den bis dahin wie beim Stadion geschlossenen Kreis. Mit dieser Teilung des Rundes entsteht ein besonderer Ort, die *skené* genannt wird. Weisen Stadion und kultischer Tanzplatz zunächst dieselben architektonischen Bedingungen auf mit ihrem geschlossenen Oval, so wird mit dem Umbau der Bühne aus einer dromologischen eine dramatische Entscheidungsszene. Aus der umlaufenden Bahn oder dem Dromos wird ein abgegrenzter Schauplatz, ein Ort, der den Zuschauerblicken entzogen ist. Der Umbau schafft überhaupt erst eine Szene (skené). Mit der *skené* ist ein Anfang gemacht, die agonale Anordnung in eine theatrale zu überführen. Den Schauspielern wird es mit der Teilung der Kreisanordnung möglich, auf- und abzutreten. Verbergen und Entbergen, Zeigen und Nicht-Zeigen gehören zu den Hauptelementen des theatralen Dispositivs. (Vismann 2011, S. 83)

Neben agonalen und vorwegnehmenden Szenographien wurden um 1800 auch solche theatralen Anordnungen in der Proto-Psychatrie erprobt, wie sie Vismann hier modellhaft beschreibt. Wenn man so möchte, ermöglicht der Schnitt durch den Raum auch hier eine neue Spielform, die durch ein Wechselverhältnis von An- und Abwesenheit, Zeigen und Nicht-Zeigen gekennzeichnet ist. Ihre Einführung in die Proto-Psychiatrie stellte eine fundamentale Neuerung dar und war nicht unumstritten. Wie der theatrale Raum in die Proto-Psychiatrie Eingang fand, wie er und seine Verwendung für dramatische Schauspiele aufgenommen und diskutiert wurden, ist Thema des nächsten Abschnitts.

IV.4 dramatisch

4.1 Das Schauspiel von Charenton. Paris 1805

Proszenium

Irgendwann zwischen November 1807 und Mai 1808 stand Carl Maximilian Andrée (1781–1827), „Secundar-Arzt am St. Jacobs Spital Leipzig"[171], durch eine zufällige Fügung im Schauspielsaal der Anstalt von Charenton bei Paris. Auf einer Rundreise durch Deutschland, die Schweiz und Frankreich suchte er Spitäler und Anstalten auf, um wie einige andere – mehr oder minder medizinisch ausgebildete – Reisende der Zeit dem heimischen Publikum über den Zustand und die Organisations- und Therapieformen, die dort jeweils eingerichtet und gepflegt wurden, Bericht zu erstatten.

Mit einem Empfehlungsschreiben in der Hand wartete er in diesem „Antichambre" (Andrée 1810, S. 219) darauf, zum Leiter der Anstalt, Abbé François de Coulmiers (1741–1818), vor- und als Besucher derselben eingelassen zu werden. Die Zeit verkürzte er sich mit einer eingehenden Betrachtung des Raumes, in den er gebracht worden war, sowie mit einigen Reflexionen darüber, was in demselben stattfinden könnte und seinem Empfinden nach auch stattfinden sollte. Seine Vorstellungskraft nahm ihren Ausgang bei dem, was er aus dem rhetorischen Proszenium, aus welchem er sprach, wahrnehmen konnte. So stellte er zunächst einmal fest, dass der „Raum für die Zuschauer [...] sehr beschränkt", „die etwas erhöhete Bühne [...] schmal, niedrig und enge" sei und der Raum hinter dem Bühnenvorhang, in den er einen Blick werfen konnte, „finster, bunt und verwirrt" aussehe (Andrée 1810, S. 219). Raum und Requisiten werden zum Ausgangspunkt seiner Hypothesen über die Art des Spiels, das hier gewöhnlich stattzufinden pflegte. Andrée, der bereits von anderen Besuchern des Hauses erfahren hatte, dass in der Anstalt von Charenton Theater gespielt werde, gerät ins Spekulieren und lässt seine Gedanken um etwaige Nutzungsmöglichkeiten kreisen:

---

171 | „... und Unterlehrer an dem damit verbundenen Königlichen klinischen Institut", wie der Titel aufführt, Andrée 1810, S. 1.

> Ich kann mir von dem Ganzen noch keine deutliche Vorstellung machen; werden den Irren Stücke vorgespielt, so kann dadurch wirklich etwas Gutes erreicht werden, doch darf der Irre dabei nicht merken, daß er in die Komödie geht, was doch unvermeidlich ist, wenn er ins Parterre vors Bretergerüste [sic] hingesetzt wird; er muß wähnen, die Handlung ereigne sich wirklich, sey wahr; sie muß auf seine Stimmung berechnet seyn, eine kurze Szene, kein langes Stück. Oder lässt man [die, C. K.] Irren selbst spielen? auch gut, nur müssen sie ebenfalls nicht ahnden, daß sie Komödie spielen, keine Koulissen, bemalten Gesichter, auswendig gelernte Gesten und Reden; kein geladnes, zuschauendes Parterre. Eine gute Irren-Anstalt spielt jedem Irren täglich mehrere Szenen, hier und da, wo es paßt, nicht aber mehrern ein einzelnes Stück von der breternen Bühne herab. Wie kann eine Szene für mehrere Irren berechnet seyn? Die ganze Anstalt soll die Bühne sein, wo hier und da, den ganzen Tag abwechselnd jeder Irre eine Rolle spielt, und es keine müßigen Zuschauer geben darf, sondern mitgespielt werden muß; was die Schuldigkeit der umgebenden Aufseher ist, die dazu Kopf und Gewandtheit genug haben müssen, keine rohen Zucht- und Steckenmeister, Ketten, Thür- und Riegelschließer seyn dürfen. Der kluge Aufseher muß 100 Rollen immer einstudiert haben, und sie hintereinander spielen, wo es nöthig ist. Freilich giebt das ein sonderbares Gemisch dramatischer Rhapsodien, doch so muß es seyn und nicht anders. (Andrée 1810, S. 219f.)

Die Gewissheit darüber, wie den Patienten der Irrenheilanstalt „Szenen" gespielt werden müssten, leitet Andrée, unschwer zu erkennen, aus der oben dargestellten zeitgenössischen Praxis des therapeutischen Preenactments ab (siehe Kapitel VI.2). Die ganze Welt der Anstalt sollte seiner Vorstellung nach als Ad-hoc-Bühne dienen, und alle Akteure – Patienten, Mitpatienten und Aufseher – sollten jederzeit in die Lage geraten können, eine auf den einzelnen Patienten ausgerichtete Szene zu entwickeln.

Der Raum, in dem sich Andrée in Charenton wiederfindet, durchkreuzt das zentrale Motiv eines solchen simulierenden Spiels – dass aus der Position des Patienten heraus Spiel und Realität ununterscheidbar sein, die Darbietungen der Hausangestellten und Mitpatienten für „wahr" gehalten werden sollen – in mehrfacher Weise. Im einen Fall wird der Patient auf einen Stuhl vor dem „Bretergerüste" platziert, sodass ihm ein Stück Komödie gegenübergestellt werden kann; anstelle einer als reales Geschehen anmutenden Inszenierung, die den Patienten wie ein *natürliches* Milieu umschließt, wird eine klare räumliche Trennung zwischen ihm und den Darstellern, zwischen einem Zuschauer auf der einen und den Darstellern auf der anderen Seite errichtet und damit die Vierte Wand, die für das Theaterverständnis der Moderne so zentral werden sollte, errichtet.[172] Mit der Einführung der *skené* innerhalb der (sich ja gleichfalls gerade erst etablierenden) Proto-Psychotherapie, mit der Abgrenzung eines Teils des Raumes als Bühne gegenüber einem anderen als Zuschauerraum konzipierten Teil, rückt ein neues Paradigma in den proto-psychiatrischen Raum, das den Räumen des agonalen Spiels und des therapeutischen Preenactments eine andere Spielform entgegensetzt. Andrée beobachtet und kommentiert diesen Paradigmenwechsel, nachdem er den Schauspielsaal in Charenton auf sich hat wirken lassen.

Im anderen Fall, in welchem der Patient nicht als Zuschauer, sondern als handelnder Akteur in Position gebracht wird, richtet sich Andrées Argwohn entsprechend gegen all jene Kennzeichen theatralen Rollenspiels, durch die eine Differenz zwischen den Akteuren und ihren jeweiligen Rollen konstituiert und sichtbar werden könnte: Kulissen, Kostüme, Theaterschminke sowie Praktiken der Probe und des Schauspielens gilt es seiner Meinung nach zu vermeiden, um den Eindruck von „Realität" nicht zu gefährden. Und, selbstverständlich, darf es weder im einen noch im anderen Fall ein als solches erkennbares, an den improvisierten Handlungsvollzügen unbeteiligtes Publikum geben.

All diese Kriterien durchkreuzt das Theaterspiel in Charenton, wie im Folgenden skizziert werden soll, und etabliert damit in der Tat ein neues Paradigma in der Geschichte der Proto-Psychotherapie, das von Anfang an überaus umstritten sein sollte und bis heute eine sowohl theoretische wie praktische Relevanz besitzt.

Andrée wurde zu seinem Ärger vom Leiter der Anstalt, Abbé de Coulmier, nicht weiter zugelassen, sein Gesuch wurde abgelehnt. So konnte er sich in der Folge auch nicht selbst davon überzeugen, was in welcher Weise im Laufe eines Theaterabends in Charenton vor sich ging. Seine Überlegungen trugen ihn dennoch zu zentralen Punkten, welche die Theaterinszenierungen von Charenton betrafen. Andere Besucher, die erfolgreicher darin waren, zu den Veranstaltungen der Anstalt zugelassen zu werden, berichteten auf kontroverse Weise darüber, *was* und *wie* sie in Charenton sahen und erlebten. Bevor diese Berichte einer näheren Betrachtung unterzogen werden, möchte ich kurz den institutionellen Rahmen skizzieren, in dem die Schauspiele von Charenton stattfanden.

Das Theater von Charenton

Das *Asyle de Charenton* war 1645 von den Barmherzigen Brüdern in Charenton-Saint-Maurice bei Paris gegründet und im Zuge der Französischen Revolu-

172 | Zur Einführung der Vierten Wand siehe Lehmann 2000.

tion zur ersten offiziellen Einrichtung Frankreichs umgestaltet worden, die sich ausschließlich der Therapie von psychisch Erkrankten widmen sollte. Als solche unterstand sie direkt dem Innenministerium. Ein Blick auf den berühmtesten Bewohner der Anstalt, den Marquis Donatien Alphonse François de Sade (1740–1814), der 1803 aus dem Gefängnistrakt des Bicêtre nach Charenton verlegt worden war, zeigt jedoch, dass diese Vorgabe nur bedingt umgesetzt wurde. De Sade gehörte zum Kreis unliebsamer Personen, die ohne ein Gerichtsverfahren aus der Öffentlichkeit entfernt und in einem Hospital interniert wurden.[173] Eine psychotherapeutische Behandlung war für ihn in Charenton nicht vorgesehen, vielmehr konnte er sich unter der Leitung von de Coulmier recht frei in der Anstalt bewegen und seinen Interessen nachgehen. Ja, mehr noch, de Coulmier eröffnete ihm in den Mauern der Anstalt die Möglichkeit, einen alten Wunsch zu realisieren: eine stehende Bühne zu leiten.[174] „Unser Marquis jubelte", konstatiert ein Biograph de Sades (Lever 1995, S. 541).

François de Coulmiers wurde ab 1797 als Leiter der wiedereröffneten Anstalt von Charenton ernannt. Als Geistlicher setzte er auf die von Philippe Pinel und anderen Zeitgenossen vertretene Therapieform des *traitement morale*, das seinem Verständnis nach neben kalten Duschen und anderen geläufigen therapeutischen Mitteln auch künstlerische Betätigung umfasste. Wie ein weiterer Besucher der Anstalt von Charenton berichtete, wurden „den Irren aus der gebildeten Classe auf ihren Wunsch Bücher aus einer dazu errichteten Bibliothek geliefert, auch Schreibmaterialien gegeben […]. Außerdem können sie sich mit Zeichnen und Musik beschäftigen."[175]

173 | Vgl. Dörner 1969/1995, S. 115. In seiner *Charakteristik der französischen Medicin* von 1822 schreibt Johann Ludwig Casper: „Charenton [war] ein verborgener Schlupfwinkel für den moralischen Auswurf der bürgerlichen Gesellschaft; man steckte hier hinein die ‚mauvais sujets', (im schlechtesten Sinne des Wortes) Menschen, die Laster geübt hatten, deren Offenbarung sich nicht für das öffentliche Gerichtsverfahren schickte, das in Frankreich gebräuchlich ist; andere, die man wegen grober politischer Vergehen der Verbannung, vielleicht gar dem Tode entziehen wollte, wieder andere, die sich als schlechte Werkzeuge hoher Cabalen hatten brauchen lassen." (Casper 1822, S. 458f.).

174 | Dieser Umstand war auch Ausgangspunkt für das Stück *Die Verfolgung und Ermordung Jean Paul Marats dargestellt durch die Schauspielgruppe des Hospizes zu Charenton unter Anleitung des Herrn de Sade* von Peter Weiß, das 1964 uraufgeführt wurde. Zu den historischen Spuren des *Marat/Sade* siehe Bennholdt-Thomsen und Guzzoni 1983/2012b.

175 | Schweigger 1809, S. 15. In dem US-amerikanischen Film *Quills* (USA 2000, Regie Philip Kaufman) mit Kate Winslet, Geoffrey Rush und Joaquin Phoenix in den Hauptrollen wird dieser Hinweis aufgegriffen und zu einer Frühform der Kunsttherapie an Staffeleien ausgemalt.

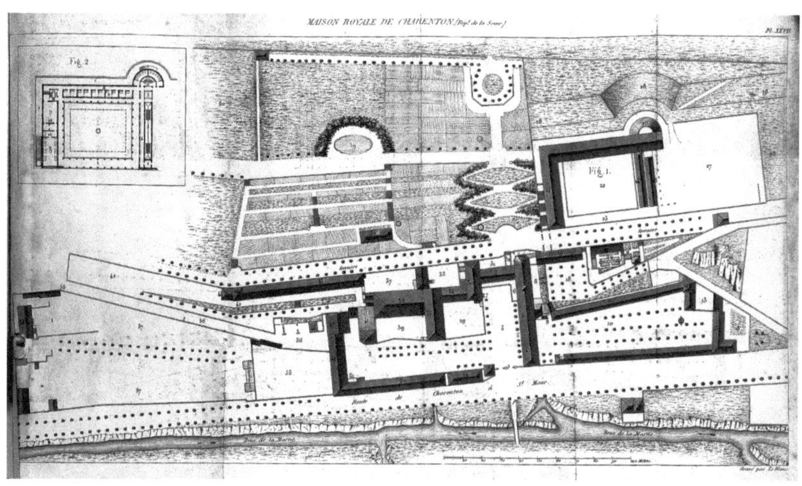

Abb. 13 Plate from „Des maladies mentales“, Esquirol, 1838, Quelle: Wellcome Collection

Der Schauspielsaal wurde, wie der Romanist und de-Sade-Forscher Maurice Lever unter Bezugnahme auf einen Brief des Marquis behauptet, auf „Anweisung des Marquis hin“ gebaut und damit „über dem Frauensaal ein richtiges Theater mit einer Bühne, Kulissen, Logen, einem Orchestergraben und einem Parterre“, einer „Prunkloge für den Direktor und seine Gäste“ sowie einer weiteren Loge für „Madame Quesnet“ – Lever zufolge eine Cousine des Marquis – „mit sieben Sitzen“ errichtet.[176] Die räumliche Ausstattung des Schauspielsaals wird von mehreren Zeitgenossen geschildert, sodass wir uns ohne konkreteres Bildmaterial immerhin ein ungefähres Bild von dem Ort des Geschehens machen können.

Während Lever den Schauspielsaal anhand seiner Quellen als prächtigen und großzügigen Raum charakterisiert, wird von der großen Mehrheit der zeitgenössischen Besucher der Eindruck eines recht überschaubaren Raumes evoziert. Der französische Autor Auguste de Labouïsse-Rochefort (1778–1852), der „am 5. Juli 1805 [eine Aufführung als externer Gast, C. K.] miterlebt hatte“, schrieb: „Der Saal ist nicht sehr groß [...] und die Bühne dementsprechend klein“ (Lever 1995, S. 555f.). Von einem Orchestergraben ist nicht weiter die Rede.

176 | Brief an eine Cousine des Marquis vom 04. Mai 1811, siehe Lever 1995, S. 632, Fußnote 26.

Die Darstellungen stimmen darin überein, dass sich gegenüber der Bühne die Loge von de Coulmier befand, in der er mit mehreren Gästen Platz nehmen konnte. Links und rechts neben seiner Loge wurden die ruhigen Patienten des Hauses platziert – strikt nach Geschlechtern und durch die Loge so getrennt, dass sich männliche und weibliche Patienten während der Vorstellungen nicht sehen konnten.[177] Zwischen diesem hinteren Teil des Zuschauerraums und der Bühne befanden sich einige Sitzreihen, die für externe Gäste vorgesehen waren. In den ersten Reihen direkt vor der Bühne saßen Aufseher und Angestellte des Hauses, die somit in der Lage waren, schnell eingreifen zu können, wenn sich zwischen Bühne und Zuschauerraum Unerwünschtes ereignen sollte. An den Wänden rechts und links waren quer zu diesem zentralen Zuschauerblock Sitzbänke angebracht, auf denen sich Rekonvaleszente – ebenfalls rechts und links nach Geschlechtern getrennt – setzen konnten. Der Schauspielsaal bot etwa vierzig Patienten und Patientinnen, darüber hinaus den Rekonvaleszenten Platz, und der „übrige Saal konnte ungefähr zweihundert Zuschauer, ausschließlich geladene Gäste, aufnehmen".[178] So konnten „gegen eine Eintrittskarte [...], in einer von den zusehenden Irren völlig getrennten Abtheilung, die Verwandten und auch andere Personen Eintritt erhalten" (Schweigger 1809, S. 11). Die Schauspiele von Charenton waren als Unterhaltungsprogramm bei der Pariser Gesellschaft beliebt (vgl. Le Brun 1989). De Sades Notizen, in denen er vermerkt, mit welchen Persönlichkeiten und Institutionen des Pariser (Theater-)Lebens er in Verbindung stand, an wen er Einladungen verschickte, aber auch Berichte von Besuchern geben davon eine Vorstellung.[179] Gilbert Lely, ein weiterer Biograph de Sades, zitiert den Arzt Ramon:

> Die Sitten in der Anstalt waren recht locker und, wie es scheint, mehr oder weniger ungezwungen; es gab, wie wir schon sagten, dauernd Feste, Bälle, Konzerte, zu denen sehr viele Außenstehende eingeladen wurden, einige Literaten und viele berühmte Theaterleute, vor allem Schauspieler und Schauspielerinnen der Boulevardtheater. [...] Organisator dieser Feste und Aufführungen war de Sade.

---

177 | Am 31. März 1808 besuchte Schweigger eine Abendveranstaltung in Charenton. Er beschreibt den Raum wie folgt: „Rechts an der Wand stand eine Bank für weibliche Reconvalescenten, links gegen über eine andere für männliche. Im Hintergrunde, der Bühne gegenüber, waren auf beyden Seiten erhöhte Bänke für ruhige Irren angebracht, rechts für die Weiber, links für die Männer; zwischen beyden eine genau verschlossene Loge für den Director und seine Gäste, so daß also die männlichen Irren die weiblichen nicht sehen konnten. In der Mitte des Saales, zwischen den Bänken der Reconvalescenten, waren andere für die Aufseher des Spitals und solche Personen, welche durch ein Billet eingeladen worden waren. Die Reconvalescenten fand ich gleich anfangs in dem Saale, die eigentlichen Irren aber kamen erst kurz vor dem Anfange des Stückes." (Schweigger 1809, S. 19).

178 | Laut Lever steht dies in einem Brief des Marquis an seine Cousine vom 04. Mai 1811. Lever 1995, S. 632, Fußnote 26.

179 | Siehe de Sade 1970/1972 sowie Caire und Veit 1995; Caire 1999; Gourevitch 1989.

> So überrascht es nicht, daß man sich bei der Verwaltung unter anderem über die Beziehungen zwischen dem Direktor und de Sade beschwerte.
>
> Alfred Bégis hingegen behauptet – und er versichert, es von Dr. Ramon selbst zu haben –, daß der Marquis an manchen Tagen in seinem Zimmer Diners gab, zu denen er die berühmtesten Schauspieler und Schauspielerinnen von Paris einlud [...]. (Lely 2001, S. 425)

Ein kritischer Beobachter der Schauspiele von Charenton, ein junger Kavallerie-Offizier namens Hippolyte de Colins[180] (1783–1859), der 1812–13 wie viele andere die Anstalt von Charenton aus Interesse an der Organisation und Führung einer solchen öffentlichen Institution aufsuchte, hatte offenbar einen ähnlichen Eindruck von den Festlichkeiten und Schauspielen der Einrichtung. In seinem Bericht hob er hervor, dass „Dreiviertel des Saales [...] mit eleganten Frauen und eingeladenen Fremden gefüllt" waren (de Colins 1972, S. 100f.), wohingegen der Zugang zu den Theaterabenden für die Gruppe der Patienten mit einigen Hürden versehen gewesen sei:

> Die Manischen, die Tobsüchtigen, die Idioten, d. h. mehr als Dreiviertel aller Kranken sind notwendigerweise ausgeschlossen, und die geringe Anzahl derer, die vorgezogen werden, verdanken diesen Vorzug allein der Laune oder Grille eines Krankenwärters, denn über den Theaterbesuch der Kranken entscheiden allein die Krankenwärter. (de Colins 1972, S. 101)

Für ihn war dies ein deutliches Zeichen, dass die Schauspiele von Charenton mitnichten therapeutische Ziele verfolgten. Er stufte sie als selbstgefälliges und letztlich die Gesundheit der Patienten gefährdendes Privatvergnügen de Coulmiers und de Sades ein. Dass de Coulmier diese Einschätzung nicht teilte, liegt auf der Hand. Wenige Quellen geben Hinweise darauf, wie er und die Ärzte seines Hospitals die Schauspielaktivitäten beurteilten und begründeten. Diesen Legitimationsversuchen möchte ich mich im Anschluss an einen genaueren Blick auf das, was im Schauspielsaal von Charenton zu sehen und zu erleben war, annähern.

Aufführungspraxis

Wann genau im Schauspielsaal von Charenton die ersten Theateraufführungen stattfanden, ist unklar. Charles François Simon Giraudy (1770–1848), seit 1800 als Assistenzarzt des Chefarztes Jean-Baptiste Joseph Gastaldy

180 | In Langform: Jean Guillaume César Alexandre Hippolyte de Colins de Ham.

(1741–1805)[181] tätig, verdanken wir den frühesten Hinweis. Bereits in einem Bericht für das Innenministerium aus dem Jahre 1804 erwähnt Giraudy einen Besuch des Innenministers in Charenton, der am 15 Germinal (5. April 1804) die Anstalt aufsuchte und einer kleinen Feier beiwohnte, die zu Ehren von de Coulmier veranstaltet wurde. Auf dieser Feier wurden zu Musikbegleitung Verse sowie ein Dialog rezitiert, und einige Rekonvaleszenten hätten, so Giraudy, „eine Rolle gespielt".[182]

Und so bildete sich bald ein regelrechter Rhythmus heraus: Einmal im Monat fanden die Theateraufführungen in Charenton statt. Sie umfassten meist zwei Stücke (Oper, Drama, Komödie) sowie gelegentlich Ballettaufführungen oder ein abschließendes Feuerwerk (vgl. Lever 1995, S. 553f.). Das Theater von Charenton bot somit ein Programm, das für die Theaterpraxis des 18. Jahrhunderts typisch war:

> Theateraufführungen waren „Nummernprogramme", die aus unterschiedlichen, wohl aufeinander abgestimmten Einzelteilen bestanden und das gesprochene Wort nie alleine ohne die Begleitung von Musik und Tanz auf die Bühne gestellt hätten (Huber 2003, S. 28).

Wie die Aufführungen konkret ausgesehen haben mögen, lässt sich anhand einer ausführlichen Schilderung, die ein paar Jahre später geliefert wurde, erschließen. 1808 war der bereits zitierte Königsberger Professor für Botanik, August Friedrich Schweigger (1783–1821), unter anderem nach Charenton gereist, um dort auf Wunsch von Johann Gottfried Langermann eingehend die Schauspiele, die im Schauspielsaal der Anstalt durchgeführt wurden, zu studieren und zu rapportieren, was er vorgefunden hatte.[183] Schweigger kam diesem Auftrag gründlich nach, sodass wir ihm eine detaillierte Beschreibung eines Theaterabends vom 31. März 1808 verdanken. An diesem Abend standen im Anschluss an eine „Symphonie, welche von 4 Irren und 3 Stadtmusikanten leidlich aufgeführt wurde" (Schweigger 1809, S. 20) zwei Komödien auf dem Programm, deren Inhalt, Besetzung und schauspielerische Qualität er ausführlich beschrieb.

181 | Siehe Tucker 2007, S. 132.

182 | Giraudy 1804, S. 29: „plusieurs convalescens y jouèrent un rôle".

183 | Langermann veröffentlichte 1809 Schweiggers Bericht und versah ihn mit einigen Bemerkungen, aus denen auch hervorging, dass er wiederum durch einen kleinen Artikel in der Zeitschrift *Der Freimüthige oder Ernst und Scherz* auf die „theatralische[n] Vorstellungen", die „als Beschäftigung und Heilmittel für die Irren" eingesetzt wurden, aufmerksam gemacht wurde. Entgegen seinen eigenen Angaben handelt es sich um die Ausgabe vom Donnerstag, dem 7. März 1805, S. 188.

Die Stücke, die er zu sehen bekam, waren *Le tableau parlant*[184] des Dramatikers André-Ernest-Modeste Grétry (1741–1813) sowie eine Komödie, die 1790 von Desforges (d. i. Pierre-Jean-Baptiste Choudard, 1746–1806) geschrieben worden war: *Le sourd, ou L'auberge pleine*[185]. „In diesem Stücke, welches sonst mit dem lautesten Beyfall in Paris gegeben wurde, spielten drey Irren und eine Irre; die übrigen Personen waren theils aus dem Hause, theils aus der benachbarten école vétérinaire in Alfort" (ebd., S. 20). Schweigger fasst den Inhalt der beiden Komödien knapp zusammen. Die Besetzung der Rollen erfolgte, wie er berichtet, durchaus auch mit Patienten und Patientinnen der Anstalt – ein Umstand, den de Colins und in seinem Gefolge Esquirol negieren.[186] Angesichts dieser Widersprüche ist zu bedenken, dass sich Schweigger einige Jahre vor de Colins in Charenton befand. Es ist denkbar, dass die Besetzung über die Jahre sehr unterschiedlich ausfiel.

Schweigger leuchtete die Besetzung der Rollen überwiegend ein. Während die Tochter, wie er schrieb, durch eine Rekonvaleszentin von begrenzter schauspielerischer Begabung gespielt wurde, übernahm ein „Eleve der Thierarzeneyschule" den Part ihres ungeliebten und *närrischen* Bräutigams so überzeugend, dass man ihn wiederum „allgemein als zum Spitale gehörig betrachtete" (ebd). Die Rolle des Brautvaters schien Schweigger deshalb gut besetzt, weil Figur und Krankheitscharakter des Darstellers sich ähnelten: „Ein etwas düsterer, ruhiger Charakter. Da die Person wenig zu sprechen hat, so war sehr gut ein 30–40jähriger Melancholischer erwählt worden, der nur sehr selten Anfälle von Wuth hat. Einige Ängstlichkeit abgerechnet spielte er ganz gut." (Ebd., S. 20f.) Ähnliches berichtet Schweigger über die Rolle des Offiziers, dem eigentlichen Geliebten der Tochter des Hauses: „Ein ernsthafter und zu gleicher Zeit stolzer Charakter, der recht gut durch einen etwas finsteren Irren vorgestellt wurde, der überdieß sehr hohe Ideen von seiner Größe hat" (ebd., S. 21).

Etwas pikant nimmt sich dagegen die Beschreibung eines Theaterabends durch den Schriftsteller Labouïsse-Rochefort aus, der „am 5. Juli 1805 [eine Aufführung, C. K.] miterlebt hatte". Er wohnte

184 | Schweigger 1809, S. 20. Siehe auch Caire 1999, S. 63f.

185 | Siehe auch http://gallica.bnf.fr/ark:/12148/bpt6k48249m.

186 | Siehe de Colins 1972, S. 100: „Zunächst einmal ist es eine Lüge zu behaupten, daß es die Irren sind, die in Charenton Theater spielen. Die wirklichen Schauspieler sind: ein ehemaliger Krankenpfleger, der zuletzt Sekretär des Direktors gewesen war, ein Weinhändler aus dem Dorf, ein Oberschreiber des Gerichtsvollziehers aus der Umgebung, Frauen und junge Personen, die in dem Hause wohnen, ohne jemals krank gewesen zu sein, Tänzer und Tänzerinnen aus der Oper und schließlich, wenn es notwendig ist, Leute, die man im Café Touchard auflesen kann, dem Treffpunkt alter arbeitsloser Schauspieler, die man für ihre Zeit und Mühe bezahlt."

einer Vorstellung eines Stückes von Desmahis[187] mit dem Titel *L'Impertiment* (Der Unverschämte) bei, einem Einakter in freien Rhythmen, gerade gut genug für eine Aufführung im Salon zwischen einigen Paravents. Dieses Stück, „das einem sehr frivolen Genre angehört, erfordert ein äußerst perfektes Spiel für die Hauptrolle". Leider hatte der Schauspieler, der den Unverschämten spielte, „nichts von diesem leichten und anmutigen Ton, den das Parterrepublikum bei Fleury[188] beklatscht. Dieser Schauspieler ist sehr dick, sehr fett, sehr kalt, sehr plump; eine breite Masse, ein häßlicher kurzbeiniger Mann, dessen Kopf einer beschämenden Ruine glich."

Nun, dieser dickhäutige und ungeschickte Schauspieler, der nicht einmal seinen Text kann, ist niemand anderer als der Marquis de Sade. (Lever 1995, S. 555f.)

Während Labouïsse-Rochefort offenkundig aus ästhetischen Gründen mit der Besetzung der Hauptrolle in Desmahis' Stück nicht einverstanden war, stehen für Schweigger und andere Beobachter des Schauspiels von Charenton andere Gesichtspunkte im Vordergrund.

1805 erschien in der Zeitung *Le Publiciste* im Rahmen des Feuilletons ein Artikel von Giraudy, in dem er über die Einführung von Schauspielen in Charenton und ihre therapeutischen Zwecke berichtet. Unter dem Titel *Sur l'utilité du théâtre de société établi dans l'hospice national de Charenton, comme moyen curatif de l'aliénation-mentale* heißt es über denjenigen Impuls, der zur Einrichtung des Theaters geführt hatte:[189]

Jusqu'à ce jour les malades, dans leur moments de calme, se sont rassemblés pour jouer des proverbes, quelques scenes de comédie; réciter quelques morceaux de poésie; faire de la musique; mais il falloit les engager au travail, les exciter à la gaité par un moyen plus puissant. L'établissement d'un théâtre a parfaitement rempli nos intentions [...]. (Giraudy 1805, Sp. 1)

Der Schauspielsaal von Charenton wurde Giraudy zufolge also eingerichtet, um ein „mächtigeres Mittel" an die Hand zu bekommen, um starke Wirkungen auf die Patienten entfalten zu können. Dass das Schauspiel eine wirkmächtige therapeutische Ressource sein könnte, dieser Gedanke konnte auch andere Beobachter und Zeitgenossen überzeugen: „Sicherlich können diese Vorstel-

187 | Joseph-François-Édouard de Corsembleu de Desmahis (1723–1761).

188 | Gemeint ist der Schauspieler Abraham-Joseph Bénard (1750–1822), genannt Fleury, der 1774 in die Comédie-Française eintrat und dort von 1778 bis 1818 Mitglied war.

189 | An dieser Stelle möchte ich mich noch einmal sehr herzlich für die Unterstützung von Anke Bennholdt-Thomsen und Alfredo Guzzoni bedanken, die mir ohne Zögern ihre Kopien und Exzerpte der Texte von Giraudy zur Verfügung gestellt haben.

lungen von sehr großem Nutzen werden" (Schweigger 1809, S. 11). Worin die therapeutische Wirkung jedoch bestehen, worauf sie sich ausrichten und berufen könnte, darüber gab es bereits um 1800 unterschiedliche Auffassungen.

Wer Einlass in den Schauspielsaal findet, wer den Aufführungen beiwohnen oder gar an ihnen mitwirken darf, wer in welche Rolle schlüpfen, in welchem Kostüm und mit welchem Text auf die Bühne treten kann, all dies sind hierbei mögliche Stellschrauben für eine erhoffte therapeutische Wirkung. Je nachdem, ob die therapeutischen Wirkungen mehr für die Zuschauer- oder die Spielerperspektive gedacht werden, ergeben sich dabei unterschiedliche Aspekte. Wie wir bereits Andrées kritischen Reflexionen im „Antichambre" entnehmen konnten, stehen im Zuge einer Übertragung des Schauspiels in die Anstalt all jene Facetten, die das Schauspiel zum Schauspiel machen, auf dem Prüfstand.

Humoralpathologische Perspektive

Bei Einführung des Schauspiels von Charenton spielten vor allem Vorstellungen aus dem Kontext der Humoralpathologie eine Rolle. Für Giraudy, der sich als Erster zu diesem Thema zu Wort meldet, steht ein Begriff im Vordergrund: die „gaieté", die Heiterkeit, die durch das Spielen und Besuchen von Schauspielen hervorgerufen werden könnte.

Heiterkeit setzt Wahninhalten nicht nur eine andere Stimmung entgegen; dadurch dass sie Lachen hervorruft, setzt ihre Wirkung, folgt man Giraudy, gleichermaßen an den seelischen wie körperlichen Aspekten der Krankheit an. Die Betonung der „gaieté" stellt damit offenbar einen Anschluss an ältere humoralpathologische Konzepte dar (zur humoralpathologischen Tradition siehe auch Kapitel IV.2). Heiterkeit gilt seit der Antike als ein Merkmal sanguinischer Temperamente und damit in der Systematik der Viersäftelehre als eine Komplementär-Qualität zu der düsteren Gemütsverfassung der Melancholiker. Einen Melancholiker zu erheitern, sein Gemüt aufzuhellen, galt in diesem Sinne als therapeutische Maßnahme. So setzt Giraudy die Heiterkeit anderen vorherrschenden Gefühlslagen entgegen:

> Si donc la gaieté est avantageusement opposée, dans l'état de santé, aux réflexions, à la tristesse, à l'ennui, au chagrin, à la haine; si elle adoucit le courroux, chasse les soucis, dissipe la mélancolie, à plus forte raison doit elle réussir dans bien des maladies mentales, qui ne different de ces diverses états que par l'intensité. (Giraudy 1805, Sp. 3)

Giraudy war davon überzeugt, dass es eine psycho-physische Grundlage für die heilsame Wirkung der Heiterkeit gebe.

> En même tems l'excitation de l'âme se communique au physique, porte les mouvements du centre à la circonférence, facilite le développement de la chaleur animale, la circulation des fluides, la répartition égale & régulière des forces vitales, & le libre exercice des fonctions de l'économie. En effet, quelque fatigué que l'on soit, après avoir ri, sans excès, on ressent un bien-être dans toutes les parties du corps. (Giraudy 1805, Sp. 2)

Aus diesem Grund sollte sich das Anstaltstheater von Charenton ganz der Erzeugung von Heiterkeit widmen, Aufregung vermeiden und eine hierfür günstige Auswahl der zu spielenden Stücke betreiben (Giraudy 1805, Sp. 1).

Auch de Coulmier und sein Chefarzt Gastaldy begründeten das Theaterspiel in Charenton gegenüber dem Innenministerium mit seiner zerstreuenden Wirkung.

> „Wir suchten gemeinsam nach Mitteln, sie durch harmlose Spiele, Konzerte, Tanz und Komödien, deren Rollen von den Kranken gespielt wurden, zu zerstreuen. [...] Diese Beschäftigungen ließen sie aktiv bleiben und vertrieben die melancholischen Vorstellungen, diese allzu häufige Ursache des Wahns.".[190]

Zerstreuung wird hier als Gegenmodell zu Wahnvorstellungen verstanden, als ein Modus, in dem der Patient von seinen krankhaften Fixierungen ablassen und andere Wahrnehmungen zulassen soll. Auch de Coulmier und Gastaldy bewegen sich somit im Rahmen humoralpathologisch geprägter Vorstellungen der Melancholiebehandlung.

Diese positive Einschätzung der stimulierenden, das Gemüt aufhellenden Wirkung des Schauspiels blieb nicht unwidersprochen.[191] In den zeitgenössischen Berichten und Kommentaren zum Theater von Charenton spielen mehrere Aspekte eine Rolle, die für die Frage nach einer möglichen therapeutischen Dimension des Schauspieles herangezogen werden. Es werden Gesichtspunkte diskutiert, die zum einen den spielenden und zum anderen den zuschauenden Patienten im Auge haben. Mal geht es um generelle Aspekte, die mit der Vorbereitung einer Aufführung verbunden sind, mal um den Probenprozess im engeren Sinne, mal steht die Aufführung selbst im Mittelpunkt des Interesses. So werden recht unterschiedliche Ansichten darüber vertreten, welche Elemente

190 | Lever 1995, S. 553. Lever zitiert aus einem unveröffentlichten Dokument (Archives départementales du Val-de-Marne. AJ2 100).

191 | Neben Überlegungen zur erheiternden, zerstreuenden und gemütserhellenden Wirkung des Theaters gab es auch eine anders gelagerte Hoffnung. So wurde auch die Erwartung formuliert, die Schauspiele von Charenton könnten ganz im Gegenteil dazu beitragen, dass Patienten die Fähigkeit zurückgewinnen könnten, einzelne Inhalte zu fokussieren und festzuhalten: „Für die Zuschauer sind Komödien immer ein Mittel, ihre Ideen zu fixieren" (Schweigger 1809, S. 27).

therapeutisch hilfreich und welche eher als gefährlich für die Genesung der Patienten anzusehen sind. Die Annahme, der Besuch der Schauspiele stelle für die Patienten eine erfreuliche Abwechslung zur Monotonie des Anstaltslebens dar und könne möglicherweise darüber hinaus noch andere therapeutische Effekte entfalten, wurde von verschiedenen Seiten deutlich infrage gestellt.

Maßgeschneidertes Theater

So beschied de Colins über die Wirkungen des Schauspiels, dies sei kein „Heilmittel", sondern „ein wahres Gift für eine Irrenanstalt",

> es sei denn, man erfände für jeden Kranken ein Extrastück, denn es müßte ebenso viele verschiedene moralische Behandlungen des Wahnsinnes geben, wie es verschiedene moralische Ursachen gibt, die ihn hervorrufen; diese Ursachen aber sind unzählbar. Nie freilich hat man sich in Charenton um eine sinnvolle Auswahl bemüht, wie oft hat man allein *Die Verliebten Irren* in diesem Irrenhaus gespielt? (de Colins 1972, S. 102f.)

Bei de Colins und anderen Beobachtern bezieht sich eine zentrale und immer wieder erhobene Forderung auf den individuellen Zuschnitt der dargestellten Szenen. In der älteren Tradition szenischer Therapie, die ich als therapeutisches Preenactment charakterisiert habe (Kapitel IV.2), war die individuelle Wahnvorstellung Dreh- und Angelpunkt der szenischen Interventionen. Wenn de Colins oder der eingangs zitierte Andrée angesichts des Bühnenraums von Charenton wiederholen, die Inszenierungen von und für Patienten müssten auf den Einzelfall hin ausgewählt und vorangetrieben werden, bewegen sie sich gedanklich weit mehr in diesem szenischen Format als in dem des hier gebotenen Literaturtheaters. Vor diesem Hintergrund ist auch die von Andrée artikulierte Idee zu verstehen, dass die Hausangestellten einer Anstalt die Fähigkeit besitzen sollten, jederzeit passgenau in eine angemessen erscheinende Rolle zu schlüpfen, und dass sie zu diesem Zweck über ein imposantes Grundrepertoire von „100 Rollen" verfügen müssten.

Das Konzept des *klassischen* Theaterabends, das um 1800 meist als Abfolge von mehreren Stücken und musikalischen Einlagen angelegt war, hatte mit diesem rhapsodischen Anstaltsideal nicht viel gemeinsam. Dennoch durchzieht auch hier die Forderung, die Stücke müssten speziell auf den jeweiligen Patienten zugeschnitten sein, wie ein Mantra die zeitgenössischen Reflexionen zum Theatereinsatz in psychischen Kuren.

So schreibt Giraudy in seinem das neue Theaterexperiment programmatisch begründenden Artikel: „Comme on n'a en vue que l'intérêt des malades, on choisit les rôles qui conviennent le mieux à chaque acteur, selon son goût, l'état de ses forces intellectuelles & morales, & la nature de son aliénation" (Giraudy 1805, Sp. 1). Auch Schweigger hebt hervor, dass die therapeutische Wirkung des Schauspiels maßgeblich davon abhängen dürfte, ob es gelinge, dass man viel Zeit für die Aneignung der Rollen verwendete und „ferner bey jedem Stücke auf [die, C. K.] eine oder die andere Classe von Irren zunächst zu wirken suchte, und in dieser Hinsicht die Stücke sorgfältig auswählte" (Schweigger 1809, S. 11f.). Auch für ihn steht und fällt der therapeutische Wert mit dem individuellen Zuschnitt auf die jeweilige Problematik/Erkrankung des einzelnen Patienten.

> Bey einer sorgfältigen Wahl der Schauspieler und Zuschauer und indem man Rollen austheilt, welche, indem sie einigermaßen in die Ideen des Kranken eingehen, ihn gelinde, ohne Erbitterung zurechtweisen, kann die Vorstellung gut gewählter Stücke sehr nützlich werden. Um so besser würde es seyn, könnten Schauspiele eigens zu diesem Zwecke verfertiget werden; nur müßte alsdann auch der Arzt diese Gelegenheit ergreifen, seinen Kranken auf einzelne Punkte aufmerksam zu machen. (Schweigger 1809, S. 27)

Aus der zentralen Idee des therapeutischen Preenactments, die individuellen Wahnvorstellungen in einer Aufführung auszubuchstabieren, die leitende Wahnidee konkret und für das Erleben des Patienten bis an ihr logisches Ende zu treiben und so die mit dieser verbundenen Affekte zu depotenzieren, knüpft sich hier eine neue Vorstellung an das szenische Spiel. Wie schon in Reils *Rhapsodieen*[192] ausgeführt, wird der Mehrwert der neuen szenischen Form in der Möglichkeit gesehen, eine kritische Distanznahme, eine Spiegelung oder Reflexion der Eigenheiten oder pathologischen Muster für die Patienten zu ermöglichen. Damit die Rollenübernahme eine solch kritische bis disziplinierende Wirkung entfalten kann, muss also bereits die Auswahl der Stücke sowie die Besetzung der Rollen als Teil der therapeutischen Intervention reflektiert werden.

Auch diese Überlegungen blieben nicht unwidersprochen. 1816 bezweifelte Esquirol in seinem Artikel *Folie*, der im *Dictionnaire des Sciences Médicales* erschien, den therapeutischen Wert von Theaterspiel und -besuchen für den Heilungsprozess.[193] Grund für seine Skepsis ist die Beobachtung, dass die Patienten bzw. Rekonvaleszenten weder als Zuschauer noch als Spieler in der Lage

---

192 | Bei Reil hieß es: „Können nicht eigene Schauspiele fürs Tollhaus angefertigt werden? Die Besonnensten führten sie auf, die Uebrigen sähen sie an. Zuverlässig erfordert dies Spiel die pünktlichste Aufmerksamkeit. Dann könnte man durch die Vertheilung der Rollen noch andere Vortheile erreichen; jeden Narren seine eigenen Thorheiten lächerlich machen lassen." (Reil 1803/1818, S. 246). Vgl. Kapitel IV.3.

193 | Vgl. zum Folgenden Kaiser 2008, S. 3f.

seien, das Bühnengeschehen von ihren Wahninhalten zu trennen. Er selbst, so berichtet er, habe den Versuch unternommen und habe mit dem Besuch von Theaterstücken experimentiert.

> Ich führte einen jungen Reconvalescenten zur Opéra comique. Er sah überall seine Frau, die sich mit Männern unterhielt. [...] – Ein junges Mädchen, das in der Oper war, sah, daß die Schauspieler Säbel trugen und glaubte, daß sie sich schlagen wollten. Man mußte hinausgehen, um einem Ausbruche zuvorzukommen. Und dennoch hatte ich die Individuen, die ich hinführte, und die Stücke, die man spielen sollte, selbst ausgewählt. Das Schauspiel bekommt also dem Geisteskranken, und ich fürchte selbst den Reconvalescenten nicht. (Esquirol 1968, S. 132)

Was das Schauspiel als Therapeutikum so unbrauchbar macht, ist, folgt man Esquirols Argumentation und seinen Beispielen, der Umstand, dass selbst die „Reconvalenscenten" nicht in der Lage zu sein scheinen, das Schauspiel als Schauspiel zu betrachten. Die dargestellten Figuren werden in ihrer Wahrnehmung zu Schlüsselfiguren des individuellen Wahnsystems und die Bühnenhandlungen werden zu Handlungen der Wirklichkeit erklärt. Was also selbst diejenigen Patienten, die nach Einschätzung des behandelnden Arztes kurz vor ihrer vollständigen Heilung stehen, nicht bewerkstelligen können, ist seiner Meinung nach die Unterscheidung von fiktionalen und nicht-fiktionalen Handlungen bzw. die Wahrnehmung der theatralen Rahmung. Der Besuch von Oper und Schauspiel wird solchermaßen zum ungewollten Lackmustest für Erfolg und Misserfolg der Therapie. Denn, so behauptet Esquirol mit Blick auf die Aufführungspraxis in Charenton, die „Geisteskranken, denen das Schauspiel nützlich sein konnte, waren geheilt, und es wäre ihnen viel nützlicher gewesen, der Freiheit wiedergegeben zu sein" (ebd., S. 132). Esquirol betont, dass der therapeutische Einsatz von theatralen Mitteln nur dazu führe, die Einbildungskraft und die Leidenschaften der Patienten sinn-, da distanzlos zu verstärken. Blickt man zurück auf diejenigen szenischen Praktiken, von deren Einsatz in seinen psychischen Therapien er an anderen Stellen berichtet (siehe Kapitel IV.2), wird deutlich, dass auch er sich mit seinen kritischen Überlegungen zu szenischen Praktiken gedanklich im Rahmen des therapeutischen Preenactments bewegt. Durch seine eigenen Versuche mit dem Schauspieltheater sieht er sich in seiner Skepsis gegenüber dem neuen szenischen Format bestätigt. Verstärkt wird diese Skepsis zudem durch Berichte über Patienten, die von der Übernahme einer Schauspielrolle gar nicht profitieren konnten.

Rolle und Kostümierung als Chance und Gefahr

Andrée hatte bezweifelt, dass sich aus Maske und Kostümierung für Patienten in Anstalten wie Charenton ein therapeutischer Gewinn ergeben könne. Für ihn werfen solch theatrale Praktiken Fragen ganz grundsätzlicher Natur auf:

> Wer wollte dem Irren Rollen einstudiren lassen; er, der ohnedieß schon aus seinem Ich herausgetreten ist, soll sich in ein drittes noch hineinarbeiten? Und wozu? um einen andern Narren vielleicht zur Vernunft zu bringen, soll er noch närrischer werden? (Andrée 1810, S. 220)

Der „Narr", das wird auch bei Schweigger deutlich, wandelt ohnehin zwischen zwei Welten und begibt sich dadurch in prekäre Verhältnisse. Der in den Hintergrund geratene gesunde Mensch, der kranke Patient und der Narr als Bühnenrolle erzeugen dann, wenn sie drei Facetten eines Akteurs sind, mindestens in den Köpfen der Zuschauer Konfusionen. Während der Vorführung der Komödie *Le tableau parlant* ist Schweigger geradezu erschrocken angesichts des Auftritts eines Harlekins in einem langen, weiten Kostüm.[194] Schweigger nimmt in mehrfacher Hinsicht Anstoß an diesem *Regieeinfall*. Der Harlekin, wie Rudolf Münz diese Figur der *Commedia* charakterisiert, ist selbst eine Mittlerfigur zwischen den Welten, die nicht gewillt ist, sich den Obrigkeiten unterzuordnen.[195] Doch weniger diese rebellische oder karnevaleske Dimension, sondern vielmehr die redensartliche Nähe zwischen dem Narren und dem Irren scheint Schweigger höchst gefährlich zu sein. Wie, so lautet wohl die unterschwellige Frage angesichts des allzu heiteren Theaterspiels, lässt sich sicherstellen, dass alle Beteiligten auch die *richtigen* Zeichen lesen und die erwünschten Assoziationen haben? Schweigger sinniert im Gegensatz zu all den anderen (französischsprachigen!) Anwesenden beim Anblick des Narrensprungs über

194 | „Nicht geringe war mein Erstaunen, als ich einen Irren in Harlekins-Kleidung auf das Theater springen sah. Ein weißer, runder, in eine Spitze sich endigender Hut auf dem Kopfe, lange, weite, weiße Pantalons, ein weißer weiter Kittel mit ungeheueren Knöpfen, die Ärmel um eine halbe Elle länger als der Arm, machten die Bekleidung aus. Ich weiß wohl, daß man auf den Pariser Theatern dasselbe Costume wählt, durfte es aber wohl hier geschehen, oder im Falle man diese Kleidung für durchaus erforderlich hält, durfte dann dieses Stück gegeben werden?" (Schweigger 1809, S. 24f.).

195 | Münz 1998, S. 62: „Die ‚Botschaft' der Vertreter des Harlekin-Prinzips bestand häufig allein in ihrem *Auftreten*. Ihre typische Haltung – man denke nur an den berühmten Harlekin-Sprung und sein ‚Eccomi' (Da bin ich!) – wurde lange Zeit bereits als Ausdruck eines ‚anderen' im doppelten Sinn verstanden: *direkt* – als Ausdruck der Insubordination, z. B. gegenüber der Vielzahl gesellschaftlicher Normen und Zwänge; *indirekt* als Ausdruck des Boten, des Ambassadeurs, des Verbindungsmannes zur ‚anderen' Welt und damit zur Utopie, zur Vision vom ‚Goldenen Zeitalter'."

die Doppelbödigkeit des deutschen „Narren"[196] und erkennt in dessen weißem Kostüm eine Anspielung auf die seit den 1730er-Jahren bekannte Zwangsjacke[197] wieder.

> Man könnte vielleicht sagen, daß dieß ein Mittel sey, die Irren zu überreden, daß eine solche Kleidung nichts erniedrigendes habe, daß sie öffentlich getragen werden könne, und sie so an die Harlekins erinnere, die man häufig in Paris herumlaufen sieht. Werden sie sich aber nicht leichter an die langen Ärmel erinnern, die sie einst selbst trugen, oder wenigstens an andern sahen, wird nicht vielleicht der Gedanke bey ihnen entstehen, man wolle sich über sie lustig machen? Wird diese Kleidung nicht eher die Reconvalescenten traurig machen, während sie einzelne Irren vergnügt? Denn freylich dem eigentlichen Narren wird das Kleid gefallen, ohne daß es die geringste ernsthafte Idee in ihm rege macht. (Schweigger 1809, S. 25)

Dass all diesen Befürchtungen zum Trotz der Darsteller in Harlekin-Manier seine Sache gut macht, kann sich Schweigger klischeehaft nur mit dessen *Nationalcharakter,* seinem „französischen Leichtsinn in hohem Grade" erklären. Auch er kommt nicht umhin festzustellen:

> Er spielte besser, als die anderen, und man sah ihm an, daß er sich in dieser Kleidung gefiel. Doch muß ich bemerken, daß er noch immer ein sehr lustiger Mensch ist; er benahm sich indessen so, daß man von seinem Spiele wenigstens auf Verrücktheit nicht schließen konnte.
>
> Die zuschauenden Irren schien diese Erscheinung wenig zu afficiren, ich konnte auf keinem Gesichte den Ausdruck des Unwillens, oder des Mißmuthes bemerken. (Ebd., S. 25f.)

Auch wenn die Rollenübernahme für die anwesenden Zuschauer augenscheinlich unproblematisch und für den Spieler selbst vor allem Anlass von Spielfreude

196 | Vergleiche die Wortbedeutungen des dt. „narr" im *Deutschen Wörterbuch* der Brüder Grimm, die eine lange, auf das Mittelalter zurückgehende Geschichte zwischen dem Hofnarren, dem Fastnachtsnarren und der *„kräftigste[n] und wol auch nachweisbar älteste[n] (jetzt aber veraltende[n]) bedeutung" „wie bei den sinnverwandten gecke und thor eine verrückte, irrsinnige und überhaupt geisteskranke, an einer fixen idee leidende person"* meint (Grimm und Grimm 1889, Sp. 355).

197 | Die *Encyclopedia of Asylum Therapeutics*, 1750–1950s, nennt als erste Erwähnung der Zwangsjacke eine Publikation von Alexander Cruden aus dem Jahr 1739, die damit deutlich früher über Art und Verwendungsweise von Zwangsjacken berichtete als der häufig als Erfinder derselben genannte britische Arzt David Macbride (1772). Siehe de Young 2015, Position 6457–6477.

war, machte es sich Schweigger am nächsten Tag zur Aufgabe, der Sache weiter nachzugehen.

> Es schien mir wichtig, am andern Morgen der ärztlichen Visite beyzuwohnen. Da der Arzt krank war, so konnte ich nur einen Theil der Irren sehen. Sie schienen im Allgemeinen sehr wohl mit der Aufführung der Stücke zufrieden, nur sehr wenige äußerten, daß dergleichen Dinge für sie langweilig seyen; doch gelang es mir nicht, etwas mehr als allgemeine Äußerungen zu erhalten. Ein sehr lustiger Irrer bemerkte mir indessen, daß das Beste vom ganzen Stücke die Rolle des Harlekins gewesen sey. Die Krankheit des Arztes verhinderte mich den Irren zu besuchen, welcher diese Rolle gespielt hatte. Die Irre, welche im ersten Stück spielte, empfing mit sehr vielem Wohlbehagen die Complimente, welche ihr gemacht wurden, bemerkte übrigens, daß sie ziemlich gleichgültig gespielt habe, weil sie theatralische Liebschaften nicht gerne habe. (Ebd., S. 26)

Neben der Sorge, das Narrenspiel könne im Rekonvaleszenten Scham auslösen, argwöhnt Schweigger, dass die Übernahme von Rollen nicht automatisch in therapeutischer Hinsicht ratsam sei. Die pathologisierende Bedeutung des „Narren" aufgreifend, überlegt er: „Der fröhliche Narr wird eine lustige Rolle vielleicht ganz gut spielen, ohne etwas dabey zu denken, der Beyfall der Zuschauer wird nur beytragen, daß er mit um so größerer Überzeugung von der Wichtigkeit seiner Person die Bühne verläßt" (ebd., S. 13). Genau diese Gefahr, dass Maske und Kostüm nur dazu beitragen könnten, eine übersteigerte Selbstsicht zu bestärken, wie sie sich in vielen Falldarstellungen von Patienten mit Größenphantasien widerspiegelt, beschäftigt auch andere zeitgenössische Beobachter des Schauspiels in der Proto-Psychiatrie. Ein Fall, an dem sich deutlich zeigt, wo therapeutisches Preenactment und dramatisches Schauspiel in den möglichen Konsequenzen für den Protagonisten auseinanderklaffen, ist die unglückliche Geschichte des berühmten französischen Tänzers Trenis, wie ihn die *Encyclopédie des gens du monde* 1839 noch nannte. Trenis' Fall wird mehrfach herangezogen, um die Tücken des Schauspiels für *Irre* augenfällig zu machen und um mit Nachdruck gegen das Anstaltstheater zu plädieren.

> Bei einem Anlaß vor etwa zwei Jahren, dem man besonderen Glanz verleihen wollte, sollte Trenis vor dem Publikum das Menuett der Königin tanzen. Zu dieser Zeit wurde dieser berühmte Kranke in ganz Paris bereits für unheilbar krank gehalten; aber er litt nicht unter Anfällen; gegen Abend hatte er sogar für gewöhnlich einige lichte Momente, und nur am Morgen war er für gewöhnlich gänzlich von seinem Delirium besessen. Um seine Zustimmung zum Tanzen zu erlangen, schmeichelte man den Wahnsinnsvorstellungen, die diesen Irren beherrschten. Er wurde als Prinz begrüßt, bekam einen gestickten Rock und einen Säbel an die Seite. Trenis, der entzückt war, tat alles, um was er gebeten wurde,

und tanzte mit einer Grazie und einer Leichtigkeit, die ihm ganz ungewöhnlichen Applaus einbrachten! Aber seine Freude sollte nur kurz sein. Die erlauchte Gesellschaft im Saal war für ihn der ihm allein ergebene Hofstaat gewesen! Die Beifallsstürme, die seine Gegenwart hervorgerufen hatte, betrachtete er als Respektserweisungen und Liebesbeteuerungen seiner Untertanen. Dann aber, als man ihn von seiner eingebildeten Königswürde befreien mußte, als er die Schmuckstücke seiner Würde wieder hergeben sollte, und in die kleine, von ihm vorher bewohnte Zelle zurückkehren mußte, verfiel er in heftigste Wutanfälle. Man sah sich gezwungen, Gewalt anzuwenden, um ihm Säbel und Rock zu entreißen. Seine Wut aber wurde darüber nur noch schrecklicher. Die Krankenpfleger mißhandelten ihn, um ihn zu bezähmen. Lange Zeit später noch hielt er sie darum für revoltierende Untertanen, die es gewagt hatten, Hand an ihren Prinzen zu legen; allein dieser Gedanke brachte ihn außer sich. Seit dieser Episode war sein Erregungszustand erschreckend, der Wahnsinn kam immer häufiger über ihn, und wenn es bei ihm noch eine Hoffnung auf Heilung gegeben haben sollte, so hatte der Erschöpfungszustand, in dem ihn dieser Vorfall zurückließ, sie vollends zunichte gemacht. (de Colins 1972, S. 103)

Ein therapeutisches Preenactment hätte mit Trenis womöglich ähnlich eingesetzt, jedoch gerade den Moment, der sich für den Tänzer als fataler Wendepunkt entwickeln sollte, auf ganz anderen Wegen zu lösen versucht.[198] Auch hier begegnet uns der grundlegende Paradigmenwechsel, der sich zwischen der älteren szenischen Praxis und der dramatischen Form vollziehen sollte.

Jahre später wird dieser Fall von Esquirol in seinem geschichtlichen Überblick über die Entwicklung der Anstalt von Charenton wieder aufgegriffen, um die Schädlichkeit des Theaterspiels in der Anstalt zu belegen (siehe Esquirol 1835, S. 47f.). Wie de Colins rund zwanzig Jahre zuvor ist er überzeugt, dass nicht nur der Besuch von Schauspielen, sondern auch das Rollenspiel auf der Anstaltsbühne für therapeutische Zwecke ungeeignet sei. Seine Kritik beruht

198 | Ein schönes Beispiel mit ähnlich gelagerten Größenvorstellungen wird von Philippe Pinel mitgeteilt. Er berichtet mit großem Interesse von der Art und Weise, wie die Aufseherin der Anstalt, die „Bürgerin" Marguerite Pussin, mit den Patienten in Bicêtre umzugehen weiß: „Cette femme habile se met un moment à l'unisson de ces propos délirans ; elle saute et danse devant l'insensé, réplique par quelques saillies, parvient à le faire sourire, et, profitant de ce moment favorable pour le faire manger, elle lui conserve ainsi la vie. Combien de fois ne l'ai-je vue arrêter, par une heureuse supercherie, des rixes, dont les suites auroient pu être funestes ? Trois aliénés, qui se croyoient autant de souverains, et qui prenoient chacun le titre de Louis XVI, se disputant un jour les droits à la royauté, et les font valoir avec des formes un peu trop énergiques. La surveillante approche de l'un d'eux, et le tirant un peu à l'écart: ‚Pourquoi, lui dit-elle d'un air sérieux, entrez-vous en dispute avec ses gens-là, qui sont visiblement fous ? ne sait-on point que vous seul devez être reconnu pour Louis XVI ?' Ce dernier, flatté de cet hommage, se retire aussitôt en regardant les autres avec une hauteur dédaigneuse. Le même artifice réussit avec un second; et c'est ainsi que dans un instant il ne reste plus aucune trace de dispute." (Pinel 1798, S. 33f.).

auf der Annahme, dass die Patienten, die in den Stücken auftreten, keine hinreichende Vorstellung davon hätten, dass sie spielten. Trenis ist ihm hierfür Beispiel und Beleg.

Probenprozess

In Schweiggers wohlwollenderen Überlegungen kommt noch ein weiterer Aspekt zum Tragen: Für ihn sind es weniger die theatralen Aufführungen selbst, die einen therapeutischen Nutzen versprechen, sondern vielmehr die intensive Auseinandersetzung mit einer (möglichst personalisiert angelegten) Rolle während eines (möglichst ausgedehnten) Probenprozesses. Dies gilt für ihn sogar für die Zuschauerperspektive:

> Für die Zuschauer sind Komödien immer ein Mittel, ihre Ideen zu fixieren. Da aber dieses Mittel nicht oft genug angewandt werden kann, indem während 5 – 6 – 8 Wochen wöchentlich 3 – 4 mal Proben angestellt werden müssen, so würde es nöthig seyn, ein Hauptaugenmerk eben auf diese Proben zu richten, um so mehr als durch dieselben das Spiel den Kranken zur Gewohnheit werden kann, so daß sie bey der Aufführung selbst wenig mehr dabey denken. (Schweigger 1809, S. 27)

Die Wiederholung der Übung ist nicht nur für die Zuschauer von besonderem Wert, sondern vor allem für diejenigen Patienten, die auf der Bühne stehen sollen und die sich in regelmäßigen Proben darauf vorbereiten müssen, ihre Rolle zu erfassen und zu behalten.[199] Giraudy hatte betont:

> Ce moyen curatif est tout-à-la-fois utile aux acteurs & aux spectateurs. Les premiers y trouvent une occupation, un exercise salutaire de leurs facultés mentales, un motif de se réunir, d'être plus souvent en societé, de se délasser ensemble, de se distraire mutuellement. Non seulement on donne des représentations de tems en tems [sic], mais on fait plusieurs répétitions; & ces répétitions plaisent souvent davantage par la liberté dont on y jouit & le zele qu'on y apporte; de maniere que cet exercise ne fatigue pas les acteurs, fixe leur attention sur des objets variés, agréables, instructifs, & la détourne des idées, des affections vicieuses qui prédominent dans leur maladies. (Giraudy 1805, Sp. 2)

Für die Schauspieler-Patienten wird damit nach Ansicht Giraudys und Schweiggers die Probe zum zentralen therapeutischen Moment.

199 | Nach Schweiggers Eindruck erschöpfen sich die Bemühungen hier zu früh: „Die Ärzte des Spitals in Charenton interessiren sich indeß wenig um diese Übung, welche zunächst von dem Director veranstaltet wird." (Schweigger 1809, S. 27).

Für den spielenden Patienten, so vermutet Schweigger, hätte das häufige Proben einer Rolle vor allem dann einen Sinn, wenn diese Rolle nach therapeutischen Gesichtspunkten ausgewählt würde. Für ihn bedeutete dies, dass sich Rolle und Verfassung des Patienten konterkarieren müssten, um nicht zu einer Bestärkung vorgefasster Meinungen oder Haltungen beizutragen. Das Einstudieren einer Rolle kommt in seinen Schilderungen einer Einflüsterung von Sätzen nahe, die den eigenen Gedankenwelten des Patienten diametral gegenüberstünden, vom Spieler aus freien Stücken also nicht gedacht würden, wenn es das Arrangement des Theaterspiels nicht von ihm verlangen würde. Diesem Bild des therapeutischen Schauspiels liegt zum einen eine diätetische Logik zugrunde, in der sich der behandelnde Arzt, wie schon mehrfach gesehen, bemüht, einer (geistigen) Verfassung durch Verstärkung ihres Gegenteils beizukommen. Zum anderen folgt Schweiggers Idee des therapeutischen Theaterspiels dem Wunsch, irrigen Vorstellungen durch eine möglichst effektive Korrektur entgegenzutreten.[200]

Schauspiel/Sozialraum

Nicht genug, dass letztlich kein Merkmal dramatischen Schauspiels rundheraus und allgemein als therapeutisch sinnvoll akzeptiert wurde, nicht genug, dass Kostüm, Requisite, Theaterschminke und Stückauswahl gleichermaßen für Patienten als Zuschauer wie als Schauspieler kontrovers und heftig diskutiert wurden, auch die Aufführungssituation, die theatrale Anordnung als solche wurde Gegenstand der Kritik.[201] Wer an welcher Stelle im Schauspielsaal Platz nehmen durfte und was er oder sie von diesem Platz aus wahrnehmen konnte, diese Fragen wurden letztlich entscheidend für das weitere Schicksal der Schauspiele von Charenton. Um sich diesen Fragen anzunähern, lohnt ein zweiter Blick auf die räumliche Struktur des Schauspielsaals.

200 | Noch deutlich später wird in der Anstalt von Villejuif auf die Bedeutung von Proben hingewiesen: „,Les fêtes organisées exclusivement avec les malades offrent plusieurs avantages; les préparatifs qu'elles entraînent sont pour celles-ci un grand élément de distraction; la permission d'y assister, qu'il faut avoir gagnée par le travail, ce grand agent thérapeutique, est un puissant adjuvant du traitement; la confection des toilettes de bal, des costumes, l'étude des rôles occupent les malades continuellement, car la fête terminée, elles songent à en préparer une autre; enfin elles prouvent surabondamment au public que les asiles d'aliénés ne sont pas des prisons et que grâce à la sollicitude éclairée du conseil général de la Seine et de l'administration rien n'est épargné pour favoriser la guérison et améliorer la situation des malades. 'L'engagement des patients dans une pratique théâtrale et des répétitions soutenues permettent une meilleure connaissance de leurs forces et de leurs faiblesses, en un mot de leur ,moral'." (Olivier 1992, S. 30f.).

201 | Und dies in gewisser Weise mit ähnlichen Argumenten, wie sie Ende des 20. Jahrhunderts formuliert wurden, siehe Warstat 2009.

Dieser war, wie oben skizziert, ein in hohem Maße strukturierter Raum, in dem verschiedene Gruppen von Patienten und Angestellten der Anstalt sowie Gruppen von externen Besuchern wortwörtlich zueinander in ein Verhältnis gesetzt wurden. Neben der Unterteilung (a) in Patienten und Nicht-Patienten organisierte die räumliche Anordnung (b) eine Trennung zwischen Spielenden und Nicht-Spielenden, wobei sich die Gruppen der Patienten und Externen auf der Bühne vermischten, sowie eine Trennung (c) derjenigen, die sich auf dem Weg der Besserung befanden und die als ruhig genug eingeschätzt wurden, einer Aufführung folgen zu können. Darüber hinaus wurde (d) aufseiten der Patienten eine strikte Geschlechtertrennung eingeführt, die für die größere Gruppe der Besucher und Angehörigen nicht etabliert wurde.[202] Was für die Besucher selbstverständlich war, konnte offenbar für die Patienten nicht in gleicher Weise gelten. Während Giraudy noch betont hatte, das Theaterspiel werde sich für beide Geschlechter als hilfreiche Maßnahme erweisen,[203] sorgt sich Schweigger über diesen Punkt schon, bevor er dem Schauspiel beiwohnen kann:

> So viel erführ ich indeß, daß weibliche Irren in den Komödien mitspielen, so wie sie auch, obgleich von den männlichen getrennt, zusehen dürfen. Man wählt übrigens Stücke in welchen nur wenige Frauenzimmer auftreten, und man hütet sich möglichst, verliebte Scenen vorzubringen. Immer ein schwieriger Punct bey den häufig sehr geilen Irren! (Schweigger 1809, S. 15)

Die Verbindung zwischen Theateraufführungen innerhalb der Proto-Psychiatrie und begehrlichen Blicken seitens der Patienten und Patientinnen wurde auch noch nach Ende der Aufführungen in Charenton beargwöhnt. 1842 heißt es in einem Zeitschriftenartikel, „daß jene Vorstellungen, die in der für Frauen bestimmten Salpetrière aufgeführt werden, nicht für das Bicêtre passen und so umgekehrt", und dass „kein Fremder, am wenigsten eine Frau" Zutritt zu den Aufführungen der Männer erhalten dürfe (Markbreiter 1842, S. 1172). Vor den fremden Blicken sind nach Ansicht des Autoren gleichermaßen das Ansehen der Familie des Patienten, deren *Familiengeheimnis* durch eine nach außen offene Aufführungssituation veröffentlicht würde, die Selbstachtung des

202 | Dies geht aus Labouïsse-Rocheforts Beschreibung hervor: „‚Als ich ins Parterre kam, setzte ich mich zu einer Gruppe von Damen und jungen Männern, deren Konversation ebenso lebhaft wie verworren war … Man schwätzte über Philosophie, Moden, schöne Künste, eifersüchtige Liebhaber und ärgerliche Leute …'" (Rochefort 1863; zitiert nach Lever 1995, S. 555).

203 | Giraudy 1805, Spalte 3: „Au reste, l'expérience est déjà venue à l'appui de nos raisonnements sur l'utilité de ce théâtre. Plusieurs de nos malades se rétablissent avec beaucoup plus de rapidité, & nous pouvons espérer que, sur trois ou quatre cents malades, tant homme que femmes, mis en traitement pendent le cours de cette année, la moitié au moins seront guéris."

Patienten sowie in besonderer Weise seine *Männlichkeit* zu schützen, die durch einen kostümierten Auftritt in Gegenwart von weiblichen Zuschauern infrage gestellt zu werden scheint. Auch in Charenton und später in Bicêtre und an der Salpetrière werden somit Fragen nach Geschlechtscharakteren und dem Begehren zum Thema, die sich in der gesamten modernen Theatergeschichte insbesondere mit dem Auftritt weiblicher Schauspielerinnen verbanden,[204] nur dass hier, in der proto-psychiatrischen Anstalt, den zuschauenden Patienten ein höherer Grad sexueller Enthemmung, eine grundsätzliche *Geilheit* attestiert wird, derer sich die Inszenierung wie auch die Zusammensetzung des Publikums erwehren müsse. Durch strikte Geschlechtertrennung und die Verhinderung von Blickkontakt durch de Coulmiers Loge in der Mitte wurde hier präventiv ein Riegel vorgeschoben.

Bestuhlung, Rampe und Vierte Wand sollten dafür sorgen, dass die Blicke konsequent zur Bühne und auf das fiktive Geschehen gelenkt werden.[205] Doch auch in einem so hochgradig strukturierten Raum, wie er uns im Schauspielsaal von Charenton begegnet, ließ sich eine strikte Orchestrierung der sinnlichen Wahrnehmung, der Blicke und Deutungen nicht sicherstellen.[206] Während

---

204 | Siehe zum Verhältnis von Schauspiel, der Bildung moderner Subjekte und Genderfragen die Arbeit des Soziologen Andreas Reckwitz (2008, S. 5–22), zum Skandalon begehrlicher Blicke in der Geschichte des Theaters Hinz 2014 und zur Geschichte der Schauspielerinnen Geitner (Hrsg.) 1988 sowie als Kommentar Mitte des 19. Jahrhunderts die generelle Einschätzung von John M. Galt, Arzt am Eastern Lunatic Asylum, Virgina, USA: „Attendance on theatrical performances has been recommended by some writers. And plays have been acted by the insane in a few instances, both on the continent of Europe and in the United States. On this subject opinion seems divided. One caution is evidently requisite here, that such scenes should be avoided as tend to excite into action the sexual feelings. The effects on the insane performer would seem to be chiefly those of mental revulsion. It is also, however, a question of wide import, how far will prove beneficial or otherwise, the gratification of the love of display, the awakening of emulative feelings, the fear, the hope, and other emotions attendant upon the exercises of the rostrum and the stage." (Galt 1853, S. 587).

205 | Insofern wird daran gearbeitet, auch in der Anstalt das theatrale Dispositiv, wie es mit der Guckkastenbühne verbunden wird, zu etablieren und aufrechtzuerhalten. In kritischer Auseinandersetzung mit Generalisierungen dieses Dispositivs und insbesondere mit der Position von Böhnisch, *Was heißt wahr sein auf dem Theater?*, heißt es bei Lehmann: „Theater wird geradezu dadurch definiert, daß Zuschauer ‚zuschauen' können. Was ist mit ‚Zuschauen' hier gemeint? Zur Beantwortung dieser Frage ist es nötig, beim Theaterbegriff selbst anzusetzen. Der Theaterbegriff, wie er Ende des 20. Jahrhunderts allgemein verwendet wird, ist ‚besetzt durch die Als-ob-These'. Sie besagt, daß nur da von Theater gesprochen werden kann, wo zwischen ‚Sein und Bedeutung, Bild und Sache, Realität und Fiktion, Als und Als-ob' unterschieden wird" (Lehmann 2000, S. 17).

206 | De Colins führt das in seiner Kritik der Schauspiele auch auf die dargestellten Inhalte zurück: „Der Vorhang geht auf, eine Liebesintrige spielt sich vor ihren Augen ab, sämtliche Leidenschaften werden vor ihnen in Aktion gesetzt und mit der ganzen Kraft, deren Schauspieler fähig sind, durchdrungen. Welch ein Heilmittel für Frauen, die zu hysterischen

die Blickachse vom Zuschauerraum zur Bühne durch die Anordnung der Stuhl- und Bankreihen hervorgerufen und verstärkt wurde, gab es innerhalb des Zuschauerraums darüber hinaus keine Möglichkeit, die Blicke der Anwesenden in Gänze zu kontrollieren. Dieser Umstand ermöglichte jenseits der Frage nach dem unerwünschten Begehren noch andere, nicht minder heikle Perspektiven. Diese betrafen den Schauspielsaal als Sozialraum, der, wie oben skizziert, in jeder Theaterproduktion notwendigerweise kopräsent bleibt.[207]

Zuschauer können nicht nur einem Schauspiel zuschauen, wie ein Blick auf Schweiggers Bericht deutlich macht. Sie können darüber hinaus auch Zuschauern zuschauen. Während seines Aufführungsbesuchs und zwischen zwei Stücken lässt Schweigger in diesem Sinne seinen Blick durch den Zuschauerraum schweifen und nutzt so die „Pause"

> [...] zur Beobachtung der zuschauenden Irren [...]. Alles war ruhig vor sich gegangen; ein einziger, welcher zu lärmen anfing, wurde sogleich entfernt. Im Allgemeinen waren während des Stückes diese Zuschauer aufmerksam gewesen, nickten bisweilen zu, und besonders bestrebten sich die Weiber ein anständigeres Äussere zu beobachten. Minder merkten die Männer auf die Gesellschaft, in der sie sich befanden, einige saßen ganz in sich gekehrt, ohne auf irgend etwas zu achten, und nur das Toben des Herrn Daniècres, denn so hieß der Nebenbuhler des Officiers [einer Figur im dargebotenen Stück, C. K.], konnte sie aus ihren Träumen stören. Doch diese machten bey weitem die geringste Anzahl aus; die meisten nahmen Antheil an dem Stücke. [...] Während der Pause, wo die meisten Augen auf sie gerichtet waren, nahmen sich die Weiber sehr zusammen, auch von den Männern sprachen nur wenige mit einander. Die eigentlichen Reconvalescenten waren ungezwungener, indem sie auch so saßen, daß man sie weniger beobachtete, weil viele nicht wußten, daß sie zur Anstalt gehören. (Schweigger 1809, S. 22f.)

Der Blick der Patienten scheint weniger brisant als der der umstehenden Externen. Während die Patienten, wenn sie ihren Kopf überhaupt heben und auf ihre Umgebung schauen, überwiegend auf das Schauspiel blicken, lassen die Besucher ihre Blicke durch den Raum schweifen, um auch die anwesenden Patienten im Publikum betrachten zu können. Die Art und Weise von Schweiggers eigenem Blick, der sich auf das Publikum richtet, dieses zum Objekt seiner Untersuchung macht, wird zum Gegenstand zeitgenössischer Kontroversen.

Anfällen neigen! Oder für diejenigen, deren melancholischer Wahnsinn von einer gescheiterten oder betrogenen Liebe herrührt! [...] Es muß ihnen doch so vorkommen, als ob nur die Schauspieler und sie selbst vernünftig seien, während sie das Publikum für geeignet halten, ins Irrenhaus Einzug halten zu sollen." (de Colins 1972, S. 103).

207 | Siehe hierzu Kapitel IV.0, insbesondere mit Blick auf Wihstutz' Analysen des theatralen Raums.

Wie er selbst schon hellsichtig bemerkt, gestattete die Uneindeutigkeit der Platzierung den Rekonvaleszenten, sich freier zu bewegen, weil sie auf ihren Plätzen nicht in gleicher Weise als Patienten des Hauses zu identifizieren waren wie jene, die sich im hinteren Teil neben der Loge des Abbé befanden. Das quantitative Ungleichgewicht zwischen internen und externen Zuschauern, das von de Colins bemängelt wurde, konnte leicht in ein qualitatives umschlagen.

Eine Regulierung der Sichtverhältnisse durch die Beleuchtung bzw. Verdunkelung des Schauspielsaals war vermutlich eher schwierig. Die Quellen geben über Details der Raumausstattung keine Hinweise. Im Allgemeinen war Anfang des 19. Jahrhunderts – neben der um 1800 eingeführten Beleuchtung mit Argand-Lampen, einer Form von Öllampen – in einfacheren Theaterstätten eine Beleuchtung mit Kerzen die Regel;[208] diese gaben deutlich weniger Licht ab. „Von einer eigentlichen ‚Bühnenbeleuchtung' kann man erst sprechen, seitdem das Licht des Saales nicht mehr zur Unterstützung der allgemeinen Helligkeit auf der Bühne herangezogen wurde" (Baumann 1988, S. 1).[209]

Doch selbst die Möglichkeit zur Differenzierung von Bühnen- und Saalbeleuchtung hätte nicht verhindern können, dass das Publikum während der Pausen und zwischen den einzelnen Programmpunkten Ausschau nach den anwesenden Patientinnen und Patienten hielt. Immerhin, aus Schweiggers Bericht geht hervor, dass die Patienten die letzte Gruppe darstellten, die in den Zuschauerraum eingelassen wurde; damit standen sie für eingehendere Betrachtungen vor Spielbeginn gar nicht zur Verfügung, waren jedoch zugleich als Gruppe im Raum klar zu identifizieren.[210]

Zurschaustellung

Bereits in Andrées Reflexionen im Schauspielsaal war es angeklungen: Im Theater von Charenton war durchaus nicht gesichert, wer eigentlich in welcher Weise durch wen bzw. wodurch unterhalten wurde. Dienten, so seine insistierende Nachfrage, die Patienten auf der Bühne und im Parterre womöglich dazu, „[...] neugierige Zuschauer zu unterhalten? Welcher empörende Gedanke!" (Andrée 1810, S. 220).

208 | Zur Geschichte der Beleuchtung im westlichen Theaterraum siehe Baumann 1988.

209 | Im Laufe des 19. Jahrhunderts wurde mit verschiedenen Leuchtmitteln wie Öl, Gas und Kalk für das Rampenlicht gearbeitet, die allesamt eine unspezifische Beleuchtung des Bühnenraums vom Rand der Rampe her ermöglichten, häufig aber auch eine beträchtliche Feuergefahr mit sich brachten. Erst in den 1880er-Jahren gab es elektrisches Licht in Theaterbauten.

210 | „Die Reconvalescenten fand ich gleich anfangs in dem Saale, die eigentlichen Irren aber kamen erst kurz vor dem Anfange des Stückes." (Schweigger 1809, S. 19).

In seinen kritischen *Notizen über das zur Behandlung der Geistesverirrungen eingerichtete Hospiz in Charenton bei Paris* beschreibt de Colins die räumliche Situation so, als ob die Patienten auf Stufen platziert seien, die die „Form eines Amphitheaters" hätten. Mit einem Amphitheater ist eine ganz andere Anordnung verbunden als mit einem auf eine Bühne hin ausgerichteten Theatersaal – zumal wenn die Patienten wie in Charenton im Rücken des Publikums platziert werden. Die Zuschauertribüne eines Amphitheaters erzeugt maximale Sichtbarkeit für das anwesende Publikum auf ein Geschehen im Zentrum und vor aller Augen. Zwei Raumstrukturen, zwei Situationen überlagern sich. Aus einem Theatersaal wird *in* der und *durch* die Beschreibung ein Amphitheater, aus dem Blick *zur* Bühne wird ein Blick *in* eine Arena:

> Man stelle sich etwa vierzig Irre vor, zum Teil Melancholiker, zum anderen Teil Rekonvaleszente, die in einem Amphitheater verteilt sitzen und wie Schauobjekte, wie Kuriositäten den gierigen Blicken eines leichtfertigen Publikums ausgeliefert sind, das immer inkonsequent und zuweilen auch bösartig ist. Wenn man sich nur daran erinnert, wie die Melancholiker, die von einer einzigen Idee besessen sind, alles, was um sie her geschieht, zu dieser Idee in Beziehung setzen, während die Genesenden, die über ein wenig Aufnahmefähigkeit verfügen, sich von den allerleichtesten Eindrücken erschüttern lassen, dann wird man beginnen, eine Vorstellung davon zu entwickeln, was diese beiden Klassen von Kranken empfinden müssen. Zunächst einmal die Aufmerksamkeit, deren Gegenstand sie werden, die auf sie gerichteten Augen des Publikums, die Fragen, die sie überhören, das mokante Lächeln oder das beleidigende Mitleid einer großen Zahl von Zuschauern, dieses alles muß ihren Stolz verletzen und ihre schwache Vernunft verwirren. (de Colins 1972, S. 102)

So unwahrscheinlich sich seine Darstellung der räumlichen Situation angesichts der sonstigen Berichte über den Schauspielsaal von Charenton ausnimmt, de Colins Wahrnehmung der Situation, der Blickregime und der verhängnisvollen Auswirkungen derselben sollte sich als eine dominante Beschreibung erweisen. Esquirol, der 1825 die medizinische Leitung von Charenton übernahm, machte sich im Wesentlichen de Colins' Argumente und Beschreibungen zu eigen, als er einen ausführlichen Bericht über die Geschichte der Anstalt und ihre dramatischen Theaterexperimente verfasste.

Die Verwandlung des Schauspielsaals in ein Amphitheater bei de Colins findet auch noch in aktuellen Beschreibungen dieses Kapitels szenischer Therapie einen Nachhall, wie in der Analyse des französischen Autors und Kunstwissenschaftlers Bruno Aboudrar, *Voir les fous,* zu sehen ist:

> Pour le public, la scène comme lieu de production de l'objet s'inverse dans la salle; l'amphithéâtre, lieu d'où l'on voit, devient, par rapport au parterre, le lieu

où l'on est vu. Placés en amphithéâtre, les fous sont ‚comme des objet de curiosité, exposé au regards avides d'un public léger, inconséquent et quelquefois méchant.' L'objectivation contre-scénique des malades disposés dans l'espace d'un public sain emporte en effet délétère: ‚L'attention dont ils sont le sujet, les yeux du public tournés sur eux [...] sont pour ainsi dire autant de traits qui viennent blesser leur orgueil et déconcerter leur faible raison.' Pour les malades, la salle se reflète et s'inverse sur la scène, une fois celle-ci dévoilée par le levé de la toile. La scène oppose à son morbide public deux types possible de représentation spéculaire. (Aboudrar 2013, Kindle-Position 733–747)

Für Aboudrar generiert die Verschränkung von theatraler und amphitheatraler Anordnung ein Kippmoment, das zwei verschiedene Typen visueller Repräsentation eröffnet. Er rekonstruiert das Blickregime in Charenton als Produktionsstätte einer „tératologie de l'objet", als Ort der Hervorbringung einer Ordnung des Monströsen, in welche die Patienten dadurch eingetragen werden, dass sie zum Objekt eines Blickes werden, den sie ihrerseits samt dem ihnen zugewiesenen Platz auch noch mit ihrem eigenen Blick bestätigen.[211]

Bemerkenswert an diesen Interpretationen scheint mir, dass sich mit dem Wechsel der Blickachsen und -bewegungen – weg vom fokussierten Blick auf das Bühnengeschehen, hin zu einem schweifenden Blick durch den Zuschauerraum – in den zeitgenössischen Schilderungen auch die Wahrnehmung des Raums verändert.

Mit der Rede von der amphitheatralen Anordnung wird, so mein Eindruck, die Situation im Schauspielsaal mit jener viel älteren Konstellation der Zurschaustellung von *Wahnsinnigen* in Bethlam und Bicêtre kurzgeschlossen, wo herumschweifende Besucher den einen oder anderen Blick auf die (*Selbstdarstellungen* von) Wahnsinnigen werfen konnten (siehe Kapitel IV.1). Andrée stellt diese Verbindung im Anschluss an seinen Schreckensausruf direkt her, wobei seine Beschreibung unentschieden zwischen einem Appell an das Mitleid der Zuschauenden und dem am Ende des 18. Jahrhunderts dominanteren Vorwurf, die Besucher würden sich beim Anblick der Patienten lediglich auf deren Kosten unterhalten wollen, hin und her schwankt:

211 | „Le jeu perverti des regards, et celui d'une identification délirante des fous à la raison, sont les modes actuels de spécification d'un mal contagieux doublement inhérent à l'hôpital et au théâtre. Quand l'hôpital en mélangeant les maux produit des maladies monstrueuses, le théâtre, à l'hôpital des fous, les produit eux-mêmes comme tératologie de l'objet. Tératologie de l'objet et non objet tératologique: l'objet qui voit n'est pas monstrueux, il est inscrit dans une tératologie quand il prend place dans un dispositif qui échoue à ordonner son regard dans un sens qui le qualifie comme objet pour un sujet. Ce que l'aliénisme va devoir inventer contre l'expérience négative du spectacle, c'est cet ordonnancement de l'espace, le dispositif, où les fous voient qu'ils sont vus comme fous, et où leur propre regard vienne confirmer leur objectivation." (Aboudrar 2013, Position 817).

> Schlimm genug, daß mehrere Irrenhäuser von Fremden nur besucht werden, um beliebigen Spaß zu treiben, was menschenfreundliche Aufseher nicht dulden sollen, eben so wenig als daß andre nicht eingeweihte, durch ungeschickte Unterredungen nur noch schlimmer machen, was sie vielleicht gut machen wollten. Der unkundige Fremde sehe dem Schauspiel einer Irren-Anstalt, schweigend, mitleidsvoll zu, wenn es nicht traurige Störungen geben soll, wie es solche auch in der That häufig giebt. (Andrée 1810, S. 220)

Da es tatsächlich keine Hinweise darauf gibt, dass sich die räumliche Anordnung in Charenton in Richtung amphitheatralischer Anordnungen verschoben, eine Vorführung der *Irren als Irre* im engeren Sinne stattgefunden habe, sollte man an dieser Stelle m. E. eher von einer gedanklichen Überschreibung der neuen Praxis mit Erfahrungen aus der älteren und weitaus bekannteren ausgehen.

Andrées Perspektive auf das theatrale Paradigma innerhalb der Proto-Psychiatrie ist von dem Eindruck geprägt, dass es hier keine repräsentative Darstellungspraxis geben kann, die nicht schon von diesem Kontext dominiert und überlagert würde. In dem Moment, in dem die Anstalt ihre Tore öffnet und ein externes Publikum zu Aufführungen zulässt, muss sie mit der sozialen Situation im Theaterraum umgehen.[212] Sobald Patienten neben Pflegerinnen, Ärzten und externen Besuchern platziert werden, treten sie nie nur in einer Weise in Erscheinung. Ob im Zuschauerraum oder auf der Bühne werden sie einerseits als Zuschauer und Figuren, andererseits aber auch als Patienten sichtbar. Auch wenn die entsprechenden Zuschreibungen fehlgehen können – Schweigger erwähnt den jugendlichen „Eleven der Thierarzeneyschule", der eine *närrische* Rolle so überzeugend gespielt hatte, dass man ihn „allgemein als zum Spitale gehörig betrachtete" (Schweigger 1809, S. 20) –, die Frage, wer von den Anwesenden Patient ist oder nicht, lässt sich hier nicht einfach suspendieren.

Das theatrale Dispositiv kippt aus der Repräsentations- und Funktionslogik in die des sozialen Raums, so meine These, nicht *trotz*, sondern *aufgrund* der räumlichen Differenzierung, die mit der theatralen Anordnung einhergeht und die allen Körpern einen bestimmten Platz zuweist, ja, sie an diesen Platz bannt. Wie in einem Vexierbild steht einmal die eine, einmal die andere Seite der Situation im Vordergrund: die theatrale Repräsentation oder der Blick auf die Patienten als Patienten. Anders als in den Situationen des sonntäglichen Anstaltsbesuchs, in denen sich alle Beteiligten mehr oder minder frei im Raum

---

212 | Die grundlegenden Fragen, die sich Andrée und seine Zeitgenossen angesichts des Theaters von Charenton stellten, sind heute erstaunlich aktuell. In Stücken wie *Ganesh versus the Third Reich* des Back to Back Theatre aus Australien wird genau die Theaterrampe als Linie zwischen Voyeurismus und theatraler Zuschauerschaft diskutiert. Siehe dazu auch Wihstutz 2012a und 2012b, Wihstutz, Umathum 2015.

bewegen und den Blick schweifen lassen konnten, verfestigt die Positionierung der Patienten auf eigens für sie vorgesehene Plätze die Zuschreibung von Merkmalen. Das räumliche Arrangement wiederholt und zementiert auf diese Weise Gruppenidentitäten, von denen sich nur jene partiell freimachen können, die nicht in gleicher Weise eindeutig einer Gruppe zuzuordnen, die in einer Grauzone situiert sind wie die Rekonvaleszenten in Schweiggers Bericht. Für die Zeitgenossen war dies ein zentraler Kritikpunkt an den Schauspielen von Charenton, der für das Verbot des ersten Theaters der Proto-Psychiatrie eine Rolle spielen sollte.

Ende der Schauspiele

Neben diesen grundsätzlichen Kritikpunkten war es eine Personalie, welche die Rezeption der Schauspiele von Charenton nachhaltig in Bedrängnis bringen sollte. Der Umstand, dass der Marquis de Sade als „Autor, Schauspieler, Direktor der Truppe, Regisseur, Bühnenbildner und ‚Presseattaché' in einem" der „eigentliche ‚künstlerische Leiter' der Aufführungen" war, stellte die Aufführungen in ein Licht, das ihren Kritikern in die Hände spielen sollte.[213]

Während sich de Coulmier und sein Chefarzt Gastaldy hinsichtlich der Schauspiele und ihrer therapeutischen Bedeutung einig waren, sollte Gastaldys Nachfolger zum bedeutsamsten und hartnäckigsten Kritiker derselben werden. Ab 1806 war Antoine-Athanase Royer-Collard (1768–1825) gegen den Wunsch de Coulmiers vom Innenministerium zum neuen *médecin en chef* in Charenton eingesetzt worden. Zwischen den beiden Leitungspersonen entbrannte in den folgenden Jahren ein Machtkampf, der nicht zuletzt in Form von Eingaben ans Innenministerium geführt wurde (siehe Haustgen 1989). Die Anwesenheit und die Freiheiten des Marquis de Sade sowie seine Schlüsselstellung für die Theatervorstellungen in Charenton wurden zu einem Hauptstreitpunkt (siehe auch Gourevitch 1984). Implizit wurde von Royer-Collard hier eine Machtfrage gestellt, die über Charenton hinaus grundsätzlichere Bedeutung gewann: Wer sollte im Rahmen einer psychiatrischen Anstalt das letzte Wort haben: der

213 | Lever 1995, S. 553. Lever führt aus: „Er stellte den Großteil der Truppe aus Patienten zusammen, besorgte sich jedoch als Stars Schauspielerinnen und Schauspieler aus der Hauptstadt und leitete die Proben mithilfe der sachkundigen Madam Saint-Aubin von der Komischen Oper. Notfalls verwandelte er sich in einen Bühnentechniker oder einen Souffleur. Keine Aufgabe erschien ihm seines Talents unwürdig. An den Premierenabenden gebärdete er sich wie ein Schloßherr, der vornehme Gäste empfängt. Während Sensible die Gäste willkommen hieß, verteilte er die Eintrittskarten und umschwirrte die Bühnen- und Balletstars. Nach der Aufführung lud er die hübschesten Schauspielerinnen zum Abendessen."

nicht-ärztliche Leiter mit seiner klerikalen Autorität oder der leitende Chefarzt als medizinische Autorität?

De Coulmier stellte sich in den mehrere Jahre währenden Auseinandersetzungen vor seinen *Theaterfachmann* de Sade und verteidigte zunächst erfolgreich die Durchführung der Schauspiele.[214] Doch am 6. Mai 1813 sollte sich Royer-Collard endgültig durchsetzen. „Ein Beschluß des Ministers verbietet die Theateraufführungen in der Anstalt Charenton. Der Marquis wird wieder der unauffällige Bewohner des Hauses, der er 1803 und 1804 war" (Lely 2001, S. 429).

Einige Jahre später, im Jahre 1822, bemerkt ein reisender Mediziner, der über die Anstalt von Charenton berichtet: „Auch die beruechtigten Komoedien, worueber man z. B. bei Schweigger viel Interessantes findet, sind laengst ganz und gar abgeschafft" (Casper 1822, S. 459).

Ein Nachspiel

Zwanzig Jahre später sollte ein Pariser Psychiater einen weiteren Vorstoß wagen, Schauspiele in die proto-psychiatrische Praxis einzubeziehen. François Leuret (1797–1851), Chefarzt an der Anstalt von Bicêtre und ausgerechnet früherer Assistenzarzt von Royer-Collard in Charenton, begann 1833 erneut mit dramatischen Mitteln in der Therapie zu arbeiten. Sein Interesse bestand, wie Edmond Auguste Texier (1815–1887) 1852 schreiben sollte, darin, dass er „mit stärkeren Mitteln auf die Gehirne der Kranken" einwirken wollte. Leuret „avait fait installer pour eux un théâtre, dont tous les accessoires, costumes, décors, étaient leur ouvrage et sur lequel ils exécutaient des scènes dramatiques" (Texier 1852, S. 169).

Wie andere Zeitgenossen berichteten, wurden hier von den Patienten Komödien gespielt; die Stücke (*Les Plaideurs, Bruéis et Palaprat, L'Ours et le pacha*) wurden von Leuret ausgewählt und besetzt, wobei auch er generell heitere Stücke bevorzugte. Leuret

> ne veut rien de dramatique, et a soin de repousser tout ce qui prêterait à faire quelques allusions inconvenantes. Quant aux acteurs, on ne choisit pas toujours ceux qui peuvent le mieux réciter leur rôle, mais ceux auxquels le rôle doit être

214 | Siehe die Quellenauszüge bei Lely 2001, S. 423f.: „2. September 1808 – Bericht des Polizeipräfekten an den Minister. – Es stimme, daß Herr de Sade Vortragsmeister der Schauspieler und Schauspielerinnen sei, die in dem vom Leiter der Anstalt gegründeten Theater spielten. Herr de Coulmier bestätige das und ‚sagt sogar, er sei de Sade sehr verpflichtet, denn er betrachte Theaterspielen als Heilmittel für Geisteskrankheit und sei froh, einen Mann im Haus zu haben, der die Kranken auf der Bühne anleiten könne, die er durch dieses Mittel heilen wolle'."

> le plus utile, car le but que l'on se propose, on le comprend bien sans qu'il soit besoin de le dire, n'est pas de faire jouer la comédie, mais bien de guérir des malades. (Ebd.)

Doch auch die Gegenseite schlief nicht, und Leurets Anstaltstheater wurde wie dreißig Jahre zuvor in Charenton zur Zielscheibe der Kritik. Die teils sehr gut besuchten Aufführungen wurden behördlicherseits ausgesetzt. „La proscription des spectacles publics dans les asiles, dans leur forme inventée par Gastaldy et de Coulmier, était dès lors définitive." (Ebd.)

4.2 Anstaltstheater 1840–1914

4.2.1 Italien, Palermo und Aversa

Als die Schauspiele von Charenton 1813 für beendet erklärt wurden, öffneten sich in einem anderen Teil Europas die Türen für ein neues Anstaltstheater.

Auf Geheiß von Joachim Murat (1767–1815), dem französischen König von Neapel, wurde 1813, wenige Kilometer von Neapel entfernt und landschaftlich schön gelegen, die erste Einrichtung speziell für Wahnsinnige in Italien gegründet, die *Casa dei Matti* von Aversa (siehe Bynum et al. 2004, S. 177). Wie in Charenton war es auch hier ein Geistlicher, der die Anstalt leitete. Der Abbé Giovanni Maria Linguiti (1773–1825) hatte sich in den Augen des Innenministers, des Grafen Giuseppe de Zurlo (1757–1828), durch eine Abhandlung über das *Trattamento morale, Ricerche sopra le alienazioni della mente umana* (1812) für diese Position empfohlen.

Nicht nur in (Süd-)Italien, sondern über Italien hinaus in ganz Europa wurde die Anstalt von Aversa berühmt, vor allem durch die hier praktizierte Behandlung psychisch Erkrankter mit künstlerischen Mitteln (Musik, Tanz, Theater).

Wie George Mora (1957 und 1959a) und Carmel Raz (2017) in ihren Forschungsarbeiten zur frühen italienischen Psychiatrie in Palermo und Neapel hervorgehoben haben, gab es großes internationales Interesse an den Aktivitäten in Aversa, aber auch an der einige Jahre später einsetzenden Arbeit des Barons Pisani in der *Real Casa dei Matti* in Palermo.[215] Sowohl Mediziner als auch medizinische Laien kamen nach Süditalien, um sich ein Bild von den dort praktizierten psychischen Kuren zu machen. Ja, es wurde regelrecht in Reise-

215 | Zu Pisanis Behandlungsmethoden siehe auch Kapitel IV.2.

führern auf die beiden Anstalten und die von ihren Patienten dargebotenen Aufführungen hingewiesen (vgl. Raz 2017, Abs. 36; Mora 1959a, S. 236).[216]

Real Casa dei Matti, Palermo

Über die Theateraufführungen in der Anstalt bei Palermo ist dennoch kaum Konkretes bekannt.[217] Wo sie stattfanden, darüber geben einzelne Quellen Auskunft. Pisanis Einrichtung verfügte im Außengelände über ein Theaterareal, das an antike Vorbilder erinnerte. Im Garten befand sich, wie Pisani selbst in seiner *Descrizione della Real Casa dei Matti* von 1835 berichtet, neben einem Wasserbecken

> ein kleines Theater im griechischen Stil [...], das ganz jenem des antiken Syrakus nachempfunden wurde, ein Werk, das vom Kopfe bis zum Fuße von den Verrückten selbst zur Vollendung gebracht wurde: hiervon werden auf ewig die entsprechenden Inschriften in griechischer und lateinischer Sprache Zeugnis ablegen. (Pisani 1835, S. 26)[218]

Festgehalten wurden in den Inschriften zwei Sätze: „Dieses ist das größte Theater"[219] (ebd.) und „Dies schufen die Verrückten aus der Weisheit des Lehrers"[220] (ebd., S. 27) sowie eine Liste der Namen derjenigen, die an dem Bau des Theaters beteiligt gewesen waren (ebd.). Über die räumliche Anordnung des Freilichttheaters berichtet Pisani:

---

216 | Eine solche Darstellung wurde sogar von einem ehemaligen Patienten des Barons Pisani verfasst: „[A]n anonymous former patient wrote a guidebook for tourists to the asylum, and called Pisani his ‚beloved second father'." (Raz 2017, Abs. 37) In der korrespondierenden Fußnote heißt es weiter: „Pisani is described as ‚mio secondo affezionatissimo padre' by the author of the *Guida per la Real Casa de' matti di Palermo, scritta da un Frenetico nella sua convalescenza*, Palermo, Muratori, 1835, pp. 7–8."

217 | Für seine Unterstützung bei den Recherchen und ihre Übersetzungsarbeit aus dem Italienischen möchte ich Pietro Sciascia von der *Biblioteca centrale della Regione siciliana Alberto Bombace di Palermo* und Britta Krämer von *tri!impuls* sehr herzlich danken!

218 | Übersetzung von Britta Kraemer. Im Original: „Una larga spaziosa vasca di acqua che sempre si rinnovella, sta in fondo del giardino, per uso non che di bagni quando propizia ne è la stagione, ma più ad esercizio di nuotazione degli unomini accomodatissima. E il presso bello a vedersi è un teatrino alla greca imitato tutto su quello dell'antica Siracusa, opera tutta da capo a fondo da' matti stessi portata a compimento: del che faranno sempre testimonianza le apposite iscrizioni che vi stanno in linguaggio greco e latino." (Pisani 1835, S. 26).

219 | Übersetzung von Britta Kraemer. Im Original: „Questo è il più gran teatro."

220 | Übersetzung von Britta Kraemer. Im Original: „Questo di Sapienza magisterio i pazzi fabbricarono".

> Die Sitzflächen für die Zuhörer sind im Halbkreis und in drei Reihen angeordnet, und alle mit Steinen, die dem Marmor sehr ähnlich sind, dekoriert: [...] der Fußboden ist mit kleinen Flusskieseln verziert [...] und verschiedene Symbole rahmen die entsprechenden szenischen Darstellungen ein. Das ständige Bühnenbild imitiert die Natur und zeigt die Vedute einer bewaldeten, unbestellten Landschaft, die von Pflanzen, von Quellen sowie von kleinen Statuen mit Epigraphen belebt wird; unter ihnen ist die kleine Marmorfigur von Cupido besonders bezaubernd [...]. (Ebd.)[221]

Aufführungen fanden in der *Real Casa dei Matti* sonntags statt. Unter der Woche sollten die Patientinnen und Patienten den Regularien[222] Pisanis zufolge mit Arbeiten beschäftigt werden – die Männer mit Feld-, die Frauen mit Gartenarbeit, und beiderlei Geschlechter wurden nach Möglichkeit in leichtere Arbeiten im Haus und bei der Pflege anderer Patienten einbezogen, sofern sie nicht Tätigkeiten nachgehen konnten, die sie vor ihrer Internierung ausgeübt hatten. „Regular work reinforces the attention of the patients, regulates their blood circulation, and makes them relax and sleep better" war Pisanis Überzeugung (zitiert nach Mora 1959a, S. 235). Offenbar war es ihm wichtig, den Patienten nie das Gefühl zu vermitteln, sie würden zu Arbeiten gezwungen oder wie Dienstboten betrachtet.[223] Dazu passt eine kleine Finte, mit der er geschickt eine Verbindung zwischen den künstlerischen Aufführungen auf der einen und der tätigen Beschäftigung mit Haus- und Hofarbeiten auf der anderen Seite herstellte: Pisani veranstaltete auf dem Anstaltsgelände ein rauschendes Fest, an dem alle Patienten und auch Gäste Vergnügen fanden. Es gab Musik zum Essen, es wurde gespielt, getanzt und gesungen. Zum Ende des Festes hin verließ er selbst – bedrückt und erkennbar in Gedanken versunken – die Gesellschaft, um augenscheinlich allein spazieren zu gehen. Aufmerksam

221 | Übersetzung von Britta Kraemer. Im Original: „Or tutto è in esso alla maniera degli antichi condotto: e prima intorno per un verso i sedili per gli ascotratori in semicerchio ed a tre ordini disposti, sono da mattonati, cosi detti di detti di valenza, a marmi somigliantissimi, guerniti tutti; e il pavimento del mezzo a piccoli ciottoli fregiato la Trinarcia porta sul centro, e simboli diversi per l'intorno alle sceniche rappresentazioni conformi ed analoghi. La scena stabile è imitata sulla natura, non altro che la veduta rapprensentando di silvestre incolta campagna, da talune plante messe a bell' arte, non che da fonti e statuette con epigrafi ravvivata; tra le quali è molto tenera la picciola figura in marmo di Cupido coll'arco infranto al suo fianco e colle mani agli occhi che piange [...]" (Pisani 1835, S. 27).

222 | Obwohl Pisani über keine eigentliche medizinische Ausbildung verfügte, stellte er eine Art Leitfaden zur Behandlung der Kranken in seiner Anstalt zusammen, der auch noch Jahre später von Medizinern in seiner Durchdachtheit und Zielführung anerkannt wurde. Siehe Mora 1959a, S. 233 und 238.

223 | „However, for no reason were patients asked to do things as servants, not even small tasks." (Mora 1959a, S. 235).

geworden, folgten ihm ein paar Patienten und fragten, wann denn die Geigen wieder spielen würden.

> Niemals wieder! antwortete ich ernst, und mit sich überschlagender Stimme fuhr ich fort, wie könnt ihr nur denken, dass ich Geld für weitere Feste ausgebe, wenn mir die Mittel fehlen, diesen engen Ort zu vergrößern, den ihr mit so viel Unwohlsein bewohnt? Wie kann ich dieses Geld in Tanz und in Feste fließen lassen, das ich notwendigerweise für den Erwerb von Webrahmen, Stoffen und Tüchern ausgeben muss, um die vielen untätigen Menschen mit dem Notwendigsten auszustatten? Ich könnte schön und gut Feste und Essensgelage ausrichten, wenn ihr euch nur überzeugen ließet, zu arbeiten und all jene Dinge, die ihr braucht, mit euren eigenen Händen zu schaffen. (Pisani 1835, S. 41f.)[224]

Darauf gingen die anwesenden Patienten ein, sie versprachen, ab nun zu arbeiten, um die sonntäglichen Festivitäten mit zu ermöglichen, und wie Pisani erzählt, kamen sie tatsächlich am nächsten Morgen und ließen sich zu Arbeiten einteilen, die von nun an in der Anstalt von Patienten verrichtet werden sollten.

Nach der Arbeit kommt das Vergnügen, diese Lektion ist erfolgreich erteilt und damit eine Verbindung zwischen Anstaltsarbeit und Anstaltstheater geknüpft, die weit über die Real Casa dei Matti hinaus und bis ins 20. Jahrhundert hinein für die theatralen Aktivitäten in der (Proto-)Psychiatrie wesentlich werden wird.

Casa dei Matti di Aversa, Neapel

Über die theatralen Aufführungen in der Anstalt von Aversa geben mehrere Quellen Auskunft. Eine Reihe von Berichten und Zeugnissen liegt vor, die nähere Beschreibungen aus der Anfangszeit, aber auch zu den weiteren Entwicklungen der Einrichtung ab den 1840er-Jahren liefern. Dabei wird verschiedentlich in Journalen und Zeitschriften auf einen Reisebericht von Louis Valentin, *Voyage médical en Italie, fait en l'année 1820: précédé d'une excursion au Volcan du Mont-Vésuve, et aux Ruines d'Herculanum et de Pompeia*, Bezug genommen, um so einem internationalen Publikum ein Bild von der Anstalt und den dort stattfindenden Schauspielen zu vermitteln.[225] Valentin selbst beschreibt seinen Eindruck der Räumlichkeiten wie folgt:

---

224 | Pisani an Dr. Moore, in Pisani 1835, S. 41f. In der Übersetzung von Britta Kraemer.

225 | So wird es in dem *Literarischen Conversations-Blatt* unter dem Titel *Irrenhäuser in Italien* und mit Bezug auf die Voyage médical en Italie von Valentin berichtet (Anonym 1822, S. 923). In der Darstellung des Mediziners Guislain entwickelt sich der – bei näherer Betrachtung doch recht kurze Abschnitt zum Schauspiel von Aversa bei Valentin – zu einer

Il y un théâtre où l'on fait jouer la comédie aux moin aliénés et aux convalescents. J'y ai vue le dimanche un corps de musiciens tous aliénés, jouent de leurs instruments, quelques heures avant la messe. Il était vêtus d'une veste bleue galonnée en argent. A côté d'eux, dans un large corridor, étaient plusieurs prêtres insensés en habits sacerdotaux, lisant leurs bréviaires. Vers midi, à l'instant de la messe, tous sont descendus à l'église où il y a eu une musique vocal et instrumentale. (Valentin 1822, S. 34f.)

Selbst in deutschsprachigen Zeitungen wurden Artikel über das *Theater im königlichen Haus der Narren in Aversa* veröffentlicht[226] und der Eindruck vermittelt, diese Veranstaltungen hätten eine Größendimension von zu 500 Zuschauern gehabt.

---

weitergehenden Betrachtung: „Valentin erzählt in seinen Werken (Reise nach Italien, 1820) Folgendes von der [in der, C. K.] Gegend von Neapel gelegenen Irrenanstalt von Aversa.

Die Irren üben sich dort im Singen und Tanzen; und diese Uebung findet jeden Tag wenigstens einmal statt. Vor dem Mittagessen hört man ein Conzert von rauschender militärischer Musik: ja, man spielt selbst Theater. Ein großer Saal ist mit den Büsten einer Menge großer Männer, wie Sokrates, Platon, Erasmus, einiger Götter, Apollo, Aesculap und anderer geschmückt: man findet daselbst auch eine reiche, aus den bekanntesten, besten Werken bestehende Bibliothek.

Gestehen muß man, daß solcher Luxus nur das Publikum, das immer etwas Wunderbares in einem Irrenasyle sehen will, bestechen kann; denn an und für sich ist er nur dazu gut, die Einbildungskraft zu exaltieren, und muß jedem, der nur einigermaßen beobachten gelernt hat, so widersinnig erscheinen, daß man versucht ist zu glauben, bloße Spekulation habe dazu die Idee gegeben. Ein Schauspiel vor einem Publikum von Wahnsinnigen! Welchen Nutzen erwartet man von einem Mittel, das, in seiner Wirkung auf dem Wesen ihres Krankseyns nach so verschiedene Individuen nur das Gemüht zu exaltiren und das Herz zu erschüttern vermag? [...]

Auch die Alten haben in der Behandlung der Geisteskrankheiten einen ungewöhnlichen Wert auf die Zerstreuungsmittel und besonders auf jene, die lebhaft auf die Sinne des Kranken einwirken und seine Einbildungskraft exaltieren, gelegt: Spiele, magische Erscheinungen, der Ton irgendeines Instruments, Schauspiele, religiöse Ceremonien waren die Mittel, zu denen sie vorzüglich Zuflucht nahmen: seit der Lobrede Pinels kennen wir in dieser Beziehung die Berühmtheit der Tempel des Saturn, die unter den Aegyptiern zu dieser Art von Behandlung bestimmt waren. Aber weder diese Mittel, noch die Reise nach Anticyra, noch der Aufenthalt in jenen bezauberten Inseln, von denen die Geschichte spricht, und wo man dem Irren mittelst immer erneuerter Phantasmagorieen keinen Augenblick Ruhe ließ, vermögen uns jenes unbegränzte Vertrauen, welches man gutmüthig und eifrig diesen Mitteln schenkt, einzuflößen." (Guislain 1838, S. 335–337).

226 | Bei dem hier am 22. März 1823 unter dem Kürzel G.N. abgedruckten Bericht handelt es sich wohl um eine Übersetzung aus Domenico Gualandis Schilderungen der Aufführungen in Aversa (Gualandi 1823): „In den letzten Tagen des bereits verflossenen Faschings waren wir Zeugen eines Schauspieles, das auf eine ganz andere Weise rührte, als jene des alten Athens. Ungefähr dreyssig Wahnsinnige zwischen Schauspielern und Statisten, Männer und Frauenzimmer gaben [...] das Lustspiel: *Der reumüthige Zänker*, mit dem Glücksspieler *Pulcinella*. Mehr als fünfhundert anderer Wahnsinnigen waren Zuschauer. Ebenso wohnten auch bey die Ortsbehörden, viele Honoratioren, einige Stabs- und sehr viele andere österreichische Offiziere." (G.N. 1823, S. 230).

Einen ausführlicheren Eindruck von den Rahmenbedingungen, unter denen die Schauspiele stattfanden, lieferte die in vielerlei Hinsicht sehr kritische Beschreibung von Domenico Gualandi im Anhang seiner *Osservazioni sopra il celebre stabilimento d'Aversa e sopra molti altre spedali d'Italia* im Abschnitt über das *Teatro della Real Casa de' Matti in Aversa*. In einer deutschen Übersetzung, die 1824 unter dem Titel *Das berühmte Irrenhaus zu Aversa im Königreich Neapel* veröffentlicht wurde, heißt es:

> Eine große Treppe führt zum obern Stock, welches einen langen abgetheilten Corridor hat und wo sich die Garderoben, einige Stuben zum Aufenthalt der Irren, das sogenannte *dunkle Gemach* und die Küche des Directors befinden. Hier ist die Apotheke und der große *Schauspielsaal*, worin man einige musikalische Instrumente, ein Orchester, ein Marionettentheater und die Büste des Königs von einer Minerva, der Zeit und einem Genius umgeben, sieht. Andere Gemächer enthalten verschiedene Spielsachen, Kartenhäuser, magische Laternen, Barken u. s. w.; [...]. (Gualandi 1824, S. 219)

Gualandi kritisierte die Gesamtsituation in Aversa in medizinisch-therapeutischer Hinsicht; seinem Eindruck nach war es in diesem Haus so, dass die *Irren* entweder mit einer Reihe „erbärmlicher" (ebd., S. 222) Therapiemittel wie der Drehmaschine, der sogenannten dunklen Kammer oder dem kalten Bad traktiert wurden oder aber sich selbst überlassen blieben und diesen *Leerlauf* je nach Neigung mit künstlerischen Tätigkeiten oder Spaziergängen ausfüllen konnten.[227]

In einem 1839–40 erschienenen Reisebericht, *The Idler in Italy*, beschrieb Marguerite, Countess of Blessington (1789–1849), ihre Begegnung mit der Anstalt von Aversa und den dort stattfindenden Aufführungen.

> Comedies are performed twice a week, and of concerts an equal number. Balls are permitted when ever a desire for dancing is manifested; and the patients are allowed to devote their mornings to any occupations most congenial to their tastes, idleness being prohibited. Tragedies are considered too exciting; but co-

227 | Gualandi liefert zugleich eine Beschreibung der kritisierten *Therapien*: „Ein elendes Zwangsmittel ist noch die Drehmaschine, wobei man ein auf einer Spindel befestigtes Querholz, welches eine plumpe Bank trägt, im Kreise herumdreht. Auf diese Bank setzt sich der Kranke, und das Mittel ist umso erbärmlicher, da das Drehen mit der Hand auf eine unregelmäßige Art und nicht in stufenweiser Beschleunigung verrichtet wird. Die dunkle Kammer ist ein kleines Gemach ohne Fenster mit schwarz angestrichenen Mauern, welche jedoch mit strohgepolsterten Kissen belegt sind und wo ein mit einer ausgespannten Haut bezogener Rahmen oben an der Mauer befestigt, so daß es, wenn man darauf schlägt, ein Getöse verursacht, welches geeignet ist, den Irren zu erschrecken und die über große Energie des Irren herabzustimmen." (Ebd., S. 222).

> medies are supposed to have a salutary effect on the minds of the inmates. The performers are the patients, as are also the musicians of the concerts; and I have been told by those who have witnessed the performance, that it is so good as to defy the possibility of suspecting that the actors are deranged. (Blessington 1839, S. 252)

Ab der Mitte des 19. Jahrhunderts wurde das künstlerische Therapieprogramm der Anstalt von Aversa durch einen jungen Arzt, Biagio Miraglia (1814–1885), geprägt, der 1843 die Stelle des Mediziners im Haus übernahm. Die Schauspiele, die von Linguiti eingeführt worden waren, wurden nun mit neuer und anderer Energie weiterverfolgt. Dies wurde auch von Besuchern der Anstalt wahrgenommen: „The famous F. Morel, who visited the hospital in 1845, was particularly impressed by the extensive program of occupational therapy which constituted a rather distinctive note of the hospital" (Mora 1957, S. 262). Eine Schauspieltruppe regelmäßig mitwirkender Patienten wurde gebildet, die auch jenseits der Mauern der Anstalt in Theatern in Neapel und Caserta auftraten.[228] Miraglia hatte selbst in jungen Jahren Theaterstücke geschrieben, die sich besonders nationalistischen Themen widmeten. Nach seinem Medizinstudium bot ihm die Anstalt von Aversa den idealen Rahmen, um seine dramatischen und seine medizinischen mit seinen politischen Interessen zu verbinden. In der Zeit des sogenannten *Risorgimento*, vor, während und zwischen den Italienischen Unabhängigkeitskriegen, studierte er mit seinen durchweg männlichen Schauspielern Stücke nationalpatriotischen Inhalts ein,[229] die unter anderen Umständen zensiert worden wären,[230] und machte die Aufführungen einem breiteren Publikum zugänglich (Mora 1957 und 1958).

---

228 | Siehe auch biographische Angaben auf der Seite http://www.treccani.it/enciclopedia/biagio-miraglia_(Dizionario-Biografico)/.

229 | Vergleiche Mora 1957, S. 265: „The plays given by Miraglia [...] were, in fact, almost all – if not all – plays whose content conveyed strong patriotic feelings. The titles of the few plays available to us clearly demonstrate this point: Bruto prima, Polinice, Timelone, all three tragegedies [sic] of Alfieri, were essentially based on the idea that love for one's country must be considered superior to everything else, even to familial affection, while human love plays only a secondary role. As one can imagine, this type of play must have had a strong appeal to the public as well as to the actors at that particular historical period, around the 1840's and the 1850's, at the height of the political struggle to achieve national autonomy throughout Europe."

230 | Vgl. Mora 1957, S. 265f. Wie Mora schreibt, wurde Miraglia dennoch aufgrund seiner politischen Aktivitäten für zwei Jahre (1849–51) zu Gefängnis verurteilt. „It was during that time that he wrote an extensive Treatise of Phrenology, the best published in the Italian literature. After the liberarion of southern Italy in 1860 and the establishment of the kingdom of Italy, Miraglia became Superintendent of the mental hospital, resumed the publication of a psychiatric journal, founded the Italian Psychiatric Association, and became the first professor of psychiatry at the University of Naples. In his later years, well-known

Dass ausschließlich Männer in die Schauspiele eingebunden wurden, begründete Miraglia mit schichtspezifischen Charakteristika der Patientinnen von Aversa und einem geschlechtsspezifischen Eigensinn: Einerseits gehörten die weiblichen Patienten einer unteren Sozialschicht an, für die es unangemessen wäre, auf einer Bühne aufzutreten. Andererseits hätten Frauen ohnehin stärker als Männer die Tendenz, zu improvisieren und dem Dramentext nicht so zu folgen, wie dies für die Aufführung dramatischer Schauspiele wünschenswert sei (Mora 1957, S. 268).

Zugleich war er zeitgenössischen Quellen zufolge ein sehr umsichtiger Arzt, der besonders diejenigen Patienten genauer im Blick behielt und aufmerksam versorgte, die in den teilweise von ihm selbst verfassten Stücken auftraten. In den 1860er-Jahren stattete Alexandre Dumas (1802–1870), Autor u. a. von *Die drei Musketiere* (1844) und *Der Graf von Monte Christo* (1844), sowohl Pisani in Palermo als auch Miraglia in Aversa einen Besuch ab. Dumas hielt sich mehrere Jahre in Italien auf, wo er unter anderem eine leitende Position im Zusammenhang mit den Ausgrabungen von Pompeji innehatte, als er auf die Schauspiele in den beiden *Irrenanstalten* aufmerksam wurde.

Eine ausführliche Schilderung der Aufführungen von Aversa sowie ein Gespräch zwischen Dumas und Miraglia, in dem Dumas die Motivation des Arztes zu diesen ungewöhnlichen therapeutischen Mitteln erkunden wollte, veröffentlichte er 1863 in mehreren Folgen in *La Presse*, einer Pariser Zeitung. Miraglias Antwort auf die Frage nach seinen therapeutischen Vorstellungen lautete:

> First of all, I wanted to show the public that the insane must not be treated as furious animals and completely rejected from the human family: a very keen observer, able to recognize which mental functions are impaired, can also recognize which ones are still intact and can improve these latter through exercise; so that insanity can be considered only as a dark spot on the spirit, a dim point on the light. Nothing seems more natural than this fact, understandable at the first impression. Once the faculties still normal are recognized, one must exercise them, avoiding at the same time that the impaired functions enter into state of excitement. Patience, perseverance, good will, and tenacity are the means to obtain the confidence of those poor patients and to lead them to the exercise of the intact functions, relaxing in the meantime the impaired functions: it is essential to put a patient in relationship with another or several other patients, in order to direct toward the same goal in the intact functions of several minds partially impaired. (Dumas zitiert nach Mora 1957, S. 266f.)

---

in Italy as well as in other countries, he became especially interested in legal psychiatry and in criminal anthropology.“ (Mora 1957, S. 262).

Miraglias Auffassungen weisen in gewisser Weise auf das Gesundheitsverständnis von Moreno voraus (siehe Kapitel IV.2). Wie dieser prominente Vertreter szenischer Therapieformen in der Mitte des 20. Jahrhunderts vertrat auch er die Meinung, das Ziel der Therapie könne nicht die vollständige Abwesenheit von *dysfunktionalen* Elementen im Leben und Erleben der Patienten sein, sondern eine möglichst umfassende Stärkung ihrer von der Störung unbeeinträchtigten Eigenschaften und Fähigkeiten. Wie für den Gruppentherapeuten Moreno war es auch für Miraglia wichtig, die Patienten mit anderen Patienten in ähnlichen Problemlagen so in Beziehung zu setzen, dass sie voneinander profitieren konnten.

Gleichwohl standen Miraglias medizinische Vorstellungen ganz im Kontext seiner Zeit. Er war ein eifriger Vertreter der Phrenologie, einer Theorie, die einen topologischen Zusammenhang zwischen Hirnarealen auf der einen und charakterlichen Eigenschaften wie geistigen Fähigkeiten auf der anderen Seite propagierte und auf den Arzt und Anatomen Franz Joseph Gall (1758–1828) zurückging. Vor diesem Hintergrund veröffentlichte er verschiedene Schriften und begründete die erste proto-psychiatrische Zeitschrift Italiens.

Wie das von Miraglia formulierte Therapiekonzept sich im Zusammenhang der Schauspiele der Anstalt ausnehmen sollte, zu dieser Frage liefern Dumas' Artikel einige Anhaltspunkte. Er hatte eine Aufführung des Stückes *Le Bourgeois de Gand, ou Le secrétaire du Duc d'Albe* von Hyppolite Romand (1808–1877) besucht, die ihn außerordentlich beeindruckte, und er beschrieb diejenigen Patienten ausführlich, die in dem Stück eine Rolle übernommen hatten.[231] Von den eigentlich acht Spielern waren an diesem Abend nur sechs zugegen, da der aktuelle Zustand von zweien eine Teilnahme unmöglich machte. In welcher Weise Miraglia Sorge für die verbliebenen sechs trug, wird von Dumas geschildert.

> The patients were transported from Aversa to Naples, a distance of about 75 miles, by Miraglia personally, in a few coaches. One of the patients, a certain Felice Persio, was accompanied by Miraglia to a hotel of Naples and given a very good dinner. He was evidently very sick for, according to Dumas, once he had reached his room, he undressed completely, covered himself with soap and water, lighted a cigar and paced the room for some time. Apparently each patient received a certain reward before entering upon the stage, perhaps to increase his cooperation. For instance, some patients received mirrors, others, ice cream. Felice Persio, the particular patient described in more detail, received 25 napoleons which he kept in his bill-fold on his chest during the performance. This did not prevent him from throwing them through the window as soon as he arrived back at the

231 | Eine leicht zugängliche Ausgabe seiner Artikel findet sich unter: https://gallica.bnf.fr/ark:/12148/bpt6k55800680/f270.image.texteImage.

> hospital. Such a disturbed patient, under constant supervision by Miraglia who was at times obliged to restrain him physically, once the signal was given for the beginning of the presentation – to quote Dumas – „got up, coughed a little, fixed his hair and did all the things that an artist does before entering the stage, so that when the curtain was raised he appeared to be in perfect control of himself." (Mora 1957, S. 268ff.)

Auch bei den anderen Patienten und auch in anderen Konstellationen bestätigt sich immer wieder, dass die Patienten – einmal auf der Bühne angekommen –, bedingt durch ihr Naturell[232] oder ihre spielerischen Kompetenzen, nahezu ohne Abstriche ihren Rollen Genüge taten.[233] Die Stärkung ihrer nach wie vor vorhandenen Fähigkeiten, der kleine Lichtblick, beide fanden ihren Raum auf der Theaterbühne und in Anwesenheit eines überwiegend unbeteiligten Publikums, das ihr Schauspiel betrachtete, bewunderte und beklatschte. Doch die Verbesserung des Zustands der Patienten, sofern sie überhaupt stattfand, blieb punktuell; nach dem Abgang von der Bühne fielen sie weitgehend in die Verfassung zurück, um derentwillen sie als Patienten in der Anstalt lebten:

> Maintenant que vous avez fait connaissance avec nos acteurs, vous allez les voir entrer en scène, puis je vous les montrerai de retour à leur établissement; et, après cet instant d'apparente sagesse, redevenus fous comme auparavant. (Dumas 1867, S. 297)

Während die dramatischen Schauspiele unter der Leitung von Miraglia bis in die 1860er-Jahre Gegenstand von Berichten und Artikeln waren, bleibt das Bild, das wir uns von den dramatischen Spielen in Palermo machen können, insgesamt eher undeutlich. Sizilien wurde 1837 von einer Cholera-Epidemie heimgesucht, der Pisani und 32 seiner Patienten zum Opfer fielen. Trotz der internationalen Anerkennung seiner therapeutischen Arbeit fand diese keine unmittelbare Fortsetzung.

232 | Die Rollenvergabe erfolgte Dumas' Darstellungen zufolge eng an die Charaktereigenschaften der Patienten angelehnt (Mora 1957, S. 272). Wie bereits Esquirol argwöhnte, war eine klare Trennung zwischen Selbst- und Rollenerleben jedoch nicht immer gegeben. „It appears that during the performance of some scenes some of the actors deviated considerably from the content of the text. For instance, the 33-year-old patient, the prince of Orange, left the stage during the second act and, after a moment, declaimed a sonnet that he had composed years before. Later he refused to wear peasant's clothes, stating that they were not appropriate for a prince. Even Felice Persio, the main actor, who at the end of the play was lying on the floor supposedly dead, refused to get up, stating that he could not do so, being dead. Both are beautiful examples of the inability of the two patients to distinguish reality from fantasy" (Mora 1957, S. 272).

233 | „When on the stage, this patient was completely in his role, but, when the presentation was over, his symptoms reappeared." (Mora 1957, S. 271).

4.2.2 Großbritannien/Schottland, Dumfries

Im gleichen Jahr, in dem Miraglia seine Stelle in Aversa antrat und das dortige Anstaltstheater neu ausrichtete, wurden zum ersten Mal dramatische Schauspiele in die Proto-Psychiatrie Großbritanniens eingeführt. Anfang 1843 hatte das Stück *Raising the Wind* an der Westküste Schottlands Premiere und setzte den Startpunkt für eine lange Reihe von Schauspielproduktionen, die von Patienten aufgeführt und geleitet wurden.[234]

Diese Schauspiele fanden in einer erst fünf Jahre zuvor gegründeten und neu erbauten Anstalt in Dumfries statt, die 120 Kilometer südlich von Glasgow gelegen von der Familie Crichton initiiert, finanziert und nach den Ideen von Dr. William Alexander Francis Browne (1805–1885) gestaltet worden war.

Browne hatte nach seinem Medizinstudium von 1834 bis 1838 im ältesten *Asylum for the Insane* Schottlands, dem *Montrose Asylum*, seine ersten einschlägigen Berufserfahrungen gesammelt. In einer programmatischen Schrift, *What Asylums Were, Are and Ought to Be* (1837), veröffentlichte er alsbald seine Sichtweise[235] auf das Anstaltswesen und machte mit dieser Veröffentlichung unter anderem Elizabeth Crichton (1779–1862) auf sich aufmerksam.[236] So kam es, dass ihm nur ein Jahr nach Publikation des Buches die Möglichkeit gegeben wurde, seine Vorstellungen zur Verbesserung der Therapie und der Situation von Patienten Gestalt werden zu lassen und das *Crichton Royal*

234 | Wie der Sohn des Leiters der Anstalt in Crichton mitteilte: „It took place on Twelfth Night, 1843, and consisted of James Kenney's farce ‚Raising the Wind', all the parts in which being sustained by patients, who also contributed musical selections. The performance was an immediate success and had beneficial effects, and since then, I suppose, occasional theatrical entertainments have become part of the routine psychotherapy of almost every asylum in the Kingdom" (Crichton-Browne 1937, S. 23).

235 | Wie Andrew Scull in seiner Einführung in Brownes Hauptwerk herausstreicht, bedient dieser sich der gesamten Klaviatur zeitgenössischer Kritik, um die Anstalten des *ancien regime* in sehr dunklen Farben zu schildern. „Browne's own description of what asylums ‚were and are' is drawn directly form the findings of the Parliamentary inquiries of 1815–16 and 1827–28 (supplemented by some European materials)." (Scull 1991, S. xxxiv).

236 | Bei Crichton-Browne heißt es hierzu: „Mrs Crichton was much impressed by the book, not merely by the human spirit which pervaded it but by the improved methods of the treatment of the insane which it suggested and by its forecasts of still further improvements in these methods. She resolved to interview the author of the book, and so in the month of March 1838, in her C-spring coach painted yellow and black as I well remember it in later years, posted from Friar's Carse to Montrose, arrived at the Asylum without notice and asked to be allowed to see over it." (Crichton-Browne 1937, S. 21).

Institute[237] schon in baulicher Hinsicht jenem Ideal einer Anstalt anzupassen, welches er gefordert hatte:

> Conceive a spacious building resembling the palace of a peer, airy, and elevated, and elegant, surrounded by extensive and swelling grounds and gardens. The interior is fitted up with galleries, and workshops, and music rooms. The sun and the air are allowed to enter at every window, the view of the shrubberies and fields, and groups of labourers, is unobstructed by shutters or bars; all is clean, quiet, and attractive. The inmates all seem to be actuated by the common impulse of enjoyment, all are busy, and delighted by being so. The house and all around appears a hive of industry. (Browne 1837, S. 229)

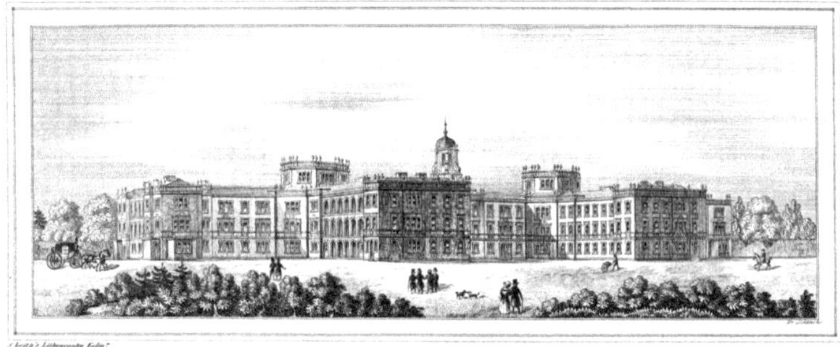

Abb. 14 Emil Ernst Friedrich Schenck: *The Crichton Royal Institution, Dumfries, Scotland.* 1840/1843. Lithographie. Quelle: Wellcome Collection

Worüber die Einrichtung nicht verfügte, war ein Schauspielsaal. In *What Asylums Were, Are and Ought to Be* äußerte sich Browne noch sehr zurückhaltend über den Einsatz theatraler Mittel. Auf Charenton Bezug nehmend, vermutete er:

> I cannot speak so decidedly as to the introduction of dramatic representations as a means of cure. The attempt has been made at Charenton unsuccessfully, at Copenhagen[238] without injury; but the inhabitants of this country manifest during health so little taste for such spectacles, and depend so little upon them

237 | … das heute als Crichton University Campus für die University of Glasgow, die University of the West of Scotland, Dumfries and Galloway College sowie der Open University dient.

238 | Leider war es mir bis heute nicht möglich, die Quelle zu identifizieren, die Browne hier im Sinn gehabt haben könnte. An dieser Stelle möchte ich Jesper Vazy Kragh für seine Unterstützung bei der Suche nach möglichen Anknüpfungspunkten danken.

as sources of amusement, that it would be injudicious to resort to them in order to arouse, or attract, or amuse the insane, while we have so many better modes of abstraction at our disposal. (Browne 1837, S. 219)

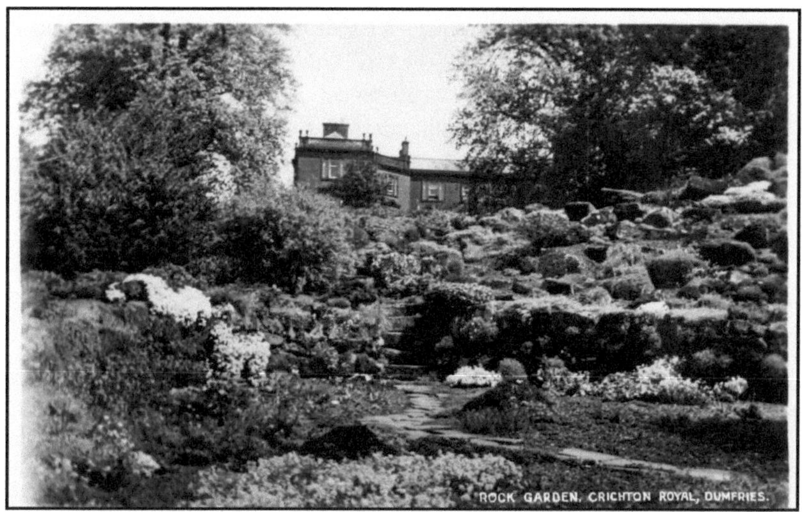

Abb. 15 *Rock Garden*, Crichton Royal, Dumfries, in: Hospital Buildings and Grounds, Photographs, DGH1/8/2 Quelle: Wellcome Collection

Kaum hatte er seine Arbeit an der *Crichton Royal Institution for Lunatics*[239] in Dumfries aufgenommen, führte Browne nach und nach auch ein umfangreiches kulturelles und künstlerisches Beschäftigungsprogramm in der Anstalt ein.[240] Browne war – wie Miraglia – nicht nur ein Anhänger der Phrenologie, sondern genau wie sein italienischer Kollege Pisani davon überzeugt, dass Beschäftigung der Schlüssel zur Heilung sei. So betonte er: „The whole secret of the new system and of that moral treatment […] may be summed up in two words, kindness and occupation" (Browne 1837, S. 177). Umso bedeutsamer wurde die Art und Weise, in der eine Anstalt für Beschäftigung sorgte. Ein typischer Tagesablauf sollte genau getaktet und zwischen Aktions- und Ruhephasen austariert verlaufen. Die „Doings of a Day", die Browne in seinem Jahresbericht von 1843 anführte, sahen wie folgt aus:

239 | An dieser Stelle möchte ich mich herzlich bei Catherine Gibb und Graham Robert von der Ewart Library, Archives, in Dumfries für ihre Hilfe und Unterstützung bei der Suche nach und der Arbeit mit den archivierten Quellen bedanken!

240 | Zur Geschichte des Crichton Royal siehe auch Easterbrook (1940).

> 7 a.m., Night-Watch closes his report for the past eleven hours; Superintendent Attendant carries round the razors, knives, scissors, etc., in their labelled cases to the different galleries and apartments; and Apothecary pays preliminary visit to wards. 8 a.m., Breakfast, with reading form Bible. 9 a.m., Private carriage drive. 9.30 a.m., Razors collected, tobacco and snuff distributed, and workers (outdoor and indoor) go to their occupations. 10 a.m., Omnibus drive,[241] another private carriage drive, forenoon walking parties go out, and other patients exercise in balconies and airing yards of play billiards, etc. 10 a.m. (to 1 p.m.), Medical visit. 12 noon, Apothecary serves out wines, spirits, and porter for those for whom these are ordered. 1 p.m., Dinner. Matron visits galleries during the meal in order to see that it is satisfactory, etc. 2 p.m., Carriage and Omnibus drives, and working and walking parties out. 3.30 p.m., Private carriage drive. From 1 to 4 p.m., medicines given out to attendants. 4 p.m., Medical Visit, with instructions as to prescriptions, and for the Night-Watch; and Matron compannionates the ladies. 5 p.m., Tea, followed by exercise, amusements, and visits to concerts, theatre, etc., in Dumfries. 7.30 p.m., Supper. 8 p.m., Bedtime, except for those allowed to stay up longer. Apothecary and Supt. Attendant go round the whole house, in order to see that all are in bed and everything is in order, and to give final instructions to the Night-Watch, who then takes over, visits all parts of the house, warns those in charge of suicidal patients, puts out lights and fires, and writes a report of the events of every hour for medical inspection next morning.[242]

Die Patienten und Patientinnen wurden nicht nur angehalten, sich an der frischen Luft zu bewegen und zu arbeiten, sie konnten in Crichton lesen und schreiben bzw. lesen und schreiben lernen; denn Browne setzte es sich zum Ziel, diejenigen Patienten zu alphabetisieren, für die es nötig und mit denen es möglich war. Den Patienten wurde ein reichhaltiges Vortragsprogramm angeboten. Sie konnten tanzen, musizieren, malen und Malunterricht nehmen, und sie konnten – allen Prognosen zum Nationalcharakter der Schotten zum Trotz – schon kurz nach Eröffnung der Einrichtung auch Theater spielen.

Alle Aktivitäten hatten einen spezifischen Platz im Gesamtplan des Tages- und Jahresablaufs, die sogenannten *Amusements* ebenso wie die Arbeit, die Mahlzeiten, die Feste, die Medikamentenausgabe usw. In den Jahresberichten von *Crichton Royal* zeichnete Browne ein differenziertes Bild all dieser Beschäftigungen und listete auch die *Amusements* im Einzelnen auf, die den Patienten angeboten und von diesen wahrgenommen wurden. Unter der Rubrik „Nature

241 | Unter einem „Omnibus drive" hat man sich eine Fahrt mit einer besonders großen Pferdekutsche vorzustellen, ein Vergnügen, das Browne für die Patienten aus einfacheren sozialen Schichten vorsah, während die gehobenen Klassen in den üblichen kleinen Kutschen das Anstaltsgelände befahren durften.

242 | Dumfries Crichton Royal Museum Archives, Dumfries (im Folgenden kurz: DUMCR), DUMCR1990.29, *CRI Fourth Annual Report*, 11 November 1843, S. 18–20.

of Amusement" finden sich beispielsweise im Jahr 1845 „Concert in Asylum" sowie „Concert in Dumfries", „Musical and Card Soirée", eine „Lecture on Phonography" – sowohl in Dumfries als auch im „Asylum", mehrere Bälle, Rennen, Exkursionen, ein „Halloween Ball" sowie die Rubriken „Theatre in Dumfries" und „Theatre in Asylum". Neben den Bällen waren die Theaterabende in der Anstalt die beliebtesten Ereignisse, zu denen im Jahr 1845 jeweils zwischen 62 und 87 überwiegend männliche Patienten erschienen.[243]

Sowohl die künstlerischen Werke, die in Crichton von Patienten hergestellt wurden, als auch die Theaterpraxis der Einrichtung sind bemerkenswert.[244] Crichton war nicht nur die erste proto-psychiatrische Einrichtung in Großbritannien, in der *Private Theatricals* von und für Patienten stattfanden und über viele Jahre hinweg fortgeführt wurden, die Aufführungen wurden auch zum Gegenstand interner wie externer Beobachtung und ärztlicherseits in ihrer Bedeutung für einzelne Patienten reflektiert.

Im *Crichton Royal* wurde 1844 die erste Anstaltszeitung Großbritanniens gegründet, die immer wieder über die Theateraktivitäten des Hauses berichtete, neue Produktionen und Aufführungstermine ankündigte, Theaterkritiken wie auch allgemeine Reflexionen über dramatische Kunst und die Bedeutung des Schauspiels im Kontext des Anstaltslebens veröffentlichte. *The New Moon* wurde von Patienten für Patienten geschrieben und stellte mit seinen Artikeln bis in die 1930er-Jahre eine Kommunikationsplattform in der Anstalt her, die gleichermaßen als Resonanzkörper für alle möglichen Aktivitäten innerhalb der Einrichtung wie auch als Forum zur Auseinandersetzung mit Literatur, Geschichte und mit Fragen der Therapie diente.[245]

243 | Vom 13. November 1844 bis zum 7. November 1845 (Browne fasste seine Jahresberichte ab dem zweiten Bericht immer am 11. November ab) werden insgesamt 50 Aktivitäten aufgeführt, an denen jeweils zwischen 4 und 87 Patienten teilnahmen. Der Anteil von Männern und Frauen an den hausinternen Schauspielaufführungen betrug 41/22, 49/33, 39/23, 47/29. Siehe DUMCR1990.29 *CRI Sixth Annual Report*, 11 November 1845, S. 28.

244 | Mit den künstlerischen Werken, die in Crichton entstanden sind und in ihrer Art und ihrem Umfang ein interessantes Gegenstück zur Sammlung Prinzhorn darstellen, kann ich mich hier nicht näher beschäftigen. Maureen Park, eine Kunsthistorikern aus Glasgow, hat sich eingehend mit dem malerischen Werk befasst und dieses in einer Wanderausstellung sowie in einem Katalog aufbereitet und publiziert (Park 2010). Über die musikalischen Aktivitäten in Crichton schreibt Park: „At Crichton, Browne promoted music as a therapeutic tool and as a means of bringing the asylum community, patients and staff, together. Musical soirées and concerts were introduced into the York Retreat only in the 1850s; although at Bethlam Royal Hospital, a pianoforte was purchased for patients' use in the early 1840s and female inmates were allowed to dance together earlier than this date, their musical opportunities were somewhat limited. Browne went further with this concept than any of his contemporaries, believing that ‚the worst dement should never be despaired of while music is untried'" (Park 2010, S. 21).

245 | So erschien im *New Moon* die Rubrik „Amusements of the Month", es wurden aber auch Hinweise auf „Novelties" wie die Einführung von Schauspielen im Manchester Royal Lunatic Hospital gegeben (siehe *The New Moon*, Vol. XIII., N° 147, 3. März 1857, S. 4) oder

Bereits als die Anstalt ihre Arbeit aufnahm, war es Patienten möglich, unter Begleitung im Städtchen Dumfries Schauspielproduktionen zu besuchen. Die Erfahrungen, die man mit diesem Angebot machte, waren gut. So berichtet Browne in seinem Jahresbericht von 1840: „They have been spectators at the Circus; and latterly the Theatre has been an object of great attraction."[246] Ganz anders als Esquirol, der angesichts von Theaterbesuchen vor einer sinnlosen Erregung der Leidenschaften gewarnt hatte,[247] betont er aber:

> This predilection has been encouraged for many reasons; but chiefly because the Drama conveys much amusement, and some information, without imposing either sustained mental exertion or attention, supplying pastime without passion, knowledge without study; suggesting truth by means of fiction [...].[248]

Den Anstoß, in der Anstalt Schauspiele von Patienten inszenieren und aufführen zu lassen, gab ein 25 Jahre junger manischer Patient.[249] John Drummond empfand die Theaterbesuche als so anregend, dass er Browne überzeugte, auch in *Crichton Private Theatricals* einzuführen. Der Entschluss wurde im November 1842 gefällt.[250] Damit am 6. Januar 1843 das Lustspiel *Raising the Wind* von

---

für die Patienten relevante Themen in Artikeln über „Reason", „Imagination", „Consciousness" u. a. diskutiert. Die letzte Ausgabe des New Moon erschien im Juli 1937, siehe https://wellcomelibrary.org/item/b22667623#?c=0&m=0&s=0&cv=0.

246 | DUMCR1990.29, *CRI First Annual Report*, 1 June 1840, S. 16.

247 | Siehe oben Kapitel IV.4.1. Skurrilerweise schreibt Browne, der in Paris bei Esquirol studiert hatte, diesem eine offene, experimentierfreudige Haltung gegenüber dem Einsatz von Schauspielen in der französischen Proto-Psychiatrie zu. Offenbar hatte er während seiner Studienzeit in Paris von den Theateraufführungen in Charenton und über diese hinaus von Theatererfahrungen von Pinel und Esquirol gehört, doch weder die Darstellung zu Charenton noch die zur Position Esquirols stimmt mit den Befunden unserer Recherchen überein.

248 | DUMCR1990.29, *CRI First Annual Report*, 1 June 1840, S. 16.

249 | Eine andere Quelle berichtet von zwei Pensionären, die den Anstoß gegeben hätten: „The attempt originated in the spontaneous suggestion of two boarders, who had derived much pleasure from attending the Theatre in Dumfries. The idea was neither forced nor fostered. Some time was allowed to elapse before books and the other materiel of the stage were procured, that the arrangements might be thoroughly digested. When, however, it was evident that the gentlemen referred to were sincere and steady in their purpose, and when the company had been greatly augmented by other volunteers, every assistance was given to secure a full measure of success and gratification." (Anonym 1843). Dass Drummond maßgeblich für die Einführung der Schauspiele gewesen war, notiert Browne in dessen Patientenakte.

250 | Eine Zusammenstellung von Materialien, die mit dem Thema der Schauspiele in Crichton verbunden sind, wurde von der ehemaligen Archivarin des Gesundheitsamts von Dumfries, Morag Williams, besorgt. Williams notierte: „The Crichton Institution theatre was instituted on the ? November 1842 at a meeting held in the board room – at which there were present: – C. Kid; I Rankin; I Drummond; K Simpson; T.T. Wingett; R.L.K. Charteris; W. Moffat; W. Cooper; I. Rae." (Diese Notizen erhielt ich unter dem Titel „Morag's Research"

James Kenney (1780–1849) aufgeführt werden konnte, wurde eine Bühne im *Board Room* aufgebaut:

> One end of the large Board-room is converted into a theatre, and, by aid of window curtains and other contrivances, presents, in miniature, a perfect copy of a well-appointed stage. The other end is reserved for the audience. It should be mentioned that every part of the preparations, furnishings, dress, &c., were devised and fashioned in the Institution. (Anonym 1843)

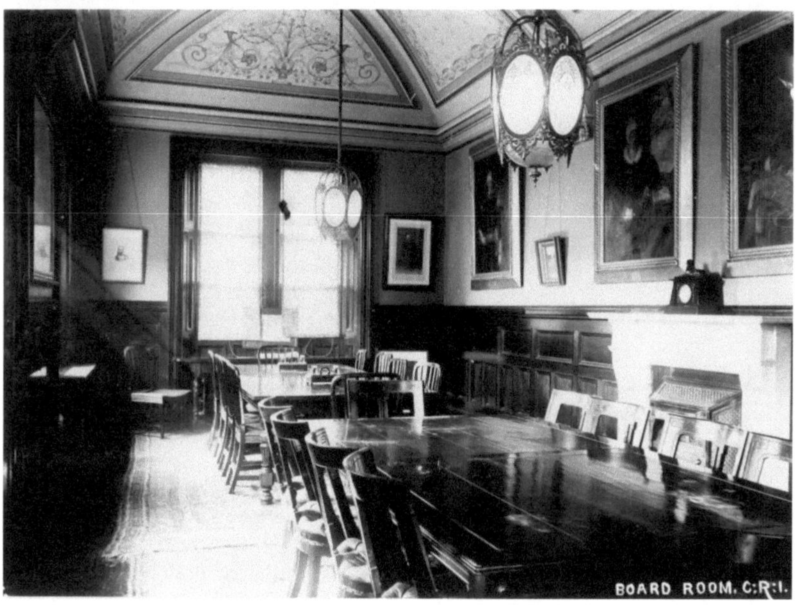

Abb. 16 John Rutherford of Jardington Photograph Album, Volume IV, 1890s, *Board Room*, Records of Crichton Royal Hospital, DGH1/8/1, Quelle: Wellcome Collection

Und auch dem Apotheker, Mr Wingett, wird ein besonderer Dank ausgesprochen, „both for suggesting the artistic decorations, and providing for the difficulties of the toilet and green-room" (ebd.).

Nachdem die ersten Aufführungen in Crichton im *Board Room* stattgefunden hatten, wurde 1849 ein anderer Raum zur Spielstätte umfunktioniert. Wie der zehnte Jahresbericht mitteilt, wurde eine leer stehende Wäscherei erfindungsreich in einen Theatersaal umgewandelt, der für verschiedene Aktivitäten –

mit meinen Nachforschungen zum Thema „Recreation and Occupation" in der Ewart Library der Dumfries and Galloway archives, DGH1/7).

Konzerte, Vorträge, Ausstellungen und die Wiederaufnahme von Schauspielaufführungen – genutzt werden können sollte.[251] Erst deutlich später, im Jahr 1870, wurde eine *Recreation Hall* auf dem Gelände gebaut und eröffnet.[252]

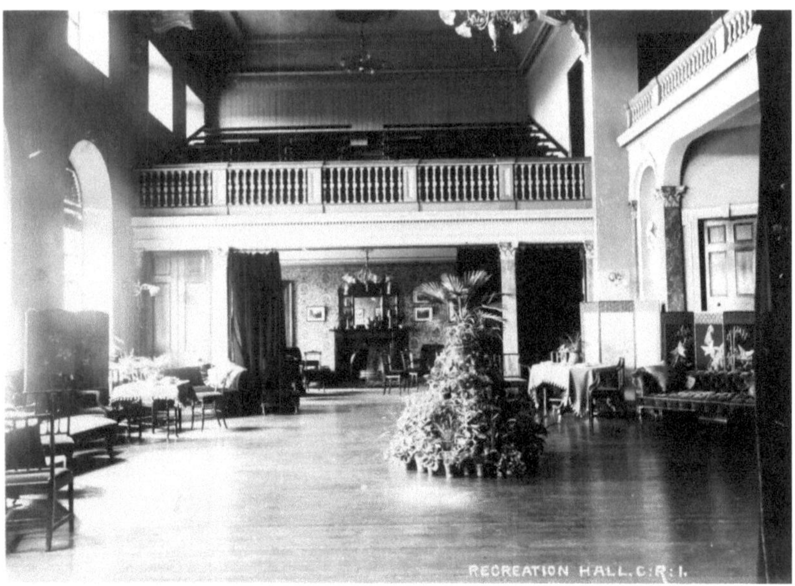

Abb. 17 John Rutherford of Jardington Photograph Album Vol IV: Recreation Hall Crichton, Quelle: Wellcome Library

Bereits die Premiere des neuen Anstaltstheaters wurde von der örtlichen Presse zur Kenntnis genommen. Einer Beschreibung zufolge, die am 12. Januar 1843 im *Dumfries Herold* erschienen war, verlief der Abend äußerst zufriedenstellend:

251 | „An unoccupied laundry has been ingeniously converted into a Theatre, which has already been repeatedly used by a company of actors from Dumfries, and by Mr Buckland for his musical entertainment; but it is intended to serve as the scene for a variety of recreations – of concerts, lectures, exhibitions, and, when practicable, for the resumption of those histrionic representations by inmates, which were first regarded with wonder, then with philosophical interest, and are now imitated in various countries. All fear of undue excitement vanished when they were examined and contrasted with promiscuous dancing, which had been found innocuous, if not positively beneficial; when it was seen that the actors were not dangerous maniacs, but monomaniacs, melancholics, and convalescents; that the spectators were selected with discrimination, and less affected, or more healthily affected by witnessing a humourous farce or interesting vaudeville than they could be by the slides of a magic lantern, the harangues of a debating society, or the sallies of Pulchinello, which have been severally tried." Tenth Annual Report of the Crichton Royal Institution for Lunatics, Dumfries, 11 November 1849, 35–36.

252 | Der New Moon berichtet in seiner Weihnachtsausgabe über die Einweihungsfeierlichkeiten, siehe New Moon, Vol. XXVII, N° 314, January 10th 1871.

> The overture to Guy Mannering, played on the piano by a boarder, opened the amusements. It was admirably executed. God save the Queen, on the violin by another, preceded the rising of the curtain [...]. Some capital hits were made at the difficulties and delinquences of Diddler. They are the production of an inmate, and are, we believe, to appear in the forthcoming Crichton Institution Annual. We advise their being shortened somewhat at next representation. The bell was then rung, the curtain rose, and the play, which was Kenny's amusing farce of „Raising the Wind“ began. The principal characters were sustained by boarders.[253] The consummation of art is to conceal art. Never did we see this better illustrated than in the representation of Fainwould. The skill of the actor was perfect, from there being no appearance of skill whatever – such was the simple and natural expression of the character. On no stage did we ever see a more complete piece of illusion. If fault there was, it lay in there being rather too much quiet ease and gentlemanly *nonchalance* for the peculiarity of Fainwould's desire for respect, which smells of the cit. Diddler was hit off in admirable style. The spirited bustle of his assurance, and the perplexity of his dilemmas, were vastly amusing. Altogether, this was an exceedingly clever performance. (Anonym 1843)

Auch die anderen Darsteller werden gelobt; höchstens der Darsteller des *Plainway* habe einen zu starken schottischen Akzent hören lassen. Weibliche Darstellerinnen waren an diesem ersten Theaterabend in Crichton nicht zu sehen: „With good taste and propriety, the female parts were sustained by male performers."[254] (Ebd.) Mehr noch, die männlichen Darsteller brillieren bei der Verkörperung stereotyper Zuschreibungen: „The raptures and hysterics of the sentimental Miss Durable were admirably given." (Ebd.) Und auch ein anderes Stereotyp wird in den Pausen bedient, in denen Dr. Browne ganz traditionell

253 | Soweit es sich anhand der Akten rekonstruieren lässt, waren von zwölf an der Produktion von *Raising the Wind* Beteiligten mindestens fünf Patienten, und weitere fünf gehörten zum Personal (als Pfleger oder Aufsichtspersonen).

254 | Pikant in diesem Zusammenhang ist ein Hinweis in der Krankenakte eines Patienten, der in *Raising the Wind* noch in der Rolle des Richard auftrat, jedoch schon in der nächsten Produktion die *Company* verließ, weil er in Frauenkleidern auftreten sollte: „This individual was so rational so emulous and selfpossessed that he formed part of the dramatic Company during last Winter [...]. [He] took especial pleasure contemplating the red Military looking livery he wore even although it was the badge of servitude. A proposal that he should act a female part in another Vaudeville, in other words that he should wear Petticoats: completely dispelled his visionary dignity, and dissolved his connexion with the Theatre.“ (Patient N° 121, John Boyd, Case books, Crichton Royal, DGH1/5/21/1/2, CRI Case Book, Jun 1840–Aug 1841, S. 242). Zur Frage der Kostümierung und den Geschlechterrollen siehe Kapitel IV.4.1.

twelfth cake verteilt und einer seiner *Schützlinge* „as a Moor" (ebd.) gekleidet und geschminkt wurde.[255]

Neben John Drummond fanden sich eine Reihe weiterer Patienten, die Lust zum Theaterspielen und schauspielerisches Talent hatten. Sie gründeten eine „company" (ebd.), die über einen Souffleur, einen Inspizienten und ein eigenes Regelwerk verfügte. Die Schauspieltruppe, zu der Brownes Jahresbericht zufolge etwa fünfzehn Patienten gehörten, die „either directly or indirectly, joined in the amusement, and contributed, in various degrees, to render the scenic deception complete" (DUMCR1990.29, CRI Fourth Annual Report, 11 November 1843, S. 26), wurde auch von Angestellten des Hauses unterstützt. Das *Crichton Theatrical Committee* bildete sich und führte Protokoll über seine Entscheidungen.[256] Die Produktionen des Hauses wurden mit den von professionellen Theaterproduktionen der Zeit bekannten Paratexten ausgestattet, die Aufführungen wurden angekündigt und beworben, es wurden Programme und Theaterzettel gedruckt. Dass den Schauspielen des Anstaltstheaters große Aufmerksamkeit und Wertschätzung entgegengebracht wurde, zeigt sich nicht nur an den vielfachen Bezugnahmen in Jahresberichten, Zeitungsartikeln der lokalen Presse und hauseigenen Publikationen. In einer Schilderung des Eingangsbereiches von Crichton Royal aus dem Jahr 1857 heißt es:

> A stranger entering the common reception-room of the Crichton Institution may chance to observe on its picture-covered walls what, at first sight, appears an

255 | *Blackfacing* war in Großbritannien ab den 1830er-Jahren eine bis weit ins 20. Jahrhundert hinein beliebte Praxis, in der Schwarze in stereotyper Weise dargestellt wurden. Die Ministrel-Shows, die zunächst in den USA und bald auch in Europa aufgeführt wurden, sind erst spät aufgrund ihrer rassistischen Darstellungsweisen in die Kritik gekommen. Sie waren, wie die Studie von Benjamin Reiss gezeigt hat, auch in US-amerikanischen Anstalten beliebt (Reiss 2008, S. 51–77) und – wie die hier zitierte Quelle zeigt – auch in Crichton bereits in den 1840er-Jahren Element der Aufführungen in proto-psychiatrischen Einrichtungen.

In einer Krankenakte finden sich zwei Einträge aus dem Jahr 1843 und 1845, aus denen hervorgeht, wer in dieser Weise zur offenkundig nur unterhaltend gemeinten Darstellung schwarzer Diener herangezogen wurde. Patient N° 6, James Paisley, der bereits 1839 mit der Diagnose „partial imbecility" (S. 39) in der Anstalt aufgenommen wurde, „still plays many parts dexterously and diligently […]. In occasions of festivity again he is found acting as a moorish mute in Pageant" (Case books, Crichton Royal, DGH1/5/21/1/9, CRI Case Book, Dec 1847–Sep 1852, S. 40). Am 1. Juni 1845 heißt es: „No reason or space of time appears to bring any change to this habitually gentle and guideless creature. He delights in monotony. […] Blackened and habited as a Moor he was appointed to stand at a living column in the entrance to the Theatre and achieved this task with perfect success remaining silent, motionless, and without expressions of nearly an hour." (Ebd., S. 41).

256 | Die entsprechenden Manuskriptprotokolle wurden in *Scrapbooks* aufbewahrt und sind inzwischen online einsehbar auf der Website der Wellcome Library, London (https://wellcomelibrary.org/item/b22667556#?c=0&m=0&s=0&cv=0&z=-0.5678%2C-0.0672%2C2.1357%2C1.3433).

excellent piece of calligraphic art. On examination, he will find that the writing before him forms the substance of a play-bill; and if he has any curiosity to know more of the matter, he will be told that, on the 12th January, in the year of grace, 1843, the drama first found "a local habitation and a name" within in the walls of the Institution. (New Moon, Vol. XIII. N° 153, Monday, August 3, 1857)

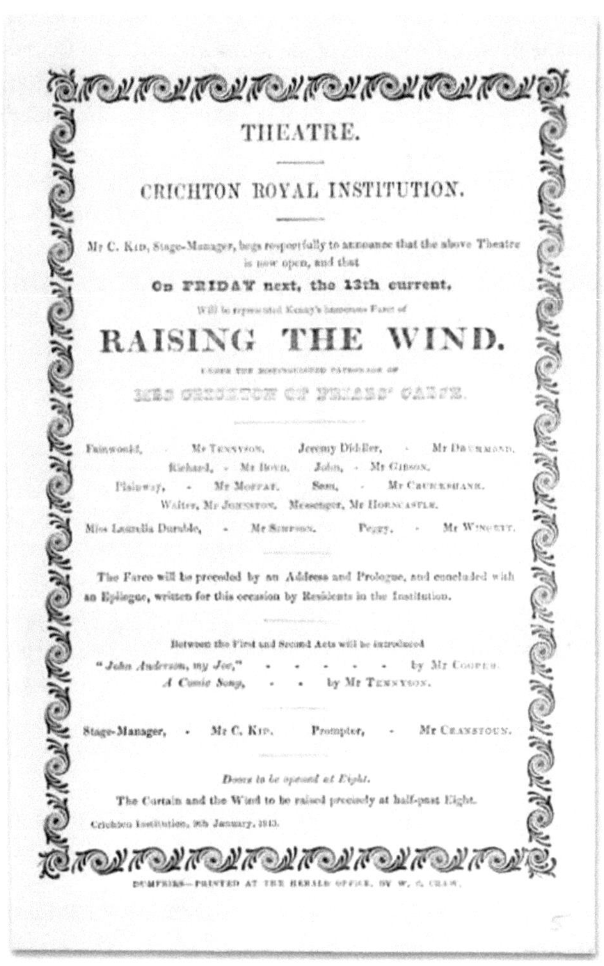

THEATRE.

CRICHTON ROYAL INSTITUTION.

Mr C. Kid, Stage-Manager, begs respectfully to announce that the above Theatre is now open, and that

On FRIDAY next, the 13th current,

Will be represented Kenny's [illegible] Farce of

RAISING THE WIND.

Fainwould, - Mr Tennyson. Jeremy Diddler, - Mr [illegible].
Richard, - Mr Boyd. John, - Mr Gibson.
Plainway, - Mr Moffat. Sam, - Mr Cruickshank.
Waiter, Mr Johnston. Messenger, Mr Horncastle.
Miss Laurelia Durable, - Mr Simpson. Peggy, - Mr [illegible].

The Farce will be preceded by an Address and Prologue, and concluded with an Epilogue, written for this occasion by Residents in the Institution.

Between the First and Second Acts will be introduced
"John Anderson, my Joe," - - - - - by Mr [illegible].
A Comic Song, - - by Mr Tennyson.

Stage-Manager, - Mr C. Kid. Prompter, - Mr Cranstoun.

Doors to be opened at Eight.
The Curtain and the Wind to be raised precisely at half-past Eight.

Crichton Institution, [illegible] January, 1843.

Abb. 18 Theaterzettel *Raising the Wind*, Quelle: Wellcome Library

Im darauffolgenden Jahresbericht[257] stellt Browne erfreut fest, dass mehr als 60 Patienten die Aufführungen mit bestem Benehmen und größtem Interesse besucht und den Einsatz der anderen Patienten aufmerksam verfolgt hätten.[258] Theateraufführungen erscheinen ihm nun doch für das Anstaltswesen höchst interessant, um herausfinden zu können,

> how far the insane mind may be carried towards health, how closely it may be made to imitate the manifestations of the sound and strong, – than as a means of calling forth neglected energies, of diffusing bustle, and expectation, and enjoyment where all is generally dead, and dull, and dark [...]. (Browne 1864, S. 333)

Browne nennt einige Vorteile, die sich seiner Meinung nach unmittelbar für die schauspielenden Patienten ergeben: Das Proben, das damit einhergehende Gedächtnistraining, die Übung in Selbstbeherrschung, all dies seien förderliche Aspekte für den jeweiligen Heilungsprozess. Doch mindestens ebenso beeindruckt zeigt er sich von der Veränderung, welche die Vorbereitungen und Proben für das gesamte Hospital mit sich brachten. Ein „healthy tone" (ebd.) habe, so Browne, während der gesamten Theatersaison das Haus durchdrungen.

> The collection and preparation of a wardrobe, the erection and decoration of the stage, the speculations as to effect, the rehearsals, the criticisms, the composition of prologues and addresses, the green-room supper, the debut and retirement of companions, all contributed to unite the different inmates in a common purpose, and to furnish matter for thought and conversation very widely removed from what generally obtain among them. In fact, the discovery of a mode by which the insane could be induced to form themselves into a society, and to proceed towards a given end in concert, constituted the most important aspect of the enterprise. (DUMCR1990.29, CRI Fourth Annual Report, 11 November 1843, S. 26)

Auf die atmosphärische Verwandlung der Anstalt durch die gemeinsame Probenarbeit hatte bereits Giraudy in Charenton hingewiesen.[259] Die Kooperation

257 | DUMCR1990.29, *CRI Fourth Annual Report*, 11 November 1843. Die entsprechende Passage über die Einführung der Schauspiele in Crichton wird Browne 1864 teilweise im zehnten Band der Zeitschrift The Journal of Mental Science unter dem Titel The Moral Treatment of the Insane veröffentlichen, Browne 1864, S. 333.

258 | DUMCR1990.29, *CRI First Annual Report*, 1 June 1840, S. 25. In dem bereits zitierten Zeitungsartikel aus Dumfries heißt es sogar: „At least fifty of the boarders were of the number, and indeed constituted the main body of the audience. Many a smile escaped them, many a hearty laugh and many a bravo burst forth, and ever and anon they clapped their hands; well pleased; but all was order and regularity: There were no ‚gods' among them: They shame the noisy galleries of the Dumfries Theatre." (Anonym 1843).

259 | Siehe etwa Giraudy 1805, Sp. 2.

all derjenigen Patienten, die an dem gemeinsamen Ziel arbeiteten, die Vielzahl der Helfer, Unterstützer und die Fähigkeiten, die für eine Theaterproduktion benötigt wurden, veränderten, wie Browne hervorhebt, den Modus des Miteinanders.

In seinem ersten Resümee des Theaterexperiments streicht Browne heraus, dass es nicht lange dauerte, bis die ersten Mitglieder der Schauspieltruppe die Anstalt wieder verlassen konnten.

> It is satisfactory to know that about one-half of these have left the Institution; that one of this number is now engaged in the practice of his profession in Canada; that another has proceeded to India; a third passes the winter in Italy in the study of the Fine Arts; and that a fourth is acting piously and prudently as a clergyman in his own country. (Ebd.)

Nach Indien verschlug es den Initiator der Schauspiele von Crichton selbst. John Drummond wurde – zu seinem Bedauern vor der Aufführung des nächsten Stücks, *Monsieur Tonson* – als geheilt entlassen. Das *Case Book* für den Zeitraum von August 1841 bis Januar 1843 enthält unter der laufenden Nummer 167 seine Krankenakte.[260] Im Frühjahr 1842 war Drummond in Crichton aufgenommen und wegen seiner manischen Anfälle mit einer Reihe von Medikamenten behandelt worden. Die medikamentöse Behandlung schlug nicht an, seine Anfälle wurden dennoch langsam seltener. Browne bemerkte, dass der Patient außerordentlich sensibel auf äußere Reize reagierte und dass selbst angenehme Unternehmungen bei ihm Anfälle auslösen konnten.[261] Einige Monate später ergänzte ein neuer Eintrag seine Krankenakte: Drummonds Zustand hatte sich etwas gebessert, die Medikation wurde fortgesetzt, doch der Patient zeigte kein Interesse an den in der Anstalt gebotenen Aktivitäten, sondern interessierte sich nach drei oder vier Besuchen im Theater von Dumfries ausschließlich für dramatische Formen. Wie Browne an dieser Stelle festhielt, „there can be no doubt tended to consolidation by agreeable occupation that

260 | Case books, Crichton Royal, DGH1/5/21/1/3 CRI Case Book, Aug 1841–Jan 1843.

261 | „An equally certain prognostic of an approaching change is a desire to write letters. These, even when composed under the influence of excitement are generally correct and coherent until the dire when the will looses all restraining power and the teeming imagination runs riot: disclosing the wild and extravagant visions opening before it. These fits are obviously induced by external impressions. So great is the delicacy and susceptibility of the mind in this Patient that a game at bowles a jaunt to a beautiful scene in the vicinity, and the great festivity of a party in the Matrons room have generally determined an ebullition of the disease. By the observance of perfect quite and the exclusion of all causes of disturbance, violence has in several instances been prevented, mitigated and arrested." (Case books, Crichton Royal, DGH1/5/21/1/3 CRI Case Book, Aug 1841–Jan 1843, S. 97f.).

mental change which had been going on and rendered his long probation happy and cheerful" (DGH1/5/21/1/3, CRI Case Book, Aug 1841–Jan 1843, S. 97f.).

> Mr. D displayed decided histrionic abilities. Through his means the first experiment was mainly successful. He played Jeremy Diddler in Raising of the Wind with almost perfect personation of shabbiness, imprudence and cunning. The first appearances took place before inmates of the House exclusively and was intended for there benefit and gratification. Subsequently public nights were allowed with the view of stimulating and rewarding the performers and of demonstrating to the sane and strong what can be achieved by the insane or infirm of purpose and practicable pleasing and successful the attempted has proved. Mr D played in succession several characters was presented by his fellow Comedians with Ben Johnsons works as a testimony of their respect and an acknowledgement of his assistance and left the institution deeply regretting that his immediate departure to India would not permit him to take a part in Mons. Tonson. (Ebd.)

Es wird hier kein direkter kausaler Zusammenhang zwischen den schauspielerischen Aktivitäten und der Heilung des Patienten hergestellt. Doch Brownes Darstellung von Drummonds Krankheitsverlauf, seinem Anstaltsaufenthalt und seiner Entlassung ins *normale Leben* wird so nahtlos mit seinem Engagement für das Anstaltstheater und der Rolle verknüpft, die er für dieses einstudiert hatte, dass sich eine Verbindung zwischen dem Anstaltstheater und der erfolgreichen Therapie geradezu aufdrängt. Wie Maureen Park es ausdrückt: „Browne, however, became quickly convinced that Drummond's central part in the staging of the production was the key to his recovery" (Park 2010, S. 22). Dies gilt umso mehr, als man vergeblich nach anderen Hinweisen für den erfolgreichen Heilungsprozess sucht. Und Drummond ist nicht der einzige Patient, in dessen Krankenakte auf das Anstaltstheater und die Auswirkungen des Schaupiels auf die jeweilige Entwicklung des Krankheitsverlaufes Bezug genommen wird.[262]

---

262 | Siehe in den *Case books* auch den Fall von Patient N° 197, Arthur Tennyson, der in *Raising the Wind* sein Talent als Fainwold unter Beweis gestellt hatte. Sein Zustand bei Ankunft im *Crichton Royal* wird als von Epilepsie, einem hohen Maß an Bildung, einer familiären Disposition und dem Hang zum Drogenmissbrauch gekennzeichnet geschildert. In Tennysons Krankenakte werden am 1. Juni 1843 drei therapeutische Strategien beschrieben: „The grand principles in such a case were obviously to obliterate the craving for stimulants: to interrogate the constitution and to give to the mind a higher tone and direction. The first of these was attempt by along course of Besmouth and Opium: by a regular plentiful but plain dest. form which all stimulates are excluded. The second demanded exercise in the open air which was always accessible to the Patient: but rarely taken except when allowed to go beyond the walls, for a time benching in the Orchard afforded an excellent employment for the muscular energies. The warm bath was used for a long

Immer wieder wird betont, das Engagement in der *Company* des Anstaltstheaters würde der Beschäftigung und der Unterhaltung dienen – wobei, wie eingangs gezeigt, die *amusements* neben Arbeit, Bewegung u. a. für die Mitte des 19. Jahrhunderts die von Browne vertretene Form des *moral treatment* als ein zentrales Element der therapeutischen Strategie angesehen werden muss,[263] in der die Patienten mit „kindness and occupation" (Browne 1837, S. 177) therapiert werden sollen. Das gut dokumentierte Anstaltstheater der *Crichton Royal Institution* und Brownes Case Books erlauben es zum ersten Mal, eine konkrete Verbindung zwischen Schauspielpraxis und der Therapie einzelner Patienten nachzuvollziehen.

Browne beschäftigte sich jenseits der Falldarstellungen und seiner zahlreichen Einträge in den Jahresberichten der Anstalt, die kontinuierlich auch über den weiteren Verlauf der *Theatricals* berichteten, grundsätzlicher mit der Frage, in welcher Beziehung psychische Prozesse und schauspielerische Praxis zueinander bestehen könnten. Er veröffentlichte in den 1880er-Jahren drei Abhandlungen, die anonym in der Zeitschrift *The Journal of Psychological Medicine* erschienen. Hier beschäftigte er sich mit *Mad Artists, Mad Poets und Mad Actors*.

In seinem wissenschaftlichen Essay über *Mad Actors* fragte er nach den pathogenetischen und salutogenetischen Möglichkeiten des Schauspielens.[264] Ausgehend von allgemeinen Überlegungen zum Wesen der Imitation und der Darstellung, betrachtet er die Schicksale einer Reihe von bekannten Schauspielern, die im Kontext ihrer Berufspraxis verwirrt oder psychisch erkrankt waren. Browne beschreibt den Akt der Imitation als einen Akt der Aufgabe der persönlichen Identität des Schauspielers auf Zeit, in dem dieser in seiner Person den Raum eröffnen würde für ihm gänzlich fremde Gefühle, Vorstellungen und Leidenschaften (Anonym [Browne] 1883, S. 13). Es sei, so seine

---

time and the shower bath substituted when the weather permitted. The third has been most successfully carried out by enlisting the Patient among the Amateur Actors amongst whom he became a conspicious figure, by engagement him in innocent amusements, by encouraging his taste for drawing, readings. [...] He feels convinced that he is now cured." (DGH1/5/21/1/3 CRI Case Book, Aug 1841–Jan 1843, S. 283f.)

Weitere Hinweise finden sich u. a. bei Patient N° 170, Charles Kid, dem *Stage manager* des Anstaltstheaters, ebd., S. 110f., bei Patient N° 193, Richard Charteris, über den es am 1. Juni 1844 heißt: „The stage has acted as a stimulus to his powers. In attempting to personate the features of other characters he has called into exercise the original attributes of his own." (DGH 1/5/27).

263 | Browne veröffentlichte mehrere Texte, die sich mit der Behandlung des Wahnsinns beschäftigten. Siehe auch Browne 1880.

264 | Wenige Jahre zuvor hatte er bereits im *Journal of Psychological Medicine and Mental Pathology* die zwei Essays *Mad Poets* (Anonym [Browne, William Alexander Francis] 1878) und *Mad Artists* (Anonym [Browne, William Alexander Francis] 1880) veröffentlicht.

Hypothese, aufgrund des Prinzips der Einheit des Denkens nicht möglich, sich gleichzeitig mit zwei Dingen zu befassen, zwei verschiedene Gedankengänge zu verfolgen oder zwei divergente Gefühle bewusst zu erleben (Anonym [Browne] 1883, S. 15), was den Schauspieler dazu zwinge, von sich selbst abständig zu werden, um seine Rolle spielen zu können.[265] Gelinge es ihm nicht, sich nach dem Spiel wieder in seine eigentliche Person, zu seinen eigenen Gefühlen etc. zurückzubewegen, führe dies, wie einige historische Beispiele zeigten, zum Verlust des Selbst und damit zur Krankheit.

Genau andersherum stellt sich die Lage seiner Meinung aber dort dar, wo „Companies of Mad Actors" in Anstalten ihre Arbeit aufnehmen. Hier besteht die heilsame Wirkung laut Browne gerade darin, dass das Schauspiel als ein Mittel zur Ablenkung von schmerzhaften und krankhaften Gedanken und Gefühlen genutzt werden könne (Anonym [Browne] 1883, S. 24). Brownes grundsätzliche Erwägungen folgen somit Überlegungen, die bereits Anfang des 19. Jahrhunderts von Schweigger formuliert worden waren (vgl. Kapitel IV.4.1). Seiner Meinung nach sind solche Experimente, wie sie in Dumfries mit dem Einsatz von Schauspielen in der Psychiatrie durchgeführt wurden, als Erfolge anzusehen.

> This experience has convinced a large proportion of those engaged in the treatment of insanity that this powerful and popular element in the excitement, perhaps in the regulation, of the emotions and sentiments, should not be neglected, although its employment must be limited alike by the instruments at their disposal, the nature of the cases and of the cure to which it is addressed, and by the operation of the higher agents resorted to. (Anonym [Browne] 1883, S. 25)

Aus Sicht der Patientinnen und Patienten von Crichton Royal waren die Schauspiele des Hauses in jedem Fall ein Erfolg. Wie der *New Moon* vom 3. August 1857 notiert, wurde die Bühne des Hauses „a recognized place and standing in our social life":

> A Theatre has arisen, rich in the details of art, and more suited to the increasing requirements of the time. Our dramatic annals point to a long line of buskined ancestry, whose name and acts are cherished and retained in grateful remembrance, and one of that number is at present aiding in establishing a Theatre in a sister Institution. [...]

265 | Gerade dieses Konzept hat seit dem 18. Jahrhundert zu einer engen Verknüpfung vom Modell des Schauspielers als Charakterdarsteller und einer modernen Anthropologie geführt, siehe Baumbach 2012. Zur „Abständigkeit des Menschen zu sich und zu einander" siehe paradigmatisch Plessner 1948/1982, S. 407f.

> We have had ‚our exits and our entrances', our benefits and farewell addresses, our tragedy queens and our favourite comedians. Stars have arisen on our dramatic horizon, shed their lustre for a time, and passed away. (The New Moon, Vol. XIII, No. 153, Monday, August 3, 1857)

4.2.3 Das Anstaltstheater des 19. Jahrhunderts

1831 lieferte der Irrenarzt Christian Friedrich Wilhelm Roller (1802–1878) in seiner Abhandlung *Die Irrenanstalt nach allen ihren Beziehungen dargestellt* eine frühe Synopse jener Diskussionen, die Anfang des 19. Jahrhunderts vor allem im deutschsprachigen Raum über Sinn oder Unsinn des Anstaltstheaters geführt wurden. „Nachdem es von ältern Aerzten zur Zerstreuung empfohlen worden, ward es auch zur Ausführung durch die Irren selbst, in Vorschlag und Anwendung gebracht", schreibt Roller mit Blick auf die Theateraufführungen von Charenton (Roller 1831, S. 203). Er erwähnt Reils Forderungen nach einem Anstaltstheater und verweist auf die Erfahrungen, die in dieser Hinsicht in Charenton gemacht wurden. Er zitiert Langermann und Schweigger und erwähnt Esquirols kritische Position zum Schauspiel und zu Theaterbesuchen von Patienten überhaupt. Er zieht die scharfe Kritik von Gottlob Adolf von Nostitz und Jänkendorf (1765–1836)[266] ebenso heran wie die Kritik des belgischen Mediziners Joseph Guislain (1797–1860), der sich ausgesprochen skeptisch zum Einsatz des Theaters äußerte.[267] Doch auch wohlwollende Stimmen wie die des ersten Lehrstuhlinhabers für *Psychische Therapie* in Leipzig, Johann Christian August Heinroth (1773–1843), werden von ihm wahrgenommen. Selbst kommt Roller nach einem Rundblick über zeitgenössische Positionen zum therapeutischen Theaterspiel zu einem durchweg ablehnenden Fazit:

> Irren Rollen einstudiren zu lassen, ist immer eine mißliche Sache und ein eigenes Theater für Irrenanstalten darum völlig entbehrlich; – auch der Besuch des Schauspiels kann Gefühle und Leidenschaften aufregen, die man lieber besänftigt hätte. In keinem Falle läßt sich die Wirkung dieses Mittels berechnen. (Ebd., S. 206)

266 | … einem königlich sächsischen Konferenzminister, der neben vielen anderen Ämtern und Aufgaben auch die Irren-Heilanstalt Pirna-Sonnenstein reorganisierte.

267 | Siehe Guislain (1826, S. 277). Siehe auch Guislains Position zum Theater in italienischen Anstalten (Kapitel IV.4.2.1). Roller erwähnt zudem Joseph Frank als Kritiker (er nennt als Referenz 1816, S. 794, eine Seitenangabe, die ich nicht verifizieren konnte).

Dass Theater eine Wirkung auf Patienten entfalten könnte, wurde in den Auseinandersetzungen der 1820er- bis 1840er-Jahre um den Einsatz von Schauspielen in der Proto-Psychiatrie von den – nun in aller Regel medizinisch ausgebildeten – Autoren so gut wie nie infrage gestellt. Fraglich war vielmehr, in welcher Weise und mit welchen spezifischen Effekten Schauspielpraktiken wirksam würden.

Es herrschte – so der Eindruck, den man aus den zeitgenössischen Kontroversen gewinnen kann – Konfusion darüber, wie und nach welchen Maßstäben sich Theater und Therapie aufeinander beziehen lassen könnten. Und diese Konfusion manifestierte sich nicht einfach entlang zweier Lager, sie bildete sich nicht jeweils in einem Argumentationsstrang der Befürworter auf der einen und der Gegner auf der anderen Seite ab, sondern durchzog die Stellungnahmen hier wie dort.

So leiteten eine Reihe von Ärzten theoretische Argumente aus ihrer eigenen praktischen Erfahrung mit dem Einsatz von Schauspielen ab, andere ordneten die Theatermittel, ohne auf eine entsprechende Praxis Bezug nehmen zu können, in ihre theoretischen Entwürfe zu *psychischen Kuren* resp. *Behandlungsmethoden* ein.

In manchen Fällen blieben die Stellungnahmen eher allgemein, obgleich das Interesse an der Thematik recht groß und die wechselseitige Rezeption international war.[268] So hielt es der Mediziner und Leiter der Döblinger Privatirrenanstalt in Österreich, Bruno Görgen (1777–1842), für sinnvoll, mit Patienten und vor allem Rekonvaleszenten je „nach Umständen […] die Kirche, selbst Theater, und Concerte [zu] besuchen" (Görgen 1820, S. 27).[269] Der US-amerikanische Mediziner, Politiker und Mit-Unterzeichner der amerikanischen Unabhängigkeitserklärung Benjamin Rush (1746–1813), der unter anderem eine Professur für Theorie und Praxis der Medizin innehatte, überrascht hingegen mit seiner Einschätzung zum Besuch von Tragödien. Aufbauend auf einer mehrjährigen Erfahrung am *Pennsylvania Hospital* schrieb Rush die erste US-amerikanische proto-psychiatrische Abhandlung. Sie erschien 1812 unter dem Titel *Medical Inquiries and Observations upon the Diseases of the Mind* (sowie

268 | Roller nahm in seiner Synopse neben den französischen Debatten auch Bezug auf Einschätzungen und Erfahrungen aus Österreich und sogar den USA.

269 | „Mit welcher Schonung ich aber auch in diesem Puncte zu Werke gehe, und wie ich dabey alle Nebenumstände sorgfältig erwäge, um die Kranken nicht durch unaufhörliches Mißtrauen zu kränken, mag unter andern aus dem einzigen Umstande ersehen werden, daß ich manche Gemüthskranke, von deren Betragen ich mich vorher hinlänglich überzeugt habe, besonders aber Convalescenten, nicht nur außer meiner Anstalt, (jedoch unter steter unbemerkbarer Aufsicht) herumgehen, sondern, nach Umständen, öffentliche Spaziergänge, die Kirche, selbst Theater, und Concerte besuchen lasse, daß ich unter den gehörigen Vorsichts=Maßregeln Spazierfahrten über Land mit ihnen mache, und sie doch immer und überall, ohne daß sie es selbst wissen und bemerken können, beobachten und bewachen lasse." (Görgen 1820, S. 27).

1825 in deutscher Übersetzung). In ihr hielt er – ganz gegen den allgemeinen Tenor europäischer Publikationen – fest:

> Man hat dem Theater oft zugestanden, das es Anfälle von Niedergeschlagenheit hebe: und es ist eine besondere Thatsache, daß das Trauerspiel sie öfters zerstreut als das Schauspiel. Dies Mittel, obgleich es Personen mit gesundem Geiste traurig stimmt, ist gleich der Temperatur des kalten Wassers für von Frost erstarrte Menschen; es ist genau der Erregbarkeit ihrer Seele angemessen, und zieht nicht nur ihre Aufmerksamkeit von ihnen selbst ab, sondern belebt sogar ihren Geist wieder. (Rush 1825, S. 94f.)

Während Rush also einen quasi-homöopathischen Einsatz theatraler Mittel für geboten hielt, indem er melancholische Patienten mit ähnliche Symptome hervorrufenden Tragödien zu behandeln vorschlug,[270] setzten andere Autoren ihr Vertrauen in die die Wirklichkeit transzendierende Kraft des Theaters.[271] Mit Carl Ludwig Klose (1791–1863) meldete sich im deutschsprachigen Raum ein Professor der Medizin von der Universität Königsberg zu Wort. Seiner Ansicht nach sprach nichts dagegen, „bestimmten Kranken" die Möglichkeit zu eröffnen, in der Anstalt „eine fremde Rolle" zu übernehmen. Auf diese Weise sollte ein Patient „allmählich derjenigen" Rolle entrückt werden, „die er in der wirklichen Welt spielt" (Klose 1823, S. 32). Vorausgesetzt, die „Besetzung der Rollen" würde mit „der größtmöglichen Sorgfalt getroffen", erschien ihm dieses Mittel gerade für „Narren und Melancholische" *a priori* geeignet (ebd.).

---

270 | Die Gegenüberstellung von Homöopathie und Allopathie geht auf den Arzt Samuel Hahnemann (1755–1843) zurück. „1796 glaubte [er] […] auf ein neues Prinzip der Heilkunde gestoßen zu sein. Dieses kleidete er 1810 in die Worte ‚similia similibus curentur' (Ähnliches möge durch Ähnliches geheilt werden), das heißt, eine Krankheit sollte mit demjenigen Arzneimittel behandelt werden, das an Gesunden eine möglichst ähnliche, künstliche Krankheit zu erregen imstande ist." (Jütte 1996, S. 23).

271 | Siehe auch: „The recreative effect on the insane as spectators must be in general simply the action of other public exhibitions, except that in the case of tragedy, or at a public theatre, the excitement of the emotions might be great. Farce and comedy would seem to be the most suitable performances for such actors and spectators. The experience of Esquirol was decidedly against the institution of theatrical performances, this being the conclusion which he drew from the effects on the insane at Charenton, attendant on the exhibitions given by them for several years. Dr. Browne, on the other hand, so far as regards the consideration of this class of persons merely as spectators, observes, respecting the patients of the Crichton Asylum in Scotland, that the theatre has been an object of great attraction to them, and that this mode of recreation was encouraged for many reasons; but chiefly because the drama conveys much amusement, and some information, without imposing either sustained mental exertion or attention, supplying pastime without passion and knowledge without study, suggesting truth by fiction, and appealing to the happy, the cheerful, and the mirthful parts of our nature." (Galt 1853, S. 587).

> Ich würde dem Wahnsinnigen anfänglich auf der Bretterwelt eine Rolle anweisen, die keinen anderen Zweck in Beziehung auf ihn hat, als ihn in eine andere Sphäre der geistigen Thätigkeit zu versetzen, als in der er sich gewöhnlich bewegt, wäre die erstere auch der letzteren nicht geradehin entgegengesetzt, damit er sich nur erst an Alles, was zum theatralischen Spiel gehört, gewöhne. Sobald dies aber geschehen ist, möge ich bemüht seyn, ihm Interesse einzuflößen für das Spiel von Rollen, die seinem Character entgegen sind, seine etwaigen fixen Vorstellungen in den Hintergrund der Seele zurückzudrängen, und endlich nothwendig den Gedanken bei ihm erzeugen, daß die Dinge in der Welt verschiedene Ansichten zulassen, und daß es nicht von den Dingen selbst, sondern von diesen Ansichten abhänge, wie wir sie beurtheilen. (Ebd., S. 33f.)

Auch der Besuch von Schauspielen scheint ihm unter der Voraussetzung geeignet, dass das aufgeführte Stück genauestens daraufhin geprüft wurde, ob es dem Patienten womöglich schaden könne.[272] Und so kommt Klose zu dem Ergebnis, dass er sich „nicht überzeugen" könne, „daß diese ganze[] Angelegenheit[] nur eine Chimaire sei," und er wünscht sich sehr,

> daß diese Erinnerung an Schweigger's Nachrichten irgend einem Irrenarzte Deutschlands Veranlassung gäbe, Versuche mit dem erwähnten Heilmittel anzustellen; daß es dazu der Errichtung eines Theaters im Irrenhause nicht eben bedarf, ist von selbst einleuchtend. (Klose 1823, S. 34)

Für Heinroth gehört der „Theaterbesuch der Irren" zu den „sanft aufregenden Mitteln", wie er im § 349 des zweiten Bandes seines *Lehrbuchs der Störungen des Seelenlebens oder der Seelenstörungen* über die „Unterarten der Mittel formeller Behandlung" ausführt (Heinroth 1818, S. 140f.). „Da […] nicht allezeit auf die drey psychischen Haupt-Energien unmittelbar und zunächst gewirkt werden kann, muß man sehen, daß man auf Umwegen, durch vermittelnde Einflüsse anderer Energien wirke" (ebd., S. 140f.). An erster Stelle führt Heinroth dabei die „Vermittelnde[n] Beruhigungs-Weisen" an.[273] Im § 354 seines

272 | „Unter den Zuschauern dürfte sich kein Wahnsinniger befinden, der in dem Stück und in dem Spiel seiner Unglücksgefährten Nahrung für seinen Wahnsinn finden könnte, und es leuchtet von selbst ein, daß Convalescenten im Durchschnitt sich immer am meisten zu diesem Spiel und zum Beschauen desselben eignen werden." (Klose 1823, S. 35).

273 | „Es wird durch den Geist und den Willen des Kranken auf das exaltirte Gemüth und die dadurch erregte Phantasie gewirkt. Hierher passen die von Reil […] gethanen Vorschläge, wo die Phantasie durch Vorstellungen gefangen genommen wird, z. B. der Apparat von glühendem Eisen, wodurch es auch dem Verfasser dieses Lehrbuchs einmal gelang, eine, wenn auch vorübergehende, völlige Besinnung herbeyzuführen. – Nachgeahmter Blitz und Donner. Ein ganz finsteres, todtenstilles Gewölbe, oder auch ein übertäubendes Geräusch an einem finsteren Orte, wie etwa in den Tiefen einer Wasserkunst. Schläge von Schwärmern, Pistolenschüsse u. s. w. Wir fügen den Rath hinzu: den Kranken im Finstern Schläge

Lehrbuches führt er darüber hinaus solche therapeutischen Mittel auf, die „in Beziehung auf die Persönlichkeit" wirken sollen. Zu den „sanft aufregenden" Mitteln, die auf den „Charakter" des Patienten zielen, gehören seiner Meinung nach neben Formen des „[f]reundlichen Gesprächs", der „Belohnungen" u. Ä. auch „leichte, erheiternde Lektüre, Spiele, wobey der Geist Nahrung findet, Musik, Theatralische Unterhaltung, Reisen in Gegenden, die durch Natur und Kunst merkwürdig sind" (Heinroth 1818, S. 149f.).

Die Gegner der therapeutischen Schauspiele führten im Wesentlichen die Unwägbarkeiten und die Gefahr, ein Übermaß an Leidenschaften zu entfachen, als Gründe gegen ihren Einsatz an. Die Reaktionen reichten von deutlich artikulierter Skepsis bis hin zu einer ostentativen Verwunderung gegenüber etwa Reils Vorschlägen zur Einrichtung von Anstaltstheatern, wie sie von Nostitz und Jänkendorf artikulierte.[274] Charles Nicolas de Haldat du Lys zog „religiöse Gebräuche" den Schauspielen eindeutig vor, die er aufgrund ihrer aufwühlenden Effekte als „wenig für Irre passend" empfand.[275] Anton Gotthelf Dietrich (1797–1868), der sich ab 1827 neben seinen literarischen und Übersetzungsarbeiten als Hilfsarzt in der Heil- und Verpflegungsanstalt Pirna-Sonnenstein mit psychisch erkrankten Patienten beschäftigte, attestierte in einer Rezension über Maximilian Jacobis *Ueber die Anlegung und Einrichtung von Irren-Heilanstalten mit ausführlicher Darstellung der Irrenheilanstalt zu Siegburg* dem

aus electrischen, galvanischen Batterien zu geben. Das Reilsche Theater; [...]." (Heinroth 1818, S. 141).

274 | Auf Seite 339 seiner Beschreibung der *Königl. Sächsischen Heil- und Verpflegungsanstalt Sonnenstein. Mit Bemerkungen über Anstalten für Herstellung oder Verwahrung der Geisteskranken*, Band 1.1, beschließt er die Kapitel über die hier angewendeten Heilmittel mit dem Zusatz: „Man wird dabei zwei hierher gewöhnlich gezogene Mittel vermissen, über deren Werth es einer kurzen Angabe bedarf; nämlich der Anwendung 1.) des Schauspieles und 2.) der Phantasmagoirie.

Zu 1.) Auch dieses Mittel entbehrte nicht der Empfehlung durch alte und neue Aerzte. Celsus will den Irren besonders in die Darstellungen solcher Schauspiele, die er als Gesunder liebte, Cälius Aurelianus den Schwermüthigen ins Lustspiel, den lustigen Irren ins Trauerspiel führen.

Reil nahm diesen Vorschlag wieder auf und verlangte für die Irrenanstalt: Anstalten zu Concerten, Schauspielen und zu andern Uebungen der Aufmerksamkeit, zählte sonach das Schauspiel zu den zur Kur nothwendigen Mitteln bei." (Nostitz und Jänckendorf 1829, S. 339f.). Auch auf Heinroths Position und diejenige des Mediziners Peter Joseph Schneider (1791–1871) (siehe Schneider 1824, S. 468) geht er ein, bevor er sich Esquirols Urteil über Theater zu Zwecken der Therapie vollumfänglich anschließt. Über Reils Vorschlag eines Anstaltstheaters fügt er süffisant hinzu, „daß man in der That wünschen muß, es möge dem Erfinder dieser Vorschläge nicht Ernst damit gewesen sein" (ebd.).

275 | „Sind gleich die Schauspiele unserer Bühnen wenig für Irre passend, so müssen doch religiöse Gebräuche einen ganz anderen Einfluß auf sie äußern. Die ersteren, welche dazu geeignet sind, die Leidenschaften aufzuregen, können in einem Gemüthe, das sich nicht zu mäßigen vermag, die Verwirrung bloß vermehren." (Haldat 1820, S. 668).

Verfasser, den „dem Seelenarzt ziemende[n] Ernst" (Dietrich 1835, S. 246) zu zeigen. „Er verwirft darum die früherhin vielfach empfohlenen psychiatrischen Spielereien, mit denen man auf die Einbildungskraft der Kranken zu wirken versuchte, und übergeht in seinem Plane die dazu nöthigen Vorkehrungen, z.B. das Theater" (ebd.). Nebenbei ergreift Dietrich hier auch die Gelegenheit für eine Richtigstellung, indem er darauf hinweist, dass „die S. 172 in der Note mitgetheilte Nachricht, als ob auch auf dem Sonnenstein neuerlich eine Schaubühne errichtet worden, durchaus auf falschen Relationen beruht" (ebd.).

Wie bereits erwähnt, hatte sich im deutschsprachigen Raum ein Protagonist der Proto-Psychiatrie, Johann Gottfried Langermann, sehr für die Frage interessiert, ob und in welcher Weise Schauspiele als Mittel der Therapie eingesetzt werden könnten, und hatte zu diesem Zweck Schweigger mit dem Auftrag nach Charenton geschickt, ausführlich über die dortigen Experimente zu berichten (siehe Kapitel IV.4.1). Langermanns Auseinandersetzung mit dieser Frage war gewissermaßen symptomatisch für die Zeit. Er war eine der zentralen Personen, die das Anstaltswesen vorantreiben sollten. Mit einer Doktorarbeit über *De methodo cognoscendi curandique animi morbos stabilienda* in Leipzig promoviert, beschäftigte er sich nicht nur theoretisch mit psychischen Heilmitteln, sondern war als Erster im deutschsprachigen Raum mit der Einrichtung einer Irrenheilanstalt betraut. 1803 wurde er beauftragt, Pläne zur Umstrukturierung der Irrenanstalt St. Georgen in Bayreuth auszuarbeiten. 1805 übernahm er die Leitung der Anstalt und wandelte sie in eine „psychische Heilanstalt für Geisteskranke" um (Götschel und Hübschmann 1994, S. 6). Doch trotz seines deutlichen Interesses am therapeutischen Schauspiel und obwohl er in seiner Position schlussendlich in der Lage gewesen wäre, therapeutische Schauspiele in Bayreuth einzuführen, ließ er den Forschungen von Götschel und Hübschmann zufolge in seiner bis 1810 reichenden Zeit in Bayreuth kein Theater in der Heilanstalt spielen. Erst als ab 1853 die Anstaltsleitung von Friedrich Karl Stahl (1811–1873) übernommen wurde, wurden „Beschäftigung, Theateraufführungen und Musikstücke[]" im Anstaltsalltag realisiert (ebd., S. 7).

Die Durchführung von Theateraufführungen im Anstaltswesen diente dabei nicht nur dazu, den gehobenen Patientenklassen zu ermöglichen, einen Habitus aufrechtzuerhalten, der ihrer gesellschaftlichen Stellung entsprach. Die Kritik, dass Schauspiele im Rahmen der (Proto-)Psychiatrie vor allem den Interessen der *upper class* gedient hätten, ist auch in der (medizin-)historischen Forschung und insbesondere mit Blick auf Anstalten wie die von *Ticehurst* erhoben worden (siehe MacKenzie 1992). Das *Ticehurst Asylum* war 1792 von der Familie Newington in East Sussex gegründet worden und wurde bis in die 1960er-Jahre unter der Leitung der Familie weitergeführt. Mitte des 19. Jahrhunderts entwickelte es sich von einer eher unspektakulären Einrichtung zu einem luxuriös ausgestatteten Anwesen für erkrankte Angehörige der obersten Gesellschaftsschicht, auf dem auch Aristokraten oder berühmte

Persönlichkeiten in hochherrschaftlicher Weise residieren und behandelt werden konnten.[276] Theater- und Musikveranstaltungen fanden in diesem Ambiente regelmäßig neben einer Vielzahl anderer Annehmlichkeiten und Unterhaltungsmöglichkeiten statt.

> At the asylum itself, every effort was made to occupy and amuse the patients. Lectures were given on popular subjects. There were fortnightly concerts in the summer, „as many as thirty-six patients taking part in them". Many patients dined regularly with their physicians. „An excellent theatre with scenery" was constructed for the use of the patients. (Scull 1993, S. 301)

In aller Regel wurden in den Anstaltstheatern zwischen 1870 und 1918 jedoch eher solche Schauspiele aufgeführt, die auch bei sozial weniger privilegierten Patienten Anklang finden konnten. In seiner detaillierten Rekonstruktion des *Angebots*, das sich im österreichischen Anstaltswesen etablieren sollte, stellt Klaus Ferentschik fest, dass hier überwiegend solche Stücke von wandernden Schauspielgruppen gezeigt wurden, die im zeitgenössischen Wiener Kunsttheater eher keinen Raum mehr fanden:

> Meistens waren es aber Theatergesellschaften aus Wien und Umgebung, die in den Anstalten Vorführungen gaben. Es handelte sich dabei um Volks- und Bauernstücke, Lustspiele und Possen, keinesfalls um „gehobenes Theater", um handfeste Dramen. Lustig und leicht verständlich sollte es sein, sogenannte schwere Kost vermieden werden. Das bürgerliche Theater, die artifizielle Theaterwelt hielt keinen Einzug in die Anstalten, sondern nur solche Bühnen, für die in den damaligen Theatern kein Platz war, deren Niveau bestenfalls als niederstes Boulevard bezeichnet werden konnte. (Ferentschik 1994, S. 225f.)

Die Auseinandersetzung mit dem Schauspiel zu proto-psychotherapeutischen Zwecken war im deutschsprachigen Raum in der ersten Hälfte des 19. Jahrhunderts also eine überwiegend theoretische. Viele Ärzte und Anstaltsleiter beschäftigten sich mit dem Thema und positionierten sich in der einen oder anderen Richtung, doch nur sehr wenige machten auch eigene praktische Erfahrungen damit, und wenn, dann beschränkten sie sich in aller Regel darauf, mit Patienten ins Theater zu gehen.[277]

---

276 | Siehe auch http://www.theweald.org/P2.asp?PId=Ti.Asylum (letzter Aufruf: 21. 01. 2013).

277 | So auch Anonym 1828, S. 111f.: „Das Experiment, Irren den Besuch des Theaters zu gestatten, ist in Reggio von Neuem wiederholt worden. Das in Mailand erscheinende interessante Journal l'Eco sagt in Nr. 21: Die Zeitung von Bologna vom 13ten Februar enthält aus Reggio folgende Notiz: ‚Unsere Stadt erhielt am Abend des 20. Januar einen der klarsten Beweise von der Widrigkeit der Medicin. Sechsunddreißig Geisteskranke wurden,

Die hier skizzierten Debatten in jenem diskursiven Raum, der sich über Frankreich, Italien, Großbritannien, die Beneluxstaaten, den deutschsprachigen Raum und sogar die USA erstreckte, nahmen einerseits stark aufeinander Bezug. Andererseits lässt sich jedoch keine einheitliche Entwicklung nachzeichnen und auch keine wirklich systematische Auseinandersetzung mit dem Verhältnis von Theater und Therapie ausmachen. Esquirols kritische Position gehörte zu den meist beachteten, war jedoch in letzter Konsequenz beispielsweise für die Entwicklung in Schottland und Großbritannien nicht wirklich relevant. Im Rahmen all jener Positionen, die sich bis in die 1860er-Jahre hinein dem *moral management* verpflichtet sahen, gab es hier und da Versuche, die Möglichkeiten des Theaters für therapeutische Zwecke auszuloten. Doch auch diese Erfahrungen konnten keine Allgemeinverbindlichkeit oder -gültigkeit im Umgang mit theatralen Mitteln herstellen.

Diese Situation sollte sich in der zweiten Hälfte des 19. Jahrhunderts grundlegend verändern. Die Diskussion über das therapeutische Theater beschäftigte die Ärzte immer weniger. Von wenigen Ausnahmen abgesehen, ebbte sie gewissermaßen nach einer Hochphase um 1800 immer weiter ab. Wie der Schriftsteller Klaus Ferentschik in seiner unveröffentlichten Wiener Dissertation *Theater im Tollhaus* vor allem mit Blick auf die Entwicklungen in Österreich schreibt, „nahmen" nunmehr die Ärzte das Theater „als gegeben hin oder ignorierten es und widmeten sich anderen Therapiemöglichkeiten" (Ferentschik 1992, S. 54), die im Rahmen des sich nach und nach etablierenden naturwissenschaftlichen Paradigmas der Psychiatrie an Plausibilität gewannen.[278] Stellvertretend für die Positionen von Ärzten in der zweiten Hälfte des 19. Jahrhunderts führt er in seiner materialreichen Studie den Internisten und Psychiater Wilhelm Griesinger (1817–1868) an. Griesinger, der als eine

von ihren Aerzten und Wärtern begleitet, aus der Anstalt di St. Lazzaro, in Kutschen zum Schauspielbesuch in die Komödie gefährt [sic!]. Die genaue Ordnung, welche von diesen Unglücklichen beobachtet wurde, die große Ruhe, mit welcher sie sich betrugen, die Aufmerksamkeit, welche jeder von ihnen der Aufführung widmete, bewiesen, wie gereift die immer gefahrvolle Wahl gewesen war, welche der dirigierende Arzt Antonio Galloni unter den Verrückten, die sich in der Anstalt befanden, getroffen hatte. Dem Director war übrigens das Stück vor der Aufführung bekannt damit nicht etwa, wie es auch nicht der Fall war, die Irren etwas darin finden möchten, was ihre krankhaften Geistesrichtungen von Neuem aufregen konnte. Da das Publicum wußte, daß alle Vorsichtsmaßregeln getroffen waren, welche die Erscheinung der Irren im Theater etwa erfordern möchte, so fand es sich in großer Zahl ein und hatte Gelegenheit, sich zu überzeugen, daß das philantropische Experiment des Dr. Galloni den Irren zur wahren Erholung (di vero ristoro) diente. (Daß bei diesen Experimenten der Nutzen die Gefahr überwiegt, bedürfte erst noch des Beweises!!!)".

278 | „In den psychiatrischen Abteilungen war keine Rede mehr von Beschäftigungs- oder Zerstreuungstherapie. Diese wurde der Anstalt überlassen; die Psychiatrie beschäftigte sich mit der Heilung mittels Zugang zum Gehirn oder mechanischen Therapien; da war für Theater und sonstige Fisimatenten kein Platz." (Ferentschik 1994, S. 91).

Gründungsfigur der naturwissenschaftlich ausgerichteten Psychiatrie gilt, war schon als Student ein scharfer Kritiker der romantischen, von ihm als spekulativ abgewiesenen Medizin (siehe Stahnisch 2007 und Schmiedebach 2004, S. 510f.) und warnte davor, psychisch Erkrankte u. a. mit Theater ablenken zu wollen.[279] Zu konstatieren ist, Ferentschik zufolge, nun eine allgemeine und grundlegende Abkehr der professionellen Therapeuten vom Theater als therapeutischem Mittel.

> Nicht nur in Charenton interessierten sich die Ärzte wenig für diese Übungen, Schauspiele und Theateraufführungen. Selbst als aus den Tollhäusern regelrechte Anstalten geworden waren, Kolonialanstalten im Non-restraint-System geführt, und in den „modernen Irrenhäusern" (wie etwa ab 1853 in der „Niederösterreichischen Landesirrenanstalt in Wien") regelmäßig Theaterstücke zur Aufführung gelangten, kümmerten sich die Ärzte nicht um diese Therapiemöglichkeiten. Die Aufführungen setzten sich zwar durch, aber die Ärzte setzten sich in ihren Schriften nicht mehr damit auseinander, und wenn, dann nur beiläufig. Sie überließen das Theater gänzlich den Pflegerinnen, den Bediensteten der Anstalt und behielten dafür ihre Skepsis. Sie nahmen die Aufführungen als gegeben hin und freuten sich, wenn die Patientinnen daran Gefallen fanden, was wohl mit ein Grund war, weshalb sie sich nicht dagegen zur Wehr setzten und sie verboten. Die Pfleglinge selbst „ergötzten sich" an den Vorstellungen, wie aus den Jahresberichten diverser Anstalten hervorgeht, „zeigten sich sichtlich in froher Stimmung" und „genossen mit sichtlicher Freude die ihnen gebotenen Vergnügungen". (Ferentschik 1992, S. 63)

Paradoxerweise fanden Anstaltstheater also just zu dem Zeitpunkt in größerem Maße Eingang in psychiatrische Anstalten, als ihre therapeutische Bedeutung eher gering geschätzt oder gänzlich negiert wurde.[280]

Eine Vielzahl psychiatrischer Einrichtungen verfügte nun über eigene Gebäude oder Gebäudeeinheiten, die der Unterhaltung wie auch der religiösen

279 | „Nur bedenke man, dass alle rauschenden Zerstreuungen, Theater, Musik, Gesellschaften und welche ‚Vergnügungen' man etwa den Erkrankenden noch besuchen lassen wollte, ihm, der noch weniger als den gewohnten Antheil an der Welt mehr wahrnehmen kann, nur wehe thun, und dass es vor allem der Abhaltung aller heftigeren Eindrücke und aller Menschen, welche nicht mit der Art seines Leidens vertraut sind, der Ruhe und Stille bedarf." (Griesinger 1861, S. 510f.). Ferentschik (1992, S. 54f.) zitiert die Stelle mit einer anderen Referenz (*Gesammelte Abhandlungen*, 1872, S. 958), die ich nicht verifizieren konnte.

280 | „Nichtsdestotrotz begann sich das Theater in den Anstalten zu ‚etablieren'", schreibt Ferentschik (1992, S. 54) und zeichnet im Folgenden ein genaues Bild all derjenigen Theateraufführungen, die im letzten Drittel des 19. Jahrhunderts in Österreich meist als Gastspiele, manchmal aber auch als Eigenproduktionen von Anstaltspersonal und -pfleglingen zur Aufführung gebracht wurden.

Erbauung dienen sollten. Wie in der eingangs skizzierten *Amusement Hall* von Clarinda wurde in ihnen standardmäßig ein mehr oder weniger gut ausgestatteter Bühnenbereich integriert, der für Konzerte, Tanzvergnügen, Weihnachts- oder Neujahrsfeierlichkeiten, Andachten, Geburtstage von königlichen Herrschern oder eben für Gastspiele externer Theatertruppen bzw. hauseigene Theaterproduktionen genutzt werden konnte. In seinem *Sammel-Atlas für den Bau von Irrenanstalten. Ein Handbuch für Behörden, Psychiater und Baubeamte* von 1902 beschrieb der Arzt und Leiter der Kreis-Irrenanstalt Kutzenberg Gustav Kolb (1870–1938) prototypisch Anlage und Nutzungsmöglichkeiten der von ihm Versammlungshäuser genannten Gebäude. Während für sehr kleine Anstalten ein Mehrzweckbau für „gesellige[]" wie für „kirchliche[] Zwecke[]" ausreichen könnte, empfahl er größeren Einrichtungen jeweils eigene Gebäude für die Andacht und für profane Aktivitäten zu bauen (Kolb 1902/1907, S. 235f.).

Im Versammlungsgebäude sollten seiner Meinung nach „Theateraufführungen, Concerte, Vorführung von Projektionsbildern (Kinematograph etc.), Tanzunterhaltung, Maskenfest, Festmahl, Weihnachtsbescheerung [sic!], Proben zu diesen Veranstaltungen, gemeinsame Singstunden und einzelne gemeinsame Unterrichtsstunden für beide Geschlechter, event. Instruktions- und Fortbildungskurse, Vorträge für das Pflegepersonal" stattfinden (ebd., S. 236f.). Der eigentliche Festsaal wäre variabel zu bespielen.[281] Im Vordergrund seiner Überlegungen stand jedoch nicht das Programm, das sich hier entfalten sollte, sondern vielmehr Sicherungsmaßnahmen und eine möglichst gut umsetzbare Trennung der jeweiligen Gruppen, die auf der Bühne, im Zuschauerraum wie auch in Nebenräumen Einlass finden sollten. So wird seiner Meinung nach „[je] ein Nebenraum für insocialere männliche und weibliche Kranke" benötigt[282] und die „Beleuchtung ist der Möglichkeit direkter Einwirkung durch die Kranken zu entziehen; Sicherung der Fenster ist höchstens in der Weise nothwendig, dass kleinere, den Kranken zugängliche Seitenflügel und nur dem Personale zugängliche Mittelflügel vorgesehen werden" (ebd.).

Ein Büffetraum darf ebenso wie je eine Garderobe und ein Ankleidezimmer für Männer und eines für Frauen nicht fehlen, und insgesamt sollte der Festsaal

281 | „Bei Theateraufführungen, Concerten, Vorführung, Weihnachtsbescheerung [sic!] dient der Saal als Zuschauerraum, bei Tanzunterhaltungen als Tanzsaal. Für gewöhnlich stehen in diesem Saale die Turngeräthe; eventuell kann hier der Unterricht stattfinden." (Kolb 1902/1907, S. 237).

282 | Auch die Positionierung dieser beiden Untergruppen aus der Patientenschaft zum Bühnengeschehen wird mitgedacht: „Diese Räume sind so zu situieren, dass der Blick auf die Bühne von einem grossen Theile des Zimmers aus frei ist; sie seien vom Flure wie von den Aborten direkt zugänglich; eine eigene, auf einen abgetrennten Flur führende Hausthüre ist wünschenswert; die oben angegebene Fenstersicherung möge nicht fehlen." (Ebd.).

so dimensioniert werden, dass für eine „Heil- und Pflege-Anstalt von 600 anstaltsverpflegten Kranken" 300 Patienten und 100 weitere Personen teilnehmen könnten, wovon ca. 260–300 im Festsaal selbst Platz nehmen sollten.[283] „Die *Bühne* ist genügend umfangreich anzulegen, um die Aufführung kleiner Theaterstücke zu gestatten", heißt es weiter.

> … wird auf die Einrichtung eines *Schnürbodens* verzichtet, so sind der Bühne zwei *Requisitenzimmer* direkt anzuschliessen, in welchen die Dekorationen, die Turngeräthe, momentan nicht benöthigte Tische, Stühle des grossen Saales etc. untergebracht werden, wenn Bühne und Festsaal zu anderen Zwecken frei gemacht werden müssen. Bei Tanzunterhaltungen, Maskenfesten hält sich auf der Bühne (und in den Nebenräumen) der nicht aktiv teilnehmende Theil der Anstaltsbevölkerung auf, bei Concerten befinden sich dort Sänger bezw. Orchester, bei der Weihnachtsbescheerung ist dort vielleicht der Christbaum aufgestellt. Eventuell kann die Bühne, besonders wenn Nebenräume in entsprechender Weise angeschlossen wurden, bei entsprechendem Abschluss gegen den Festsaal als Schulzimmer Verwendung finden. (Kolb 1902/1907, S. 237)

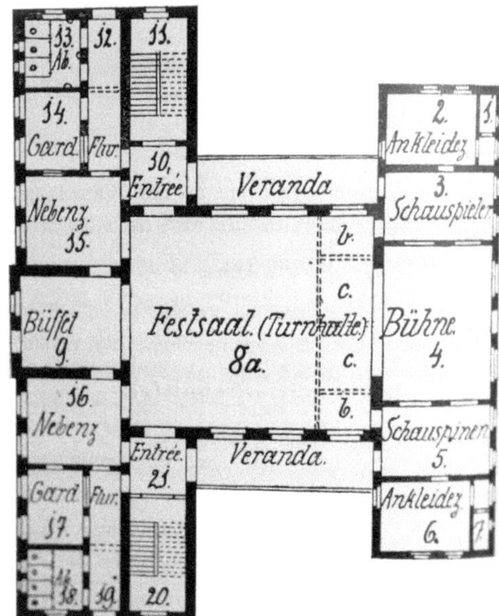

Abb. 19
Grundriss
Versammlungsgebäude
einer größeren Anstalt,
Quelle: Kolb 1902/1907, S. 232

283 | „Hauptraum und die beiden Nebenräume sind so gross anzulegen, dass in ihnen je nach der Labilität der Krankenbevölkerung, 1/3 bis 1/2 der gesamten anstaltsverpflegten Kranken bei gedrängter Anordnung ohne Tische, Sitzgelegenheit finden; für Beamte, Bedienstete, deren Familien, Angehörige der Kranken, Gäste aus der Stadt ist ferner 1/3 der obigen Ziffer hinzu zu fordern. 2/3 bis 3/4 der Plätze sind im grossen Raume vorzusehen." (Ebd.).

Die Differenzierung der Besucher- und der auftretenden Patienten- oder Gastspielgruppen stand in diesem prototypischen Entwurf eindeutig im Vordergrund des Interesses. Eine Versammlung der nach Geschlecht und in soziopathischer Hinsicht als mehr oder minder problematisch eingestuften Untergruppen galt es zu organisieren, weniger ein Gemeinschaftserlebnis aller am Probenprozess Beteiligten (wie bei Browne und Giraudy).

Ende des 19. Jahrhunderts entstanden somit eine Vielzahl von Anstaltsbauten, die über entsprechende Festsäle verfügten[284] und doch einer ganz anderen Agenda folgten als um 1800. Vor allem therapeutische Zielsetzungen wurden in ihnen nicht verfolgt. Der Besuch des Anstaltstheaters sollte vielmehr als „geselliges" Freizeitprogramm dienen und war eher im Zusammenhang einer neuen Gewichtung der Arbeitstherapie in den Anstalten zu verstehen. Bei Walter Morgenthaler heißt es 1930, dass die

> Freizeitgestaltung für die Patienten der Heilanstalten von großer Bedeutung sei. Besondere Betonung erfährt die Unterhaltung jedoch erst vor dem Hintergrund der Dichotomie von Arbeit und Freizeit, also im direkten Zusammenhang mit Zeiten und Formen der Arbeit in der Anstalt" (Morgenthaler 1930/1962, S. 267; siehe auch Ankele und Brinkschulte 2015).

Trotz dieser offenkundigen und grundlegenden Depotenzierung des Theaters in der Anstalt lassen sich auch, ausgehend von den theatralen Inszenierungen, die von Anstaltsangestellten auf den Festsaalbühnen umgesetzt werden, Verbindungslinien zur späteren dramatherapeutischen Praxis ziehen. Anfang des 20. Jahrhunderts und vor allem im Kontext des Ersten Weltkrieges wurde Beschäftigungstherapie zur Wiederherstellung derjenigen Fähigkeiten eingesetzt, die besonders Soldaten, bevor sie durch Kriegserfahrungen traumatisiert wurden, zur Verfügung gestanden hatten. In seiner Darstellung der Geschichte der *Drama Therapy* stellt Johnson[285] die Bedeutung dieser vom Pflegepersonal umgesetzten Beschäftigungstherapie für die weitere Entwicklung der professionellen *Drama Therapy* heraus:

---

284 | Eine Reihe von Fotografien und Fotoplatten mit entsprechenden Abbildungen von Festsälen sind im Archiv des Landeswohlfahrtsverbands Hessen, „Archiv, Gedenkstätten, Historische Sammlungen", Kassel einsehbar. Beispielsweise besaßen die Rheinische Provinzial-Irrenanstalt bei Düren ein Verwaltungsgebäude mit Festsaal ebenso wie die Rheinische Provinzial-Irrenanstalt bei Gerresheim, die Rheinische Provinzial-Irrenanstalt bei Bonn, die Rheinische Provinzial-Irrenanstalt zu Andernach d. Wirtschaftsgebäude und Festsaal, die Provinzial-Irrenanstalt Conradstein bei Preuß. Stargard verfügte über ein Haus für kirchliche und gesellige Zwecke, die Provinzial-Irrenanstalt bei Landsberg a.W., um nur einige zu nennen. An dieser Stelle möchte ich Prof. Dr. Vanja für ihre Unterstützung herzlich danken!

285 | Siehe Kapitel II.1.

> Occupational therapy began as a profession at the turn of the century because nursing had become professionalized to the point that nurses no longer cared for the recreational needs of psychiatric patients. Occupational therapists used the arts in their work, and indeed there are several articles published early in the century entitled drama therapy. By the 1940s however, occupational therapists had also turned to more specialized pursuits, opening up the way for the new profession of activities therapies, which then divided in the 1970s into recreation therapy and the creative arts therapies. (Johnson 2009, S. 12)

Ende des 19. und Anfang des 20. Jahrhunderts sollten jedoch von mehreren Seiten neue Anschlüsse an die Frage nach der therapeutischen Wirkung von dramatischen Schauspielformen und nach dem Verhältnis von Theater und Therapie erprobt werden. Mit Nikolaj Evreinov (1879–1953) und Vladimir Il'in (1890–1974) setzten Akteure zu einer Neubelebung eines deutlich älteren Themas an, die gar nicht aus therapeutischen Kontexten kamen. Auf sie möchte ich im Folgenden schlaglichtartig eingehen. Und mit Sigmund Freud kristallisierte sich jenseits der dramatischen Form eine weitere theatrale Aufführungspraxis heraus, die im Kapitel IV.5 skizziert werden soll.

4.3 Anfang 20. Jahrhundert

Um 1900 eröffnete sich vor allem in Russland eine neue Perspektive auf das Verhältnis von Drama, Theater und Therapie. Gegen eine strikte Trennung zwischen (Arbeits-)Leben und Theater(-vergnügen), gegen eine „Verbannung der Theatralität ins Theater und eine[] Detheatralisierung des Lebens" (Sasse 2014, S. 359) positionierte sich Anfang des 20. Jahrhunderts ein Protagonist des Avantgardetheaters, der russische Theatermacher und -theoretiker Nikolaj Evreinov. Weitab vom Anstaltstheater, das als Freizeitvergnügen für einen Ausgleich zur Arbeitstherapie und dem Einerlei des Anstaltsalltags sorgen sollte, wurde von ihm vor, während und nach den Wirren der Russischen Revolution die Theatralität als solche als eine therapeutische Qualität postuliert.

Evreinov war zudem der Erste, der den Begriff *Teatroterapija* formte. Allerdings verstand er unter Theatro- bzw. Theatertherapie keine dezidiert klinische Heilpraxis, die im Rahmen psychiatrischer oder psychotherapeutischer Räume einzusetzen wäre, sondern er nutzte den Therapiebegriff in einem weiteren, durchaus metaphorischen Verständnis. Für Evreinov stellte „Theatralität ganz allgemein [...] das Prinzip transformativen Handelns" dar, für ihn war „jegliches kreative Gestalten im Kern ein theatraler Prozess", wie der Theaterwissenschaftler Matthias Warstat in seiner Studie über *Wirkungsästhetiken des Theaters* herausgestrichen hat (Warstat 2011, S. 62). Nur vereinzelt führte Evreinov seine Vorstellungen zu therapeutischen Dimensionen des Theaters näher aus; ein theatertherapeutisches Konzept im engeren Sinne lag offenbar nicht in seiner Absicht. So erschien Ende 1920 ein dreiseitiger Essay, der sich mit der *Teatroterapija* befasste, in der russischen Zeitung *Leben als Kunst* (siehe Lukanitschewa 2013, S. 251).

Als therapeutisch betrachtete Evreinov hier die Befähigung zum Perspektivwechsel, den er generell mit Theatralität und einer Theatralisierung des Alltagslebens verband. Fährt man in andere Länder, so seine Idee, erlebt man die dortige Architektur, die Häuser, Plätze und Straßen in ähnlicher Weise als künstlich und fremd wie Bühnenkulissen.

> Sei man […] schwermütig und totenbleich, habe man Stoffwechselstörungen und eine allgemeine Erschöpfung, so genüge es, nach Spanien oder Italien zu reisen, und man fühle sich schon wie neugeboren. Der Grund für diese Transformation seien „neue Menschen, die *anders* angezogen sind, *anders* sprechen, *anders* gestikulieren, *anders* leben" (Lukanitschewa 2013, S. 251f.).

Neben der Vorstellung, dass eine Theatralisierung der Alltagswahrnehmung heilende Effekte zeitige, entwickelte Evreinov noch zwei weitere Grundgedanken zum Therapeutischen des Theaters. In der kurzen Schrift gab er der Mutmaßung Raum, dass auch die Übernahme einer bestimmten Rolle sich für die Gesundheit der jeweiligen Spieler auszahlen könnte. Wie bereits in den früheren Debatten, die Anfang des 19. Jahrhunderts über die therapeutischen Potenziale des Theaterspielens geführt wurden, stellte Evreinov sich vor, dass die Rollenübernahme selbst heilend wirken könne.[286] Würde ein Kranker die Rolle eines Gesunden spielen, könnte diese Rolle eine transformatorische Wirkung entfalten (siehe Lukanitschewa 2013, S. 255). Theaterspiel wird als Vorgang einer Verwandlung betrachtet, die den Kranken aus seiner mehr oder minder pathogenen Alltagswelt entrücken und dadurch therapeutisch auf ihn wirken könne.

Evreinov setzte sich auch wiederholt mit Sigmund Freuds Psychoanalyse auseinander. Wie die Slawistin Sylvia Sasse schreibt, hatte

> Evreinov […] zunächst zu Beginn der 1910er Jahre begonnen, Freuds Seelenanalyse auf das Theater zu übertragen, indem er Monodramen entwarf, die auf die Bühne bringen sollten, wohin der Zuschauer sonst nicht blicken konnte: hinter die Kulissen der Seele. In seinem gleichnamigen Monodrama, *In den Kulissen der Seele* (1912), tritt dann auch ein dreigeteiltes Ich auf, dessen Teile im Laufe

286 | Vgl. oben, Kapitel IV.4.1.

> des Stücks miteinander zu diskutieren beginnen: Der Verstand streitet mit dem Gefühl, während das Unterbewusstsein schläft (Evreinov spricht immer vom Unterbewussten, nicht vom Unbewussten). (Sasse 2009, S. 223)

Einige Jahre nach Veröffentlichung seiner Miszelle über *Teatroterapija* setzte sich Evreinov noch einmal mit Freud auseinander. Wie Sasse ausführt, war es vor allem der Katharsis-Begriff, der Evreinovs Theatertheorie mit Freuds Seelenkunde verband (Sasse 2017, S. 476f.).[287] Auch in seinen Überlegungen zu den zeitgenössischen Spielarten der „Maske" finden sich interessante Querverbindungen zu psychoanalytischen Konzepten. 1923 verfasste Evreinov den Text *Über die neue Maske*, in welchem er ausgehend von einer konkreten Inszenierungsarbeit drei Formen von Masken und damit drei Typen der Schauspielpraxis differenzierte: erstens die *psychologische* Maske, die sich dem Bemühen des Schauspielers verdankt, ganz hinter seiner Rolle zu verschwinden, ganz Rollenkörper zu werden – Konstantin Stanislavskijs Verkörperungskonzept stand hier Pate, dem Evreinov äußerst kritisch gegenüberstand. Zweitens führte Evreinov die *pragmatische* Maske an, die dann zustande käme, wenn Schauspieler stets sich selbst spielten. Drittens, und hier kommt die Nähe zum psychoanalytischen Projekt zum Tragen, beschreibt Evreinov ein weiteres Maskenkonzept, das er die *autobiographisch-rekonstruktive* Maske nennt.[288] Auf diesem dritten Weg nähere sich der Schauspieler seiner Darstellungsweise dadurch an, dass etwas aus seiner Vergangenheit in die Gegenwart seines Spiels versetzt würde. Die Arbeit mit und an Erinnerungen, die der Schauspieler hier leiste, führe nicht dazu, dass er sich in eine Vergangenheit zurückversetze, sondern hier ginge es um das „Phänomen der Überführung eines bestimmten Momentes aus der Vergangenheit in die Gegenwart" (Lukanitschewa 2013, S. 258). Auf ähnliche Zeitvorstellungen werden wir weiter unten anhand von Janets Reenactments und Freuds Reminiszenzen zurückkommen.[289]

Sowohl Swetlana Lukanitschewa als auch Sylvia Sasse skizzieren grundlegende Ähnlichkeiten zwischen Evreinovs Ideen zur Theatertherapie und dem Psychodrama, das sich in den 1930er-Jahren gleichfalls aus der avantgardistischen Kritik am überkommenen Kunsttheater in Wien und später in den USA

---

287 | Zur wechselvollen Beziehung des Katharsis-Begriffes zwischen Theater und Therapie siehe Vöhler und Link (2009).

288 | Sylvia Sasse betont in ihren Analysen den rein sprachlichen Charakter der psychoanalytischen Kommunikation und stellt der Freud'schen *talking cure* die theatrale Aktion, wie sie u. a. Evreinov im Sinn gehabt hätte, gegenüber. Siehe demgegenüber zum theatralen Charakter der Psychoanalyse Kapitel IV.5 dieser Arbeit.

289 | Diese Zeitstruktur ist meiner Ansicht nach wesentlich für das Freud'sche Projekt und darüber hinaus charakteristisch für jene szenische Therapieform, die ich mit dem Begriff der Re-Inszenierung zu beschreiben vorschlage. Siehe unten Kapitel IV.5.

entwickelte.[290] Und auch zu Evreinovs Landsmann Vladimir Il'in werden von ihnen Bezüge hergestellt. Il'in, oder wie er in der Forschungsliteratur überwiegend geschrieben wird: Iljine, war eine schillernde Persönlichkeit. Sasse beschreibt ihn als „Kiever Psychologe[n]" (Sasse 2017, S. 479), Lukanitschewa als „Mediziner und Philosophen" (Lukanitschewa 2013, S. 252), Sandra Anklam und Verena Meyer erwähnen ihn in ihrem *Handbuch der Theatertherapie* als „Mediziner[], Philosophen und Biologen" (2013, S. 21). Nachforschungen in Il'ins Nachlass in Moskau ergaben, dass er vermutlich sowohl an der physikalisch-mathematischen, historisch-philologischen und philosophischen Fakultät der Universität Kiev studiert hatte.[291] Darüber hinaus studierte Il'in Komposition am Konservatorium in Kiev, bevor er 1919 aus politischen Gründen nach Konstantinopel und 1923 dann weiter nach Berlin emigrierte, wo er Theologie studierte. 1925 siedelte Il'in nach Paris über, wo er 1927–1940 eine Professur am Russischen Theologischen Institut, ab 1949 am Russischen Konservatorium innehatte.

In der theatertherapeutischen Literatur wird Il'in als eine Gründungsfigur der Theatertherapie betrachtet. Il'in soll zwischen 1908 und 1910 eine eigene therapeutische Arbeitsweise entwickelt und vor allem mit Psychiatriepatienten in Kiev erprobt haben (siehe Petzold 1973, Jones 1996, S. 34, und Casson 2004, S. 65). Während seiner Flucht aus Russland soll er sich eine Zeit lang in Budapest aufgehalten haben, wo er Sándor Ferenczi (1873–1933) und dessen Ansatz einer aktiven Psychoanalyse kennenlernte und möglicherweise eine analytische Ausbildung bei diesem absolvierte (Jones 1996, S. 35; Petzold 1979).[292] Fast alle Informationen, die uns über Il'in und seine therapeutische

290 | Auch der Psychodramatiker John Casson ist der Frage nachgegangen, inwieweit Evreinov und Moreno sich kannten bzw. von der Arbeit des anderen Kenntnis genommen hatten. Moreno bezieht sich an einer Stelle seines Werkes auf Evreinov, allerdings lehnt er dort Evreinovs Idee der Theatralisierung des Lebens ab. Siehe Casson 1999.

291 | Im Rahmen der Förderung durch die VolkswagenStiftung war es möglich, Nachforschungen in Moskau anstellen zu lassen, wo sich der Nachlass Il'ins befindet. Die aufwendigen Recherchen hat freundlicherweise der Historiker Sebastian Panwitz für mich unternommen, wofür ich ihm an dieser Stelle noch einmal meinen herzlichen Dank aussprechen möchte.

Sebastian Panwitz ist allen Hinweise, die vor allem von Hilarion Petzold veröffentlicht und mitgeteilt wurden, nachgegangen, um ein möglichst vollständiges Bild von Werdegang und Lebenslauf sowie von Il'ins beruflichen Aktivitäten nachzuzeichnen. Die Werke und Unterlagen Il'ins, die sich bei seiner Witwe Vera befanden, wurden 2005 dem „Haus des russischen Auslands" in Moskau übergeben, wo sich Frau Bronnikowa mit Il'ins Schriften näher befasst hat. Auch ihr gilt mein Dank für die Unterstützung bei den Recherchen!

292 | Leider haben sich keine Hinweise auf eine Bekanntschaft Il'ins mit Ferenczi finden lassen. Phil Jones und John Casson bezogen ihre Informationen im Wesentlichen aus den Publikationen Hilarion Petzolds, wie sie mir bestätigten. Für die Unterstützung bei der Suche nach Hinweisen darauf, dass Il'in Patient bzw. Lehrpatient bei Ferenczi gewesen ist, möchte ich Lewis Aron, Chair of The Sándor Ferenczi Center at The New School for Social Research an der New York University, Simone Faxa vom Archiv der Sigmund Freud Privat-

Arbeit vorliegen, gehen zurück auf Hilarion Petzold. Petzold, dessen außergewöhnliches Engagement für die Verbreitung der kreativen Therapien, der Gestalt- und Körpertherapie sowie des Psychodramas in der zweiten Hälfte des 20. Jahrhunderts die Etablierung dieser Therapieformen in Deutschland wesentlich beflügelt haben dürfte, hatte Il'in von 1963–1971 in Paris als Lehrer und seine theatertherapeutische Arbeitsweise somit persönlich kennengelernt.[293] Zwei Texte von Il'in erschienen in Sammelbänden, die Petzold herausgab (Petzold 1973 und 1979/1982).

Wie Müller-Weith et al. in ihrem Handbuch *Theater Therapie* schreiben, kann Il'ins Ansatz durch die enge Verbindung von „Stückentwicklung", „Inszenierung" und „Aufführung" als eine wichtige Bezugsgröße aktueller theatertherapeutischer Ansätze gelten (Müller-Weith et al. 2002, S. 7). Petzold betont die direkten Einflüsse, die Il'ins therapeutisches Theater aus Stanislavskijs Schauspielansatz und Ferenzcis aktiver Analyse erfahren habe. In seinem Hauptwerk, einer 270 Seiten umfassenden Monografie über das *Therapeutische Theater*, die 1942 in Paris entstanden und unveröffentlicht geblieben sein soll, habe er die Grundzüge seiner theatertherapeutischen Arbeitsweise erläutert.[294] Petzold beschreibt sie wie folgt:

---

stiftung in Wien, Judit Mészáros von der Ungarischen Ferenczi-Gesellschaft sowie Bryoni Davis und Stefan Marianski vom Ferenczi-Archiv des Freud Museum, London, danken.

293 | Hilarion Petzold war so freundlich, mir immer wieder in einer E-Mail vom 7. Mai 2010 Näheres über seine Bekanntschaft mit Il'in mit, der ihn und Johanna Sieper seine Theatertherapietechniken lehrte und diese in einem Altersheim in Villemoisson und in St. Geniève de Bois praktizierte.

294 | Unsere wie auch Petzolds eigenen Recherchen zu Texten von Il'in verliefen ohne greifbare Ergebnisse. Wie Petzold mir mitteilte, konnte er selbst in der Bibliothek des Séminaire des Trois Saint Hierarques, Villemoissons ein Manuskript dieses Buches studieren, das jedoch bereits in den 1960er-Jahren in einem schlechten Zustand gewesen. Die Einrichtung stand unter der Trägerschaft des Moskauer Patriarchats und wurde in den 1970er-Jahren aufgelöst. Il'in besass wohl auch ein Exemplar in seiner privaten Bibliothek, die vor einigen Jahren an ein Moskauer Archiv übergeben wurde.

An dieser Stelle möchte ich sehr herzlich Clarissa Stein danken, die sich sehr engagiert darum bemüht hat, alle infrage kommenden Stellen in Paris zu kontaktieren, um etwas über den Verbleib der Manuskripte des umfangreichen Werks über das Therapeutische Theater herauszufinden. Leider ergaben sich keine Hinweise oder Katalogeinträge in den Bibliotheken, die mit der Bibliothek des Séminaire in Verbindung gebracht werden konnten.

Die Nachforschungen im Moskauer Nachlass von Sebastian Panwitz ergaben folgendes Bild zur Quellenlage: „Der Nachlaß enthält nichts aus der Zeit vor der Emigration 1919, relativ wenig für die Zeit 1919-1945 und sehr sehr viel für die Nachkriegszeit. Die Erschließung wird noch mehrere Jahre dauern. Ein erster, recht guter Überblick besteht aber schon.

Es gibt eine Bibliographie der russischsprachigen Publikationen Iljins, welche 1998 im Auftrag der Ehefrau angefertigt wurde. Sie beginnt 1926 und hat eine Lücke 1939-1948. [...] Ich habe dieses Verzeichnis, das Verzeichnis der Bibliothek Iljins (16 Kisten) und den Katalog des Hauses des russischen Auslands durchgesehen (hier sind 63 Publikationen Iljins vorhanden) – ohne Fund im Hinblick auf das Therapeutische Theater. [...] Zum Text von 1942, der 270 Seiten umfassen soll, gab die Mitarbeiterin zu bedenken, daß er wohl unveröffent-

> Das therapeutische Theater geht von einer Rahmenhandlung aus, die der Therapeut für den Patienten aufgrund der anamnestisch eruierten Konfliktkonstellation schreibt (Iljine 1942, Petzold 1973b). Im fortschreitenden Verlauf der Therapie können derartige Rahmenstücke auch mit den Patienten gemeinsam geschrieben werden. Bei gruppentherapeutischer und gruppenpädagogischer Arbeit werden die Szenarien von der gesamten Gruppe erarbeitet [...]. Innerhalb der Rahmenstücke kann frei improvisiert werden und können Techniken wie Rollentausch und Doppeln zur Anwendung gebracht werden. Tauchen neue Themen im Spiel auf, so werden sie in neue Szenarien gefaßt. Das Spiel bringt auf diese Weise immer neues Spiel hervor: théâtre permanent [...]. Das Spielgeschehen hat einen strukturierten Ablauf: 1. Konstatationsschritt (Themenfindung), 2. Analyseschritt (Reflexion des Themas), 3. Transpositionsschritt (Erstellung des Rahmenstückes), 4. Realisationsschritt (Spiel des Rahmenstückes), 5. Reflexionsschritt (Durcharbeiten des Spiels). Parallel zum Spiel der Szenarien, das konfliktzentrierte oder erlebnisorientierte Ausrichtungen haben kann und in das der Therapeut deutend eingreifen kann, wird im Therapeutischen Theater übungszentriert mit dem „Improvisationstraining" gearbeitet. In dieses gehen Elemente aus der Atem-, Körper-, Wahrnehmungs- und Stimmschulung des Schauspielunterrichts ein, durch die Defizite im Verhalten und Erleben des Patienten kompensiert werden sollen [...]. (Petzold 1979, S. 25f.)

Anders als bei Evreinov, dessen Theatrotherapie auf eine grundlegende Transformation des Lebens durch seine Theatralisierung zielte, nahm Il'ins Ansatz stärker auf schauspieltechnische Ebenen Bezug. Elemente des Schauspieltrainings wie Improvisation, Wahrnehmungs-, Körper- und Stimmarbeit werden als Bestandteile eines therapeutischen Sensibilisierungsprozesses eingesetzt.

Petzold dokumentiert in seinen Veröffentlichungen zum Therapeutischen Theater die Herstellung der Rahmenstücke und deren weitere Bearbeitung im Laufe der therapeutischen Prozesse ausführlich. Möglicherweise sind diese in den 1970er-Jahren auch einem Wunsch nach der Entwicklung partizipativer Verfahren entgegengekommen. In jedem Fall stellen sie eine Antwort auf all jene Forderungen dar, die bereits um 1800 gegenüber den dramatischen Formen in der Proto-Psychiatrie erhoben wurden: die Forderung nach einem maßgeschneiderten Theater, dessen Stücke den jeweiligen Bedürfnissen der Patienten genauestens angepasst sein sollten, damit sie als Grundlage einer

---

licht war. 1942, unter deutscher Besatzung, ist die Herausgabe eines russischsprachigen Buches dieses Umfangs in Paris sehr unwahrscheinlich, zumal es sich in keinem Verzeichnis und keinem Katalog findet. Und es ist auch sehr sicher, daß dieser Text nicht zu den Dokumenten gehört, die von den Iljin-Erben nach Moskau gegeben wurde. Iljin war zwar ein Vielschreiber, aber Texte dieses Umfangs sind selten – die Arbeit wäre sofort aufgefallen. Der Budapester Text von 1923 ist ein ebensolches Rätsel, vermutlich auch unpubliziert." (E-Mail vom 01. Juni 2010).

kritischen Selbsterforschung und -reflexion genutzt werden könnten. In Il'ins Therapeutischem Theater wurden also, soweit man dies aus den vorhandenen Quellen sagen kann, die zentralen Vorstellungen aufgegriffen, die über einhundert Jahre früher gegenüber dem Drama in der Proto-Psychiatrie erhoben und kritisch diskutiert wurden. Gegenüber den in der zweiten Hälfte des 19. Jahrhunderts erlahmten Diskussionen über Sinn und Potenzial des Dramas für die Therapie setzten Anfang des 20. Jahrhunderts mit Evreinov und Il'in neue Akteure Impulse, die nicht aus dem medizinisch-psychiatrischen Feld kamen, zum Teil aber Aspekte thematisierten, die bereits früher relevant waren.

Phil Jones hat vor wenigen Jahren einen weiteren Pionier der Dramatherapie entdeckt: Stephen Finis Austin (1889–?) hat bereits 1917 eine Monografie über die *Principles of Drama-Therapy* publiziert, die von der dramatherapeutischen Geschichtsschreibung bis dato übersehen worden war (Austin 1917; Jones 2013). In diesem Buch skizziert Austin „drama-therapy [as] the art or science of healing by means, or through the instrumentality, of the drama/or, by means, or through the instrumentality, of dramatic presentation" (Austin 1917, S. ix–x). Mithilfe stimulierender Interventionen soll, so ein Fazit seiner Auseinandersetzung mit Psychoanalyse und Psychotherapie, ein therapeutischer Prozess in Gang gesetzt werden, der Akteure wie Zuschauer gleichermaßen mit einbezieht. Auch Austin grenzt sein Verständnis von Theater und Therapie vom Naturalismus und Realismus des ausgehenden 19. Jahrhunderts ab (Austin 1917, S. 78 und 101). Anders als Evreinov und Il'in entwickelt er seine Vorstellungen jedoch in Auseinandersetzung mit dem zeitgenössischen Diskurs um Hypnose und Suggestion.

> Austin prepares the ground for a relationship between therapy and drama by drawing on accounts and contemporary understandings of hypnosis and of the relationship between hypnotizer and subject. He locates drama and creativity as a „wakened" state of sleep [...]. He connects creativity, drama and the hypnotic state: „moments of intense creative activity, are, without doubt, self-induced hypnotic states" [...]. In this condition the audience is ready to be involved in the therapeutic aspects of performance. His approach sees the curative potentials of theater as connected to access to the creation of „positive", „transformative" performances that create a dynamic tension between the stage and audience [...]. (Jones 2013, S. 355)

Wie Austin bereits im Untertitel seines Werkes (*A Handbook for Dramatists Dealing with the Possibilities of Suggestion and the Mass Mind*) andeutet, folgt er in seinen Überlegungen Fragen nach dem Verhältnis von körperlichen und psychischen Anteilen des Menschen und wie diese sich von der Bühne aus adressieren, nutzen und gestalten ließen. Austins Ansatz steht somit in einem größeren diskursiven Zusammenhang, der sich Ende des 19. Jahrhunderts um Techniken der Suggestion im Besonderen und die Möglichkeiten von Massensuggestion im Allgemeinen entfaltete und gleichermaßen in der psychologischen Wissenschaft, in Schauspieltheorien wie im breiteren öffentlichen Diskurs an Popularität gewann.[295] Auch die Freud'sche Psychoanalyse entwickelte sich aus diesem diskursiven Feld. Wie ich im Folgenden zeigen möchte, stellte sie jedoch eine ganz anders gelagerte Antwort auf die zeitgenössische Hypnosepraxis und Hysterietherapie dar.

295 | Die Schauspieltheorie von Max Martersteig ist hier zu nennen (siehe Roselt 2009, S. 208ff.). Zu Suggestions- und Hypnoseexperimenten um 1900 und deren Theatralität siehe auch Kaiser 2009.

IV.5 re-inszeniert

5.1 Freuds Psychoanalyse als theatrale Form betrachtet

Mit der Freud'schen Psychoanalyse bildete sich Ende des 19. Jahrhunderts eine neue Form theatraler Therapie heraus. Diese zeichnet sich durch eine bis heute bedeutsame Anordnung der beteiligten Akteure und damit einhergehend durch eine spezifische Zeit- und Raumstruktur aus.[296] Die Psychoanalyse als eine theatrale Therapieform aufzugreifen, wie ich das im Folgenden vorschlagen möchte, ist allerdings erklärungsbedürftig.[297]

Sigmund Freud (1856–1939) nahm keinen Bezug auf die skizzierten Debatten innerhalb der medizinischen Zunft, die bis weit ins 19. Jahrhundert hinein über Theater als Therapie geführt wurden (siehe Kapitel IV.4.3). Er stellte seinen psychotherapeutischen Ansatz nicht in diese Tradition. Vor allem aufgrund des Abstinenzgebots der klassischen Psychoanalyse, jener Maxime, mit der sich Analysand und Analytiker für den analytischen Prozess implizit darauf einigen, „ihre Beziehungswünsche nur verbal, aber nicht im Handeln zum Ausdruck zu bringen" (Körner 2008, S. 2), wird sie in aller Regel auch nicht zu den theatralen Therapien gerechnet.[298] Ja, mehr noch, einige Vertreter szenischer Therapien wie Fritz Perls (1893–1970) oder Jacob Levy Moreno grenzten sich vehement von der psychoanalytischen Anordnung ab, um ihre eigenen aktionsbetonten Formen zu profilieren.[299]

---

296 | Der Psychoanalyse ist darüber hinaus eine vergleichsweise elaborierte Theoriebildung zu eigen, die im Laufe der rund 120 Jahre ihrer Entwicklung eine Reihe bedeutsamer Verschiebungen erfahren hat. Kenneth Reinhard hat „Freud's shifting theorization of psychoanalysis' therapeutic motor" auf folgende Nenner gebracht: „from catharsis (1895), to interpretation (1900), to transference (1910s), and finally, in his last writings, to a notion of technique inflected by his theorization of construction." (Reinhard 1996, S. 68).

297 | In dieses Kapitel sind Gedanken und zum Teil auch Formulierungen eingeflossen, die bereits an anderer Stelle (in Kaiser 2003, 2009 und 2013) veröffentlicht wurden.

298 | Gleichwohl wird die Freud'sche Psychoanalyse als eine wichtige Quelle der Theatertherapie genannt, aus der sich eine Reihe theatertherapeutischer Ansätze entwickelt haben, siehe oben Kapitel II.1 und Johnson 2009, S. 13.

299 | Siehe hierzu das folgende Kapitel IV.6.

Im Folgenden soll die Psychoanalyse in ihrem Verhältnis zu zwei theatralen Bühnenformen des Fin de Siècle betrachtet werden: in Relation zum zeitgenössischen Schauspiel und in Bezug auf die Praktiken der (Bühnen-)Hypnose, die zeitgleich mit der Entwicklung der Psychoanalyse weit verbreitet war. Von diesen beiden Punkten ausgehend wird dann das Raum- und das Zeitkonzept der Freud'schen Psychoanalyse skizziert, um so das spezifische szenisch-theatrale Modell der Psychoanalyse in den Blick zu nehmen.

Das psychopathologische Drama und die Psychoanalyse

Bezugnahmen auf Theaterbegriffe im weiteren und Elemente des Schauspiels im engeren Sinne sind in der psychoanalytischen Theorie Freuds allgegenwärtig. Wie Robert Pfaller in seinem Aufsatz *Die Komödie der Psychoanalyse* betont hat, sind die „Beziehungen zwischen Psychoanalyse und Theater [...] extrem vielfältig und in geradezu komödiantischer Weise verworren" (Pfaller 2006, S. 37). Sie lassen sich in mehrere Ebenen der Interferenz unterscheiden. Pfaller differenziert (1) zwischen expliziten Thematisierungen von Theater in psychoanalytischen Schriften sowie der Psychoanalyse als „Gegenstand des Theaters", (2) der Bezeichnung der Psychoanalyse oder von Elementen einer Psychoanalyse *als* Theater und (3) jenen Fällen, in denen „die Psychoanalyse nebenbei, und manchmal vielleicht sogar ohne es selbst zu bemerken, eine Theorie des Theaters entwickelt" (ebd.).[300] In den folgenden Überlegungen, die eine Einordnung der Freud'schen Psychoanalyse im Feld der szenisch-theatralen Therapien zum Ziel haben, werde ich mich von der ersten auf die zweite Ebene, von einer Stellungnahme Freuds über das Theater um 1900 hin zu theatralen Metaphern bewegen. Schlüsselbegriffe sind hier die Katharsis, die Szene, der Schauplatz oder das Agieren.

Aus dem Jahr 1906 stammt eine Miszelle, die später in den ersten Band von Freuds *Kleinen Schriften zur Psychoanalyse* aufgenommen werden sollte: *Psychopathische Personen auf der Bühne*.[301] Dieser Text, der sich ob seiner Kürze etwas beiläufig mit dem zeitgenössischen Theater auseinandersetzt, formuliert eine Reihe von Merkmalen, anhand derer sich das theatrale Modell des

300 | Pfaller interessiert die Psychoanalyse mit Blick auf die Komödie. Dabei ist es, wie er selbst betont, weniger die Komödie als vielmehr die Tragödie, auf die Freud um 1900 – wie in ganz anderer Hinsicht Benjamin Rush Anfang des 19. Jahrhunderts – Bezug nahm. Siehe Pfaller 2006, S. 38.

301 | Siehe das digitalisierte Manuskript auf der Homepage der Library of Congress, https://www.loc.gov/item/mss3999002093/. Ich zitiere im Folgenden aus dem *typewritten transcript*.

psychoanalytischen Projekts in Abgrenzung zur zeitgenössischen Dramatik der Jahrhundertwende greifen lässt.

Für Freud liegt der besondere Reiz am Besuch von dramatischen Theateraufführungen darin, dass der Theaterzuschauer sich, während er sich sicher im Dunkel des Zuschauerraumes wähnt, mit den dramatischen Helden identifizieren und dadurch als Mittelpunkt derjenigen Welt fühlen darf, die Ergebnis der theatralen Illusionserzeugung ist. Nur unter der Bedingung, dass er kein persönliches Risiko einginge, könne ihm die Identifikation mit den „Grossen" (Freud 1906, S. 10) Genuss ermöglichen. In der Rezeption eines „Epos" gelte ein solcher Genuss „hauptsächlich" der „großen heldenhaften Persönlichkeit", wohingegen das Drama die Möglichkeit eröffne, „tiefer in die Affektmöglichkeiten herabsteigen" zu können (ebd., S. 11).

> Alle Arten von Leiden sind also das [T]hema des Dramas, aus denen es dem Zuhörer Lust zu verschaffen verspricht und daraus ergibt sich als erste Kunstformbedingung, dass es eben Zuhörer <u>nicht</u> leiden mache, dass es das erregte Mitleiden durch die dabei möglichen Befriedigungen zu kompensieren verstehe, gegen welche Regeln von neuern Dichtern besonders oft gefehlt wird. (Ebd., S. 12)

Für das Drama geeignet seien die seelischen Leiden,[302] die mit Blick auf jene Zusammenhänge, „unter denen sie erworben werden" (ebd., S. 13), überhaupt erst nachvollziehbar würden. Aus diesem Grund sei es notwendig, dass das Drama solche Handlungen vorführe, die zeigten, in welcher Weise das Leid entstanden sei, „es muss eine Handlung von […][303] Konflikt sein, Anstrengung des Willens und Widerstand enthalten" (ebd.).

Freud bezieht sich zunächst auf drei dramatische Unterformen, die er je nach Art des „Kampfplatzes", auf dem die leitenden Konflikte stattfänden, in „<u>religiöses</u>, <u>Charakter- und</u> s<u>oziale</u>s Drama" unterscheidet, um diese dann dem psychologischen und dem psychopathologischen Drama entgegenzusetzen (ebd., Unterstreichung im Original). Während im psychologischen Drama der zentrale Konflikt durch sich wechselseitig ausschließende Regungen entstünde, entfalte er sich im psychopathologischen Drama zwischen einer bewussten und einer unbewussten Regung. Letzteres stelle nicht nur höhere Anforderungen an die dramatische Literatur, ein psychopathologisches Drama sei darüber hinaus auch nicht unbedingt ein Genuss für das Publikum. Eigentlich, so Freud,

---

302 | Dabei, das ist Freud wichtig zu betonen, handele es sich ausschließlich um seelische Leiden, denn körperliche Gebrechen oder Leiden mit ansehen zu müssen, wäre nicht geeignet, „psychische Leistungsfähigkeit" im Zuschauer hervorzulocken (ebd., S. 12). So heißt es weiter, der „körperlich Kranke [sei] nur als Requisit, nicht als der Held auf der Bühne möglich" (ebd., S. 13).

303 | Das *typewritten transcript* weist an dieser Stelle das gestrichene Wort „~~Kampf~~" aus.

könne sich nur ein Neurotiker mit dem Helden eines solchen Dramas identifizieren, der unter den gleichen Nöten leide wie der Protagonist des Stückes.[304]

Wie hingegen ein psychopathologisches Drama gestaltet sein müsste, welches auch Nicht-Neurotikern gefallen könnte, schlussfolgert Freud ausgehend von William Shakespeares (1564–1616) *Hamlet* (1609). Drei Bedingungen müssten dafür gewährleistet sein: erstens die, dass der Protagonist nicht von vornherein krank sei, sondern es im Laufe des Stückes erst werde. Zweitens diejenige, dass die Reaktion der Verdrängung beim Protagonisten auf die für ihn unlösbare Situation oder Herausforderung allgemein nachvollziehbar wäre, sprich: dass auch dem Publikum nichts anderes möglich bliebe, als ebenso wie der Protagonist des Dramas Unvereinbares zu verdrängen (ebd., S. 15). Drittens sei es eine „Bedingung der Kunstform, dass die zum Bewusstsein dringende Regung" (ebd.) nicht frühzeitig beim Namen genannt würde, sondern sich vielmehr als Gefühl im Zuschauer selbst manifestieren könne. Mit kritischem Blick auf Hermann Bahrs (1863–1934) Stück *Die Andere* von 1906 schreibt Freud:

> So ist es möglich, dass in Folge der Nichtbeachtung dieser drei Bedingungen soviele neue psychopathische Figuren für die Bühne ebenso unbrauchbar werden wie sie es für's Leben sind. Denn der kranke Neurotiker ist für uns ein Mensch, in dessen Konflikt wir keine Einsicht bekommen können, wenn er ihn fertig mitbringt. Umgekehrt, wenn wir diesen Konflikt kennen, vergessen wir, dass er ein Kranker ist, so wie er bei Kenntniss desselben aufhört selbst krank zu sein. Aufgabe des Dichters wäre es uns in dieselbe Krankheit zu versetzen, was am besten geschieht, wenn wir die Entwicklung mit ihm durchmachen. Besonders wird dies dort notwendig sein, wo die Bedingung nicht bereit[s] bei uns besteht, also erst hergestellt werden muss, was einen Schritt in der Verwendung der Neurose auf der Bühne über Hamlet hinaus darstellt. Wo uns die fertige und fremde Neurose entgegentritt, werden wir wie im Leben nach dem Arzt rufen und die Figur für bühnenunfähig halten. (Ebd., S. 16)

In dieser Charakteristik des psychopathologischen Dramas und seiner darstellungstechnischen Notwendigkeiten artikuliert Freud zugleich und *en passant* Ausgangsproblem und Programm der psychoanalytischen Praxis: Der Patient, der mit seiner *fertigen Neurose* in der analytischen Sprechstunde erscheint, ist sich selbst und seinem Analytiker in seiner Symptomatik zunächst einmal unverständlich. Anders als im Drama ist es in der Behandlungssituation jedoch nicht möglich, den pathogenen Konflikt des Patienten als solchen vorzuführen.

304 | Dieser Gedanke weist in gewisser Weise auf spätere gruppentherapeutische Ansätze voraus. Im Psychodrama Morenos liegt in der Resonanz, auf die das jeweilige Thema des Protagonisten in der Gruppe stoßen kann, ein zentrales Motiv für die Einführung von Gruppentherapie. Moreno wird diesen Vorgang mit dem Begriff *tele* bezeichnen. Siehe unten Kapitel IV.6.2.1.

Aus diesem Grunde braucht es Rahmenbedingungen, die es dennoch ermöglichen, den Konflikt in abgewandelter Form hervortreten und für alle Beteiligten nach und nach verständlich werden zu lassen. Wie schon im psychopathologischen Drama reicht es dafür nicht aus, über mögliche Krankheitsursachen zu sprechen oder zu berichten. Diese müssen vielmehr so vollzogen, in ihren Herstellungsbedingungen re-konfiguriert und vorgeführt werden, dass sie sich im Behandlungsraum zwischen Analysand und Analytiker erneut ereignen. Was im psychopathologischen Drama notwendige Bedingung für den Genuss des Zuschauers ist, wird in der klinischen Praxis der Psychoanalyse als Übertragungsprozess bezeichnet. Pfaller spricht in diesem Zusammenhang gar vom Patienten als Schauspieler:

> Schließlich bildet das Theater auch den Rahmen für Freuds allgemeine Theorie des Agierens in der Übertragung. Der Analysand handelt in der Übertragung wie ein Schauspieler: er bringt gegenüber einer anderen Person (zum Beispiel dem Analytiker) niemals das reale Verhältnis zu diesem, sondern – wie in einem Theaterstück – sein imaginäres Verhältnis zu einer dritten, für ihn durch eben diesen anderen repräsentierten Person zum Ausdruck. (Pfaller 2006, S. 41)[305]

Festzuhalten ist hier zunächst, dass sich in der analytischen Aufführung ein Drittes zeigt oder als Vermittelndes anwesend ist.[306] Pfallers Rede vom Schauspieler legt darüber hinaus nahe, dass sich dem Analysanden und seiner Darstellung „gegenüber" der Analytiker in der Position eines Zuschauers befände.

---

305 | Die Soziologin Eva Illouz hat die psychoanalytische Form, Übertragungsbeziehungen zu gestalten, als ausgesprochen wirksam und prägend für die therapeutischen Kulturen der westlichen Welt beschrieben. In ihrer Studie *Die Errettung der modernen Seele. Therapien, Gefühle und die Kultur der Selbsthilfe* stellt sie die These auf, dass es diese Kulturtechnik der Psychoanalyse sei, die dazu geführt habe, einen bestimmten Modus der Selbst- und Fremdverhältnisse zu etablieren, und dass dieser wesentlich darauf beruhe, dass „das Selbst durch einen Therapeuten und in der Beziehung zu ihm gewandelt und geformt" (Illouz 2011, S. 56) würde.

306 | Darauf hat Lacan in seiner Weiterentwicklung der Freud'schen Psychoanalyse hingewiesen: Die Begegnung zwischen Analysand und Analytiker wird nicht als Interaktion zwischen Zweien, sondern als durch eine dritte Position ihrer imaginären Vermittlung bedingt gedacht. „Damit eine Beziehung ihren symbolischen Wert erhält, muß es die Vermittlung durch eine dritte Person geben, die gegenüber dem Subjekt das transzendente Element realisiert, dank welchem sein Verhältnis zum Objekt in einer gewissen Distanz unterhalten werden kann." (Lacan 2006, S. 38) Siehe auch Reich 2009, S. 463. Zur Figur des Dritten in Konstellationen des psychoanalytischen Ödipuskomplex' siehe Lüdemann 2010. Interessante Anschlüsse ergeben sich hier auch zu einem Vortrag, den Mai Wegener im September 2018 am Collegium Helveticum gehalten hat und der sich mit der Bedeutung des Ohres und des Hörens in der (vor allem Lacanschen) Psychoanalyse befasst. Siehe die veröffentlichte Audioversion unter https://www.video.ethz.ch/speakers/collegium-helveticum/fleck/koerper/90293c1f-1285-4c60-bd2f-b3fc0d4d4786.html (zuletzt besucht am 27. 11. 2018).

Der Wahrnehmungsmodus, den die analytische Behandlungssituation (in ihrer klassischen Form) herzustellen versucht, ist jedoch ein ganz anderer als derjenige in einer dramatischen Schauspielaufführung im Format der Guckkastenbühne. Ein Blick auf Freuds Text *Psychopathische Personen auf der Bühne* zeigt, dass Freud auch dort, wo er sich explizit mit einer Bühnensituation befasst, in seiner Begrifflichkeit bemerkenswert unentschieden bleibt. Obgleich die Bühnensituation, auf die sich Freud hier bezieht, der einer Guckkastenbühne entsprechen dürfte, spricht er mal von Zuschauern, mal von Zuhörern. Diese Offenheit hinsichtlich der Art der Rezeption weist zurück auf Modelle des Theaterzuschauers, die Ende des 18. Jahrhunderts programmatisch verabschiedet wurden. Wie der Literaturwissenschaftler Johannes F. Lehmann anhand der Begriffsgeschichte des Zuschauers herausgearbeitet hat, war diese Entwicklung Ergebnis eines langen Prozesses, an dessen (vorläufigem) Ende „*ausschließlich* vom ‚Zuschauer' die Rede" (Lehmann 2000, S. 27) war.[307]

Mit der beiläufig daherkommenden *Wiederentdeckung* des Zuhörers bei Freud wird also eine Verengung der Theaterrezeption auf den Zu*schau*er aufgebrochen, die sich für das Schauspiel im Laufe des 18. Jahrhunderts durchgesetzt hatte. Das Publikum wie auch der Analytiker finden sich in Freuds Miszelle nicht einer Vierten Wand und einer von ihnen gänzlich absehenden Darstellung gegenüber, von der sie sich sinnlich affizieren und zuschauend gefangen nehmen lassen. Die Art und Weise, in welcher der Analytiker anwesend ist (und Freud es auch dem Theaterpublikum nahezulegen scheint), entspricht in ihrer Offenheit strukturell viel eher einer älteren Art und Weise, den englischen Begriff *spectator* zu übersetzen: „Die Übersetzungen […] mit ‚Beiwesende' oder ‚Anwesende' sind […] die genauesten, weil sie die allgemeinsten sind und in der Schwebe lassen, was genau der Zuschauer tut und welchem Spektakel er beiwohnt: Ob er hört, ob er sieht oder ob er hört und sieht" (Lehmann 2000, S. 29).

Wie die Literaturwissenschaftlerin Annette Bühler-Dietrich zu Freuds Beschreibung des „Rezeptionsmodus" herausstreicht, sind hier ein Zuhören und ein Zuschauen gekoppelt in einem „Modus der ‚abgelenkten […] Aufmerksamkeit'" (Bühler-Dietrich 2003, S. 48).[308] „Die Bedingung der abgelenkten

307 | Siehe hier die bereits in Kap. IV.1 zitierte Passage: „[M]an trifft im 17. und 18. Jahrhundert auf eine Vielfalt von teilweise synonym und teilweise differenzierend gebrauchten Bezeichnungen: Man liest zunächst einmal ganz unspezifisch von spectatores, „Beywesenden", „Besuchern", und „Anwesenden". Im Hinblick auf deren Sinnestätigkeiten werden sie dann „Zuschauer", „Zuseher", „Spielschauer", „Anschauer" oder aber „Zuhörer" und „Anhörer" genannt. […] Statt eines Terminus' für die Rolle bzw. die Tätigkeit des Rezipienten im Theater, begegnen verschiedene Bezeichnungen, die die einzelnen beteiligten Sinne begrifflich auseinanderhalten." (Lehmann 2000, S. 26f.).

308 | Bühler-Dietrich stellt Freuds Text in einen Zusammenhang mit Else Lasker-Schülers Stück *Die Wupper*: „Die Bühne als Schauraum, ‚Schauplatz', bietet mehr dar als die ausmessende Wahrnehmung als dargestellt erkennt. Trennung der Zeichensysteme und Spie-

Aufmerksamkeit, scheint die wichtigste der hier geltenden Formbedingungen zu sein" (Freud 1906, S. 17), notiert auch Freud im Zuge seiner Überlegungen darüber, welche Voraussetzungen für den Erfolg eines psychopathologischen Dramas gegeben sein müssten, – und beschreibt damit viel eher jene Grundhaltung der *freischwebenden Aufmerksamkeit*, in die sich der Psychoanalytiker gegenüber den Sprachhandlungen seines Analysanden begeben soll.[309]

Der Offenheit der Rezeption aufseiten des Publikums oder Analytikers entspricht jene Haltung, die der Analysand einnehmen soll, während er auf der Couch Platz nimmt. Ohne seine Gedanken und Aussagen zu zensieren, soll er alles zur Sprache bringen, was ihm in den Sinn kommt. Die Gedankenführung soll nicht einer sachlichen, zeitlichen oder logischen Ordnung unterworfen werden, sondern in freien Assoziationen zum Fließen gebracht werden.

Freuds Auseinandersetzung mit den Gegebenheiten einer Bühnensituation dürften jedoch stärker von seiner Auseinandersetzung mit den Hypnosepraktiken und der Hysterietherapie seiner Zeit motiviert gewesen sein als von seinem Interesse am dramatischen Schauspiel.

---

gelung des Zuschauers in der Figur des Lauschers und Voyeurs auf der Bühne folgen so beide der Logik des Aufbrechens *eines* Raumes.

Wie Freud in seinem Aufsatz ‚Psychopathische Personen auf der Bühne' spricht Lasker-Schüler in ihrem ‚Brief an Jeßner' vom Zuhörer. Bei Freud verbindet sich das Zuhören – als Rezeptionsmodus eines durchaus sehenden Publikums, das Zuhören bezieht bei Freud so das Zuschauen mit ein – mit dem Modus der ‚abgelenkten [...] Aufmerksamkeit', bei Lasker-Schüler mit dem ‚Schweifen' der Rezeption. Benannt ist so bei beiden ein Rezeptionsmodus, der alles Wahrgenommene einbezieht, ohne Schwerpunkte zu übernehmen, die die Bühnenhandlung schafft." (Bühler-Dietrich 2003, S. 47f.).

309 | In seinen Bemerkungen zur Technik der Psychoanalyse, die 1912 unter dem Titel *Ratschläge für den Arzt bei der psychoanalytischen Behandlung* erschienen, schreibt Freud über diese elementare Technik: „Indes ist diese Technik eine sehr einfache. Sie lehnt alle Hilfsmittel, wie wir hören werden, selbst das Niederschreiben ab und besteht einfach darin, sich nichts besonders merken zu wollen und allem, was man zu hören bekommt, die nämliche ‚gleichschwebende Aufmerksamkeit', wie ich es schon einmal genannt habe, entgegenzubringen. Man erspart sich auf diese Weise eine Anstrengung der Aufmerksamkeit, die man doch nicht durch viele Stunden täglich festhalten könnte, und vermeidet eine Gefahr, die von dem absichtlichen Aufmerken unzertrennlich ist. Sowie man nämlich seine Aufmerksamkeit absichtlich bis zu einer gewissen Höhe anspannt, beginnt man auch unter dem dargebotenen Materiale auszuwählen; man fixiert das eine Stück besonders scharf, eliminiert dafür ein anderes und folgt bei dieser Auswahl seinen Erwartungen oder seinen Neigungen. Gerade dies darf man aber nicht; folgt man bei der Auswahl seinen Erwartungen, so ist man in Gefahr, niemals etwas anderes zu finden, als was man bereits weiß; folgt man seinen Neigungen, so wird man sicherlich die mögliche Wahrnehmung fälschen. Man darf nicht darauf vergessen, daß man ja zumeist Dinge zu hören bekommt, deren Bedeutung erst nachträglich erkannt wird." (Freud 1912a/1994, S. 171f.).

Exkurs: Theatralität und Wissenspraktiken in der (Bühnen-) Hypnose um 1900

In der zweiten Hälfte des 19. Jahrhunderts hatte ein wachsendes Interesse an unbewussten Vorgängen und den Möglichkeiten, diese sicht- und therapierbar zu machen, ein breites Spektrum (para-)medizinischer Praktiken auf den Plan gerufen. Es

> existierte eine vielgestaltige Forschungslandschaft, in der sich Philosophen, Neurologen, Psychiater und Physiologen um ein Verständnis psychisch unbewußter Prozesse bemühten. Das ansteigende Interesse an der Hypnose war von einer populären Deutungskultur psychischer Phänomene vorbereitet: mesmeristische Kuren, die Auftritte von Bühnenmagnetiseuren und spiritistische Sitzungen waren das ganze Jahrhundert hindurch Gegenstand öffentlicher Diskussionen. (Mayer 2002, S. 13)

Das gleichermaßen berühmte wie berüchtigte[310] Vorbild der experimentellen, klinischen Inszenierungspraxis, welches für Freuds Auseinandersetzung mit Hypnose und Hysterie initiale Bedeutung besessen hat, war die Vorlesung *à la Charcot*, die er selbst in Paris kennengelernt hatte. Sie fand nicht nur zahlreiche Nachahmer (auch an deutschen Universitäten, siehe Wolf-Braun 1994, S. 72ff.), sondern führte die theatrale Inszenierungspraxis des hypnotischen Experimentes deutlich vor Augen. Wie vor allem Georges Didi-Huberman analysiert hat, kommen in Jean-Martin Charcots klinischen Vorlesungen an der Pariser Salpêtrière ein bestimmtes Konzept der Hysterie und der Hypnose mit einer spezifischen Affinität zum Theatralen, zum Schauspielerischen zusammen (siehe auch Showalter 1997). Schon die räumliche Anordnung der Vorlesungen Charcots liefert einen Hinweis auf ihre konstitutive Theatralität.[311]

---

310 | Siehe etwa die Darstellung bei Shorter 1994.

311 | Guillain beschreibt in seiner Charcot-Biographie Aufbau und Ablauf der „Leçons" wie folgt: „Die klinischen Lektionen von Charcot fanden am Freitagmorgen in seinem Amphitheater statt, das bis zur letzten Sitzreihe gefüllt war; er befand sich auf einer Estrade, umgeben von seinen Schülern. Trotz seiner offensichtlichen Gefaßtheit, betrat er sein Amphitheater nur mit einer gewissen Scheu. Er war kein glänzender Redner, fürchtete die Emphase wie übrigens auch die Gemeinplätze. Er redete langsam, seine Aussprache war tadellos; er gestikulierte nicht, war bald sitzend, bald stehend. Sein Vortrag war immer von bemerkenswerter Klarheit. Er vermittelte den Eindruck, unterrichten und überzeugen zu wollen. Gewöhnlich ließ er gleichzeitig mehrere Kranke in sein Amphitheater kommen, die alle von derselben Krankheit befallen waren; er ging von einem zum andern und zeigte bei ihnen dieselben Symptome, dieselben Haltungen, dieselben Gangarten, dieselben Deformationen. In anderen Fällen gruppierte er Kranke, die verschiedene Varianten eines Zitterns oder einer motorischen Störung zeigten, um die unterschiedlichen Eigenarten vorzuführen. Charcot selbst mimte im Lauf seiner Vorlesung oft dieses oder jenes klinische

Zu Lehrzwecken führte Charcot in seinen Vorlesungen sein „lebendes, pathologisches Museum" (Charcot 1890, S. 3) vor, schritt vom einen Fall zum nächsten, gruppierte seine Patienten nach Symptom- und Krankheitsgruppen. Entgegen seinem als nüchtern und zurückhaltend beschriebenen Naturell verfiel auch Charcot im Rahmen seiner Demonstrationen in die Pose eines Mimen, der, um seinen Darlegungen eine größere Überzeugungskraft zu geben, den Zuschauern auf den Rängen des Amphitheaters die Symptome jener Leiden wiedergab, die seine Patienten aus irgendwelchen Gründen nicht aufzuführen im Stande waren. „Unterrichten und überzeugen", sicht- bzw. erfahrbar machen waren die Leitbilder seiner Variante einer *performativen Demonstration.*[312] Didi-Huberman zeigt, dass schon Charcots „Sprechstunde", die Untersuchung seiner Kranken, in ihrer wohldosierten Anordnung von Blicken, von Schweigen und Anweisungen einer strengen Dramaturgie folgte, vor deren Hintergrund die klinischen Vorlesungen wie eine Verlängerung der Inszenierungspraktiken der Untersuchungen wirkt (siehe Didi-Huberman 1997, S. 32). Während er die Patienten einer Sichtung unterzog, verwischte die „Grenze zwischen Klinik und Experimentieren" (ebd., S. 33). Charcot erschien bereits hier als

> der große Regisseur der Symptome, die umgekehrt von selbst zu ihm sprachen! Und in dieser schweigsamen Dramaturgie *wurde das Symptom zum Zeichen:* Es genügte Charcot, so scheint es, „dem Kranken eine Bewegung zu befehlen" oder einen zweiten Kranken an seine Seite zu rufen oder einen dritten, damit sich die ganze Sichtbarkeit *der Erscheinung* der Patienten in eine Sichtbarkeit der Erklärung verwandelte. Ein Zeichen. (Ebd.)

Charcots Inszenierung, so macht Didi-Huberman deutlich, stellte in dieser Weise einen Beobachtungsraum her, in dem die Symptome selbst beredte Zeichen wurden. Die dezenten Regieanweisungen ermöglichten die Transformation von einer „Sichtbarkeit der *Erscheinung*" zu einer „Sichtbarkeit der *Erklärung*" und konstruierten auf diese Weise nichts weniger als einen semiotischen Raum, in dem Beobachtung als „‚provozierte' Beobachtung" erkennbar wurde. In diesem Sinne hat Didi-Huberman eine Beziehung zwischen Charcots „schweigsamer Dramaturgie" und dem Erfahrungsbegriff von Claude Bernard (1813–1878) gesehen:

Zeichen, zum Beispiel die Entstellung des Gesichts bei einer Gesichtslähmung, die Handstellung bei der Lähmung des Zentralnervs oder des Ellbogennervs, die starre Haltung von jemandem, der von der Parkinsonschen Krankheit befallen ist." (G. Guillain, *J.M. Charcot, sa vie, son œuvre*, Paris: Masson, 1955, 53f. Zitiert nach Didi-Huberman 1997, S. 313f.).

312 | Zur Geschichte der Vorlesung und der medial-performativen Erzeugung von Wissen siehe Peters 2011.

> Strenggenommen ist damit die experimentelle Methode definiert, wie sie Claude Bernard formuliert. [...] Die experimentelle Methode, schreibt er, ist nicht Beobachtung, sondern „provozierte“ Beobachtung: Das heißt zum einen, *die Kunst, Tatsachen zu erheben*, zum andern, *die Kunst, sie ins Werk zu setzen*. Die Beobachtung, insofern sie eine „Ins-Werk-Setzung“ ist, das ist die *Erfahrung*. Und man müße, schreibt Bernard, aufhören, an etwas anderes als an die Erfahrung zu glauben, weil sie außerhalb aller Doktrinen liege. (Ebd., S. 29)

Die Bestimmung der experimentellen Methode Bernards basiert auf der strengen Gegenüberstellung von Erfahrung auf der einen und Doktrin auf der anderen Seite. Diese für die moderne Naturwissenschaft und Medizin so zentrale Bedeutung des Erfahrungsbegriffes weist, gerade mit Blick auf Charcots Vorlesungen, zurück auf einen Paradigmenwechsel in der neuzeitlichen Medizin: die Revolutionierung der Anatomie durch Vesal.

In der Mitte des 16. Jahrhunderts entstand mit der Errichtung anatomischer Theater ein neuer Typ des wissenschaftlichen Erfahrungsraumes, der nicht nur für die Geschichte der Anatomie folgenreich sein, sondern die Parameter von Lehre und Forschung grundlegend verändern sollte.

> Im Januar 1540 sezierte Andreas Vesalius vor einem enthusiastischen Publikum von zweihundert internationalen Studenten und Fakultätsmitgliedern in einem eigens eingerichteten temporären Theater in der Universität Bologna, während Matthias Curtius, erhoben im professoralen Stuhl, formell eine Anatomievorlesung erteilte. Obschon Vesalius die Aufgabe hatte, die Körperstelle zu demonstrieren, von der gerade die Rede war, brach Streit aus. Curtius hob den Galienischen Anatomietext hervor, während Vesalius insistierte, daß das Ergebnis der Dissektion, das vor aller Augen lag, und nicht die Autorität des Textes, Recht behalten solle. In Baledasar Heselers Bericht heißt es, Vesalius habe Curtius entgegnet: „Auch wenn es nicht Galens Meinung entspricht, mein Herr, so werden wir dennoch hier demonstrieren, wie es sich in der Tat verhält.“
>
> Die Möglichkeit zu diesem radikalen Wechsel von der Demonstration zum Experiment lag in der Inszenierung: Die Transposition der Autorität und der Methode vollzieht der Raum. Die Vorlesung kommt mit rhetorischen, akustischen Mitteln aus. Vesals Dissektion hingegen gleicht einer *Lecture-Performance*, bei der das, was gezeigt wird, die diskursiven Schritte markiert, die die Rede ausführt und kommentiert. Dem Blick auf den körperlichen Einzelfall wird eine hervorragende Stelle eingeräumt. Diese Stellung und der Blick sind ebenso wie die Instrumente des Anatomen und die Öffnungen und Profile des Körpers Produkte einer architektonischen Operation. [...] Der Vorlesungsraum wird folglich ein Ort des Experiments, in dem Realitäten durch Darstellung getestet werden. (Schwarte 2003, S. 76–79)

Mit anderen Worten: Die räumliche Anordnung von Bühne und Zuschauerraum ermöglichte eine Zurschaustellung der *anatomischen Tatsachen*, die durch die reine diskursive Lehre nicht möglich gewesen war. In der und durch die Demonstration der Schnitte vor den Augen der Schüler wurde etwas sichtbar, was die reine Vorlesung der kanonischen Schriften Galens, die Doxa, überstieg, und verwandelte somit die Lehr- in eine experimentelle Situation. Das anatomische Theater macht den Zusammenhang zwischen einer Theatralität der Raum- und Blickanordnung und neuen Form der Wissenschaftlichkeit greifbar, die seit dem 17. Jahrhundert aufs Engste mit der Perspektive des Beobachters und der Sichtbarmachung von *wissenschaftlichen Tatsachen* verbunden wird.[313] Es ist der Urtyp jenes „Raum[es] mit steigendem Gestühl", der, noch für den modernen Hörsaal wegweisend, so konstruiert war, dass er „den Zuschauern einen zu demonstrierenden Vorgang deutlich vor Augen führen" konnte (Rückbrod 1973, S. 48).[314] Die Vorführung im anatomischen Theater erscheint somit als elementare Szene, die sich über die Aufklärung bis in Claude Bernards Begriff der Erfahrung fortschreibt.[315] Sie wird, wie Ludger Schwarte gezeigt hat, zum Ausgangspunkt der neuzeitlichen Experimentalkultur, gibt dieser ihre grundlegenden Parameter vor.

Doch bereits zu Beginn dieser Entwicklung haftet der neuen Inszenierung von Wissen die Kehrseite des Spektakels an,[316] die noch im Zusammenhang der Hypnoseexperimente Ende des 19. Jahrhunderts eifrig und kontrovers diskutiert werden wird. Zentraler Punkt dieser Kontroversen ist die Frage nach dem Realitätswert der Darstellungen: Handelt es sich um die Zurschaustellung einer *wahren Tatsache* oder nicht vielmehr um Schwindel und Simulation?

Die theatrale Inszenierung des Wissens verlangt solchermaßen ihren Tribut, allen voran die Inszenierung von Hypnose und Hysterie. Charcots Demonstration der verschiedenen Stadien der Hysterie im Rahmen seiner klinischen Vorlesungen wurde nicht nur von seinen Zeitgenossen und manchen Schülern kritisch beäugt, auch aktuelle Forschungen zur Geschichte der Hysterie be-

313 | Im Kontext des *performative turn* sind diese Verschränkungen verstärkt zum Gegenstand der Forschung geworden. Siehe hierzu insbesondere die Sammelbände des Berliner Forschungskollegs *Kulturen des Performativen* von Schramm et al. 2003a und Schramm et al. 2003b.

314 | Siehe auch Schwarte 2003, S. 80.

315 | Siehe auch und insbesondere zur Mythisierung der pathologischen Anatomie in der Aufklärung Foucault 1999, S. 137–161.

316 | Siehe Schwarte 2003, S. 77ff.: „Als Fortführungen von Hinrichtungen, als Karneval oder als theatrale Aufführungen zogen die Anatomien Hunderte von Zuschauern an. Die anatomischen Theatergebäude, die es noch vor den Schauspielhäusern, nämlich in Montpellier ab 1530 gab, demonstrieren, daß die experimentelle Anatomie eine kulturelle Institution geworden war. Die Anatomien gaben damit ein performatives Muster für die anderen experimentellen Wissenschaften ab, dem im 18. Jahrhundert etwa die Physikspektakel des Abbé Nollet folgen sollten."

schäftigen sich mit der Frage nach der Beziehung von Simulation und Hysterie, ihrer wohlmöglich konstitutiven Nähe zur Schauspielerei.[317] Die hysterischen Symptome, so Didi-Huberman, unterliegen dem „Paradox der schauspielerischen Evidenz", indem sie sich zeigen, sind sie bereits eine „Repräsentation", eine „Maske oder *fictum*" (Didi-Huberman 1997, S. 88). Das Spektrum der Repräsentationsformen war Ende des 19. Jahrhunderts allerdings noch weit gesteckt und erstreckte sich von den oben skizzierten klinischen Vorlesungen und experimentellen Anordnungen bis hin zu jenen Versionen, wie sie in den Bühnenhypnosen des Dänen Carl Hansen popularisiert wurden.[318]

Bühnen- oder Schauhypnosen waren um 1900 weit verbreitet.[319] Der Schriftsteller und Mediziner Arthur Schnitzler, der sich auch in seinem dramatischen Werk[320] mit dem Phänomen der Hypnose auseinandersetzte, nahm entsprechende Versuche zu „Heilzwecken" mit Patientinnen vor und publizierte deren Ergebnisse in einer medizinischen Fachzeitschrift. Darüber hinaus

> veranstaltete er [...] an der Poliklinik eine Reihe von „Vorstellungen", bei denen nicht nur Abteilungskollegen, sondern auch Mediziner von anderen Krankenhäusern anwesend waren. Arthur Schnitzler erteilte seinen „Medien", wie er seine Versuchspersonen bezeichnete, im hypnotischen Zustand Suggestionen, in denen er oder einer der anderen Ärzte zum Gegenstand verschiedener kleiner Rollenspiele wurden. An zwei Patientinnen der Klinik führte er „Verwandlungen

---

317 | Edward Shorter hat sich in seiner Geschichte der Psychosomatik in der Moderne auf diese Aspekte konzentriert und auch die zeitgenössische Kritik analysiert. Siehe Shorter 1994, S. 300–309 und Showalter 1997.

318 | In der zugespitzten Zusammenfassung von Borch-Jacobsens Arbeit bei Henke et al. 1997, S. 370, heißt es: „Doch Anna O. hat vielleicht nur Theater gespielt – das Theater der Epoche. Unter dem nachhaltigen Eindruck der am 18. Februar 1880 unterbundenen Demonstrationen im Ringtheater, durch die der dänische Hypnotiseur Carl Hansen ganz Wien in Aufregung versetzte, war die gebildete Anna O., der diese Sensation nicht entgangen sein konnte, empfänglich für die Erwartungen ihres Arztes, der wie sein Kollege und Freund Moriz Benedikt und der Philosoph Franz Brentano durch Hansens Vorführungen zur therapeutischen Erwägung der Hypnose angeregt worden war. Auf der verzweifelten Suche nach einem Ausweg aus den beengten Familienverhältnissen, deren Gefangene sie war, hat sie Breuer in ihr ‚Privattheater' eingesponnen und ihm als Krankheitsgewinn jene Symptome zu sehen gegeben, die er zu erkennen wünschte. Was sie ‚wegerzählte', waren also nichts als ‚rückwirkende Halluzinationen' gewesen. Tatsächlich entsprachen ihre Symptome den hypnotischen Effekten, die von Carl Hansen auf der Ringtheater-Bühne vorgeführt wurden."

319 | Spektakulär waren auch die Bühnenhypnosen, die mit einer jungen Frau durchgeführt wurden, die unter dem Namen Madeleine G. bekannt wurde. Unter Hypnose trat sie auf Geheiß ihres Hypnotiseurs als Tänzerin auf und wurde in dieser Weise einem breiten, auch fachwissenschaftlichen und kritischen Publikum vorgeführt und ob ihrer außergewöhnlichen Tanzkünste berühmt. In ihrem *normalen* Leben verfügte sie über keinerlei Tanzkenntnisse oder -praxis. Siehe Schrenck-Notzing 1904 und Trede 2001.

320 | Wie Arthur Schnitzlers Stück *Anatol* von 1893.

> der Persönlichkeit“ vor und beschrieb deren Fähigkeiten im Register der Bühne […]. So bemerkte er zu einem Fall, daß im somnambulen Zustand „bei dieser Person die Pose, welche zur Gestaltung gewisser Rollen gehört, eine außerordentlich entwickelte“ sei: „Es war die Pose der Königin, die ihr wohl aus Theaterstücken gegenwärtig war.“ (Mayer 2002, S. 144f.)

Auf die Problematik, dass die Zurschaustellung von Hysterie und dass das hypnotische Experiment nicht einfach eine Realität abbilden, sondern diese vielmehr in einem komplexen Bedingungsgefüge herstellen, ist wiederholt hingewiesen worden. In diesem Sinne hat Didi-Huberman am Beispiel der *Augustine* in Charcots Klinik die Verstrickungen von Schauspiel und Hysterie in der Bildung und Beobachtung des hysterischen Symptoms aufgezeigt und Mikkel Borch-Jacobsen die Geschichte der *Anna O.* in den frühen Hysteriestudien von Josef Breuer und Sigmund Freud analysiert und auf ihre Nähe zur Simulation hin befragt.[321] Wie die Historikerin Sophie Ledebur gezeigt hat, ist der Spagat zwischen jener Theatralität, die den klinischen Vorlesungen innewohnt, der Notwendigkeit, Symptome vor- und aufzuführen, und der Simulationsdebatte für die psychiatrische Klinik um 1900 ebenso verpönt/tabuisiert wie unausweichlich (siehe Ledebur 2012). Durch die Hintertür, die sich ob der theatralen Bedingungen einer Demonstration von Tatsachen ergeben, gelangt das Theater, das in der zweiten Hälfte des 19. Jahrhunderts als Therapieoption für die zunehmend naturwissenschaftlich geprägten Mediziner ausgeschieden war,[322] als beunruhigende Frage der Simulation zurück in den medizinisch-psychiatrischen Diskurs.

Therapie der Hysterie

Freud, der sich intensiv mit der zeitgenössischen Forschung zur Hysterie[323] und Hypnose auseinandergesetzt hatte, entwickelte ausgehend von Josef Breuers Fall der *Anna O.* und den gemeinsamen *Studien über Hysterie* einen neuen Zugang zur Ätiologie der Hysterie und in eins damit: eine neue Form, in der

321 | Wie Borch-Jacobsen deutlich macht, stellen Hypnose/Hysterie zwingendermaßen den Ausgangspunkt einer Dekonstruktion der Dichotomie von *Realität* und Simulation dar: „In Wirklichkeit (wenn man so sagen kann) ist die Simulation immer real, surreal, und genau deshalb haben die Eperimentalpsychologen [sic!] so große Schwierigkeiten, ein Kriterium zu finden, das ihnen erlauben würde, mit Sicherheit einen ‚echten‘ Hypnotisierten von einem guten Simulanten zu unterscheiden[…]“. (Borch-Jacobsen 1997, S. 96).

322 | Siehe oben Kapitel IV.4.2.3.

323 | … so stellte er einen persönlichen Kontakt zu Charcot her, besuchte seine Vorlesungen und besorgte Übersetzungen seiner Schriften ins Deutsche.

die hysterischen Symptome zum Vorschein kommen und therapiert werden sollten.

In der kleinen Abhandlung zur *Psychischen Behandlung* schlug er eine Deutung der hypnotischen Szene vor, die einen weiterführenden Aspekt beinhaltete. Zugleich begründete er seine Abkehr vom hypnotischen Verfahren. Vordergründig liege die ungemeine Attraktivität der Hypnose – so Freud – darin, dass sie alle Störfaktoren, die ansonsten die Einwirkung des Arztes auf den Patienten behindern, außer Kraft setze:

> Die Hypnose schenkt dem Arzt eine Autorität, wie sie wahrscheinlich niemals ein Priester oder Wundermann besessen hat, indem sie alles seelische Interesse des Hypnotisierten auf die Person des Arztes vereinigt; sie schafft die Eigenmächtigkeit des Seelenlebens beim Kranken ab, in der wir das launenhafte Hemmnis für die Äußerung seelischer Einflüsse auf den Körper erkannt haben […].“ (Freud 1905b/1999, S. 309)

Dass der Hypnotiseur mit mehr Macht über den Patienten ausgestattet sei als ehedem ein „Priester" oder „Wundermann", verdanke er einer, wie Freud meint, anthropologischen Grundkonstante, die sich bei jeder Durchführung einer Hypnose wieder in Szene setze: Die bedingungslose Abhängigkeit des Hypnotisierten vom Hypnotiseur finde ihr Gegenstück in der vollständigen Abhängigkeit des Kindes von den Eltern.[324] Die spezifische Form der Aufmerksamkeit für eine Person ist denn auch ein herausragendes Merkmal, das nach Freud die verschiedenen Formen der Hypnose verbinde:

> Die Verfahren zur Herbeiführung der Hypnose haben auf den ersten Blick nicht viel untereinander gemein. […] Man merkt doch, daß diesen Verfahren allen eine Fesselung der Aufmerksamkeit gemeinsam ist […]. […] Das bedeutsamste aber und das für uns wichtigste Zeichen der Hypnose liegt in dem Benehmen des Hypnotisierten gegen seinen Hypnotiseur. Während der Hypnotisierte sich gegen die Außenwelt sonst verhält wie ein Schlafender, also sich mit all seinen Sinnen von ihr abgewendet hat, ist er wach für die Person, die ihn in Hypnose versetzt hat, hört und sieht nur diese, versteht sie und gibt ihr Antwort. […] Daß sich die Welt des Hypnotisierten sozusagen auf den Hypnotiseur einschränkt, ist aber nicht das einzige. Es kommt dazu, daß der erstere vollkommen gefügig

324 | „Nebenbei bemerkt, eine solche Gläubigkeit, wie sie der Hypnotisierte für seinen Hypnotiseur bereit hat, findet sich außer der Hypnose im wirklichen Leben nur beim Kinde gegen die geliebten Eltern, und eine derartige Einstellung des eigenen Seelenlebens auf das einer anderen Person mit ähnlicher Unterwerfung hat ein einziges, aber dann vollwertiges Gegenstück in manchen Liebesverhältnissen mit voller Hingebung. Das Zusammentreffen von Alleinschätzung und gläubigem Gehorsam gehört überhaupt zur Kennzeichnung des Liebens." (Freud 1905b/1999, S. 307).

> gegen den letzteren wird, gehorsam und gläubig, und zwar bei tiefer Hypnose in fast schrankenloser Weise. (Freud 1905b/1999, S. 304–306)

Die eigentliche Betonung, und das sei hervorgehoben, liegt hier auf dem Wörtchen „fast". Die Grenzen des hypnotischen Verfahrens sind, so betont Freud, doch enger gesetzt, als man gemeinhin annehmen wollte. Tragweite und Erfolg des hypnotischen Verfahrens seien entscheidend vom Ausmaß des Widerstandes abhängig, den selbst der Hypnotisierte den Einwirkungen des Hypnotiseurs entgegensetze. Wenngleich also Freud die Nachteile der Hypnose letztlich in den Vordergrund stellt und sich von diesem Punkt aus der Übertragungssituation[325] zuwendet, wird doch deutlich, was das Faszinosum der Hypnose ausgemacht haben mag: Die Hypnose kreiert – idealiter – einen Patienten, der wie ein störungsfrei übertragendes Medium funktioniert, mit dem man die jeweiligen Symptome ungehindert hervorrufen, beobachten und beseitigen kann. Diese Störungsfreiheit verdankt sie einer radikalen, einer totalen Asymmetrie, einer wortwörtlich auf einen Punkt konzentrierten Aufmerksamkeit. Der hypnotisierte Patient stellt im Rahmen experimenteller Untersuchungen eine Art menschlichen Laborraum zur Verfügung: Die Isolation der Aufmerksamkeit vom Außen verspricht valide Beobachtungsdaten. Am Hypnotisierten und durch ihn hindurch kann etwas sichtbar werden. Freud wendet sich mit dem Hinweis auf jene Widerstände, die auch von der Hypnose nicht immer vollends aufgelöst werden können, von dieser Handhabung der Hypnose ab.

> Um seinen Patienten ihre verborgene Geschichte zu entlocken, verzichtet Freud auf den Einsatz von äußeren Anhaltspunkten oder physischen Objekten, wie er in der Experimentalkultur der Salpêtrière und auch bei Breuers Behandlung von „Anna O." geübt wurde. Auch tritt der Arzt in diesem Verfahren nicht mehr in die von den Patienten reproduzierte Szene ein, um diese zu steuern. Die unbewußte

325 | Den grundlegenden Übergang von der Hypnose zur Übertragung beschrieb Freud einige Jahre später so: „Die Übertragung wird von der Analyse nur aufgedeckt und isoliert. Sie ist ein allgemein menschliches Phänomen, entscheidet über den Erfolg bei jeder ärztlichen Beeinflussung, ja sie beherrscht überhaupt die Beziehungen einer Person zu ihrer menschlichen Umwelt. Unschwer erkennt man in ihr denselben dynamischen Faktor, den die Hypnotiker Suggerierbarkeit genannt haben, der der Träger des hypnotischen Rapports ist, über dessen Unberechenbarkeit auch die kathartische Methode zu klagen hatte. [...] Die Übertragung wird vom Analytiker dem Kranken bewußt gemacht, sie wird aufgelöst, indem man ihn davon überzeugt, daß er in seinem Übertragungsverhalten Gefühlsrelationen wiedererlebt, die von seinen frühesten Objektbesetzungen, aus der verdrängten Periode seiner Kindheit, herstammen. Durch solche Wendung wird die Übertragung aus der stärksten Waffe des Widerstandes zum besten Instrument der analytischen Kur. Immerhin bleibt ihre Handhabung das schwierigste wie das wichtigste Stück der analytischen Technik." (Freud 1925/1999, S. 68f.).

> Innenwelt des Kranken wird in der Methode der „Konzentrierung“ allein durch dessen verbalisierte Selbstbeobachtung gewonnen, die der Arzt durch beständiges Nachfragen und Drängen vorantreibt und lenkt. Der einzige Maßstab für das neue Verfahren, der für den Arzt über die Physiognomie und das Verhalten des Kranken indirekt beobachtbar wird, ist sein gegen die Ausforschung des unbewußten psychischen Materials gerichteter Widerstand. (Mayer 2002, S. 180f.)

Freud verabschiedet sich vom Handauflegen, von der Bühnen- und Demonstrationssituation ebenso wie von einem allein auf der Ebene des Unbewussten hantierenden Therapieform. Stattdessen gestaltet er einen psychoanalytischen Behandlungsraum, der weit weniger Nähe zum Spektakel aufweist und für die Aspekte, die eine potenzielle Stärke der Hypnosetechnik hätten sein können, neue Formen findet. Hierfür war es notwendig, den Raum der Psychoanalyse, die Dinge und die Körper in ihm in einer Weise anzuordnen, dass eine spezifisch psychoanalytische Aufführung in ihm stattfinden und die Wahrnehmungsweise der Beteiligten dieser entsprechend modifiziert werden konnte.

Anordnungen im Raum

Claudia Guderian hat im Rahmen eines umfangreichen Ausstellungs- und Forschungsprojekts Einblicke in psychoanalytische Behandlungsräume eröffnet und gezeigt, welch außerordentlich prägende Kraft Freuds Arbeitszimmer in der Berggasse 19, Wien, sowie während seines Exils in 20 Maresfield Gardens, London, für die nachfolgenden Psychoanalytiker entfalten konnte.[326] Sigmund Freuds Arbeitszimmer hat mehr als einen musealen Wert, es ist nach wie vor als paradigmatisch für den Großteil der Behandlungsräume von Psychoanalytikern zu betrachten. Die spezifische Anordnung von Mobiliar, Dingen, Bildern und Körpern wird offenkundig nach wie vor als wirkmächtig und für die Psychoanalyse als Therapieform als konstitutiv erlebt.[327]

Andreas Mayer hat in seiner bereits zitierten wissenschaftshistorischen Studie *Mikroskopie der Psyche* betont, die Freud'sche Psychoanalyse hätte sich im Vergleich zu der zeitgenössischen Hypnosetherapie durch eine Kultur der Reduktion ausgezeichnet.

---

326 | Zur wegweisenden Bedeutung des Freud'schen Settings siehe den Textband und den Ausstellungskatalog über die *Magie der Couch* von Guderian (2004a und b).

327 | Das spiegelt sich auch in einer Witzfrage wider, die die Psychoanalytikerin Diana Pflichthofer in ihrer Dissertation über die Psychoanalyse als Aufführungsgeschehen notiert hat: „Ein Mann schleppt, völlig aus der Puste und entkräftet, ein Sofa die Treppe hinauf. Im Treppenhaus begegnet ihm ein Bewohner und fragt: ‚Was tun Sie denn da?‘ Der Mann antwortet: ‚Ich bin Psychoanalytiker und mache Hausbesuche …‘“ (Pflichthofer 2008, S. 67).

> Die von Freud begonnene Absetzbewegung von der Hypnose war somit mit dem Projekt verbunden, einen isolierten und kontrollierbaren Raum für die „psychische Behandlung“ von Nervenkrankheiten zu schaffen. Damit zog er die praktischen Konsequenzen aus der Problematik der öffentlichen Demonstrationskultur des Hypnotismus. (Mayer 2002, S. 181)

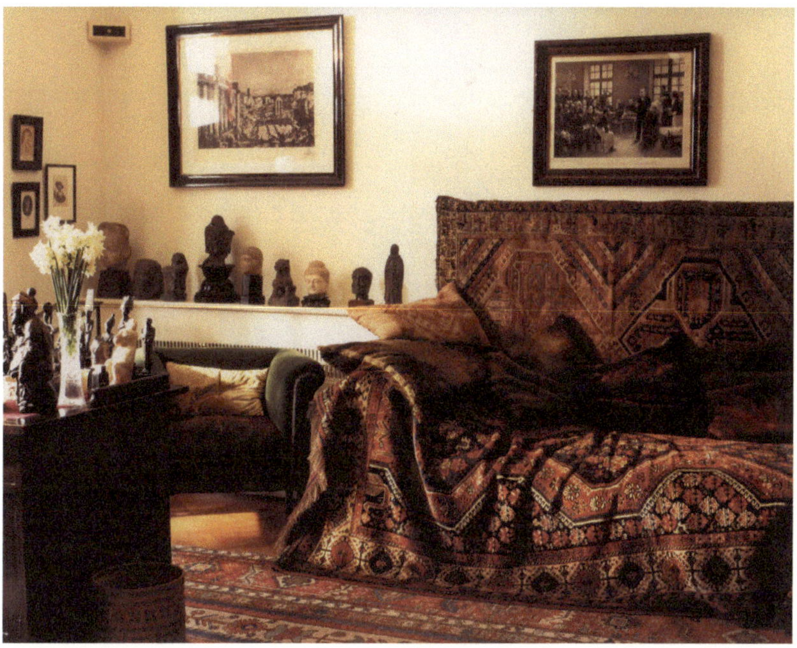

Abb. 20 Couch in Freuds Behandlungszimmer, London, Copyright: Freud Museum, London

Doch schon ein flüchtiger Blick auf Freuds Behandlungsraum macht deutlich, dass dieser Raum alles andere als ein karges Zimmer war. Eine Vielzahl von Objekten bevölkerten ihn und erzeugten ein Beziehungsnetz, in das der Patient eingelassen wurde. Unterstützt wurde die intendierte Modifikation der Wahrnehmung des Analysanden (und Analytikers) durch die Körperhaltungen, die von den Akteuren eingenommen werden sollten. Welche Positionen waren für wen vorgesehen? Und welche Perspektiven eröffneten sich aus diesen? Was geriet in den Blick und welche Blickachsen und -programme wurden inszenatorisch angelegt?

Allein das zentrale Möbel, die Couch, erweist sich als ein äußerst beziehungs- und anspielungsreiches Element, dessen alltagsweltliche und genderspezifische Bedeutungen im Wiener Fin de Siècle präsent blieben, auch wenn sie im Kontext des Behandlungszimmers umgeschrieben und umfunktioniert wurden. Wer sich auf den Sessel setzen und wer sich auf die Couch legen soll, versteht sich für geschulte Blicke von selbst. Umso interessanter, wenn hereinkommende Patienten von dieser stillschweigenden Regelung abweichen, sich nicht auf die Couch legen, sondern auf dem Stuhl des Analytikers Platz nehmen oder Ähnliches. In der psychoanalytischen Literatur werden solche Handlungsweisen gern als Symptome aufgegriffen, d. h., als Hinweise auf das spezifische Störungsbild des Patienten in den Blick genommen.[328]

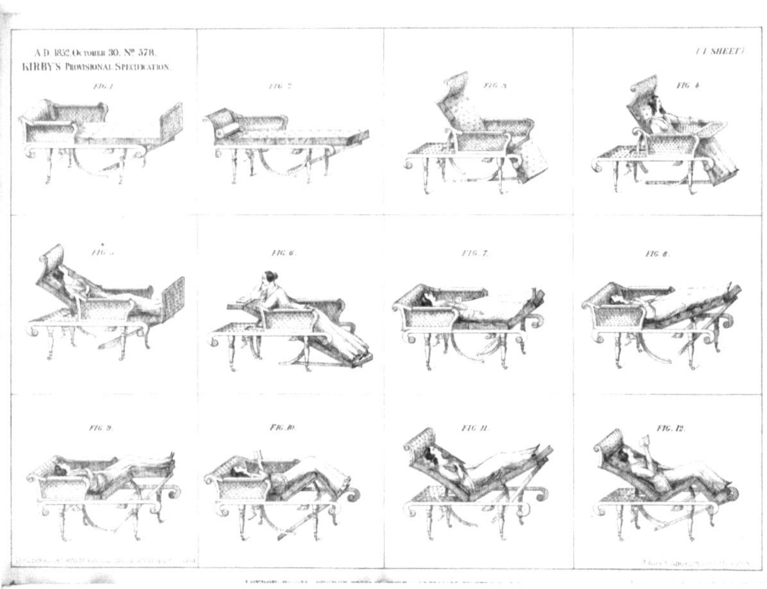

Abb. 21 Patent specification of Edmund Adolphus Kirby – adjusting couch for medical, surgical, and general purposes. Quelle: Wellcome Collection.

Die Einrichtung von Freuds Behandlungszimmer war weder spektakulär noch folgte sie der sterilen Szenographie medizinischer Behandlungsräume. Die Literaturwissenschaftlerin Juliane Vogel hat sich in ihren Überlegungen über *Die Couch im Raum: Positionen* eingehend mit der Anordnung von Möbeln, Körpern und Objekten in Freuds Arbeitszimmer befasst. Der Horizontalen, in die sich die vor allem weiblichen Patientenkörper beim Versinken in der Couch begeben, steht nicht nur der Sessel hinter dem Sichtfeld des Patienten gegenüber, sondern vor allem die Vertikale, die sich im Bildraum der Wand inszeniert,

328 | Ausgesprochen anschaulich wird die psychoanalytische Kunst, die Situation des Erstkontakts als mögliche, unbewusste Inszenierungen des Patienten zu deuten, bei Eckstaedt 1995, S. 43.

vor der die Couch steht. Dieser Repräsentationsraum, der im bürgerlichen Interieur etwa der nationalen, bürgerlichen oder genealogischen Selbstvergewisserung gewidmet war, wird auch von Freud, wie Vogel konzise darlegt, im Sinne einer genealogischen Selbstinszenierung genutzt: Neben einer „großformatigen Ansicht des Portikus von Abu Simbel", die allerdings im Londoner Arrangement nicht zu sehen ist, sticht vor allem eine Radierung von André Brouillet, die berühmte Darstellung von Charcots klinischen Vorlesungen an der Salpêtrière, ins Auge.

> Freuds Patienten lagerten unterhalb einer Tempelfront, vor der sich vier kolossale Statuen desselben Pharaos aufrichteten. Im [Wiener] Behandlungszimmer des Begründers der Psychoanalyse war mit Ramses II. das Bild eines Königs ausgestellt, der sich in seiner siebenundsechzig Jahre währenden Regentschaft sowohl der Vergangenheit wie der Gegenwart bemächtigt und die Namen seiner Vorgänger ausgelöscht und durch den eigenen ersetzt hatte. (Vogel 2006, S. 150)

Ganz folgerichtig deutet Vogel die Evokation von Jean-Martin Charcot, dessen Vorlesungen Freud in Paris besucht und dessen Krankheitslehre der Hysterie er zum Ausgangspunkt seiner eigenen Hysterielehre genommen hatte, nicht als eine andachtsvolle Verehrung der Pariser Koryphäe:

> An diesem Wandprogramm, das in unmissverständlicher Deutlichkeit eine klinische Autorität ausstellte, ist [...] zu bemerken, dass Freud das Charcot'sche Erklärungsmodell der Hysterie längst durch sein eigenes Erklärungsmodell ersetzt hatte. Die Vaterikone war bereits entmachtet, als sie über dem Patienten präsidierte, und nur deshalb durfte sie ihre Bildmacht ausspielen, weil das amphitheatralische Szenarium der Salpêtrière inzwischen durch das intime Ensemble von Couch und Analytikersessel abgelöst worden war. (Ebd., S. 152)

Gegenüber diesen in die Vertikale steigenden Herrschaftsansprüchen und Unterwerfungsgesten betont Vogel in ihrer Lektüre jedoch noch eine weitere Ebene: Durch die Textur der Teppiche, zwischen denen die Patienten liegen, und den Ansammlungen von Artefakten im gesamten Raum, wird in der Horizontalen zugleich ein erweiterter Assoziationsraum offeriert.

Schon der Psychoanalytiker Theodor Reik (1888–1969) hatte Ende der 1940er-Jahre die Frage aufgeworfen, wie sich die spezifische *Magie der Couch*, von deren Existenz er überzeugt war, erklären ließe (Reik 1948/1976). Reik konstatierte, dass „[a]n der äußeren Situation" „nichts Besonderes" festzustellen sei, ja, dass „Warte- und Behandlungszimmer eines Analytikers [...] wie diejenigen jedes Arztes oder Rechtsanwalts" aussehen würden: „Es gibt dort Tische, eine Couch und Stühle, Bücher, Bilder und Aschenbecher" (ebd., S. 117).

Das klassische Setting von Couch und Sessel sieht eine strikte Trennung von Sehen und Hören, von Sehen und Gesehen-Werden vor. Der Sessel des Analytikers steht in dieser Anordnung im Rücken einer Couch, auf welcher der Analysand im Liegen seinen Platz einnehmen kann. Der Analytiker bleibt somit während der Sitzungen unsichtbar, aber präsent. In der autobiographischen Schilderung seiner Lehranalyse, *Lehrjahre auf der Couch*, charakterisiert der Psychoanalytiker Tilmann Moser eine zentrale Wirkung dieses klassischen psychoanalytischen Settings wie folgt:

> [Ich muss] noch einmal für Nichteingeweihte wiederholen, daß man vom Analytiker, bis auf die Worte und Laute, abgeschnitten ist, und das bringt es mit sich, daß man, fast wie ein Blinder, zu einer allmählichen Steigerung der akustischen Wahrnehmungsschärfe kommt, um so mehr, als der Mensch hinter einem so viel bedeutet. (Moser 1973, S. 75)

Der Analytiker in seinem Rücken bleibt für ihn ebenso unsichtbar, wie dem Bühnenschauspieler sein Publikum, wenn die Bühne hell erleuchtet wird. „Worte und Laute" sind das, was der Analysand, während er auf der Couch liegt, von seinem Therapeuten überhaupt zur Kenntnis nehmen kann. Verstärkt wird diese Fokussierung auf akustische Reize durch die Raumgestaltung des analytischen Behandlungszimmers. Stille herrscht im analytischen Behandlungszimmer – außer einer der beiden Protagonisten produziert Worte und Laute. Wie ein Labor ist dieses abgeschottet von Außenreizen, ein abgeschlossener, störungsfreier Raum, zu dem während der Dauer einer Sitzung nach Möglichkeit niemand anderes als der Analytiker und sein Analysand Zutritt haben sollen. Durch Doppeltüren oder klassische Einrichtungselemente wie den Wandteppich über der Couch, die zum vielfach „*kopierten*" und seit Jahrzehnten musealisierten „Ur-Setting" der Psychoanalyse (vgl. Abb. 20) zu zählen sind, kann eine Abschottung gegen Geräusche von außen noch verstärkt werden. Diese Reduktion und Konzentration auf die Innenräume – im materiellen wie immateriellen Sinne – wirkt wie ein Echo auf jene Effekte, die die Hypnosetechnik auf anderem Wege erzeugen wollte.

Reik stellte einige Überlegungen darüber an, welche Momente auch in der szenographischen Gestaltung des psychoanalytischen Settings dafür verantwortlich seien, dass sich „eine nüchterne Situation in eine magische" verwandeln könne (ebd., S. 118). Auch er kommt zu dem Ergebnis, dass die Trennung von Sprechen und Sehen im klassischen Setting hierfür maßgeblich sei, und nutzt diese Beobachtung zur Charakteristik der kommunikativen Situation, die sich aus der räumlichen Anordnung entfalten könne.

Zunächst einmal kann der Analysand den Analytiker nicht sehen, spricht aber dennoch nicht so, „als wäre er allein im Zimmer", sondern er ist sich „der Anwesenheit des Analytikers bewußt" (ebd.). Diese Anwesenheit ist allerdings keine alltägliche: „Spricht er dann mit dem Analytiker, einem gewissen Dr. A oder Dr. B.? Nein, er spricht nicht mit ihm, sondern vor ihm, und er hat auch Zuhörer, die nicht anwesend sind" (ebd.). Die Differenz, welche Reik an dieser Stelle markiert, ist die Differenz von einem Dialog auf der einen und einem Monolog mit Aufführungscharakter auf der anderen Seite. Dem Analytiker kommt in dieser Konstellation eine komplexe Aufgabe zu: Er soll in den ersten Phasen der Analyse das zeigende Reden (unter-)stützen und alles unterlassen, was die eigentümliche Sphäre im Behandlungsraum zerstören könnte. Zugleich muss er die Grenze zwischen Realität und Phantasie aufrechterhalten, um nicht in eine *folie à deux* zu entgleiten. Ziel des Prozesses ist schlussendlich, „die unbewußte magische Sicht des Patienten in bewußte psychologische Einsicht zu verwandeln" (ebd., S. 124).

Zeitliche Anordnung

Das Arrangement von Objekten und Akteuren im Raum unterstützt die Etablierung einer zweiten Welt, die sich auf mehreren Ebenen von der Alltagswelt abhebt. Doch auch die Zeitlichkeit der Psychoanalyse ist eine komplexe Struktur, die wesentlich zur Herstellung des Übertragungsraums beiträgt. Drei Ebenen scheinen mir hierfür wichtig und relevant:

(1) eine konkrete, die sich in Handlungen und materiellen Objekten bzw. deren Abwesenheit manifestiert. Sollte beispielsweise eine Uhr in den Behandlungsraum gestellt werden?[329] Zur Diskussion steht, ob es besser sei, eine Uhr in das Sichtfeld des Patienten zu stellen, sodass dieser sich selbst über die verstrichene und die verbleibende Zeit der jeweiligen Sitzung orientieren kann, oder ob es stattdessen nicht deutlich hilfreicher wäre, wenn nur der Analytiker die Zeit im Blick behielte und der Analysand sich demgegenüber ganz seinen Assoziationen hingeben könne. Auf diese Weise ließe sich ein Abgleich der Außen- und der Innenzeit asymmetrisch anlegen, die Kontrolle über die Sitzungszeit in die Hände des Therapeuten legen und vor allem die Eigenzeit, die in der therapeutischen Sitzung hergestellt werden soll, von der Zeitlichkeit der Alltagswelt – auf Zeit – entkoppeln.

(2) Auch die psychoanalytische Theorie des therapeutischen Handelns folgt einem spezifischen Zeitmodell, in dem Gegenwärtiges auf Vergangenes verweist. Zentral sind hier die Konzepte von Szene, Urszene und Übertragungsprozess, die in ihrem Zusammenspiel wesentlich für die Deutungsangebote des Analytikers sind.

329 | Siehe Wöller und Kruse 2001/2015, S. 296.

Wie Sigmund Freud in seiner Schrift *Aus der Geschichte einer infantilen Neurose* von 1918 ausführte, meint der Terminus *Urszene*[330] zunächst und zumeist ein in der Psychoanalyse (re-)konstruiertes Erlebnis, auf das sich die spätere pathologische Struktur wie auf einen Kernpunkt zurückführen lässt. Wenngleich es im Wesen der psychoanalytischen Spurensuche liegt, dass sie stets nur nachträglich, gleichsam im Krebsgang, zu diesem Ursprungspunkt gelangen kann und darüber hinaus auch die Erinnerungsarbeit des Patienten durch eine grundsätzliche Nachträglichkeit geprägt ist, es also unmöglich scheint, ein Ereignis *so wie es gewesen ist*, bzw. *so, wie es seinerzeit erlebt worden ist*, in Reinform zu extrapolieren, so ist es Freud doch – in Absetzung gegen Jung – wichtig, dass man an der Urszene als solcher festhält. Ja, diese aufzuspüren wird zu einem wesentlichen Ziel der Analyse, da mit der wiederhergestellten Erinnerung oder zumindest der Plausibilisierung, dass just dieses Ereignis stattgefunden haben muss, der eigentliche Heilungsprozess erst beginnen kann.

Während in den *Studien zur Hysterie* die kathartische Wirkung der sprachlichen Rekonstruktion verdrängter Traumen von zentraler Bedeutung ist, das affektvolle Erinnern dem Bewusstsein vollständig abhanden gekommener Erlebnisse die eigentliche Therapie ausmacht,[331] entwickelt Freud in den nächsten Jahren eine zunehmende Skepsis bezüglich des Stellenwertes des ursprünglichen Ereignisses. Weit entfernt davon ein statischer *Terminus technicus* zu sein, lässt sich gerade am Begriff und Konzept der Urszenen die Theorieentwicklung der Psychoanalyse verfolgen und insbesondere die zunehmende Reflexion Freuds darauf ablesen, welchen Anteil der Analytiker über seine Deutungsangebote an der Erinnerung von Urszenen hat. Etwa in den *Konstruktionen in der Analyse*, einem Text Freuds aus dem Jahre 1937, stellt er die Frage, welche Aufgabe der Psychoanalytiker beim „dynamischen Prozeß" der Erinnerungsarbeit des Patienten übernehme. Und seine Antwort lautet: „Er hat das Vergessene aus den Anzeichen, die es hinterlassen, zu erraten oder, richtiger ausgedrückt, zu konstruieren" (Freud 1937/1999, S. 45). Die selbstreflexive

330 | Eine eingehende Nachzeichnung der Entwicklung des Konzeptes der Urszenen in der Theorie Freuds findet sich in der Arbeit von Laplanche und Pontalis, 1992.

331 | „Wir fanden nämlich …, daß die einzelnen hysterischen Symptome sogleich und ohne Wiederkehr verschwanden, wenn es gelungen war, die Erinnerung an den veranlassenden Vorgang zu voller Helligkeit zu erwecken, damit auch den begleitenden Affekt wachzurufen, und wenn dann der Kranke den Vorgang in möglichst ausführlicher Weise schilderte und dem Affekt Worte gab." (Freud und Breuer 1895/1999, S. 85) „Wir müssen aber als eine weitere auffällige und späterhin verwertbare Tatsache erwähnen, daß die Kranken nicht etwa über diese Erinnerungen wie über andere ihres Lebens verfügen. Im Gegenteil, diese Erlebnisse fehlen dem Gedächtnisse der Kranken in ihrem gewöhnlichen psychischen Zustande völlig oder sind nur höchst summarisch darin vorhanden." (Ebd., S. 88).

Vorsicht, mit der sich Freud im Laufe der Jahre dem Ereignis und der Urszene annäherte, ist eng verknüpft mit Freuds Konzeption des Traumas.[332]

(3) In der Theorie der Hysterie um 1900 spielt Zeit noch in einem anderen Sinne eine Rolle. Sie markiert einen Spannungsbogen zwischen der Zeitstruktur der Krankheit und der Zeitlichkeit der sich an die Hysteriestudien anschließenden psychoanalytischen Therapie.

So beschäftigte sich der französische Psychologe Pierre Janet (1859–1947) seit den 1880er-Jahren mit dem Krankheitsbild der Hysterie und in diesem Zusammenhang mit traumatischen Erlebnissen seiner Patienten. Im Jahr 1889 veröffentlichte er das Buch *L'Automatisme Psychologique*, ein erstes Werk über die Auswirkungen traumatischer Erfahrungen. Seine Fälle waren geprägt durch eine Dissoziation traumatischer Erinnerungen und deren fragmentierte Wiederkehr als Gefühlslagen, als körperliche Empfindungen, als visuelle Bilder und als *Reenactments* auf der Verhaltensebene. In dem 1928 publizierten Fall der Irène wird eine Struktur deutlich, die in vielerlei Hinsicht der Geschichte von Breuers *Anna O.* entspricht: Die Patientin gerät immer dann, wenn sie einen bestimmten visuellen Reiz empfängt, in eine Art Automatismus, in dessen Verlauf sie immer die gleichen Handlungen vollzieht. Für einen Betrachter erscheinen diese sinnlos, da sie aus dem Kontext gerissen vonstatten gehen. Sie werden erst dann verständlich, wenn klargeworden ist, dass sie Relikte einer traumatischen Szene sind, welche die Patientin minutiös reproduziert.[333]

---

332 | „Freud selbst [hat] in seinen verwickelten Erörterungen zum Trauma das Ereignis nur im Kontext seiner Verführungstheorie zur Disposition gestellt. Einzig im Kontext seiner Verführungstheorie, nicht aber in seiner Thematisierung von Kriegsneurosen, Unfalltraumata und der Struktur des Wiederholungszwangs, der die Ökonomie traumatischer Erinnerung bestimmt, schwankt Freud in der Frage, ob das Trauma sich auf ein reales oder phantasiertes Ereignis bezieht. Diese ist gleichwohl nicht mit einer Indifferenz der Theorie gegenüber dem Ereignis zu verwechseln, sondern spricht für ein Wissen um die Grenzen der Analyse und die Dunkelstellen theoretischer Klärungsmöglichkeiten." (Weigel 1999, S. 56).

333 | „Several times a week, the following scene took place: whenever Irène looked from a certain direction to an empty bed, she took on a bizarre posture. She started at the bed, without moving her eyes, did not hear anybody, did not have contact with anybody, and she began to engage in stereotyped activities. She brought a glass to the lips of an imaginary person, she cleaned her mouth, she talked with this person: ‚But open your mouth, drink something, answer me.' She climbed on the bed in order to arrange the body, then she cried: ‚The corpse has fallen on the ground and my father who is drunk, who vomits on the bed, cannot even help me.' She became busy in putting the corpse on the bed. This reproduction of the tragic scene lasted three or four hours. It ended usually by the patient looking desperate, by a convulsion, and, finally, by sleep. Irène had meticulousy reproduced all the details of her mother's death.

Thus Irène had two sets of symptoms: on the one hand she was amnestic for the death of her mother – she could not tell the story – and on the other hand she seemed to remember too much. Or did she? The reexperiencing of the tragic night was, in fact, an exact and

Auch im Fall der *Anna O.* stellte die exakte zeitliche Wiederholung ihrer Handlungen – neben der Freud interessierenden Idee der *talking cure* – einen Dreh- und Angelpunkt für Breuers Therapie dar. In den *Studien über Hysterie* heißt es, „der Hysterische leide größtenteils an Reminiszenzen" (Freud und Breuer 1895, S. 86).

> Für diese Annäherung an das Trauma weist vor allem die Entschlüsselung der zeitlichen Struktur der Erkrankung den Weg. Das Grundmuster gibt sich rasch zu erkennen: In der *condition seconde* wiederholt die Patientin jene traumatischen Ereignisse, welche die Erkrankung ausgelöst haben, anders formuliert: Ihre Halluzinationen versetzen sie in die Vergangenheit. Das Verblüffende an diesen Zeitsprüngen ist allerdings ihre Exaktheit, die es erlaubt, die Hysterie als ein Phänomen einer regelrecht kalendarisch strukturierten Wiederholung zu beschreiben. Anna O. wiederholt über den Zeitraum von etwa einem halben Jahr, von Dezember 1881 bis Juni 1881/82, täglich Szenen, die sich auf den Tag genau vor einem Jahr abgespielt haben (ein Tagebuch, geführt von ihrer Mutter, sollte hierüber Aufschluss geben). So wird die Krankheit als ein Problem oder eine Pathologie der Zeit kenntlich: Es handelt sich um eine subjektive, antinomische Zeit oder Gegenwart, die nicht vergehen will und die in diesem Fort- oder Andauern, das heißt als Wiederkehr des Traumas, die hysterischen Symptome hervortreten lässt. Die Krankheit ist, so Breuer, wesentlich ein ‚Wiederdurchleben' vergangener Zeit. (Uhlig 2014, S. 73)

1914 kommt Freud in seinem Aufsatz *Erinnern, Wiederholen, Durcharbeiten* auf Breuers *Anna O.* zurück, um eine Begriffsunterscheidung zu etablieren, die für die Frage nach der Art der Aufführung in der Psychoanalyse wesentlich ist. Ins Verhältnis gesetzt werden die Begriffe „Erinnerung", „Wiederholung" und „Agieren". So heißt es über den in seinen alten Beziehungsmustern und Szenen verhafteten Patienten, er „erinnere überhaupt nichts von dem Vergessenen und Verdrängten, sondern er agiere es. Er reproduziert es nicht als Erinnerung, sondern als Tat, er wiederholt es, ohne natürlich zu wissen, daß er es wiederholt" (Freud 1914/1999, S. 129). Doch Freud greift diesen von der Hysterieforschung und -therapie beschriebenen Zusammenhang nicht auf, um den *Reenactments* bzw. Agitationen seiner Patienten in der Psychoanalyse Raum zu geben. Anstelle einer Wiederholung und Rekonstruktion dessen, was war, geht es im psychoanalytischen Behandlungszimmer um eine Re-Inszenierung, die sich zwischen Analysand und Analytiker entfalten soll. In dem Maße, in

automatic repetition of the acts Irène had performed by during that night. It was automatic behavior, comparable to what all of us do while eating, walking, and so on. However, while people usually introduce slight variations in these habits, Irène repeated actions in these ‚traumatic memories' that had been performed only once, on that night only. It was the reproduction of a unique sequence of acts." (van der Kolk und van der Hart, S. 162).

dem Freud im Laufe der Entwicklung seiner psychoanalytischen Theorie eher von einer Konstruktionsleistung anstelle einer Wiederentdeckung vergangener Begebenheiten ausgeht, gewinnt die Re-Inszenierung im Sonderraum der Psychoanalyse an Bedeutung.

Freud hat die szenische Form der Re-Inszenierung in äußerster Reduktion angelegt. Im Laufe des 20. Jahrhunderts wurden jedoch verschiedene Modelle entwickelt, die deutlich handlungs- und körperbezogener ausgerichtet waren. Ein Strang, der von Sándor Ferenczi und seinen Versuchen zu einer aktiveren Psychoanalyse inspiriert war, ging in Richtung eines *Enactments* (siehe Kapitel IV.6.). Andere blieben in der grundlegenden Architektur der szenischen Arbeit dem Zeit- und Raummodell der Psychoanalyse stärker verhaftet, wie die Pesso- oder Psychomotor-Therapie, auf die im Folgenden eingegangen werden soll.

5.2 Re-Inszenierung in Aktion. Pesso-Therapie

Ein Mann von 34 Jahren nimmt an einer Gruppentherapie teil. Es ist 1975. Er ist gesund, beruflich erfolgreich, jedoch ohne tiefere oder längerfristige Liebesbeziehung. Auf der Arbeit gerät er immer wieder in Konflikte mit seinen Chefs. Er ist körperlich außergewöhnlich stark, Footballspieler und Ringer.

Wie er berichtet, wurde sein Vater zum Militär eingezogen, als er drei Jahre alt war. Vier Jahre lebte er mit seiner Mutter und seiner Großmutter allein, bis sein Vater wieder aus dem Krieg zurückkehrte. Doch der konnte die Kriegserfahrungen nicht verarbeiten, trank bis zur Bewusstlosigkeit und war nicht mehr in der Lage, regelmäßig einer Arbeit nachzugehen. Der siebenjährige Junge musste seiner Mutter helfen, den Vater vom Boden aufzuheben und ins Bett zu tragen. Die Mutter trennte sich nach einiger Zeit und heiratete erneut, doch der nun Zwölfjährige lehnte seinen Stiefvater vehement ab und fühlte sich durch ihn um die Aufmerksamkeit seiner Mutter betrogen, die ihm für so lange Zeit sicher gewesen war. Schlussendlich verprügelte er seinen Stiefvater und zog mit 18 Jahren von Zuhause aus.

In die therapeutische Sitzung kommt er, weil er mit seinem Leben unzufrieden ist, unter Schlafstörungen leidet und es ihn manchmal in Homosexuellen-Bars treibt, ohne dass er sich diesen Impuls erklären kann.

Der Therapeut erwägt eine Möglichkeit, wie nun die therapeutische Auseinandersetzung mit der als bedeutsam angesehenen und auch in der Fallgeschichte vorweg gestellten Familiengeschichte geführt werden könnte.

> Wir könnten seinem Körpergefühl folgen, ihn eines der Gruppenmitglieder auswählen lassen, das für ihn den Stiefvater spielt. Er wählt einen Mann aus der Gruppe aus und sagt ihm, wo er sich hinstellen soll. Dann sucht er eine Frau aus, die seine Mutter spielt, und läßt sie direkt neben seinem Stiefvater stehen. (Pesso 1973/1986, S. 69f.)

Wie erwartet kommt es angesichts dieser beiden Figuren zu einem Wutausbruch gegenüber dem Repräsentanten des Stiefvaters; diese Wut darf er gegen eine Matratze richten, „während die Person, die den Stiefvater spielt, durch Schreien und schmerzverzerrte Gebärden so tut, als träfe ihn die Wut des Patienten" (ebd., S. 70). Doch die Wut wird dadurch nicht weniger, sie scheint sich eher noch zu steigern.

Nun wird die Aufmerksamkeit des Klienten auf seine *Mutter* gelenkt, er stellt sich zu ihr, legt ihr den Arm um die Taille und scheint erst einmal zufrieden. Doch dann verwirren sich seine Gefühle und er bemerkt, nun ähnele sie einer seiner Freundinnen, und möchte, dass sie ihre Rolle wechseln und seine Freundin spielen solle. Der Therapeut interveniert und beharrt darauf, dass die Darstellerin seiner Mutter die Darstellerin seiner Mutter bleiben sollte und er statt eines Rollenwechsels besser eine andere Person als Freundin mit in die Szene einbeziehen sollte. Er fügt sich, bekundet jedoch, dass er sich eher zu der Darstellerin seiner Mutter hingezogen fühlt als zu der seiner Freundin.

Bis hierhin wird der therapeutische Prozess vom Therapeuten als eine Wiederholung und insofern als eine nicht unproblematische Vertiefung einer Konstellation bewertet, in der sich lediglich reproduziert, was die Gestaltung der maßgeblichen Beziehungen des Klienten schon von Kindheit an gesteuert habe:

> Die reale Konstellation seiner Kindheit brachte ihn genau in die Schwierigkeiten, an denen er gegenwärtig leidet, in seiner Beziehung zu Frauen und zu Autoritätspersonen. Er möchte überhaupt nicht, daß irgend jemand sein Vorgesetzter, das heißt: sein Vater oder Stiefvater ist, der ihm seinen Aufstieg am Arbeitsplatz streitig macht. Und ebensowenig begehrt er eine andere Frau als seine Mutter […]. (Ebd., S. 71)

Um über diesen Punkt hinaus zu kommen und das Selbst- und Weltverhältnis des Klienten in eine andere Richtung zu entwickeln, greift der Therapeut zu einer szenischen Intervention. „Er braucht eine mütterliche Gestalt, die sagt: ‚Ich bin deine Mutter und nicht deine Freundin! Ich bin die Frau und Geliebte deines Vaters.' Seine wirkliche Mutter konnte dies nie sagen" (ebd., S. 71). Der Klient wählt daraufhin eine Frau aus der Gruppe, die seine ideale Mutter darstellen soll. Nun soll er seine Familie noch um einen idealen Vater erweitern, was ihm zunächst überhaupt nicht behagt. „‚Ich brauche keinen idealen Vater.

Mein Vater war ein totaler Versager.' ‚Ja, das ist gerade der Punkt. Suche dir einen idealen Vater, der definitionsgemäß kein Versager ist'" (ebd., S. 72). Er wählt auch einen Darsteller für seinen idealen Vater aus, platziert diesen aber am anderen Ende des Raumes und positioniert sich selbst wieder unmittelbar neben seiner idealen Mutterfigur. Der Therapeut interveniert erneut, stellt das ideale Elternpaar nebeneinander und verhindert im Folgenden auch, dass die Versuche des Klienten, die beiden wieder zu trennen, Erfolg haben könnten. Die ideale Mutter wiederholt eins ums andere Mal, sie sei nicht die Freundin des Klienten, sondern die Partnerin des idealen Vaters.

> Ich erkläre den idealen Elternfiguren, daß sie sich so eng umschlungen halten sollen, daß er sie nicht trennen kann. „Halt, halt", sagt der Klient, „du machst die Aufgabe zu schwer." „Ja", sage ich, „denn ich glaube, daß du auf keinen Fall in der Lage sein solltest, die idealen Eltern zu trennen. Wenn du sie auseinanderreißen könntest, dann wäre das ja das gleiche wie bei deiner wirklichen Mutter und deinem Vater, oder?" Das ist ein kritischer Augenblick. Bisher war er immer in der Lage, die männliche Figur in der Familie auszubooten. [...] Er geht also hinüber zu den idealen Eltern, die ihre Arme einander fest um die Hüften geschlungen haben. Er versucht, seine Hände dazwischenzuschieben und sie auseinanderzureißen. Das gelingt ihm auch ein kleines Stück weit, so daß ich den Prozeß für einen kurzen Augenblick anhalte und andere Teilnehmer auffordere, als Erweiterung der idealen Eltern zu figurieren, die ihnen helfen, so daß sie sicher zusammenbleiben und von ihm nicht getrennt werden können. (Ebd., S. 73)

Er setzt all seine Körperkraft, seine Fähigkeiten als Ringer und Footballspieler ein und es braucht die gesamte Gruppe, um zu verhindern, dass es ihm gelingt, die idealen Eltern auseinanderzubringen. Erschöpft setzt er sich und lehnt sich an die Figur des idealen Vaters und sagt, dass er sich in seinem ganzen Leben nie an einen Mann anlehnen konnte. Er fängt an zu weinen. Die idealen Eltern halten und trösten ihn.

Die *Pesso Boyden System Psychomotor* (PBSP) oder kurz *Pesso-Therapie* ist, unschwer zu erkennen, eine Form körperorientierter Psychotherapie. Sie wurde Anfang der 1960er-Jahre von Albert Pesso (1929–2016) und Diane Boyden-Pesso (1929–2016) entwickelt und fand im Laufe der nächsten Jahrzehnte Verbreitung über den US-amerikanischen Raum hinaus.[334] In Deutschland wurde

334 | Zum Beispiel gibt es auch in Deutschland eine Pesso-Vereinigung und eine Arbeitsgemeinschaft für Pesso-Therapie, siehe: http://wp1166034.server-he.de/index.php?p=index und https://pesso-therapie.de/.

sie besonders durch den Psychoanalytiker Tilman Moser und seine Übersetzung von Schriften Albert Pessos[335] ins Deutsche bekannt.

Albert Pesso und Diane Boyden-Pesso waren ausgebildete Tänzer und gründeten 1959 die *Pesso Dance Company*. Aus ihrer Arbeit als Tanzlehrer und Choreographen entwickelte sich jedoch schon bald eine eigene Therapieform. Ausgangspunkt dieser therapeutischen Neuausrichtung waren Beobachtungen, die sie in der Arbeit an der Bühnenpräsenz und dem Gefühlsausdruck von Tänzern und Schauspielern machten.

> Solange kein Gegenüber da war, an das sich die Gefühle richten konnten, blieb der Ausdruck oft oberflächlich, „hohl" oder „leer" […]. Es passierte auch, dass sich diese Unfähigkeit, die Emotionen passend oder vollständig auszudrücken, in ein „Mini-Symptom" verwandelte, wie z. B. Schmerzen im Nacken oder das Einschlafen von Körperteilen. (Wächter 2009, S. 11)

Aus dieser Beobachtung entstand die Idee, ein Gegenüber zu schaffen, das „passend" auf Gefühle reagiert, womit gemeint war, dass es gefühlsmäßig akkommodieren, sich also z. B. von Wut getroffen zeigen sollte. Damit war eine Ausgangsbasis geschaffen, die im Laufe der Jahre zu einer strukturierten Methode mit einer eigenen Theorie[336] führen sollte.

Die Unfähigkeit zu einem adäquaten körperlichen Gefühlsausdruck, die in der Körperarbeit wahrgenommen wurde, wurde von Pesso und Boyden-Pesso mit früheren Lebenserfahrungen erklärt, die sich in Form von Hemmungen und in Körperhaltungen fortschreiben würden.

Welcher Art die Erfahrungen sind und welche strukturelle Bedeutung sie für das weitere Leben entwickeln könnten, auf diese Fragen suchte Pessos Theorie der fünf menschlichen Grundbedürfnisse eine Antwort. Diese Grundbedürfnisse sollten ausreichend, dürfen aber nicht über die Maßen befriedigt werden. Es handelt sich um (1) das Grundbedürfnis nach ausreichend Platz oder Raum, (2) das nach Nahrung und Fürsorge, (3) das nach Unterstützung und Halt, (4) das nach Schutz und (5) das nach Grenzen bzw. nach Begrenzungen (Pesso 1973/1986, S. 95–102; Wächter 2009, S. 21f.). In drei Richtungen kann sich Pesso zufolge die Versorgung der Grundbedürfnisse als problematisch erweisen: Gibt es in der individuellen Geschichte des Klienten zu wenig Nahrung, Fürsorge, Raum usw., bleibt die Befriedigung seiner Grundbedürfnisse mangelhaft, was zu einem Entwicklungsdefizit führt. Wird ihm anders-

335 | Pesso 1973/1986 und Pesso und Moser 1998.

336 | … die selbstredend auf bereits etablierte Ansätze zurückgriff oder eine Nähe zu ihnen aufweist, wie z. B. die Psychoanalyse, die humanistischen Verfahren, die Transaktionsanalyse und die Verhaltenstherapie. Siehe Wächter 2009, S. 12f.

herum jedoch zu viel von etwas zuteil, wird er durch die äußeren Impulse in seiner selbstregulierten Verarbeitung überwältigt und traumatisiert. In einer dritten Variante kommt zur Unzeit zu viel von etwas nach außen: Gemeint ist hiermit ein Überspringen von eigentlich notwendigen Entwicklungsschritten, ein Den-eigenen-Fähigkeiten-Vorauseilen, das sich besonders dort einstellt, wo Kindern zu viel Verantwortung aufgebürdet wird und sie in die Rolle ihrer Eltern schlüpfen (Pesso 2006; Wächter 2009, S. 25f.).

Ausgehend von diesem theoretischen Entwicklungs- und zugleich Krankheitsmodell arbeitet die Pesso-Therapie damit, Szenen des Zuviel, des Zuwenig oder des Zufrüh mit den Klienten aufzuführen, um so auf inszenierten (Um-) Wegen an diesem angenommenen Kern oder Ursprung der Fehlentwicklung therapeutisch ansetzen zu können. Silke Wächter schreibt mit Blick auf ihrer Meinung nach ähnliche therapeutische Ansätze, worunter sie das Psychodrama, die Gestalttherapie oder Familienaufstellungen versteht:

> Gemeinsam mit diesen Ansätzen hat die Pesso-Psychotherapie das szenische oder interaktionistische Element. Eine konflikthafte Situation oder Erfahrung wird mithilfe von Rollenspielern symbolisch dargestellt. Ein innerlich ablaufendes psychisch-emotionales Geschehen wird nach außen gebracht und sichtbar im Raum dargestellt. In der Sprache der Pesso-Psychotherapie ausgedrückt wird dieses innere Geschehen „auf die Strukturbühne" transportiert. (Wächter 2009, S. 14)

Auf dieser Strukturbühne können mehrere Dimensionen aktiviert werden. Darüberhinaus können eine Reihe von „Standardfiguren" auftreten, die den therapeutischen Prozess intensiv begleiten und beeinflussen.

So unterscheidet Pesso zwischen dem Ich des Klienten und einem sogenannten *Piloten*, der dem Ich zugeordnet wird. Dem Ich kommt die Funktion zu, für die Befriedigung der grundlegenden Bedürfnisse Sorge zu tragen, es hat die Aufgabe, ein Bewusstsein zu entwickeln, seine physischen und biologischen Voraussetzungen zu integrieren und einen Piloten auszubilden. Der Pilot stellt in Pessos Theorie eine Art Kommandozentrale dar, die für das bewusste Management aller Aspekte des menschlichen Seins zuständig ist. Mit dem Piloten verbinden sich Aufgaben wie Urteilsbildung, Entscheidungsfindung und -umsetzung, Selbstregulation und Kontrolle (Wächter 2009, S. 20f.).

Als Hilfsfiguren können auftreten: ein Zeuge, die *inneren Stimmen* des Klienten, Halt- und Kontaktfiguren, ein Anwalt sowie Elternfiguren. Auch ihnen kommen je unterschiedliche Funktionen und Einsatzpunkte im Lauf einer sogenannten *Struktur* zu. Unter einer Struktur wiederum ist eine therapeutische Behandlungseinheit in der Pesso-Therapie zu verstehen.

Der Pilot hat die Aufgabe, über die Selbstregulation und -kontrolle, die Urteile und Entscheidungen des Klienten *zu wachen*. Der *Zeuge* hingegen soll sich als empathische Figur auf die Gesten, die Blicke, Körperhaltungen und die Stimme des Klienten konzentrieren und deren emotionalen Gehalt zur Sprache bringen.

Der Zeuge wird als eigene Figur eingeführt und ist nicht mit dem Protagonisten der Szene identisch, also nicht mit dem Klienten, um dessen Thema es in der gruppentherapeutischen Sitzung aktuell geht.[337] Der Zeuge ist auch nicht der Therapeut. Die Rolle wird vielmehr von einem Teilnehmer der Gruppe übernommen. Seine Aufgabe ist es, im Laufe der „Strukturarbeit" eine Übersetzung von non- und paraverbalen Signalen in Sprache zu leisten. Dabei wird ihm eine formelhafte Formulierung vorgeschrieben: „Ich sehe, wie (es folgt ein affektives Wort) du dich fühlst, wenn du …" und nun folgt eine Beschreibung der Situation, über die der Klient gerade spricht (Pesso 1973/1986, S. 242). Dem Zeugen kommt es zu, „elterliche Aufgaben" (im Sinne einer Begleitung der kindlichen Entwicklung) bei der Verbalisierung von Gefühlen zu übernehmen und als ein „warmherziger Spiegel" parteilich im Sinne des Klienten aufzutreten.

> Wir postulieren den „Zeugen" als eine warmherzige, mitfühlende Figur, die sämtliche vom Klienten wahrgenommene Gefühle erkennt, benennt und stillschweigend anerkennt (so wie unsere Eltern das hätten tun sollen, als wir lernten, daß jedes Ding einen Namen hat). (Pesso 1973/1986, S. 241)

Mit den *inneren Stimmen* werden hingegen häufig eher kritische, negative Aspekte in Szene gesetzt. Sie sind Repräsentanten von Überzeugungen, Werten oder Haltungen des Klienten, die von Gruppenteilnehmern dargestellt werden. Ihre Funktion ist es, stärker kognitiven Dimensionen der jeweiligen Szenen Rechnung zu tragen.

> Ebenso wichtig sind *die Stimmen*, also Externalisierungen von inneren Geboten, Erziehungssätzen, Warnungen, Drohungen auf der negativen, von Ermutigungen und Erlaubnissen auf der positiven Seite. Schon die Ermittlung dieser inneren Stimmen ist Teil des therapeutischen Prozesses, genauso wie ihre Lokalisierung im Raum. (Pesso und Moser 1998, S. 13)

In der Hier-und-Jetzt-Zeit der *Strukturarbeit* werden die Halt- und Kontaktfiguren angesiedelt. Sie sollen dem Klienten helfen, mit aufkommenden Gefühlen wie Schmerz, Traurigkeit, Angst etc. zurechtzukommen, und halten oder begrenzen ihn, wie in der Fallvignette gesehen, im wortwörtlichen Sinne.[338] Da-

337 | Die folgenden Absätze sind in Teilen bereits in Kaiser 2018 erschienen.

338 | „Manche Patienten brauchen, bevor sie überhaupt etwas fühlen und sich auf ihre inneren Konflikte einlassen können, eine positive Figur, die ihnen verspricht, bei ihnen zu

rüber hinaus kann zur Stärkung der Klienten-Position auch eine *Anwalts*-Figur in die Strukturarbeit eingeführt werden, das ist eine „Figur, die die Interessen des ‚Klienten' (Kindes) gegenüber wichtigen Personen, gegen die es sich auch in der therapeutischen Szene zunächst einmal nicht zu wehren vermag, mutig vertritt" (Pesso und Moser 1998, S. 13).

Die Elternfiguren sind differenziert angelegt und teilen sich in drei Ebenen auf: Zum einen werden sie von den realen Eltern unterschieden, die in der Strukturarbeit nicht auftreten oder repräsentiert werden. Zum anderen sind jedoch negative und positive Anteile der realen Eltern schon dadurch Teil der Strukturarbeit, dass sie in Erinnerungen und Erlebnissen der Klienten auftauchen; als solche werden sie Thema der Strukturarbeit und können entsprechend von Gruppenmitgliedern aufgestellt werden. Wesentlich sind die Elternfiguren als Verkörperungen *idealer Eltern*, die auf vollkommene Weise auf die Bedürfnisse der *Kinder* reagiert hätten. Betont wird hierbei die rein funktionale Bedeutung der idealen Eltern, die es nie gegeben hat und die es nie geben wird. Ihre Aufgabe ist es, den Klienten eine *heilsame Alternativerfahrung* zu ermöglichen, die ohne sie nicht unmittelbar möglich wäre.

> Die „positiven" und die „negativen" Elternfiguren werden bei Bedarf aus den Gruppenmitgliedern ausgewählt und sorgfältig nach den Wunschbildern des Patienten aufgestellt. Sie sprechen oder handeln ganz im Dienste des Protagonisten und stellen währenddessen eigene Impulse und Konflikte weitgehend zurück. Sie sind Schauspieler, die der Therapeut nach den Vorgaben des Protagonisten anleitet. (Pesso und Moser 1998, S. 12)

An welchen Punkten im therapeutischen Prozess die jeweiligen Figuren situiert werden, ist für die Pesso-Therapie nicht unerheblich. Die Strukturarbeit folgt einem klaren Aufbau, in den die Figuren eingebaut werden.

Strukturen

Eine sogenannte *Struktur* dauert zwischen 50–70 Minuten; in dieser Zeitspanne wird intensiv mit einem Protagonisten im Gruppensetting gearbeitet. Zu Beginn der Strukturarbeit sitzen Klient und Therapeut umgeben von Gruppenmitgliedern beieinander, der Klient berichtet von einem aktuellen Konflikt, ei-

---

sein, wenn sie sich auf ihre schmerzlichen oder auch auf ihre heftigen guten Gefühle einlassen, und ihnen bei der Bewältigung dieser Gefühle Hilfe zu leisten. Es kann sich dabei um einen ‚idealen' Freund handeln oder irgendeine nicht weiter definierte ‚haltende Figur', eine Person, die nichts anderes signalisiert als ihre beruhigende Gegenwart – quasi als Garantie des Überlebens und der wachsenden Integrationsfähigkeit des noch schwachen Ichs." (Pesso und Moser 1998, S. 13).

ner vorherrschenden Stimmung oder Situation, die ihn beschäftigt. Bei Albert Pesso muss man sich diesen Einstieg Moser zufolge in etwa so vorstellen:

> Pesso sitzt dem Protagonisten inmitten der Gruppe meist schräg gegenüber. Dieser versucht auszudrücken, was ihn bewegt oder was er fühlt. Pesso selbst achtet, während der Patient spricht, auf alle Zeichen körpersprachlichen Ausdrucks, auf Gesten, Haltungen und die von ihm berichteten Körperempfindungen. Die Grundhypothese der Pesso-Therapie ist, daß der Körper die Engramme unabgeschlossener früherer Szenen speichert, deren affektiver Gehalt oft nicht bewußt ist. [...] Pesso versucht also zunächst, zu beobachten oder zu erfragen, wo im Körper Energie sich meldet oder staut – in Form von Empfindungen, Bewegungen, Schmerzen, in einem Kribbeln, einer Spannung, Wärme- oder Kältegefühlen usw. Ziel der Therapie ist es, diesen entstellten Impulsen oder Empfindungen unter genauer Beachtung ihrer Einbettung in die gesamte Abwehrstruktur einen Zugang zu Ausdruck und Interaktion zu verschaffen. Dabei spielen, wenn eine interaktive Szene begonnen hat, die verschiedenen Gruppenmitglieder bedeutungsvolle „Andere", die versuchen, durch das Angebot korrespondierender und komplementärer Gesten, Haltungen, Worte oder Sätze eine Handlungssequenz zu konstellieren, in der eine belastende oder traumatisierende Szene oder Lebensphase von früher aufgenommen wird; der unterdrückte Ausdrucks- und Handlungsgehalt kann nun allmählich freigesetzt werden, während zugleich alternative, „bessere" Lösungen am Horizont auftauchen. (Pesso und Moser 1998, S. 10f.)

Ziel der Arbeit ist es also zunächst, eine *Möglichkeitssphäre*, einen therapeutischen Arbeitsraum zu entwickeln, der den Fokus ganz auf das Erleben des Klienten legt, das wiederum sehr genau erfasst werden soll. Der Therapeut will zur *inneren Wahrheit* des Klienten vordringen und setzt hierfür die Hilfsfiguren der Pesso-Therapie, wie z. B. den Zeugen, ein und lässt den Klienten seine emotionalen und kognitiven Themen und Inhalte mithilfe der inneren Stimmen externalisieren. Schritt für Schritt soll die Struktur-Bühne aus dem aktuellen Erleben des Klienten entstehen.

Zentral für diesen Prozess ist die empathische Beobachtung und Rückmeldung, die durch den Zeugen in einer Struktur gewährleistet werden soll. Der Traumaforscher und -therapeut Bessel van der Kolk hebt den „akzeptierenden, nicht urteilenden" Charakter des Zeugen hervor, mit dem er „dem Protagonisten beisteht, indem er seinen emotionalen Zustand spiegelt und registriert, in welchem Kontext sich dieser Zustand manifestiert hat [...]" (van der Kolk 2015, S. 358). Diese zugewandte, parteiische und wertschätzende Beobachtungsweise stellt seiner Meinung nach einen entscheidenden Faktor „für jede Genesung" dar (ebd., S. 363).

Strukturen folgen klaren Rahmensetzungen und arbeiten mit dem ganzen Spektrum von Figuren, die oben skizziert wurden und jeweils einzelnen Strukturebenen zugeordnet werden können. Während die eine Struktur im Hier und Jetzt angesiedelt ist, eröffnet die andere eine szenische Arbeit auf der Ebene vergangener, erinnerter oder fingierter Kindheitsszenen (bzw. Szenen früherer Lebensphasen). So ergibt sich eine klare Architektur von Szenen, mithilfe derer eine Verräumlichung der Erlebnisse innerhalb des therapeutischen Raumes, eine erlebnisnahe Aktivierung von un- oder vorbewussten Aspekten hervorgerufen werden soll. Vier Ebenen werden so differenziert und nacheinander durchlaufen:

(1) die „wirkliche Szene", mit welcher der aktuelle, der gegenwärtige Ausgangspunkt der Arbeit markiert wird;
(2) die „historische Szene", d. h. eine Szene aus der Biographie des Klienten, die mit der gegenwärtigen Szene in einem (strukturellen, assoziativen ...) Zusammenhang stehen mag;
(3) eine virtuelle Szene, die Pesso und Boyden-Pesso „Antidot" nennen. In dieser Szene sollen ausgleichende, begütigende Alternativerfahrungen erarbeitet werden, wobei die Szene auf der gleichen Zeit- und Entwicklungsstufe angesiedelt wird wie die historische Szene;
(4) die „Szene der Integration" soll abschließend helfen, die alternativen Erfahrungen der Antidot-Szene zu verinnerlichen und Schritt für Schritt eine Defiguration der Hilfsspieler und eine Rückkehr in die Gegenwart zu vollziehen.

Wie wichtig die Aufrechterhaltung der Ebenendifferenz der vier Szenen ist, wird beispielsweise an der Figur des Zeugen deutlich, der nicht als Akteur der historischen Szene auftritt, sondern stets aus der Gegenwart des Klienten heraus spricht. Er soll also nicht so tun, als wäre er in der historischen Szene zugegen (gewesen), sondern soll stets im Konjunktiv sprechen. „Wäre der Zeuge zugegen gewesen, hätte er gesehen, wie ... du im Moment von ... gewesen bist", lautet die entsprechende Formel. Auf diese Weise moduliert der Zeuge immer wieder die verschiedenen Ebenen des szenischen Geschehens und trägt dazu bei, dass deren Differenz aufrechterhalten wird.

Re-Inszenierung als Form

Ob „in Aktion" oder in der äußerst handlungsarmen Variante der Freud'schen Psychoanalyse, beide hier betrachteten Formen szenischer Therapie sind durch eine spezifische Rahmen- und Zeitstruktur gekennzeichnet, die sie von den bislang untersuchten Formen unterscheidet. Das Setting und der Prozess einer Psychoanalyse weichen in etlichen Punkten von denjenigen der Pesso-Therapie ab. Der komplexe Übertragungsraum, der im psychoanalytischen

Behandlungszimmer hergestellt werden soll, reduziert den zwischenmenschlichen Kontakt und die Handlungsmöglichkeiten auf ein Minimum, während die Pessos gerade in der Körperlichkeit des Klienten den Spuren der jeweiligen Pathogenese nachspüren und diese in der direkten Konfrontation mit Gruppenmitgliedern ausarbeiten. Beiden Therapieformen gemeinsam ist die Auseinandersetzung mit zentralen Konflikten mittels Spielformen der Re-Inszenierung. In den therapeutischen Einheiten wird mit Szenen gearbeitet, die auf etwas ihnen Vorgängiges verweisen. Der Bezug auf Spuren historischer Szenen, auf Effekte biographischer Ereignisse wird als Schlüssel der Therapie betrachtet, da diese Relikte der Vergangenheit als ungelöste Konfliktkonstellationen für die je spezifische Problematik des Patienten als wesentlich angesehen werden. Die jeweiligen Bezugsgrößen werden jedoch nicht mit konkreten, realen Ereignissen gleichgesetzt, die es im Sinne einer Rekonstruktion vergangener Tatsachen in Szene zu setzen gälte. Es geht weniger um ein Reenactment, als um Re-Inszenierung.[339]

Analog hat die Juristin und Medienwissenschaftlerin Cornelia Vismann das theatrale Dispositiv der Rechtspraxis beschrieben. Im Gegensatz zum Nachstellen eines Tathergangs, den sie als minutiöses Reenactment am Tatort charakterisiert, ist es wesentlich für die Gerichtsverhandlung, an einem anderen, von der Umwelt in hohem Maße abgeschlossenen Raum stattzufinden, einem Eigenraum, in dem gleichfalls eine von der Alltagswelt abgehobene Eigenzeit obwaltet und in dem der Nachvollzug des zu verhandelnden Tatgeschehens nach den Regeln des Gerichts vonstatten geht. Erst in dieser Form der Re-Inszenierung erscheint es möglich, das verhandelte Verbrechen in die symbolische Ordnung zurückzuführen.[340] Die Verbindung zwischen ihrer Beschreibung des theatralen Dispositivs der Gerichtspraxis zur Freud'schen Psychoanalyse stellt

339 | Dies möchte ich auch in Abgrenzung zu früheren Überlegungen herausstreichen, vgl. Kaiser 2014.

340 | „Weder das Wieder-Durchleben einer vergangenen Begebenheit noch das getreue Nachstellen einer vorwerfbaren Handlung hat etwas mit dem Theater gemein, das das Gericht veranstaltet. Réjouer les crimes ist keine Technik des Wiederholens, die dem originalen Geschehen möglichst ähnlich zu sein versucht, wie es beim Nachstellen am Tatort der Fall ist. Dort wird ein Geschehen vorausgesetzt, das rekonstruiert werden soll. […] Für das Nachspielen auf einer anderen Bühne ist es indes konstitutiv, dass die Aufführung an einem anderen als dem Tatort stattfindet. Der Gerichtssaal ist unabdingbarer Bestandteil des Nachspielens, wenn es seine Funktion erfüllen und der Riss von Tat und Wort geglättet werden soll. Das Stück, das auf der Bühne des Gerichts gegeben wird, gehorcht daher nicht den Regeln der getreuen Abbildung. Es unterliegt – angefangen von den architektonisch vorgegebenen Blickachsen bis hin zur festgelegten Redeordnung vor Gericht – den Anforderungen der symbolischen Ordnung an Darstellbarkeit. Alles ist festgelegt bis auf die Aufführung selbst. Sie ist das Ereignis ohne Präzedenz und ohne Wiederholung […].
Replay und Réjouer unterscheiden sich genau in diesem Punkt der Singularität des Ereignisses. Was auf der Gerichtsbühne entsteht, ist etwas Neues, eine Erzählung über das, was sich zugetragen hat. Diese Übertragung eines Geschehens vom realen Ort, dem Tatort, auf

Vismann selbst mehrfach her. So heißt es bei ihr mit Blick auf die transformative Funktion des Gerichtssaals: „Das in der frühen Neuzeit beliebte Wort vom theatrum meint den Schauplatz, ganz so, wie Freud diesen Ausdruck verwendet, als Szene einer Umwandlung." (Vismann 2011, S. 33)

Für Freud war es der Raum der Übertragung, der im psychoanalytischen Behandlungszimmer entstehen sollte, den er als Schau- oder „Tummelplatz" beschrieb, auf dem es dem Patienten „gestattet wird, sich in fast völliger Freiheit zu entfalten, und auferlegt ist, uns alles vorzuführen, was sich an pathogenen Trieben im Seelenleben des Analysierten verborgen hat" (Freud 1914/1999, S. 134). „Auf diesem Feld muß der Sieg gewonnen werden", schreibt er in einem Text *Zur Dynamik der Übertragung* (Freud 1912b/1999, S. 374), und macht deutlich, dass es unabdingbar ist, die Übertragungsprozesse aufführen zu lassen, die in der Begegnung zwischen den beiden Akteuren virulent sind. Was unbewusst das Selbst- und Weltverhältnis des Patienten regierte, muss in und durch diese Aufführung „aktuell und manifest" werden, „denn schließlich kann niemand in absentia oder in effigie erschlagen werden" (ebd.). Wie Laplanche und Pontalis betont haben, wäre es ein Missverständnis, würde „diese Wiederholung [...] in einem realistischen Sinne verstanden werden, der die Aktualisierung auf effektiv erlebte Beziehungen beschränkte" (Laplanche und Pontalis 1973/1998, S. 556). Vielmehr handele es sich um „die psychische Realität, die übertragen wird", um „symbolische Äquivalente dessen, was übertragen wird" (ebd.).

Cornelia Vismann hat für die Gerichtspraxis zwei zentrale Dispositive identifiziert: ein agonales Dispositiv, das sie an der architektonischen Struktur des Amphitheaters und dessen Primat der Sichtbarkeit festmacht, und ein theatrales (siehe oben Kapitel IV.3). Freuds Einsatz kann man als eine Verabschiedung der amphitheatralischen Anordnung à la Charcot wie auch des Settings der Bühnenhypnose verstehen. Anstelle einer Evidenz, die auf einer Sichtbarkeit vor aller Augen beruht, setzte er auf eine szenische Evidenz, die sich im Übertragungsraum des psychoanalytischen Behandlungszimmers ereignen und der Therapie der neurotischen Erkrankungen dienen sollte. Die psychoanalytische „Kammer" kann für diesen Zweck „gar nicht geschlossen genug sein", soll in ihr zwischen den beteiligten Akteuren ein Drittes entstehen.[341] Diese Produktion

die hochartifizielle Bühne des Gerichts macht aus der Tat ein Ereignis in der Sprache." (Vismann 2011, S. 31–33).

341 | Siehe in Analogie Vismann 2011, S. 80: „Die Amphitheater in Athen waren am Südhang der Akropolis gelegen. Sie öffneten sich auf das Meer, und als ob damit an Athens Rolle als ausgreifende Weltmacht erinnert werden sollte, nimmt das Drama seinen Lauf im Gleichlauf mit der Sonne. Die untergehende Sonne fällt mit dem Tragödienende zusammen. Diese Öffnung auf die Umwelt unterscheidet das agonale Dispositiv von der theatralen Entscheidungssituation, die in einer Kammer stattfindet, die gar nicht geschlossen genug sein kann."

eines Dritten im psychoanalytischen Setting ist m. E. eine zutiefst theatrale Form, auch und gerade weil sie sich vom Reenactment der Hysterie ebenso abgrenzt wie in mancherlei Hinsicht vom dramatischen Schauspiel und in noch höherem Maße von der amphitheatralischen Bühnensituation.

In der Pesso-Therapie wird diese Abgrenzung weniger durch die räumliche Anordnung als vielmehr durch eine wiederholte, das Geschehen rahmende Kommunikation und durch explizite Figurationsprozesse erzeugt, die klar auf unterschiedliche Ebenen des szenischen Prozesses bezogen werden und diesen jeweils vorbehalten bleiben.

Formen der Re-Inszenierung sind darauf angewiesen, im Hier und Jetzt einer therapeutischen Situation aufgeführt zu werden, um zum Ausgangspunkt einer Analyse oder etwa einer weiterführenden körpertherapeutischen Arbeit werden zu können. Das Hier und Jetzt steht gewissermaßen im Schatten der Spuren einer Vergangenheit, die die gegenwärtige Begegnung strukturell steuern. Durch die Re-Inszenierung innerhalb des therapeutischen Rahmens werden diese potenziell auch für den Patienten greif-, wahrnehm- und dadurch schlussendlich therapierbar.

Doch das Hier und Jetzt der therapeutischen Aufführung kann in deutlich höherem Maße zum Ankerpunkt szenischer Therapien genommen werden, wie im folgenden Kapitel an Formen des therapeutischen Enactments diskutiert werden soll.

IV.6 enacted

6.1 Marykay. Eine Gestalttherapie bei Fritz Perls

Ein älterer, bärtiger Mann mit langen weiß-grauen Haaren sitzt neben einer jungen Frau. Zu seiner Rechten steht ein leerer Stuhl. Die drei Plätze, die das Arrangement offeriert, stehen einander zugekehrt in einem dreieckigen Winkel. Ein Tischchen befindet sich nebenbei, auf dem Zigaretten und ein Aschenbecher liegen. Anstelle einer Couch und eines Sessels an deren Seite stehen hier drei Stühle so einander zugewandt, dass man von ihnen aus in direkten Blickkontakt zueinander treten kann.

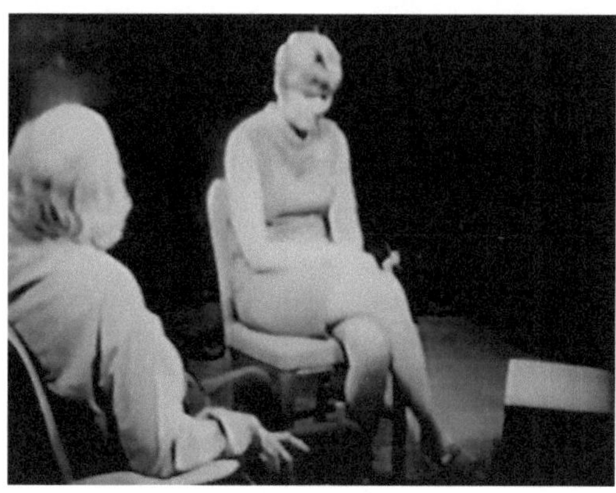

Abb. 22
Fritz Perls und Marykay.
Filmstill: Fritz Perls,
Case of Mary Kay (1968)

Der ältere Mann ist Therapeut. Marykay, so der Name der Frau, ist etwa zwanzig Jahre alt und die Protagonistin einer Gestalttherapie. Die Sitzung findet in einem Gruppensetting statt, d. h., um die beiden herum befinden sich weitere Personen, die dem Geschehen beiwohnen – entgegen der beinahe intim wirkenden, durch einen Lichtkegel optisch vom restlichen Raum abgesetzten Konstellation im Zentrum.

Die szenische Form, die sich in Marykays Therapiesitzung abzeichnet, möchte ich als Enactment charakterisieren, um den spezifischen Aufführungscharakter, der auf einer Betonung der Jetzt-Zeit und der Improvisation beruht, hervorzuheben.[342] Wie das Psychodrama Jacob Levy Morenos gibt die Gestalttherapie eine Antwort auf die theatrale Anordnung in der Freud'schen Psychoanalyse, die den Aufführungscharakter der therapeutischen Begegnung neu akzentuieren und der Improvisation große Bedeutung geben sollte. Sowohl Perls als auch Moreno grenzten sich vom Freud'schen Setting ab und betonten – wenn auch in unterschiedlicher Weise – den Augenblick, das Hier und Jetzt der therapeutischen Situation. Die Gestalttherapie wird zu den Gruppenthera-

342 | Wenn ich im Folgenden von Enactment spreche, dann folge ich dabei nicht dem Wortgebrauch, wie er in der psychoanalytisch geprägten Psychotherapie geläufig ist. Ulrich Streeck hat sich mit diesem Wortgebrauch kritisch auseinandergesetzt und vier verschiedene Verwendungsweisen herausgestellt:

„1. werden Phänomene Enactments genannt, die als Folge von Agieren auftreten. Enactment bezeichnet das Ergebnis, während Agieren die Aktivität meint. Gemeint sind hier also jene Phänomene, die zustande kommen, wenn ein Patient agiert. Wie das Agieren steht auch das Enactment in bezug zur Übertragung: es gilt als Folge des Handelns des Patienten und somit als dessen individuelle Gestaltung;

2. werden Enactments als symbolische, aber nichtsprachliche Interaktionen zwischen Analytiker und Patient aufgefaßt, die für beide eine unbewußte Bedeutung haben. Hier gelten Entactments als kommunikative Aktivitäten zwischen den beiden am therapeutischen Dialog Beteiligten. Nicht nur das Sprechen, sondern auch das nichtsprachliche Handeln von Patient und Analytiker zählt dabei zur symbolischen Kommunikation;

3. werden als Enactments Verhaltensweisen des Patienten bezeichnet, die unbewußt darauf angelegt sind, beim Analytiker eine korrespondierende Reaktion oder ein korrespondierendes Handeln auszulösen, und die bei ihm eine entsprechende Handlungsbereitschaft tatsächlich provozieren. Hier geht es in vielen Fällen auch um nichtsprachliche Verhaltensweisen.

Es kann dann dazu kommen, daß jede Seite das eigene Verhalten als Reaktion auf das Verhalten des Gegenübers erlebt;

4. werden als Enactments Produktionen angesehen, die durch das Handeln des Patienten und durch das des Analytikers gemeinsam gestaltet werden. Es sind ‚joint creations', die sich oft mit Hilfe nichtsprachlichen Verhaltens entwickeln, ohne daß sich sagen ließe, wer hier auf wen reagiert und wessen Handeln nur Folge des Verhaltens des anderen ist oder wessen Verhalten das Verhalten des Gegenübers bewirkt hat. Enactments in diesem Sinn sind szenischen Darstellungen vergleichbar, die wie Inszenierungen auf einer Bühne erkennen lassen, ‚was los ist'." (Streeck 2000, S. 31f.)

Lediglich in der vierten von Streeck identifizierten Bedeutungsebene des Enactments in der Psychotherapie zeigen sich Bezüge zur Arbeitsweise von Perls und Moreno, allerdings handelt es sich hier nicht um szenische Produktionen, die mit Bühnendarstellungen in einem metaphorischen Verhältnis stehen. Insbesondere nicht, sofern man hierunter „Inszenierungen" im Format des dramatischen Theaters versteht. Vielmehr geht es hier um konkrete Aufführungen, die zwar bestimmten Regeln und Phasen folgen, in dem, was in ihnen aufgeführt werden kann, jedoch sehr frei sind. Enactments als therapeutische Aufführungen im Hier und Jetzt beruhen somit gleichermaßen auf klaren Rahmensetzungen wie auf freier Improvisation und depotenzieren die Bedeutung vorgängiger Erfahrungen oder Strukturen auf ein Minimum.

pien gezählt und Moreno als ein Begründer gruppentherapeutischer Verfahren betrachtet. Dennoch maßen die beiden therapeutischen Modelle trotz ähnlicher Grundkonstellation den Gruppen ein verschieden großes Gewicht bei. In welcher Weise Perls seinen gestalttherapeutischen Standpunkt und eine spezifische therapeutische Praxis entwickelte, soll zunächst in groben Umrissen skizziert werden, bevor die Fallgeschichte von Marykay wieder aufgegriffen und in ihrer szenischen Form eingehender analysiert werden soll.[343]

Entstehung und Grundannahmen der Gestalttherapie

Die Gestalttherapie wurde Mitte des 20. Jahrhunderts von Friedrich (Fritz) Salomon Perls und Laura Perls (1905–1990) sowie von Paul Goodman (1911–1972) entwickelt. Laura Perls hatte in Frankfurt am Main Jura, Philosophie und Psychologie studiert, in Lehrveranstaltungen von Max Wertheimer dessen Gestaltpsychologie kennengelernt und darüber hinaus Ende der 1920er-Jahre eine psychoanalytische Ausbildung begonnen, bevor sie 1930 Fritz Perls heiratete. Fritz Perls hatte in Berlin Medizin studiert, 1921 seinen Dr. med. absolviert, beim Gestaltpsychologen Kurt Goldstein assistiert, war bei Karen Horney in Analyse gewesen und hatte 1930 eine Lehranalyse bei Wilhelm Reich gemacht. 1934 verließen sie gemeinsam aufgrund des entstehenden NS-Regimes Deutschland, um nach Südafrika zu emigrieren. In Südafrika gründeten Laura und Fritz Perls das erste psychoanalytische Institut dort, nahmen selbst jedoch nach und nach eine immer kritischere Position gegenüber der Psychoanalyse ein. Einige Jahre später übersiedelten sie in die USA. 1941 hatten sie ihr gemeinsames Buch *Ego, hunger and aggression. The beginning of Gestalt therapy* veröffentlicht und Kontakt zu dem Schriftsteller Paul Goodman aufgenommen, mit dem sie 1946 gemeinsam das *New York Institute for Gestalt Therapy* gründeten. Nach ihrer Trennung war Laura Perls vor allem am New Yorker Institut tätig, während Fritz Perls verstärkt in den 1960er-Jahren am *Esalen Institute* in Big Sur, Kalifornien arbeitete, Workshops gab und 1969, ein Jahr vor seinem Tod, am Lake Cowichan (Vancouver Island, Kanada) eine Gestalt-Gemeinschaft gründete.

343 | Wie schon im Kontext der Psychoanalyse beziehe ich mich auch in diesem Kapitel auf männliche Gründungsfiguren: Sigmund Freud, Fritz Perls, Jacob Levy Moreno. Selbstverständlich gab es auch andere wichtige Vertreter der jeweiligen therapeutischen Richtungen. Anna Freud, Lore Perls und Zerka Moreno haben wie viele andere weibliche Vertreterinnen der Psychoanalyse, der Gestalttherapie und des Psychodramas einen bedeutenden Beitrag zu deren Entwicklung geleistet. Dass ich mich trotzdem auf die kanonischen männlichen Gründungsfiguren konzentriere, ist dem Umstand geschuldet, dass ihre Arbeit in einem ganz anderen Maße dokumentiert und publiziert wurde – eine Ausgangssituation, der in weiterführenden Studien Abhilfe zu schaffen wäre.

Der Impuls, die Gestalttherapie zu entwickeln, entstand also aus einer Kritik an der klassischen psychoanalytischen Schule (siehe oben, Kapitel IV.5.1). Die Gestalttherapie entwickelte gegenüber dem handlungsarmen und in der Anordnung der Körper ausgesprochen statischen theatralen Modell eine Form der Gruppen- und Einzeltherapie, in der Sehen und Hören, Zeigen und Reden auf strukturell ganz andere Art und Weise zueinander ins Verhältnis gesetzt werden konnten.

Schon in den 1940er-Jahren hatte Fritz Perls das klassische Setting der Psychoanalyse verdächtigt, die Riten christlicher und jüdischer Religionen aufzugreifen: „Hier liegt der Patient auf einer Couch, und der Psychoanalytiker sitzt hinter ihm wie ein unsichtbarer Gott über den Wolken, der nicht gesehen werden darf" (Perls 1941/2007, S. 278). Harsch grenzten er und Laura Perls sich in *Ego, hunger and aggression. The beginning of Gestalt therapy* von der psychoanalytischen Anordnung ab:

> Wie kann ein Patient jemals Kontakt zur Realität herstellen, wenn die analytische Situation auf einer so mystischen Ebene gehalten wird? Der Patient hat nichts, woran er sich halten kann außer der Stimme des Analytikers, und manchmal nicht einmal diese. Ich hatte einmal einen Analytiker, der wochenlang den Mund nicht auftat; um anzuzeigen, daß die Stunde beendet war, scharrte er nur mit dem Fuß. [...] Verwandeln Sie den Psychoanalytiker, der ein so ehrfurchtgebietendes Bild bietet, in ein menschliches Wesen auf gleicher Ebene wie der Patient. Hören Sie auf, die Angst und den Protest des Patienten als „Gottesübertragung" zu deuten! Solange der Analytiker sich weiterhin wie ein Priester verhält, mit all den Riten der festgelegten analytischen Sitzordnung und der zwanghaften Zeitbeschränkung [...], muss der Patient den Analytiker korrekterweise als religiöses Objekt deuten [...]. (Ebd., S. 278f.)

Gestalttherapie wolle demgegenüber das innere Potenzial von Menschen hervorlocken, sie zu mehr Selbstbestimmtheit, zu mehr Achtsamkeit und einer Offenheit für Begegnungen mit der Welt führen und damit ihre Lebendigkeit steigern, heißt es in Lehrfilmen von Fritz Perls aus dem Jahre 1969.[344]

Während in der Gestalttherapie mit einer *unabgeschlossenen* Gestalt ein letztlich pathologischer Zustand bezeichnet wird, wird unter dem Begriff der *vollständigen* oder *geschlossenen* Gestalt die Fähigkeit beschrieben, alle Seiten eines Menschen zu aktivieren und zu *verlebendigen*. Gestalt meint bei Perls ein Ganzes, Vollständiges, welches jeder Mensch als persönliches Entwicklungsziel

344 | Hier handelt es sich um Originalaufnahmen, die beim Auditorium Netzwerk, Mühlheim, als DVD erschienen sind: Fritz Perls, *Einführung in die Gestalttherapie*. Lehrfilm in englischer Sprache, ca. 96 Minuten. Die DVD umfasst u. a. die Themen „Hier und Jetzt", „Achtsamkeit (Awareness)", „Alles hängt von Achtsamkeit ab", „Was ist Gestalt?".

anstreben solle. Eine unabgeschlossene Gestalt hingegen wird damit erklärt, dass der wechselseitige und notwendige Anpassungsprozess zwischen dem Organismus bzw. der Psyche eines Menschen und seiner Umwelt aufgrund von Störungen nicht vollständig vollzogen wurde. Ergebnis eines solchen fehlgeleiteten Anpassungsprozesses sei eine Kontaktstörung. Eine unabgeschlossene Gestalt dränge auf ihren Abschluss hin. „Wie kommt man an diese Gestalten? Ganz einfach, diese Gestalten tauchen auf, das Wichtigste und Drängendste wird zuerst auftauchen." (Perls 1969)

Unabgeschlossenen Gestalten wird damit eine ähnliche Dynamik zugeschrieben, wie Freud sie im Zusammenhang mit den Hysteriepatienten beschrieben hatte, deren traumatische Erinnerungen sich gleichfalls immer wieder einen Weg in das Leben der Patienten bahnen. Die „Hysterischen" litten an ihren „Reminiszenzen", hatte Freud in den *Studien über Hysterie* konstatiert (Freud und Breuer 1895/1999, S. 86). Doch Perls grenzte sich auch in diesem Punkt von der Psychoanalyse ab, indem er betonte, in der Gestalttherapie keine archäologische Suchbewegung betreiben zu wollen.[345] Hier sei eine Arbeitsweise nötig, die sich strikt an das „Offensichtliche" hielte, die also die Phänomene, die durch die non- und paraverbale Kommunikation wahrnehmbar würden, zum Ausgangspunkt für die gestalttherapeutische Arbeit machte:

> Wenn du Augen und Ohren hast, ist die Welt offen. Niemand kann Geheimnisse haben, und der Neurotiker hält nur sich selbst zum Narren, und niemand sonst — außer eine Zeitlang vielleicht, wenn er ein guter Schauspieler ist.[346]

> Meistens passen sie in der Psychiatrie auf den Klang der Stimme gar nicht auf, sondern abstrahieren einfach die sprachliche Äußerung von der Gesamtpersönlichkeit. [...] [Die] ganze Persönlichkeit, wie sie sich in Bewegungen, in der Haltung, im Stimmklang, in Bildern ausdrückt —, es ist so viel unschätzbares Material vorhanden, daß wir nichts anderes zu tun brauchen, als zu Offensichtlichkeiten, zu äußersten Oberflächen zu greifen und es dem Patienten wiederzugeben, damit es ihm bewußt wird.[347] [...] Wir haben es also ziemlich leicht, verglichen mit den Psychoanalytikern, weil wir das ganze Sein des Menschen unmittelbar vor uns

345 | Zur Prominenz der archäologischen Metaphern in der Freud'schen Psychoanalyse siehe Mertens und Haubl 1996.

346 | Obgleich Perls dies in Abgrenzung zur Freud'schen Position formulierte, erinnert seine Einlassung stark an Freuds berühmtes Diktum aus dem *Bruchstück einer Hysterie-Analyse*: „Wer Augen hat zu sehen und Ohren zu hören, überzeugt sich, daß die Sterblichen kein Geheimnis verbergen können. Wessen Lippen schweigen, der schwätzt mit den Fingerspitzen; aus allen Poren dringt ihm der Verrat." (Freud 1905a/1981, S. 240).

347 | Perls verweist hier auf die Einführung des *Feedback* durch Carl Rogers, markiert jedoch zugleich, dass Rogers' Feedback auf die sprachliche Ebene beschränkt blieb, wohingegen die Gestalttherapie dieses auf das ganze Spektrum para- und nonverbaler Phänomene ausweitete (Perls 1969/1974, S. 62).

> haben, und das deshalb, weil die Gestalttherapie Augen und Ohren gebraucht und der Therapeut absolut im Jetzt bleibt. (Perls 1969/1974, S. 62)

Auch für Freud war es, wie wir gesehen haben, unabdingbar, die Übertragungen in der Behandlungssituation zwischen Analysand und Analytiker dingfest zu machen, sie *„in effigie* [zu] erschlagen", wie er es etwas martialisch ausdrückte (Freud 1912b/1999, S. 374). Doch galt sein Interesse durchaus jenen Szenen, die in der Vergangenheit unbewältigt geblieben waren und zu jenen unbewussten Konflikten geführt hatten, um deren Erinnern und Durcharbeiten es im Laufe einer Psychoanalyse ging.[348] Perls hingegen interessierte sich weniger dafür, im „Krebsgang" zurück in die Vergangenheit zu gelangen. Ihm ging es um eine genaue Beobachtung des *Hier und Jetzt.*

Um die Bedingungen dafür zu schaffen, dass unabgeschlossene Gestalten innerhalb von Therapiesitzungen zutage befördert werden können, arbeitet die Gestalttherapie mit spezifischen Settings und einer Reihe von Interventionen, die zunächst einmal die Achtsamkeit („awareness")[349] des Patienten steigern sollen. Grundsätzlich kann eine Gestalttherapie in verschiedenen Settings umgesetzt werden, doch eine Gestaltanalyse in Einzeltherapie ist eher die Ausnahme und für Lehrsituationen und sogenannte *schwere Fälle* vorgesehen. Gestalttherapie kann als Gruppentherapie mit fortlaufenden Gruppen angeboten werden. Fritz Perls selbst arbeitete mit einer Variante, die man als Einzeltherapie in der Gruppe charakterisieren könnte.[350] Die Gruppe steht im Hintergrund, doch auch ihr kommen (anteilig) verschiedene Funktionen zu, die für den Gestaltprozess und den Protagonisten wichtig sein können. Gruppenmitglieder können ihm sein Verhalten spiegeln, ihn mit Wahrnehmungen konfrontieren, Empathie zeigen, auch wenn die Gesamtanordnung wenig Spielräume für direkte Kommunikation oder Interaktion zwischen dem Protagonisten und der Gruppe eröffnet.

---

348 | Zu Perls Beziehung zu Freud siehe auch Bocian und Staemmler 2000.

349 | Perls Verständnis der Achtsamkeit unterscheidet sich von denjenigen therapeutischen Ansätzen, die heutzutage im Anschluss an Jon Kabat-Zinn u. a. entwickelt wurden und vor allem auf fernöstliche meditative Techniken zurückgreifen. Wenn Perls von Achtsamkeit spricht, meint er vor allem ein Gewahrwerden für non- und paraverbale Interaktionen, ein Bewusstsein für Körperlichkeit und Körperspannungen, die ein Schlüssel für seine gestalttherapeutischen Analysen und Interventionen sind.

350 | „Grundsätzlich mache ich eine Art Einzeltherapie im Rahmen einer Gruppe, aber es beschränkt sich nicht darauf; sehr oft passiert es einfach, daß sich ein Gruppen-Happening ergibt." (Perls 1969/1974, S. 80). Daneben arbeitete Perls auch mit anderen Formaten, wie dem des Seminars, einer ein bis zwei Tage dauernden Veranstaltung für Großgruppen. Hier konnten mithilfe von Kleingruppenarbeit oder mit Demonstrationen und Vorträgen vor allem für Ausbildungskontexte Impulse gesetzt werden.
Workshops dauerten hingegen zwischen zwei Tagen und zwei Wochen und waren eher für Gruppenstärken von 15 Personen angelegt. In zwei bis drei Sitzungen pro Tag sollte so eine intensive Lernerfahrung ermöglicht werden.

Ein zentrales Ziel ist, dass sich der Patient seiner bewusst, aufmerksamer und konzentrierter werden soll. Der Protagonist nimmt auf dem *Hot Seat* Platz und arbeitet mit einem weiteren leeren Stuhl daran, seine Gefühle und Körperhaltungen oder -spannungen wahrzunehmen wie in der eingangs angeführten Therapiesituation zwischen Marykay und Perls. Die beiden Stühle sind ein zentrales Mittel der Gestalttherapie, um ein solches Gewahr- und Bewusstwerden zu fördern. Vom Therapeuten erfordert es eine situationsadäquate Form des Arbeitens.

> Fritz Perls hat einen therapeutischen Prozeß entwickelt, der im Idealfall auf vorgefertigte Konzepte verzichtet. Er unterscheidet „reden über" und moralische Grundsätze vom Prozeß der Therapie. Statt mit eigenen Hypothesen oder mit den Erklärungsansätzen zu arbeiten, die der Patient bereithält, sieht Fritz unsere Aufgabe in der Auseinandersetzung mit dem, was ist, und dem beobachtbaren Verhalten, das das Phänomen ausmacht, mit dem wir uns beschäftigen. Nachdem sie diese Unterscheidung getroffen hat, wendet sich die Gestalttherapie dem zu, was wir erfahren, statt dem, was wir darüber denken. Das bedeutet, dass der Gestalttherapeut eine bestimmte Situation schaffen muß. Er selbst wird dabei zu einem Katalysator, der dem Patienten zu einem Bewußtsein von dem verhilft, was in diesem Moment geschieht. Das erreicht er dadurch, dass er die vielfältigen Ausweichversuche des Patienten frustriert. (Perls und Baumgardner 1975/1990, S. 30f.)

Das improvisierende Agieren in der Jetzt-Zeit der therapeutischen Szene dient dem Ziel, den Patienten zur Übernahme von Selbstverantwortung zu bewegen und ihm zu ermöglichen, sich entfremdete Anteile des eigenen Selbst wieder anzueignen.

So lautet auch Perls Ausgangsdiagnose in Marykays Fall, sie leide an ungelösten Konflikten mit ihrer Mutter und einer daraus resultierenden Unfähigkeit, „Zuneigung und Nähe auszudrücken" (ebd., S. 253). Ziel ihrer Sitzung ist es demzufolge, die unterdrückten Gefühle, welche sie gegenüber der Mutter hegt, an die Oberfläche zu bringen und eine Integration in ihr Gefühlsleben zu ermöglichen, ohne dass die Mutter selbst zugegen sein müsste. Selbst- und Fremdwahrnehmung speisen sich somit aus dem, was die Protagonistin über sich und die eigene Mutter empfindet und phantasiert.

Das Verhältnis zwischen Therapeut und Patient wird, wie schon die Sitzordnung andeutet, in der Gestalttherapie deutlich symmetrischer gedacht als in der Psychoanalyse. In rhetorisch scharfer Abgrenzung wird das Hier und Jetzt zum Dreh- und Angelpunkt erklärt. Alle für Diagnose und Therapie relevanten Themen zeigen sich Perls' Theorie zufolge in der therapeutischen Situation selbst.

> Wenn wir den anderen beobachten, versuchen wir stets in Erfahrung zu bringen, ob er sich autistisch auf sich selbst bezieht oder ob er an den Erscheinungen teilhat, die ihn umgeben. In welchem Rhythmus wechselt er zwischen beiden Bereichen hin und her? Welche Kontakte läßt er zu? Wo hält er sich meistens auf? Kehrt er, nachdem er andere Menschen wahrgenommen hat, zu seinen Gefühlen oder in seinen Kopf zurück? (Ebd.)

Wie ein solcher Wechsel von Beobachtungen auf der einen und Interventionen auf der anderen Seite gestaltet wurde, wird anhand der Therapiesequenzen anschaulich, die Perls in Textform und als Videoaufzeichnungen veröffentlicht hat. Nach einer kurzen Exploration des Themas geht er mit dem Patienten in *medias res*.

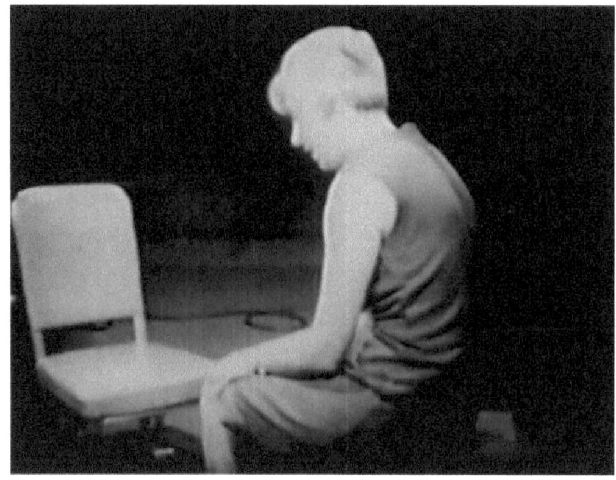

Abb. 23
Marykay vis-à-vis dem Hot Seat.
Filmstill: Fritz Perls,
Case of Mary Kay (1968)

Gehen wir zurück auf die eingangs erwähnte Falldarstellung: Fritz, wie er sich selbst im Kontext der Therapiesitzungen nannte, fordert Marykay auf: „So, nun setz die Mama auf diesen Stuhl hier: ‚Mama, ich bin sauer auf dich'" (ebd., S. 253). Marykay folgt dieser und den weiteren Regieanweisungen, spricht ihm nach, improvisiert Dialoge mit ihrer Mutter, setzt sich mal auf den einen, mal auf den anderen Stuhl, je nachdem, ob sie für sich selbst oder für ihre Mutter spricht.[351]

351 | Frank Staemmler hat Perls' Vorgehensweise so charakterisiert: „Auf sein Geheiß hin erhebt sie sich nach einer gewissen Zeit und setzt sich vorübergehend auf einen anderen, bislang leeren Stuhl, dem ‚empty chair', der sich in ein bis zwei Meter Abstand vis-à-vis gegenüber ihrem ursprünglichen Platz befindet. Dabei wendet sie sich ihrer zuvor benutzten Sitzgelegenheit zu und spricht zu dieser so, als säße sie selbst noch dort. Nach einer Weile wechselt sie wieder zurück an ihren ersten Ort, um von hier aus sich selbst zu antworten, die gerade noch den anderen, nun wieder leeren Stuhl benutzt hatte. Dieser Wechsel wiederholt sich einige Male, wobei die Klientin offenbar intensive Emotionen durchlebt. Eine Gruppe konzentrierter Beobachter verfolgt schweigend das Geschehen …" (Staemmler 1995, S. 9f.).

Perls interveniert: Er macht Marykay aufmerksam auf ihre Mimik, die mit den artikulierten Gefühlsausdrücken nicht kongruent sei, er äfft den Klang ihrer Stimme nach, überzeichnet diese, lässt sie mehrfach Sätze und Dialogelemente wiederholen, korrigiert Marykays Aussagen, wenn sie über ihre Gedanken und Wahrnehmungen berichtet, statt diese in Form eines direkten Dialogs zwischen einem Ich und einem Du auszuagieren. Beim finalen Ausbruch von Gefühlen, der den Durchbruch des nun endlich authentischen Gefühlslebens in Szene setzt, nimmt er Marykay in die Arme.

Der Chor bei Perls oder: Einzeltherapie in der Gruppe

Der Gefühlsausbruch Marykays wird nicht nur vom Therapeuten mit einer Geste der Empathie beantwortet, der bedauert, an diesem Tag die obligatorischen Taschentücher auf dem Beistelltischchen vergessen zu haben. Auch die Gruppe reagiert auf das Geschehen.

In welcher Weise, darüber geben uns Filmaufnahmen nähere Auskunft. Perls hatte Ende der 1960er-Jahre eine Reihe von Therapiesitzungen von einer bzw. mehreren Kameras aufzeichnen lassen. Dabei handelte es sich um Studioaufnahmen, die zu Lehrzwecken hergestellt wurden und die Szene entsprechend dieser Zielsetzung aufbereiteten. Nicht nur im Fall von Marykay prägte die Aufnahmesituation die Ausleuchtung der Szene und ihre technische Einrichtung.[352]

Allerdings bleibt auch in diesen Aufzeichnungen der Raum, in dem sich Marykays Szene ereignet, wortwörtlich im Dunkeln. Wie bereits erwähnt, spielt sie sich in einem deutlich abgegrenzten Lichtkegel ab, welcher sich über die zentral gesetzten drei Stühle erstreckt. (Marykay stößt sich beim ersten Positionswechsel vom *Hot Seat* auf den *Empty Chair* sogar den Kopf an der Deckenbeleuchtung, die offenbar sehr tief gehängt wurde, um den beleuchteten Bühnenausschnitt so klein wie möglich zu halten.) Doch auch wenn die Aufnahmen von Marykays Fall sich im Wesentlichen auf die Wiedergabe der zentralen Konstellation um Perls und die Protagonistin beschränken, liefert der Film auch Hinweise auf die anderen Teilnehmer der Sitzung, die im Halbkreis um die zentrale Szene herum sitzen und deren Kleidungsstücke oder Beine

352 | Noch deutlich früher als Perls hatte Jacob Levy Moreno mit Ton- und Videoaufzeichnungen von Psychodramasitzungen bzw. eigens produzierten therapeutischen Filmen gearbeitet, für die er 1935 mit den *Therapeutic Motion Pictures* eine dafür ausgelegte Produktionsfirma gründete. Zu Morenos therapeutischen Film- und TV-Experimenten siehe Kaiser 2018.

hinter ihr ab und an ins Bild geraten. Die Gruppe befindet sich paradoxerweise sichtbar im Off.

Dieser medialen Darstellung entspricht Perls' Sicht auf Gruppenprozesse. Die Gruppe wird nicht aktiv in die jeweilige Gestaltarbeit im Zentrum einbezogen und wird in aller Regel auch nicht nach ihrer Meinung zu dem Arbeitsprozess des Protagonisten befragt.[353] Perls unterbindet einen solchen Austausch erklärtermaßen, sobald er den Eindruck gewinnt, dass dieser die konkrete Arbeit der Protagonisten nicht wesentlich fördert:

> Normalerweise greife ich nur ein, wenn ein Gruppengeschehen zu einer bloßen Klugscheißerei wird. Die meisten Gruppentherapien sind nichts anderes als Mindfucking. Ping-Pong Spielchen, „Wer hat recht?", Meinungsaustausch, Interpretationen, all solcher Käse. Wenn die Leute das tun, trete ich dazwischen. Wenn sie ihre Erfahrungen mitteilen, wenn sie aufrichtig sind in ihren Äußerungen – wunderbar. Oft ist die Gruppe sehr stützend, aber wenn sie bloß „hilfreich" ist, schmeiße ich sie raus. Helfer sind Betrüger, Einmischer. (Perls 1969/1974, S. 80)

So, wie die Gruppenmitglieder im Film über Marykay in Erscheinung treten, sind sie vor allem eines: ein Resonanzraum für die Protagonistin. Gegen Ende des Films häufen sich Schnitte, in denen für einen kurzen Moment Gruppenmitglieder ins Bild kommen. Auf die emotional aufgeladenen Aufnahmen von Marykay folgen in der Montage Nahaufnahmen der Gesichter von Zuschauerinnen, die ein affektives Echo auf die Geschehnisse darstellen. Wie gebannt schauen sie auf Marykays phantasierten Dialog mit ihrer Mutter, ringen selbst um Fassung, wischen sich schnell Tränen aus den Augen, kurz: sie zeigen die Bereitschaft, sich mit ihrem Konflikt und/oder ihren Gefühlen zu identifizieren oder die Intensität und Stärke der Auseinandersetzung, die Marykay mit ihrer Mutter und ihren eigenen Gefühlen unter Perls Leitung führt, schlicht zu beglaubigen.

Diese Anwesenden sind gleichfalls Patienten, auch sie sind schon an die Reihe gekommen oder können im Anschluss an Marykays Therapieeinheit an die Reihe kommen. Obgleich sich die Gruppenmitglieder in aller Regel erst während der Workshops kennenlernen, bilden sie mehr als nur eine funktionale Einheit.

Auch für Jacob Levy Moreno und die von ihm entwickelten therapeutischen und soziometrischen Ansätze war die Gruppe ein zentraler Aspekt. Moreno,

353 | Die Resonanz der Gruppenmitglieder kann durchaus auch anders ausfallen. Die Transkripte von Video- und Tonbandaufzeichnungen der Gestaltsitzungen weisen auch Lacher und Zwischenrufe aus dem Publikum auf. Siehe Eintragungen in Klammern in den diversen Fallgeschichten in Perls 1969/1974.

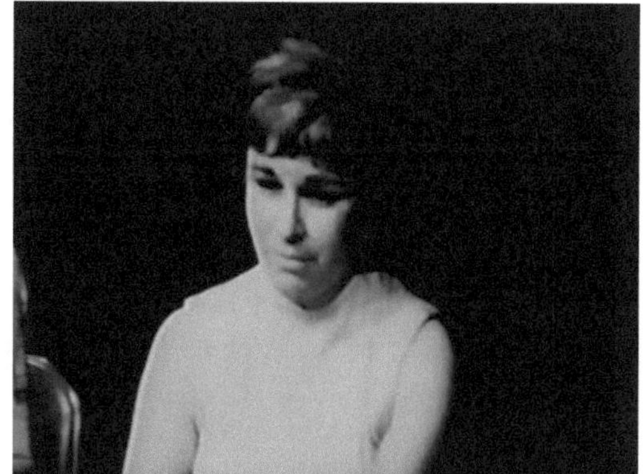

Abb. 24
Teilnehmerin an Gestalttherapiesitzung. Filmstill: Fritz Perls, *Case of Mary Kay* (1968)

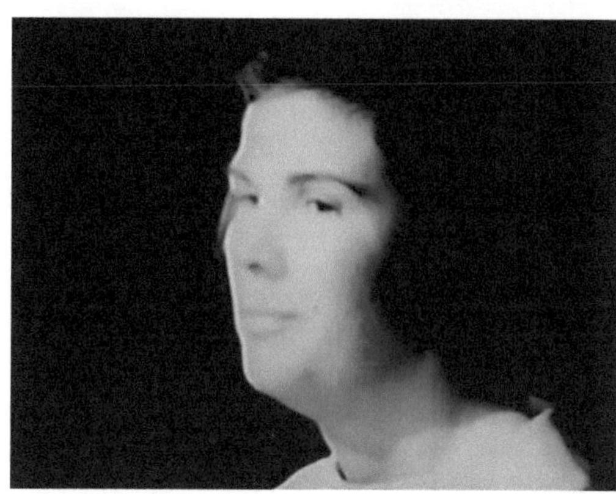

Abb. 25
Teilnehmerin an Gestalttherapiesitzung. Filmstill: Fritz Perls, *Case of Mary Kay* (1968)

der sich zeitlebens für Beziehungsdynamiken in Paar- und Gruppenkonstellationen interessierte, war es wichtig, diese mit soziometrischen Verfahren zu untersuchen, sie zu visualisieren und messbar zu machen und mithilfe von Gruppentherapie und Psychodrama zu behandeln.[354] Das Psychodrama als eine Therapieform, die in und mit Gruppen durchgeführt wird, sollte *idealiter* aus Mitgliedern zusammengesetzt sein, die ähnliche Ausgangsproblematiken oder -themen teilten. Gruppe und Protagonist werden auch bei Moreno also nicht in Form einer Gegenüberstellung von Protagonist hier und unbeteiligten Zuschauern dort konzipiert, sondern auf eine möglichst starke

354 | Bernhard Strauß und Dankwart Mattke erkennen Moreno als einen Pionier der Gruppentherapie an und erwähnen, dass er 1932 in einer Publikation die „theoretischen Grundlagen der Gruppenpsychotherapie" beschrieben hätte (d. i. in der deutschen Ausgabe Moreno 1959), den Begriff der Gruppenpsychotherapie damit prägte und das Tätigkeitsfeld professionalisierte (Strauß und Mattke 2012, S. 11). Siehe auch Maria Majce-Egger (1999, S. 19).

Gemeinschaftsbildung hin entworfen. Die Gruppenmitglieder verbindet das von Moreno sogenannte *tele*, eine Neubesetzung des griechischen Wortes für *fern, weit,*[355] die jedoch weniger eine große Entfernung zwischen den Beteiligten, sondern vielmehr die Vermitteltheit ihrer Nähe zum Ausdruck bringt. 1956 schrieb Moreno in *Philosophy of the Third Psychiatric Revolution*:

> Die Personen treffen sich im Raum; sie treffen sich vielleicht das erste Mal, in all ihrer Stärke und Schwäche – menschliche Akteure erfüllt von Spontaneität und Begeisterung. Es ist nicht Einfühlung°; es ist Zweifühlung° (Tele) – Zusammensein, Teilen des Lebens. [...] Die Begegnung ist unvorbereitet, nicht strukturiert, nicht geplant, ungeprobt – sie findet unter der Ägide des Augenblicks statt. Sie ist ,im Augenblick' und ,im Hier' und ,im Jetzt'. (Zit. nach Hutter und Schwehm 2009/2012, S. 193)[356]

Im Psychodrama löst sich aus dieser Begegnung der Gruppe ein Protagonist, um auf der Psychodramabühne sein Anliegen vorzustellen (siehe unten). Wie das von Perls favorisierte Setting der Einzeltherapie in der Gruppe, weist auch das Psychodrama eine Nähe zum Verhältnis von Chor und Chorführer bzw. Protagonisten im Theater auf.[357] Das Hervortreten eines Einzelnen aus der

---

355 | Der Begriff des Tele ist von Moreno im Zusammenhang mit seinen soziometrischen Experimenten entwickelt worden und sollte u .a. verdeutlichen, warum sich unterschiedliche Beziehungsmuster in der Soziometrie feststellen lassen und wie Anziehungs- und Abstoßungskräfte im Sozialen wirksam sind. Moreno grenzt das Tele – wie überhaupt das Psychodrama von der Psychoanalyse – kritisch vom psychoanalytischen Begriff der Übertragung ab.

356 | Moreno reflektierte die Bedeutung der Gruppenmitglieder als Zuschauer nicht nur für die Bühnensituation, sondern auch für den therapeutischen Film. Siehe hierzu seinen Aufsatz, *Psychodrama and Therapeutic Motion Pictures*, der 1944 in der Zeitschrift *Sociometry* erschien (Moreno 1945). Auch Morenos Pläne für psychodramatische TV-Sendungen legten ein mehrdimensionales Verständnis der Publika zugrunde, die in unterschiedlicher Weise adressiert wurden. Siehe Kaiser 2018.

357 | Auf diesen Zusammenhang hat bereits Daniel Rosenblatt hingewiesen und ihn mit Blick auf die Gründungsfiguren der Gestalttherapie hin differenziert: „Fritz und Laura Perls und Paul Goodman hatten Anfang der fünfziger Jahre mit dem Experiment begonnen, Therapie mit Klienten im Rahmen einer Gruppe durchzuführen. Sie wurden dazu wohl durch Morenos Arbeiten mit dem Psychodrama angeregt. Die Perls' und Moreno waren als emigrierte Therapeuten in New York miteinander bekannt, und Fritz erkannte oft sehr schnell den Wert neuer Techniken, um sie sogleich in seinen eigenen Ansatz miteinzubeziehen. Dabei benutzte er die Gruppe vor allem als Hintergrund, vor dem er eine Einzelarbeit durchführte. Dadurch bekamen die anderen Gruppenmitglieder die Rolle von Zuschauern in einer Art von ,Chor'. Seine Beziehung zur Gruppe blieb außen vor, seine Aufmerksamkeit galt dem einzelnen Klienten, der Person auf dem ,heißen Stuhl'. Laura Perls und Paul Goodman dagegen achteten mehr auf die Gruppe als Ganzes, auf die Kontakte zwischen den Gruppenmitgliedern und zwischen diesen und dem Leiter. Um diese Stilunterschiede noch deutlicher zu machen: Fritz hatte mehr Einfluss in einer begrenzten Zweier-Beziehung, Laura und Paul ließen sich mehr in einen Prozess mit dem System aller

Gruppe zäsuriert das Geschehen und markiert in der Therapiesitzung wie vor allem im Antiken Theater den Anfang der Szene als Handlungseinheit.[358] Es ist konstitutiv für die Herausbildung des Einzelnen als Figur, wie Hans-Thies Lehmann in seiner Studie zum Subjekt im antiken Theater gezeigt hat (Lehmann 1991, S. 31f.). Mehr noch: Im antiken Theater ist der Auftritt des Protagonisten, „durch" den sich „die Tragödie [...] vollzieht" (Tatari/Haß 2014, S. 77f.), daran gebunden, dass ihm die Möglichkeit des Auftritts gewährt, der Raum für einen Auftritt, für eine Figuration eröffnet wird.

> Die Protagonisten können in der Tragödie, selbst wenn diese ihren Namen trägt, nicht allein oder für sich genommen erscheinen. Sie können nur auftreten, wenn ihnen von ihrer Umgebung, von der sie sich abgrenzen, ein Ort eingeräumt beziehungsweise ein Ohr geliehen wird. Dafür ist im antiken Theater der Chor da. (Ebd.)

Der Chor, das sind „Leute, die mitgehen [...], weil sie schon da sind, wenn das Theater beginnt oder das Drama einsetzt" (ebd.). In der Gestalttherapie wie im Psychodrama sind es die jeweilige Gruppe und der Gestalttherapeut bzw. Psychodramaleiter mit seinem Stab an sogenannten Hilfs-Ichen, die schon da sind, bevor die einzelne Szenen- und Gestaltarbeit einsetzt.[359]

Wie man Fritz Perls' veröffentlichten Sitzungsprotokollen entnehmen kann, war es in seiner Form der Gestalttherapie er selbst, der markierte, wann ein Auf- oder Abtritt in die und aus der Szene erfolgen konnte. Doch entschieden sich die Gruppenteilnehmer selbst, in welcher Reihenfolge sie auf dem *heißen Stuhl* Platz nehmen wollten. Sobald zu Beginn einer Sitzung alle Teilnehmer im

---

Gruppenmitglieder ein. Natürlich arbeiteten auch Laura und Paul gelegentlich mit einem einzelnen Gruppenmitglied, währenddessen die anderen nur Zuschauer waren, aber dies war nur eine ihrer Möglichkeiten, wogegen es für Fritz praktisch die einzige Methode war." (Blankertz und Doubrawa 2005, S. 95).

358 | So die Literaturwissenschaftlerin Juliane Vogel. Sie bezieht sich auf Hinweise, dass „die Entstehung der Tragödie auf das Ereignis eines ersten Auftritts zurückzuführen" (2014, S. 24) sei. In der Aristotelischen Poetik beginne die „Geschichte des tragischen Spiels mit der Figur des Exarchonten – des Chorführers – [...], der in enthusiastischer Erregung aus dem Chor der Dionysosbegeisterten heraustritt und als distinkter und klar umschriebener Einzelner seinen Dithyrambos anführt. Hier handelt es sich um eine wirkungsmächtige Hypothese, die der klassische Philologe Karl Otfried Müller in seiner 1841 erschienenen *Geschichte der griechischen Literatur* mit den Worten kommentierte: ‚Zumindest berechtigen die Worte des Aristoteles, daß die Tragödie von den Vorsängern des Dithyramb ausgegangen sei', von einem besonderen Hervortreten der Chorführer auszugehen.' Folgt man diesem in der Philologie nicht unumstrittenen Gründungsmythos, so beginnt die Geschichte der dramatischen Form mit einer ersten und formstiftenden Absonderung" (ebd.). Siehe die historische Referenz bei Müller 1841, S. 31, außerdem Christians 2016, S. 56f.

359 | Tatsächlich hatte Perls während seines Studiums in den 1910er-Jahren als Statist bei Max Reinhardt gearbeitet und auf diese Weise persönlich Erfahrung mit der Wiedereinführung von Massenchören in das moderne Theater gemacht.

Stuhlkreis bzw. auf dem Therapeutenstuhl Platz genommen hatten, eröffnete er die nächste Therapieeinheit regelmäßig mit der Frage, wer bereit sei, auf diesem mit der Arbeit zu beginnen. Die Option, selbst zu entscheiden, wann man sich aus der Gruppe lösen und zum Protagonisten werden wollte, betonte somit zweierlei: zum einen die Angewiesenheit darauf, den Raum für diesen Auftritt gewährt zu bekommen, zum anderen die Eigenverantwortung des Patienten für seinen Auftritt.

Dass es zu kurz greifen würde, Perls und Marykay als Schauspieler und die Gruppenteilnehmer als ihr Publikum zu beschreiben, wird m. E. besonders dort deutlich, wo die Aufzeichnungstechnik selbst thematisch wird.

Die Video- und Tonaufzeichnungen von Gestalttherapiesitzungen waren Grundlage derjenigen Transkripte, die zu Lebzeiten und nach Perls' Tod in Schriftform veröffentlicht wurden, um auf diesem Wege die Technik der Gestalttherapie zu vermitteln. Zunächst einmal kam den Kameraaufnahmen also eine Lehrfunktion zu, die sie in eine Reihe mit klinischen Demonstrationen rückt.[360] Doch der Einsatz technischer Medien veränderte auch die Therapiesituation selbst und erschöpfte sich nicht in ihrer dokumentarischen Funktion. In den Aufzeichnungen sowie den Transkripten, die Perls veröffentlichte, finden sich Hinweise auf komplexe Konstellationen, die auch und gerade durch die Gegenwart einer Kamera im Szenenraum hervorgerufen wurden.[361]

Wenn eine Patientin während einer *Awareness*-Übung, in der sie ihre Wahrnehmungen zum Ausdruck bringen sollte, feststellte, dass sie den Kameramann sah, und sich im weiteren Verlauf ihrer Therapieszene mit dieser Entdeckung auseinandersetzen musste;[362] wenn die Kamera selbst zum Element eines Dialoges wurde und nun stellvertretend durch den Patienten auf dem *heißen Stuhl* Platz nehmen sollte, weil sich eine ganze Gruppensitzung immer wieder mit dem Thema *Lampenfieber* auseinandersetzte,[363] dann veränderte

---

360 | Zur inhärenten Theatralität klinischer Demonstrationen siehe Didi-Hubermann 1997, Herrn und Friedland 2014, Ledebur 2012, zur Audiovision in diesem Kontext Rotzoll 2018 sowie Kaiser 2009.

361 | Siehe zum komplexen Interdependenzverhältnis von Aufführen, Aufzeichnen und Anordnen die Beiträge in Ankele et al. 2018.

362 | So heißt es etwa in der Therapie von Dianne („Schrankenlose Gier"), während sie Wahrnehmungsübungen, die eine Grundtechnik der Gestalttherapie darstellen, durchexerziert: „Jetzt entdecke ich mein weißes Bein. (Sie seufzt.) Ich entdecke mein Seufzen, meine Konfusion – Punkt. Jetzt entdecke ich, daß ich mich fühle, als versteckte ich mich." Intervention von Fritz: „Okay. Unterscheide jetzt danach, ob du etwas entdeckst oder ob irgend etwas dicht entdeckt – dich überrascht." Dianne: „Zwischen etwas, das mich entdeckt, und meiner eigenen Entdeckung. (Sie seufzt.) Jetzt entdecke ich Dick – Punkt." (Dick ist der Kameramann, der den Film dreht.) (Perls und Baumgardner 1990, S. 201).

363 | So dokumentiert in einer anderen Gestalttherapiesitzung mit College-Studenten, die gleichfalls gefilmt wurde. Die Kamera wird hier nicht nur wahrgenommen und thema-

die Gegenwart des Mediums die Grundkonstellation der therapeutischen Szenographie in mehrfacher Hinsicht.

Perls griff diese Wahrnehmungen auf, er überging die Präsenz und die Auswirkungen der Aufzeichnungsmedien nicht, sondern trug Sorge dafür, dass diese in die gestalttherapeutische Szene einbezogen wurden.[364] Das Lampenfieber, welches durch die Wahrnehmung von Kamera oder Kameramann hervorgerufen wurde, deutet darauf hin, dass die Medien der Aufzeichnung wesentlich dazu beitrugen, dass die gestalttherapeutische Szene in anderer Weise *als* eine Bühnensituation wahrgenommen und reflektiert wurde.[365] Mit der Kamera und der Situation des Gefilmt-Werdens drängte sich den Beteiligten offenbar eine Relation auf, wie sie für einen Protagonisten gegenüber einem oder mehreren unbeteiligten Beobachter(n) kennzeichnend ist.

tisiert, sondern auch direkt adressiert: „FRITZ: [...] Wende dich an die Kamera. Sag es der Kamera.

BARBARA: (Sie schaut zur Kamera.) ‚Ich habe wirklich Angst vor dir.'

FRITZ: Spiel jetzt die Kamera. Setz dich hierhin und spiel die Kamera. Was würde die Kamera dir wohl antworten? Wenn du als Kamera irgendein Gefühl hättest – was würdest du sagen? Rede mit dem Mädchen, das soviel Angst hatte.

BARBARA: (Sie setzt sich auf den anderen Stuhl und spricht als Kamera.) Ich sehe dich dort sitzen. Ich sehe, daß du nervös bist. Ich sehe, daß du unsicher bist. Ich sehe, daß mit dir alles *in Ordnung* ist. (Sie seufzt erleichtert auf.)" (Perls und Baumgardner 1990, S. 176f.).

364 | Lampenfieber war auch für den Psychoanalytiker Ferenczi ein deutlicher Hinweis auf eine Veränderung der Selbst- und Situationswahrnehmung, nur dass er dieses Phänomen ganz anders aufgriff als Perls: „Von Personen, die bei öffentlichen Reden, musikalischer oder schauspielerischer Produktion durch ‚Lampenfieber' gehemmt sind, erfährt man, daß sie in solchen Momenten sehr häufig in einen Zustand der Selbstbeobachtung verfallen: sie hören ihre eigene Stimme, merken jede Bewegung ihrer Glieder etc., und diese Spaltung der Aufmerksamkeit zwischen dem objektiven Interesse am Gegenstand der Produktion und dem subjektiven am eigenen Verhalten stört die normalerweise automatisch ablaufende motorische, phonatorische oder rednerische Leistung. Es ist irrtümlich zu glauben, daß solche Leute infolge übergroßer Bescheidenheit ungeschickt werden; im Gegenteil: ihr Narzißmus stellt übergroße Anforderungen an ihre eigene Leistung. Nebst der negativ-kritischen (ängstlichen) Beobachtung der eigenen Leistung gibt es auch eine positiv-naive, wobei sich die Aktoren gleichsam an der eigenen Stimme oder sonstigen Leistungen berauschen und auf das Inhaltliche derselben vollkommen vergessen. Das ‚dédoublement de la personalité' beim Sprechen ist oft auch ein Symptom des inneren Zweifels an der Aufrichtigkeit des Gesagten." (Ferenczi 1923/1972, S. 134f.).

365 | Siehe: „FRITZ: Du hast Lampenfieber, und es sind Leute da draußen. Mit anderen Worten, du bist auf der Bühne.

B: Ja, ich glaube, das ist mein Gefühl.

F: Was hältst du davon, mit deinem Publikum in Kontakt zu kommen?" (Perls 1969/1974, S. 137).

Mittelsmänner: Perls und Moreno

So wie Perls derjenige ist, der die Zäsuren für den Auftritt und Abgang der Protagonisten setzt, ist auch er derjenige, der den Takt für den Wechsel vom *heißen* auf den *leeren* Stuhl vorgibt. „Auf sein Geheiß hin erhebt [die Patientin] sich nach einer gewissen Zeit und setzt sich vorübergehend auf einen anderen, bislang leeren Stuhl, den ‚empty chair', der sich in ein bis zwei Meter Abstand vis-à-vis gegenüber ihrem ursprünglichen Platz befindet" (Staemmler 1995, S. 9f.). Er gibt die Regieanweisungen, setzt die Foki, auf die sich die Wahrnehmung richten soll, gibt Aktionen und Szenenwechsel situativ vor, spiegelt zum Beispiel die Stimmlichkeit oder die Körperhaltung des Protagonisten. Aber er gestaltet auch den imaginativen Rahmen für die Phantasien, die der Patient in der Gestaltszene bearbeiten soll.

> Der Gestalttherapeut entwickelt ganz bewußt Vorstellungen in der Absicht, dem Klienten eine bestimmte Szenerie zu verschaffen. Er bietet ihm eine Bühne und Requisiten, zuweilen auch Charaktere und ein Ensemble, um ihm die Möglichkeit zu geben, jene Rollen durchzuspielen, in denen er sich am liebsten sieht, und um ihm die Gelegenheit zu geben, sich mit den Ausschnitten seines Daseins auseinanderzusetzen, die er auf die Welt projiziert. Mit Hilfe seiner Phantasie läßt der Therapeut eine Welt entstehen, in der das „Opfer" diejenigen ausfindig machen kann, die ihn bedrängen. Im Anschluß daran kann er dann deren Rollen einnehmen. (Perls und Baumgardner 1975/1990, S. 57f.)

Im Vergleich zum viel kritisierten Psychoanalytiker, der sich überwiegend schweigend und still außerhalb des Sichtfeldes des Analysanden aufhält, nimmt Perls direkten Einfluss auf die Entwicklung des gestalttherapeutischen Verlaufs. Perls sitzt auf seinem Stuhl, auch die „Szenerie[n]" und „Requisiten" (ebd.) sind eher imaginativer und weniger materieller Art. Doch die Steuerung des Gesamtgeschehens liegt zum überwiegenden Teil in seiner Hand, er entscheidet, was gerade *Sache* und was in jeder Phase des Geschehens wann und wie zu tun ist.

Hatte Freud den „Widerstand" aufseiten des Patienten über Bande entkräften wollen, sieht Perls sich in einer deutlich konfrontativeren Rolle: „Meine Funktion als Therapeut ist es, euch zum Gewahrwerden des Hier-und-jetzt zu verhelfen und euch jeden Versuch, daraus auszubrechen, zu versagen" (Perls 1969/1974, S. 81). In diesem Sinne obliegt es dem Therapeuten, all jene Verhaltensweisen zu thematisieren oder auszuschließen, die einem *ernsthaften* therapeutischen Prozess zuwiderlaufen. Der Patient soll nicht *über* Beziehungen reden, sondern diese dialogisch imaginieren, inkongruente oder Perls' Eindruck nach nicht authentische Gefühle sollen möglichst korrigiert, „mind fucking" verhindert und eine Delegation der Eigenverantwortung (beispielsweise an den Therapeuten) unterbunden werden.[366] Die gestalttherapeutische Szene von Marykay setzt damit ein, dass Perls ihr die Inkongruenz von sprachlichem Gefühlsausdruck und Mimik so lange spiegelt, bis sie zu einer Verhaltensänderung gelangt.

> MARYKAY: „O Mama, ich bin wirklich sauer auf dich." (Sie lächelt.)
>
> FRITZ: Also, achtest du auf dein Gesicht; Hast du bemerkt, dass du gelächelt hast?
>
> MARYKAY: Ich hab's nicht bemerkt, aber ich … ich denke, es stimmt.
>
> FRITZ: Ja. Also, die Äußerung von Abneigung und das Lächeln passen nicht zusammen. (Sie lächelt wieder.) Du machst wieder so ein Gesicht. Merkst du's? Spürst du dein Gesicht?
>
> MARYKAY: Ja, ja, ja. (Pause. Sie wird ernst.) Mutter, ich bin einfach sauer auf dich. Warum kannst du mich nicht einfach in Ruhe lassen?
>
> FRITZ: Sag das noch einmal!
>
> MARYKAY: Warum kannst du mich nicht einfach in Ruhe lassen? Verstehst du, warum kannst du mich nicht einfach ich sein lassen?
>
> FRITZ: Mach dein Anliegen deutlicher. Sprich im Imperativ.
>
> MARYKAY: Mutter, laß mich einfach ich sein. Verstehst du. Warum begreifst du nicht, daß ich einfach ich bin, und du bis du, und ich bin ich. Und warum gibst du mir das Gefühl, als wärst du…
>
> FRITZ: Nja, nja, nja, nja. (Sie lacht kurz auf.) Warum, warum, warum…
>
> MARYKAY: Stimmt, okay. In Ordnung. In Ordnung. (Perls/Baumgardner 1990, S. 253f.)[367]

---

366 | Eine Positivliste umfasst hingegen: „Echtheit, Reife, Verantwortung für die eigenen Handlungen und das eigene Leben, Fähigkeit zu antworten (response-ability) und im Jetzt leben, das Schöpferische des Jetzt zur Verfügung haben, das ist alles ein und dasselbe." (Perls 1969/1974, S. 60).

367 | Sequenzen wie diese erinnern an Probenprozesse, in denen nach einer Möglichkeit gesucht wird, einen Satz auf die Art und Weise auszudrücken, die an dieser Stelle (womög-

In seinen schriftlichen Transkriptionen der Videoaufzeichnungen, die wie dramatische Texte gesetzt sind, kommt die Kluft zwischen einem (Nach-)Sprechen, das in Anführungszeichen gesetzt wird und damit ein in zweifacher Hinsicht uneigentliches Sprechen bleibt, und jenen Konstativa, die in Klammern gesetzt das wiedergeben, was in der Szene sichtbar wurde, zur Erscheinung.

Perls beständige Interventionen, Spiegelungen etc. zielen darauf ab, eine bestimmte Qualität des Selbstausdrucks und der Selbstwahrnehmung zu provozieren, deren Aufrechterhaltung zu kontrollieren und Abweichungen davon entweder mithilfe von Interventionen wieder aufzufangen oder aber die entsprechende Sequenz oder (Gruppen-)Konstellation abzubrechen. Wie ein Trainer, Regisseur auf der Probebühne oder, in Perls eigenen Worten: ein Katalysator[368] ringt er mit seinen Patienten um Details ihrer Aussprache, ihrer Körperhaltung, ihrer Mimik, während diese Sätze aussprechen, die zum Teil sie selbst formulieren, zum Teil er ihnen vorgibt. So bleibt Perls in seinen Interventionen sehr nah und unmittelbar an den Aussagen und vor allem Ausdrucksweisen, die ihm seine Patienten offerieren, modelliert diese wie eine Rohmasse, ohne Zeit zu lassen für eine anschließende Reflexion oder Deutung. Was geschieht, geschieht im Hier und Jetzt. Im Moment der therapeutischen Arbeit soll die Transformation von einem unbewussten zu einem achtsam erspürten Zustand vonstatten gehen.

Ähnlich aktiv tritt Mitte des 20. Jahrhunderts Moreno in seiner Rolle als Psychodramaleiter auf. Auch er fungiert als Mittelsmann. Um die Art, wie er diese Rolle definierte, zu verstehen, ist es notwendig, zunächst einen Blick auf die Konstruktion *der* und die Abläufe *auf der* Psychodramabühne zu werfen. Denn diese ist weniger ein Ort, als vielmehr ein Beziehungsnetz, in dem und mithilfe dessen Themen und Anliegen externalisiert, sicht- und spürbar gemacht werden können. „Bühne, Protagonist, therapeutischer Leiter, Hilfs-Iche und die Gruppe sind jene Personen, die auf der Psychodramabühne agieren", fasst es die Theaterwissenschaftlerin Brigitte Marschall zusammen (1988, S. 60, siehe auch Marschall 2012).

---

lich aus der Perspektive eines Regisseurs betrachtet) als richtig, angemessen und stimmig zur jeweiligen Szene betrachtet werden mögen.

368 | „Das therapeutische Agens, das Mittel der Entwicklung, ist also, Aufmerksamkeit und Bewußtheit zu integrieren. [...] Aufmerksamkeit ist ein absichtlich gewählter Weg, der in Erscheinung tretenden Vordergrund-Figur zuzuhören [...]. Was ich also als Therapeut tue, ist, als Katalysator nach beiden Richtungen zu wirken. Ich schaffe Situationen, in denen ein Mensch dieses Sich-festgefahren-Haben – das Unangenehme – erfahren kann, und ich frustriere überdies sein Vermeiden, bis er bereit ist, seine eigenen Kräfte einzusetzen." (Perls 1969/1974, S. 60).

6.2 Die Psychodramabühne. Spielebenen und Raumstruktur.

1939 verfasste Moreno[369] einen Entwurf sowie ein Manuskript für einen psychodramatischen Film, dessen Titel *Psychodrama of a Marriage, or Matrimony, Psychodrama of a Triangle* hätte lauten können.[370] Der Film sollte eine Paartherapie aufgreifen und dramatisch variieren, die Moreno Ende der 1930er-Jahre in seiner Klinik in Beacon, New York, geleitet hatte. Etwa 1948 entstand ausgehend von diesem Material der Film *Psychodrama of a Marriage*, von dem einzelne Filmrollen erhalten sind.[371]

Folgt man Morenos *Entwurf*, so sollte die erste Einstellung, der *establishing shot*, vom Bühnenraum ausgehen:

> The Theatre for the Psychodrama becomes visible, first the stage, level after level, the columns, then the balcony, the auditorium, finally the small balcony from which the lights are thrown upon the stage. Lights are seen, red for panic,

369 | Moreno hat im Laufe seines beruflichen Lebens eine so große Fülle an Tätigkeiten und Qualifikationen ausgeübt, dass er sich schwerlich auf einzelne Berufsbeschreibungen reduzieren lässt. Er war Mediziner und Psychiater, er war Theatermacher und -regisseur im Kontext der Wiener Theateravantgarde, er begründete die Soziometrie und das Psychodrama, lancierte entsprechende Initiativen zur internationalen Verbreitung und Professionalisierung dieser Ansätze und leitete ab Mitte der 1930er-Jahre seine eigene Klinik. Darüber hinaus war er sehr interessiert an medialen und technischen Innovationen, die er in seine künstlerischen, soziometrischen und psychodramatischen Tätigkeiten einbezog.

370 | An dieser Stelle möchte ich sehr herzlich Jonathan D. Moreno für die Erlaubnis danken, an dieser Stelle Material aus dem Nachlass seines Vaters zu publizieren.

371 | René Marineau hat diesen und drei weitere Filme in einer restaurierten, rekonstruierten und kommentierten Fassung veröffentlicht. Er hatte die Filmrollen während einiger Recherchen zu seiner Moreno-Biographie im Bostoner Nachlass entdeckt, konnte sie mit an seine Universität nach Kanada nehmen und dort restaurieren lassen. Wie er mir mitteilte, musste die Reihenfolge der Filmsequenzen jedoch rekonstruiert werden, da sie sich aus den Archivbeständen nicht mehr ablesen ließ. Auch heute sind die Originale nicht sortiert und teilweise in einem sehr schlechten Zustand, wie ich während eines Forschungsaufenthalts an der Countway Library in Boston feststellen musste. Die Zuordnung der einzelnen Rollen war auch für Marineau nicht klar, zumal das Drehbuch nicht mit den vorhandenen Filmsequenzen in Übereinstimmung zu bringen war. Auch wenn die Filmszenen auf einer Fallgeschichte beruhen, wurden diese für den Film in Teilen jedoch fiktionalisiert. Als Schauspieler traten Morenos Studenten auf sowie er und seine Frau, Zerka Moreno.
An dieser Stelle möchte ich René Marineau für seine Unterstützung und näheren Auskünfte herzlich danken!

> cries of anguish are heard) yellow, green, (the cries become softer) the lights melt into blue and silver (the voice becomes released, relaxed and tender.)[372]

Am Anfang steht der Raum, den die Kamera Ebene für Ebene erfasst und für den Zuschauer erschließt. Die Bühne wird als eine geschichtete Struktur erkennbar, die von Säulen, einem Balkon und einem Zuschauerraum umgeben ist. Lichter tauchen den Bühnenraum nach und nach in Farben und werden so mit Stimmen aus dem Off unterlegt, dass sie mit Gefühlslagen korreliert werden können.

Bei dem Raum, den Bild- und Tonspur hier erschließen sollen, handelt es sich um Morenos eigene *Psychodramabühne*. 1936 hatte er, nachdem er auch in den USA als Mediziner und Psychiater anerkannt worden war, ein Anwesen in der kleinen Stadt Beacon, 60 Meilen nördlich von New York City, gekauft und die Erlaubnis erhalten, dort ein eigenes Sanatorium zu betreiben. Durch eine wohlhabende Patientin, die seine Projekte finanziell unterstützte, war es ihm bald möglich, seine Vorstellungen von einer Psychodramabühne zu realisieren (vgl. Marineau 1989, S. 130f.).

Der Bühnenraum in Beacon bestand im Zentrum aus drei runden Ebenen, die stufenweise eine zentrale Holzbühne bildeten.[373] In einer Beschreibung des amerikanischen Psychologen Gardner Murphy (1895–1979) aus dem Jahr 1937, die unter dem Titel *The Mind is a Stage* im *Forum Magazine* veröffentlicht wurde, heißt es über deren Ausstattung:

> There are three stage platforms – concentric circles – a large one at the bottom, a middle-sized one, and at the top a small one. The balcony, a few feet above the highest circle, is really a fourth stage. The lowest stage almost literally melts into the floor of the theater; the audience melts into the group of players (for patients, members of the staff, and visitors all take part); and the action on the stages flows back and forth as individuals enter and leave the scenes.[374]

Gestützt durch zwei Säulen befand sich also an der einen Seite ein Balkon, der im Halbrund die zentrale Bühnenebene von oben umsäumte und überhaupt nicht dafür konzipiert war, Zuschauern eine erhabene Sichtachse auf

372 | *Outline for film with suggested titles*, Countway Library for Medicine, B MS c 66_14, Folder 204.

373 | Zum Verbleib von Morenos Psychodramabühne berichtet Adam Blatner: „In the 1980s, Moreno's Institute in Beacon, New York, was sold and the theatre taken down. Much of the original stage, however, was moved over to a nearby institute hosted by the psychodrama director, Claire Danielsson, in Broughton Place." (Blatner, Online-Ressource: https://www.blatner.com/adam/pdirec/hist/stages.htm, zuletzt besucht: 13. 10. 2018).

374 | Murphy, *The Mind is a Stage*, in: Scrapbook, 1925–1961, Countway Library for Medicine, B MS c 66_121.

ein Spielgeschehen zu ermöglichen. Der Balkon konnte vielmehr als Spielebene genutzt werden. Wie Brigitte Marschall feststellt, diente der Balkon einer Erweiterung der „Zeit- und Raumebenen der Lebenswirklichkeit", die auf der Psychodramabühne ihre Darstellung finden sollte; auf dem Balkon hätten „Heroen und Übermenschen" auftreten können, um so „verschiedene Welten simultan" entstehen lassen zu können (Marschall 1988, S. 60). Die komplexe Bühnenstruktur sollte einerseits ein Spiel mit mehreren Wirklichkeitsebenen und -facetten unterstützen. Neben der Lebenswirklichkeit der Protagonisten konnten nicht nur „Heroen", sondern alle möglichen Gefühls- und Erlebnisdimensionen explizier- und externalisierbar werden. Für Morenos psychodramatische Sitzungen war es grundlegend, dass die Szenen mithilfe von Mitspielern auf der Bühne all das zur Aufführung brachten, was für die Vorstellungswelt der Protagonisten von Bedeutung war. „Auf der Bühne ist es beispielsweise auch möglich, mit Verstorbenen oder Wahnfiguren zu sprechen; dafür schuf Moreno den Begriff ‚surplus reality'" (Wieser 2005, S. 333).[375]

Andererseits erweiterte die Bühnenstruktur auch das Handlungs- und Beobachtungsspektrum aller beteiligten Akteure, wofür neben der Funktion des Spielleiters und seines Stabs an sogenannten Hilfs-Ichen[376] auch die der Protagonisten und der Zuschauer resp. Gruppenmitglieder Sorge trugen.

Der Zuschauerraum erstreckte sich auf der anderen Seite des Bühnenrunds. Ein Halbkreis aus Stühlen schloss an die Bühne an, ja, bereits die untersten Stufen konnten von den Zuschauern genutzt werden, um näher an das zentrale Geschehen heranzurücken und/oder mit den Akteuren im inneren Rund zu interagieren. Auch wenn es eine funktionale Trennung von Zuschauer- und Spielraum gab, konnte diese doch variiert werden. Einen Backstage-Bereich, also einen Bereich, der sich den Blicken der Zuschauer entzogen hätte, wie ihn

375 | Marschall versteht die Einführung einer Surplus-Realität im Sinne der van Gennepschen *rites de passages*: „Neben den Realitätsebenen, in denen wir leben und die wir alltäglich wahrnehmen, benennt Moreno die Existenz weiterer Dimensionen von Lebensrealitäten, die der Mensch normalerweise nicht vollständig erleben und darstellen kann. Diese Bereiche werden durch eine Dimension, eine Art innere Logik der Phantasie, trenaszendiert, die im Sinne der Räumlichkeit und zeitlichkeit materialisiert werden. Der autonome Zeit-Raum des Geschehens wird im Theaterprozess durch eine Zeit des Übergangs und einen Raum des Eintretens in diese ‚Surplus-Realitäten' eingeleitet. Gleich einer Inititation führt theatrales Geschehen als Übergangsriten (rites de passage) in Erfahrungsbereiche, die erst beim Überschreiten der Schwelle beginnen." (Marschall 2005, S. 233)

376 | Unter „Hilfs-Ichen" verstand Moreno, wie bereits in Kapitel IV.2 notiert, „therapeutische Mitspieler", denen eine besondere und doppelte Funktion zukommen sollte: „Sie bilden eine Verstärkung für den Gruppenleiter, erklärend und behandelnd. Aber sie sind auch für den Patienten bedeutungsvoll, indem sie tatsächliche oder symbolische Personen seines Lebensraumes darstellen. Die Funktion des Hilfs-Ich [sic!] ist dreifach; die des Schauspielers, indem er Rollen spielt, die der Patient sich wünscht oder braucht; die des therapeutischen Helfers, der das Subjekt leitet, und drittens die Funktion eines sozialen Beobachters." (Moreno 1959, S. 78f.).

beispielsweise die Guckkastenbühne von Clarinda bereithielt, gab es auf der Psychodramabühne nicht.

Stegreifbühne

Das Vorbild der Psychodramabühne war bereits Anfang des 20. Jahrhunderts in Wien entstanden. In der Maysedergasse 2 hatte Moreno 1923 einen Raum angemietet, in dem er mit Formen des Stegreifspiels zu experimentieren begann.

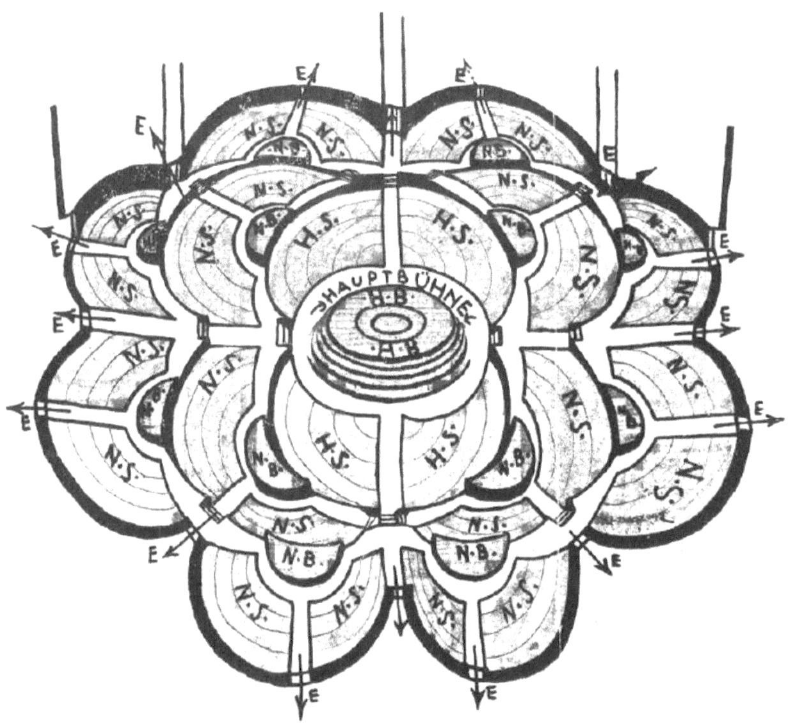

Abb. 26 Skizze der Stegreifbühne (Moreno 1924/1970, Tafel I (datiert auf 1923), S. 107)

Das „Stegreiftheater“ bot Platz für 30 bis 40 Personen, meist Freunde und Bekannte von Moreno, die im Kreis saßen, die Aktionen fanden im Zentrum des Kreises statt. Die Kreisform, die periphere konzentrische Ausläufer zulässt, sie aber wieder in ihrer Mitte zentriert und aufnimmt, begleitet Moreno ein Leben lang. Die architektonische Lösung seiner theatralen Intention der Simultaneität der Ereignisse und emotionalen Konfigurationen einer communitas fand Moreno in unterschiedlich erhöhten Spielpodien, die um eine zentrale Spielfläche

> konzentrisch angeordnet waren. […] Eine Entwurfskizze dieser Bühnenform stellte Moreno 1924 bei der im Wiener Konzerthaus stattfindenden *Internationalen Ausstellung für Theatertechnik* aus. (Marschall 2005, S. 239)

Im direkten Anschluss an die Hauptbühne (H. B.) sollten die Sitze der Hauptspieler (H. S.) angeordnet sein. Von diesem Zentrum ausgehend schlossen zunächst vier, dann weitere acht Nebenbühnen (N. B.) an, auf denen die um sie herum sitzenden Nebenspieler (N. S.) agieren können sollten. 16 Ein- bzw. Ausgänge und ein System von Zwischengängen erlaubten Morenos Modell zufolge allen Anwesenden generellen Zutritt auf alle Ebenen. Zugleich wurde ein abgesonderter Zuschauerraum als obsolet betrachtet. Entsprechend bildeten die Grenzen der komplexen Bühnenkonstruktion zugleich die Außengrenze der Stegreifbühne. Die zentrale Idee war: Wer hier agierte, konnte auch Beobachter werden, wer als Beobachter hinzukam, konnte aktiv ins Spielgeschehen eingreifen.

Moreno verband mit seinem Entwurf einer Stegreifbühne die Vision einer Fundamentalkritik am etablierten, naturalistischen Theater und seiner Guckkastenbühne. Die „zentrale Bauform" seines Bühnenentwurfs stünde, so Moreno, in deutlichstem Kontrast zur „bisherigen Peripheriebühne".[377] Die Stegreifbühne unterscheide sich strukturell und funktional:

> Da die Bühne eine Hochbühne ist, besteht ein Niveauunterschied a) zwischen Bühnenboden und Teilnehmerraum, b) zwischen Bühnenboden und dem Ort, von dem sich die Spieler auf die Bühne schwingen, c) zwischen Teilnehmerraum und dem Ort, von dem die Spieler auf die Bühne gelangen. Derselbe Teilnehmerraum ist funktionell entweder 1. ein Zuschauerraum, 2. ein Mitspielerraum,
>
> 1. wenn wie in den bisherigen Theatersystemen der Spielraum (die Bühne) vom Zuschauerraum streng geschieden ist (das zentrale dualistische Massentheater), 2. wenn in einem bestimmten Spiel die Teilnahme der Zuschauer notwendig ist. Der technische Ausdruck dieses Moments sind: die sog. Nebenbühnen (das zentrale monistische Massentheater). (Ebd.)

Für die Stegreifspieler, so Moreno weiter, bedeute die Rundform der Zentralbühne, dass sie zu jeder Zeit von allen Seiten sichtbar seien und entsprechend auch in alle Richtungen spielen müssten. „Die Teilnehmer (funktionell Zuschauer oder Mitspieler) sitzen in kreisförmig angeordneten Plätzen rund um die Bühne" (ebd.). Dadurch, dass die Höhe der einzelnen Bühnensegmente regulierbar sein sollte, wollte Moreno eine maximale Variabilität der Bühne er-

377 | Moreno, Jacob L., *Das Massentheater* (1923), Maschinengeschriebenes Typoskript, S. 2, Countway Library for Medicine, B MS c 66_101_1651.

reichen: Mal könnten die Elemente auf eine Höhe gebracht werden, um so eine große Spielfläche zu schaffen, mal könnten die Höhenunterschiede verstärkt werden, um unterschiedliche Szenarien zu markieren, um also beispielsweise ein soziales Machtgefälle, ein Treppenhaus oder das Himmelreich anzudeuten.

Die Zuschauer, welche rund um die Bühne sitzen, sind in ständigem Kontakt mit den Vorgängen auf der Bühne, Zuschauer und Spieler befinden sich in gegenseitiger Befruchtung, der Zuschauer ist potenziell ein Spieler, der unter bestimmten Formen in das Spiel eingreifen kann. (Ebd.)

Morenos Konzept einer Stegreifbühne zielte somit auf die Aufhebung der traditionellen Arbeitsteilung und der Grundstrukturen des bürgerlichen Kunsttheaters. Auf der Stegreifbühne, die er mit den antiken Amphitheatern verglich, sollte ein ergebnisoffenes Spiel im Hier und Jetzt entstehen,[378] dass er als ein „reine[s] Theater[]" (Moreno 1924/1970, S. iv) begriff. Ein solches Theater fordere „die einmalige Zeit, den einmaligen Raum, die einmalige Einheit" (ebd.), hieß es programmatisch. „Es gibt keine Dichter, Schauspieler und Zuschauer mehr. Fort mit den Augen der Gaffer und den Ohren der Horcher. Ihr seid alle meine Komödianten. Die Bühne ist ebenso dort, wo ihr seid, wie hier, wo ich stehe" (ebd.). Da kein Zuschauer grundsätzlich unbeteiligt oder unbeobachtet bleibt und auch der Charakter der Aufführung sich zu einem Ereignis im Hier und Jetzt verwandelt, werden die Art der Beobachtung und die Handlungsmöglichkeiten aller transformiert. Mit der neuen Anordnung soll sich das gesamte Gefüge der beteiligten Akteure verändern. „An Stelle der Direktoren, Regisseure, tritt der Spielmächtige" (ebd.).

Morenos Stegreifbühne kam über programmatische Überlegungen und die Erstellung eines Modells nicht hinaus. „Bei der Ausstellungseröffnung [der *Internationalen Ausstellung für Theatertechnik*, C. K.] kam es zu einem Eklat und schließlich zu einer Gerichtsverhandlung, da Moreno die ausgestellte Raumbühne von Friedrich Kiesler als Plagiat seiner eigenen Idee eines ‚Theaters ohne Zuschauer' bezeichnete" (Marschall 2005, S. 239). Und auch das Stegreiftheater in der Maysedergasse war kein Erfolg. Erst 1922 begründet, musste

378 | Moreno rückte das Stegreiftheater in größtmögliche Nähe zu sportlichen Wettkämpfen und damit zur agonalen Form (siehe Kapitel IV.3): „Die Urzelle des neuen Spiels ist der Konflikt, der Kampf, der Wettkampf, wie er auf Kinderspiel- und Sportplätzen ausgetragen wird. Das Hauptmerkmal solcher Kampfspiele (Fußball oder Boxkampf) ist, daß Verlauf und Ende, das Ergebnis (der Sieger) des Spiels weder den Zuschauern noch den Spielern selbst vorher bekannt ist. Es ist ein Spiel nach Regeln, aber Verlauf und Ende bleiben offen. Diese Spiele erzeugen eine spezifisch neue Spannung im Zuschauer, er ist nicht mehr prinzipiell passiv, sondern feuert die bevorzugten Kämpfer zu Rekordleistungen an." Moreno, Jacob L., Das Massentheater (1923), Maschinengeschriebenes Typoskript, S. 2, Countway Library for Medicine, B MS c 66_101_1651.

Moreno es bereits 1924 wieder schließen.[379] Es scheiterte nach seiner eigenen Einschätzung daran, dass ein *Theater der Spontaneität* dem zeitgenössischen Publikum, das Inszenierungen von Dramentexten gewöhnt war, suspekt blieb. Möglicherweise wurde der Status des improvisierten Spiels selbst zum vorrangigen Gegenstand der kritischen Wahrnehmung.

Psychodrama

Sowohl das avantgardistische Bühnenmodell als auch zentrale Elemente des Stegreifspiels wurden von Moreno jedoch erfolgreich in den Raum der Psychotherapie übertragen. Die Psychodramabühne in Beacon griff die Grundelemente und -strukturen auf, die für das Modell der Stegreifbühne wesentlich waren, auch wenn die aufwendige Konstruktion in vielerlei Hinsicht vereinfacht werden musste. Und auch der Charakter des Stegreifspiels stieß in diesem neuen Kontext auf Akzeptanz und konnte weiterentwickelt und etabliert werden. Moreno schrieb rückblickend:

> Später fand ich einen glücklicheren Ausweg im therapeutischen Theater. Hunderperzentige [sic!] Spontaneität war in einem therapeutischen Theater leichter zu erfüllen. Es war schwer einem normalen Schauspieler esthetische [sic!] und psychologische Unvollkommenheiten zu verzeihen. Aber es war leichter, Unvollkommenheiten und Unregelmässigkeiten [bei] einer abnormalen Person, einem Patienten, zu tolerieren. Unvollkommenheiten von ihnen waren sozusagen, zu erwarten und öfters willkommen.
>
> Die Schauspieler wurden in Auxiliary Egos – Hilfs-Iche – verwandelt und auch sie, innerhalb des therapeutischen Klimas, wurden toleriert. Das Theater der

379 | So Brigitte Marschall auf der Internetseite des VBKÖ, d. i. die Vereinigung bildender Künstlerinnen Österreichs: „Im Dezember 1922 schreibt Jakob Levy Moreno in einem Brief an den Verleger Gustav Kiepenheuer in Potsdam, daß er für das Jahr 1923 einen Saal zu wöchentlichen Vortrags- und Unterrichtszwecken gemietet habe. Dieser Saal befand sich in den Räumen der Vereinigung bildender Künstlerinnen Österreichs (VBKÖ) in der Maysedergasse Nr. 2, in der Wiener Innenstadt. In diesem Raum begann Moreno mit seinen Theaterexperimenten und nannte diesen Spielort Das Stegreiftheater: Programmatische Idee und zugleich Experimentierbühne spontaner, improvisierter szenischer Aktionen. Über die Schauspielerin und Malerin Anna Höllering, Schülerin von Johannes Itten, die selbst im Kreis der Vereinigung bildende Künstlerinnen tätig war, kam Jakob Levy Moreno in die Maysedergasse. Aus Schriftstücken aus dem Archiv der VBKÖ geht hervor, daß Levy Moreno den Saal auch 1924 gemietet hatte, diesen aber bis 30. Juni 1924 räumen mußte." (Online-Ressource: http://www.vbkoe.org/?p=597&lang=en, zuletzt besucht: 14. 10. 2018).

> Spontaneität entwickelte eine Zwischenform des Theaters, das Theater der Katharsis, das Psychodrama. (Moreno 1924/1970, S. viii)

Anders als der Name suggerieren könnte, wird wie im Stegreiftheater auch im Psycho*drama* nicht mit dramatischen Texten oder Vorlagen gearbeitet, sondern vielmehr die wörtliche Bedeutung von *drama* als Handlung akzentuiert. So setzt das Psychodrama bis heute direkt beim aktuellen Erleben und bei konkreten Lebenssituationen der Protagonisten an und nimmt diese zum Anlass für performative Annäherungen und Auseinandersetzungen. Statt eine Rolle zu spielen, sollte ein Protagonist Moreno zufolge „sich selbst" und sein Leben zur Aufführung bringen. Anders als in der Freud'schen Psychoanalyse, die auf einer Differenz zwischen einer vorgängigen und prägenden Szene und deren Wiederholung im Leben wie in der Therapie ausging (*Agieren*), galt das Spiel auf der Psychodramabühne nicht der Aufdeckung von etwas Vorgängigem, sondern der Erschließung des Hier und Jetzt, des Erlebens und der Exploration möglicher Sicht- und Handlungsweisen. Wie Gardner Murphy es in dem oben zitierten Artikel über die Psychodramabühne formulierte: „The drama is to give life, not merely to portray life."[380]

Darüber hinaus arbeiteten Moreno und sein Stab häufig nicht nur mit einem Protagonisten und seinen Erinnerungen, Phantasien und Vorstellungswelten, sondern wie in der eingangs erwähnten Paartherapie tatsächlich mit jenen Personen, die in der realen Lebenswirklichkeit in einem Beziehungskonflikt miteinander standen und die zu den jeweiligen Therapiesitzungen eingeladen wurden bzw. sich auf der Psychodramabühne in Beacon einfinden konnten.

Wie das Stegreiftheater Impulse aus dem Publikum aufgriff, so setzte das Psychodrama direkt beim Erleben und bei konkreten Lebenssituationen der Protagonisten an, nahm diese zum Anlass für szenische Annäherungen und zum Ausgangspunkt von szenisch gerahmten Auseinandersetzungen.

Eine Psychodramasitzung durchläuft grundsätzlich eine Reihe von Phasen und kann unter Einsatz von Mitspielern und Hilfs-Ichen sowie einer Reihe von psychodramatischen Techniken verschiedenste Aspekte in Szene setzen, wiederholen, transformieren und abschließend in der Gruppe reflektieren. Moreno arbeitete auch im therapeutischen Kontext ausschließlich improvisierend mit dem „Material", das ihm von den sogenannten Protagonisten „geliefert" wurde. Das eigentliche Spiel der Akteure auf der Bühne beruht auf Improvisation, für die wiederum szenische Techniken wie das Doppeln, Spiegeln, der Rollentausch oder -wechsel genutzt werden können (siehe Lösel 2013).

Das psychodramatische Spiel war – wie Moreno sich das für das Stegreiftheater vorgestellt hatte – durchaus ergebnisoffen. Doch die Agonalität, die

---

380 | Murphy, *The Mind is a Stage*, in: Scrapbook, 1925–1961, Countway Library for Medicine, B MS c 66_121.

mit der amphitheatralen Anordnung der Stegreifbühne erzeugt werden sollte, spielte auf der Psychodramabühne keine Rolle. Das psychodramatische Spiel zielte auf eine *Handlungskatharsis*, auf eine Bearbeitung und Lösung von Konflikten in und durch die Aktionen auf der Psychodramabühne, nicht auf einen Wettkampf.

Moreno als Mittelsmann

Kehren wir noch einmal zum eingangs zitierten Entwurf eines Psychodrama-Films zurück. Nachdem die Kamera die Raumstruktur der Psychodramabühne erfasst und das Spiel der Lichter und affektgeladenen Töne eingefangen hat, kommen nach und nach auch menschliche Akteure ins Bild.

> Gradually people come into the theatre and sit down. Soldiers and civilians mix, the latter are dressed simply, in their every day clothes. The people in the audience, couples etc. talk about their experiences in this theatre and how they solved their conflict. The Director enters, walking through the aisles, then sits down on the second level of the stage. The session starts – the director asks the audience: „Is there anyone here who has a problem?" A man moves in from the back of the audience, an usher asks all the other people to leave the theatre. Only 6 or 7 auxiliary egos remain, seated on the right side of the first row.[381]

Sobald sich aus der Gruppe im Zuschauerraum ein Protagonist herausgelöst hat, kann die psychodramatische Arbeit beginnen.

Doch welche Position nimmt Moreno selbst in dieser Szene ein? Welche Rolle spielt er? Beziehungsweise wie verhält er sich zu der Vielfalt von Bedeutungs- und Wirklichkeitsebenen, die seine Psychodramabühne bereithalten und eröffnen will? Der „Director" betritt den Raum, der sich bereits mit Teilnehmern gefüllt hat, er bewegt sich durch ihn hindurch und nimmt Platz auf der zweiten Stufe der Psychodramabühne. Ein Zufall? – Kaum, betrachtet man die erhaltenen Filmaufnahmen und vor allem Fotografien von Psychodramasitzungen, wie sie sich in den Scrapbooks seines Nachlasses finden. Moreno bewegt sich auf allen Ebenen, er durchquert den Zuschauerraum, geht auf Zuschauer zu, begrüßt Protagonisten, um sie auf die Bühne zu begleiten. Er spricht mit Protagonisten und Hilfs-Ichen auf der Bühne, interveniert, macht Vorschläge, regt an, eine Szene noch einmal und mit anderem Grundgefühl durchzuspielen. Und er hält sich immer wieder in jenem Bereich auf, der *betwixt and between*, zwischen Bühnenrund und Zuschauerraum liegt.

381 | *Outline for film with suggested titles*, Countway Library for Medicine, B MS c 66_14, Folder 204.

Kurz: Er vermittelt zwischen den Ebenen, zwischen den Wirklichkeiten seiner Protagonisten und Mitspieler, den Phantasien, den mehr oder minder fiktionalen oder phantastischen Ebenen, auf denen sich die Handlungsstränge hin und her bewegen können und sollen. Er arrangiert, moduliert, er interveniert in und vermittelt zwischen ihnen wie zwischen den Zuschauern und Protagonisten.

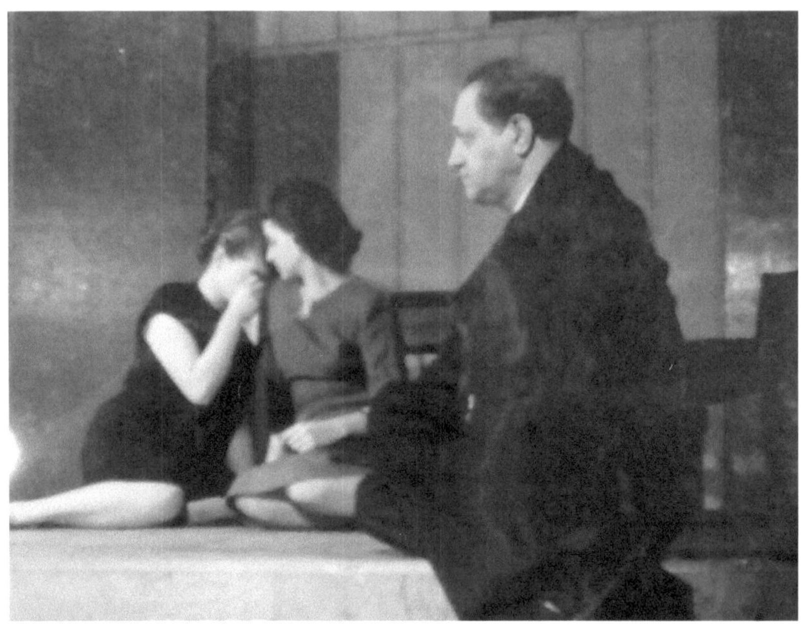

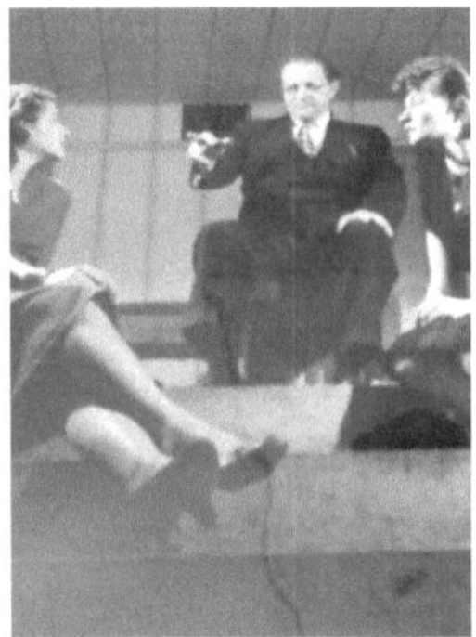

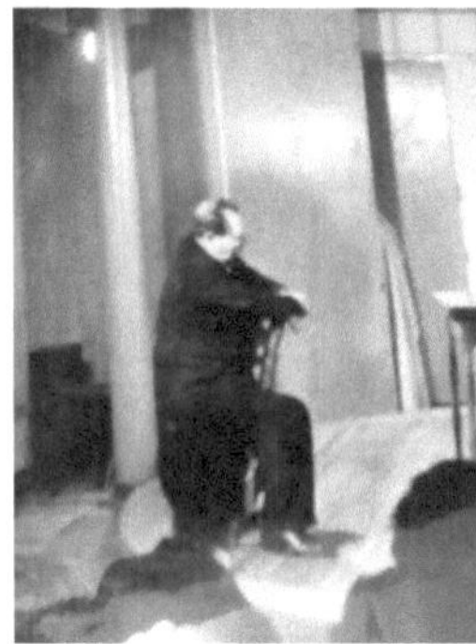

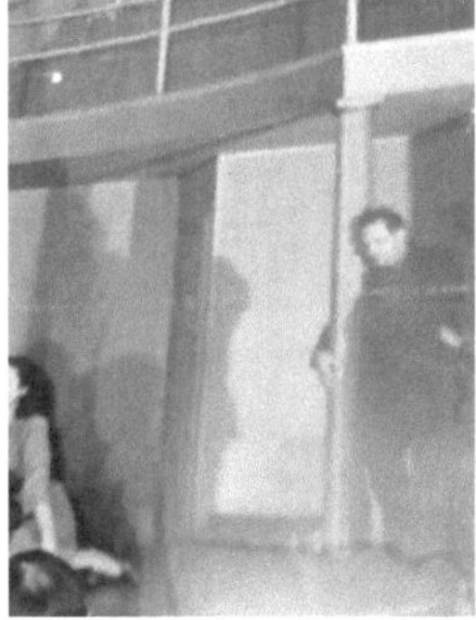

Abb. 27 a, b, c, d Bildausschnitte, Quelle: Countway Library of Medicine, Boston[382]

382 | Die Bilderserie, aus der diese Ausschnitte stammen, weist einen Untertitel auf: „This scene takes place in the theatre of psychodrama at New York City, and shows the director of the Institute, J. L. Moreno, M. D., giving instructions to two therapeutic actresses preparatory to the treatment of a mental patient." Countway Library for Medicine, B MS c 66_121: Scrapbook, 1925–1961.

Manches am Psychodramaleiter, wie Moreno ihn prägte, erinnert an die Erzählerfigur der *Commedia dell'Arte*, die einzige Kunstfigur, die offen zwischen Realitäts- und Fiktionsebene wechseln konnte. Gerda Baumbach macht gerade an ihr eine historisch bedeutsame Verschiebung theatraler Gefüge fest. Während im veristischen Schauspielstil seit dem 18. Jahrhundert die Fiktionsebene gar nicht geschlossen genug sein konnte, kannte die *Commedia dell'Arte* verschiedene Formen, die Grenzen zwischen Realität und Fiktion zu vervielfältigen und zu potenzieren. Dabei konnte der Erzähler nicht nur die Illusionswirkung der Fiktion durchbrechen, indem er sein Publikum direkt adressierte. In der theatralen Form der *Commedia* konnte ein Erzähler gleichermaßen auf der Realitäts- wie auf der Fiktionsebene in Erscheinung treten. Wie variabel seine Bewegungen „zwischen den Wirklichkeiten real und fiktiv" verliefen, hing davon ab, ob er die Möglichkeit nutzte, sich „(potentiell) *real* [...] im Fiktiven" zu bewegen oder gar *„fiktiv* [...] im Realen" (Baumbach 2012, S. 229f.).

Die Analogie zum Erzähler der *Commedia* endet genau an dieser Stelle, denn Moreno spielt in seiner Funktion als Psychodramaleiter nicht selbst mit den Protagonisten auf der Bühne. Gleichwohl konstruiert er den Rahmen der Szenen und instruiert Hilfs-Iche, in welcher Weise sie eine Person, eine Vorstellung oder ein Gefühl darstellen sollen. Er wechselt nicht nur physisch, sondern auch funktional zwischen der Position eines Zuschauers, der das szenische Geschehen genauestens beobachtet, und der eines Szenographen, eines Regisseurs und eines Dramaturgen hin und her, die die szenische Situation (re-)arrangieren, Spielimpulse geben, Szenen rekonfigurieren. All diese Ebenenwechsel erfolgen vor aller Augen, offen und explizit. Die einzelnen Sequenzen befinden sich in ständigem Wandel. Mit hohem Tempo wird virtuos mit dem Spektrum der Möglichkeiten gearbeitet – eine Arbeitsweise, die an die auf einer Probebühne erinnern kann, auf der unterschiedliche Wege im Handeln getestet, betrachtet, verändert, erneut getestet werden. Nur dass die Produktion auf einer Psychodramabühne mit ihrer Aufführung zusammenfällt.

Die Aufgaben des Psychodramaleiters sind äußerst komplex, da er in der Beobachtung wie in der szenischen Intervention zu den therapeutischen Zielsetzungen zugleich eine inszenatorische Idee entwickeln muss. Ein Psychodramaleiter sollte Morenos Vorstellungen entsprechend idealerweise – wie er selbst – zweifach qualifiziert sein, zum einen als Mediziner bzw. Psychiater, zum anderen als Theaterkünstler.

Form des Enactments

Bereits für die Psychoanalyse und verwandte Konzepte spielte wie oben gesehen die Begegnung von Analytiker und Analysand im therapeutischen Raum, die Re-Inszenierung bedeutsamer, pathogener Beziehungsmuster und Szenen und damit eine Aufführungssituation, die sich zwischen den Beteiligten entfalten sollte, eine zentrale Rolle. Wie im therapeutischen Preenactment und den Formen der Re-Inszenierung steht auch im therapeutischen Enactment die Arbeit mit biographischem Material im Vordergrund. Zur Aufführung gebracht werden etwa Lebenssituationen, Befürchtungen, Erwartungen, Gefühle, Phantasien oder Projektionen. Doch im Anschluss an Ferenczis Versuche,[383] die nicht nur dem Analytiker, sondern auch den Patienten einen größeren Handlungsspielraum eröffneten, stellten Moreno und Perls die Situation der therapeutischen Begegnung ganz in den Vordergrund ihrer szenischen Therapie.

Mit der Entwicklung neuer Aktionsformen und der Fokussierung auf dasjenige, was sich auf der therapeutischen Bühne ereignete, ging eine Verschiebung der zeitlichen Struktur der therapeutischen Arbeit einher. Was im gestalttherapeutischen oder psychodramatischen Prozess sichtbar wurde, wurde nicht so sehr als Spur einer vorgängigen Erfahrung behandelt, sondern im Hier und Jetzt befragt und bearbeitet. Wie im vorwegnehmenden Spiel des therapeutischen Preenactments wird im Enactment vor allem improvisiert, aus dem Stegreif gestaltet. Doch anders als beispielsweise in Morenos Fall der Marie (siehe Kapitel IV.2.1) wird der Rahmen der gestalttherapeutischen und psychodramatischen Szene expliziert und für alle Beteiligten gleichermaßen als solcher markiert.

Mit dramatischen Formen szenischer Therapie hat das Enactment schon im Dienste einer solchen meta-kommunikativen Rahmung die Bühnenförmigkeit des therapeutischen Raums gemeinsam. Auch wenn das Psychodrama und die Gestalttherapie letztlich in jedem leeren Raum mit flexibler Bestuhlung stattfinden können, auch wenn also eine Raumstruktur, wie Moreno sie sich in Beacon geschaffen hatte, keinesfalls notwendig ist, um psychodramatisch zu arbeiten, benötigt die entsprechende therapeutische Praxis doch strukturelle Äquivalente. Diese können beziehungsweise müssen dann durch Markierungen im Raum und/oder performative Interventionen erzeugt werden, um die

383 | Zu denken ist hier besonders an die Fallgeschichte der kroatischen Musikkünstlerin, die Ferenczi 1927 in seinem Beitrag *Weiterer Ausbau der ‚aktiven Technik' in der Psychoanalyse* beschrieb (siehe Ferenczi 1920/1964). Ferenczis Vorstoß, den psychoanalytischen Raum für aktivere Formen therapeutischer Interventionen zu öffnen, wurde bekanntlich grundlegend von Freud abgelehnt und führte dazu, dass Ferenczis Position marginalisiert wurde. Nichtsdestotrotz stellt er einen entscheidenden Anschlusspunkt für verschiedene Weiterentwicklungen der Psychoanalyse im Laufe des 20. Jahrhunderts dar.

relevanten Dimensionen der jeweiligen Therapieform aufrechtzuerhalten. Bühnenförmigkeit meint hier jedoch eine ganz andere Struktur als in dramatischen Therapieformen. Während das Schauspiel auf einer strikten Grenze zwischen Fiktion und Wirklichkeit und in eins damit zwischen Darstellern auf der einen und Zuschauern auf der anderen Seite aufbaut, spielen im therapeutischen Enactment funktionelle Differenzen zwischen den beteiligten Akteuren zwar eine große Rolle, der Raum ist jedoch dadurch geprägt, ein von allen geteilter Raum mit einer hohen Durchlässigkeit zwischen den einzelnen Positionen zu sein.[384] Vor allem die Positionen der Zuschauer und der Akteure sind so flexibel wie möglich angelegt und machen mit der Betonung des Gruppencharakters die Transkription anderer theatraler Traditionen (wie der des Chores) in den therapeutischen Raum möglich. Die Position des therapeutischen Leiters stellt hingegen eine Konstante dar, die nicht zur Disposition gestellt wird.

384 | Zum Verhältnis von räumlicher Struktur und performativem Geschehen in der Geschichte des abendländischen Theaters siehe auch die grundlegende Arbeit von Marvin Carlson (1989).

V Szenographien des Subjekts. Schluss

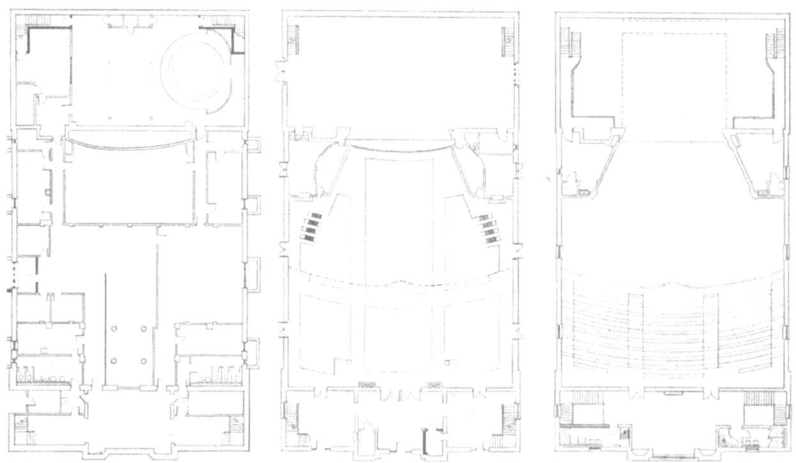

Abb. 28 *Hitchcock Hall: Basement, first and second floor demo plans*, Government Hospital for the Insane, Saint Elizabeths Hospital, Washington, D.C., Bernard Johnson Incorporated.

Sich zeigen, etwas zeigen, sich produzieren, hervortreten, sichtbar werden, sich aufführen, etwas aufführen, wiederholen, proben, ausagieren, reagieren, sich den Blicken anderer aussetzen, Lampenfieber haben, vorgeführt werden, sich als jemand anderes zeigen, etwas zum Erscheinen bringen, das einem gar nicht bewusst war, mitspielen und sich mitspielen lassen, sich verwandeln, einer Szene beiwohnen, sie betrachten, sie bezeugen, intervenieren, an einer Szene partizipieren, ihr zuschauen, sich erbauen lassen, mitleiden, zuhören, unsichtbar sein, dabei sein, Eintritt zahlen, jemandem Raum geben, sich zurückziehen, sich unsichtbar machen, etwas spiegeln, ein Feedback geben, etwas oder jemanden nachmachen, nachäffen, etwas wiedererkennen, Anteil nehmen, sich identifizieren, sich überwältigen lassen, anwesend sein …

Das Spektrum möglicher Bezugnahmen, das dort eröffnet wurde, wo theatrale Anordnungen in Räume und Praktiken der (Proto-)Psychiatrie und (Proto-)Psychotherapie Einlass fanden, ist groß. Die Analysen der vorangegangenen Kapitel gingen den Fragen nach, in welcher Weise sich typische theatrale Anordnungen identifizieren lassen und welche Möglichkeiten diese für die beteiligten Akteure eröffneten, sich *in* oder *zu* einer Szene und ihren Protagonisten zu positionieren beziehungsweise positionieren zu lassen.

Das zentrale Ziel dieses Projektes war es, die ästhetischen und aisthetischen Dimensionen solcher Bezugnahmen im Zusammenhang mit jenen Formen und theatralen Anordnungen zu beschreiben, die mir im Zuge der Quellenarbeit besonders relevant zu sein schienen. Fünf Formen standen für mich dabei im Vordergrund, die sich von einer sechsten abhoben, die jedoch keine therapeutischen Zielsetzungen verfolgte, wiewohl sie sich an der Schnittstelle von Wahnsinn, Proto-Psychiatrie und performativer Praxis bewegte.[385]

385 | Es ist mir wichtig an dieser Stelle zu betonen, dass die von mir vorgeschlagene Typologie keinesfalls beansprucht, das Feld szenisch-theatraler Therapien abschließend abgesteckt zu haben. Sie stellt vielmehr einen ersten systematisch angelegten Versuch dar, die von mir gesichteten Quellen in ihren Formen zu beschreiben. Weitere Forschungen werden nicht nur die vorgeschlagene Typologie, sondern auch das untersuchte Material kritisch hinterfragen und erweitern.

Eine solche Erweiterung könnte zum Beispiel in der Form des Szenischen Bildes bestehen, einer Variante des Raumbildes, die in proto-psychiatrischen Anstalten des 19. Jahrhunderts in Form von lebenden Bildern (Tableaux vivants), Mitte des 20. Jahrhunderts bei Virginia Satir, Jacob Levy Moreno und Ende des 20. Jahrhunderts bei Augusto Boal (siehe hierzu auch Warstat 2010) sowie in den fragwürdigen Praktiken der Familienaufstellung von Bert Hellinger wieder begegnen und als therapeutische Aufstellungen bekannt wurden.

Die lange Tradition der *Zurschaustellung* von *Wahnsinnigen* in Anstalten wie Bethlam und Bicêtre sowie die *Vorführungen* von *Bedlamits* auf öffentlichen Straßen oder Marktplätzen zeichnete sich, den zeitgenössischen Darstellungen zufolge, durch ein stark typisiertes Rollenrepertoire, durch solche Kostüme und Gesten aus, die selbst in sehr offenen und unübersichtlichen Räumen für eine klare Erkennbarkeit der performativen *Zeichen des Wahnsinns* sorgten. Die Schauplätze solcher Vorführungen hatten provisorischen Charakter und das Zusammentreffen der beteiligten Akteure und Zuschauer ereignete sich entsprechend eher beiläufig und dem Zufall geschuldet.

Demgegenüber wurde für jene Form, die ich als therapeutisches *Preenactment* charakterisiert habe, große Sorgfalt aufgebracht, um rund um den einzelnen Patienten eine möglichst lückenlose Illusion herzustellen. Auch diese Form kann auf eine lange Tradition verweisen (*pious frauds*, Melancholiebehandlung), gewann im Laufe des 18. Jahrhunderts jedoch in neuer Weise Bedeutung im Rahmen der Proto-Psychotherapie. Die hier versammelten Inszenierungen greifen Erwartungen des Patienten auf, artikulieren *in situ* dessen Wünsche oder Ängste und sind von daher ganz auf die Antizipation von vermeintlich Zukünftigem ausgerichtet. Auch im *therapeutischen Preenactment* wird prinzipiell überall gespielt, doch dieses Spiel erfolgt mit ungleichen Vorzeichen. Während all jene, die zum Stab des behandelnden Arztes gehören, bereitstehen müssen, die Wahnvorstellungen des Patienten szenisch auszubuchstabieren und je nach Verlauf der Szene zu improvisieren, soll dem Patienten zunächst und zumeist gar nicht klar werden, dass er Teil einer Inszenierung ist, die just für ihn aufgeführt wird.

Auch in der agonalen Form kann das therapeutische Spiel überall stattfinden. Bei Reil begegnet dem Patienten ein Parcours voller Herausforderungen, die ihn aus einer apathisch-passiven Haltung herausreißen und zu einer aktiv handelnden und reflektierenden hinführen sollen. Die agonalen Szenarien erzeugen eine Art Wettstreit, sie verwickeln die Patienten in eine szenische Anordnung. Dabei delegiert der Therapeut den therapeutischen Prozess und die Austragung des Wettkampfes an eine Reihe materieller und immaterieller Objekte. Durch die wohldosierte Anordnung der „Mittel" wird eine spezifische zeitliche Dimension erzeugt, eine Kette von Entscheidungssituationen wird aufgebaut, die eine ganz eigene Dynamik entfaltet. Wie im therapeutischen Preenactment wird dem Patienten die therapeutische Inszenierung als Realität *verkauft*.

Selbst im sogenannten „Anstaltstheater" stand nicht unbedingt die Herstellung und Verhandlung einer fiktionalen Ebene im Vordergrund des Interesses der Mediziner und Therapeuten. Die Relationen, die sich zwischen den Anwesenden, zwischen Bühnen- und Zuschauerraum entspinnen sollten, waren im Kontext der Proto-Psychiatrie um 1800 noch komplexer, da die auch im bürgerlichen Kunsttheater stets ko-präsente soziale Dimension hier in einem beständigen Spannungs-, ja, in einem Konkurrenzverhältnis zur ästhetischen Rezeption des dargebotenen Schauspiels stand. In verschärfter Weise stellte sich die Frage, wer auf welche Position im Raum gelangen konnte, wer überhaupt Einlass fand, wer wohin platziert wurde, welche Blickarrangements hergestellt wurden und wie sich diese zur gegebenenfalls zu etablierenden „Fiktionsschranke" verhielten. Nicht alle Beteiligten konnten sich frei im Zuschauerraum bewegen oder platzieren und wurden dadurch potenziell als Patienten den Blicken anderer ausgesetzt. Und auch diejenigen, die auf der Bühne standen und ihre Rolle spielten, wurden taxiert und daraufhin beobachtet, welchen Anteil ihre psychische Erkrankung, welchen ihr Kunstvermögen am Rollenspiel haben mochte. Das dramatische Spiel wurde so kontrovers wie keine andere Form szenisch-theatraler Therapie diskutiert. Der Blick auf den spielenden und auf den zuschauenden Patienten changierte von Charenton bis nach Dumfries und Aversa zwischen ästhetischen, sozialen und medizinisch-therapeutischen Kategorien.

Auch die Handlungsmacht und Entscheidungsfreiheit über Art und Fortgang der szenischen Prozesse lag – je nach szenischer Form – durchaus in unterschiedlichen Händen. Während es im Preenactment allein in den Händen der therapeutischen Akteure lag, ob und wenn ja wie lange das therapeutische Spiel in welcher Rollenzuteilung gespielt werden sollte, und das agonale Spiel mit dem Patienten diesem nur noch den allernotwendigsten Handlungsspielraum offerierte, führte bereits in Charenton mit dem Marquis de Sade ein Anstaltsinsasse Regie und traf damit auch wesentliche Entscheidungen über die Stücke und die Zusammensetzung des jeweiligen *Ensembles*. Dieser Umstand trug wesentlich dazu bei, die Schauspiele von Charenton zu diskreditieren, denn der Ruf des Marquis stand in unüberbrückbarem Widerspruch zu etwaigen therapeutischen Intentionen. Dennoch blieb die Position des Regie führenden Therapeuten, wie wir sie aus der Dramatherapie des 20. Jahrhunderts kennen, in der Folge nicht allein in den Händen von Therapeuten und Ärzten. Das Schauspiel in Dumfries wurde vom leitenden Arzt zwar ermöglicht, die Schauspieltruppe organisierte sich und ihr Spiel hingegen weitgehend selbst und folgte damit eigenen Interessen und Möglichkeiten.

Theater wird in den von mir untersuchten therapeutischen Räumen nicht „angewendet", theatrale Formen und Anordnungen wurden und werden in diesen vielmehr experimentell erprobt. So ist das Psychodrama nicht die Anwendung von Morenos avantgardistischem Stegreiftheater. Es handelt sich vielmehr um eine eigene Form, die gleichwohl viele Elemente und Impulse in den therapeutischen Raum übersetzt, die auch im Stegreiftheater eine Rolle spielten. Und auch die Aufführung von Dramen im Anstaltstheater ist, sofern sie unter therapeutischen Gesichtspunkten stattfindet und beobachtet wird, strukturell nicht identisch mit ähnlichen Aufführungen in einem Stadttheater. Gleichwohl ist unverkennbar, dass grundlegende Strukturveränderungen des

Kunsttheaters auch im therapeutischen Raum reflektiert wurden und in neue Formen szenisch-theatraler Anordnungen mündeten.[386]

Mit einem Blick auf einen Grundriss einer US-amerikanischen *amusement hall*, einem Pendant des eingangs beschriebenen Festsaals von Clarinda, soll das eigenartige Verhältnis, welches die unterschiedlichen theatralen Räume in der Geschichte der (Proto-)Psychiatrie zueinander einnahmen, deutlich machen (siehe Abb. 28): Das Saint Elizabeths Hospital, Washington, D.C., verfügte über ein imposantes Festgebäude und war auch technisch nahezu ausgestattet wie ein professioneller Bühnenbetrieb. Die Hitchcock Hall besaß neben Vorder- und Hinterbühne einen Zuschauerraum mit großem Balkon und bot 1200 Menschen, Psychiatriepatienten und -mitarbeitern, Platz (Otto 2013, S. 241; siehe auch Payne 2009). Der Grundriss dieses 1910 nach mehreren Jahren Planungs- und Bauzeit fertiggestellten Gebäudes macht etwas deutlich, was sich auch in den historischen Suchbewegungen dieser Studie abzeichnet: dass wir es in der Geschichte szenischer Therapieformen und theatraler Anordnungen mit einer Reihe parallel stattfindender Entwicklungen zu tun haben und weniger mit einer Abfolge paradigmatischer Wendepunkte. Auf den drei Ebenen der Hitchcock Hall befand sich unter der Bühne des großen Festsaals im Kellergeschoss neben einem Raum, in welchem Gottesdienste abgehalten wurden, ein weiterer Bühnenraum, der speziell für therapeutische Zwecke eingerichtet worden war. Eine runde Psychodramabühne – die zweite Psychodramabühne der USA nach der Errichtung von Morenos Psychodramabühne in Beacon, New York – fand ihren Platz eine Etage tiefer als die opulente Guckkastenbühne.[387] Zwei Bühnen mit zwei Zielsetzungen, zwei räumliche Anordnungen mit verschiedenen Spielweisen, die ab 1941 in direkter Nachbarschaft bespielt wurden (Otto 2013, S. 281).

386 | So fand die Kritik am naturalistischen und realistischen Theater, die Anfang des 20. Jahrhunderts eine treibende Kraft avantgardistischer Theaterexperimente war, einen Widerhall in verschiedenen Neuansätzen, Theater und Therapie aufeinander zu beziehen. Paradigmatische Veränderungen betrafen dabei häufig weit mehr als nur einen gesellschaftlichen Bereich, wie schon Michel Foucaults historische Forschungen gezeigt haben.

387 | Auf der Internetseite der Library of Congress finden sich mehrere Grundrisse, Fotografien und Beschreibungen zu einzelnen Gebäuden oder Gebäudeelementen. Über die Bedeutung der Hitchcock Hall in der Gesamtanlage heißt es dort: „The Culture and Recreation buildings are significant for their association with the treatment of mental illness on the St. Elizabeths Campus as well as for their association with the daily life of patients and staff on the campus. […] Hitchcock Hall (Building 37) was the scene of social gatherings for the entire campus and was also used for therapeutic purposes. The basement was retrofitted as a theater space for a treatment program referred to as psychodrama. As a major recreational and theater building, Hitchcock Hall is unique on the St. Elizabeths West Campus." (http://www.loc.gov/pictures/item/dc1194/, zuletzt besucht: 06. 12. 2018). Der Grundriss, auf dem die Ebenen der Hitchcock Hall mitsamt Psychodramabühne eingezeichnet sind (siehe Abb. 28), findet sich unter: http://www.loc.gov/pictures/item/2016652051/, zuletzt besucht: 06. 12. 2018.

Auch wenn sich im Falle der Hitchcock Hall die Frage zu erübrigen scheint, auf welcher Bühne Therapie stattfinden würde,[388] im 20. Jahrhundert kommen nebeneinander Formen re-inszenierender, dramatischer Therapien und solche vor, die ich als Enactments charakterisiert habe. Ähnlich sieht es um 1800 aus: Erste Experimente mit dem Schauspiel als Form der Therapie finden sich neben therapeutischen Preenactments, flankiert von therapeutischen Phantasien, die als agonale Form ausgekleidet werden. Trotzdem sie teilweise über einen längeren Zeitraum nebeneinander erprobt, aufrechterhalten und gepflegt wurden, lassen sich auch grundlegende Verschiebungen festhalten. Ob es akzeptable therapeutische Praxis sein kann, mit einem Patienten zu spielen oder diesem eher mitzuspielen, wird um 1800 durchaus anders beantwortet als im 20. Jahrhundert. Die szenisch-theatralen Formen, die seit Ende des 19. Jahrhunderts in Psychiatrie und Psychotherapie ausgeübt wurden, arbeiten explizit und konstitutiverweise mit den Möglichkeiten theatraler Rahmung. Dennoch finden sich selbst hier Ungleichzeitigkeiten: Morenos Fall der Marie (siehe Kapitel IV.2.1) zeigt, dass selbst die Form des therapeutischen Preenactments, die auf einer radikalen Asymmetrie der Rahmenkommunikation beruht, im Kontext der Psychosentherapie Mitte des 20. Jahrhunderts wieder aufgegriffen werden konnte. Dort, wo den Patienten die Fähigkeit, ein Spiel als Spiel zu erkennen, abgesprochen wird, stellt selbst diese extrem paternalistisch anmutende Form szenischer Therapie weiterhin eine Option dar.[389]

Räumliche Setzungen spielen durchaus eine große Rolle, wenn es darum geht, bestimmte Positionen nahezulegen. Während das Wirrwarr und der äußerst provisorische Charakter jener Bühnen, die in Bethlam und anderen Schauplätzen des *Wahnsinns* vorherrschen, der Erkennbarkeit der typisierten Rollen keinen Abbruch taten (siehe Kapitel IV.1), erscheint das Anstaltstheater als geradezu über die Maßen differenzierter Raum, in dem die sozialen Rollen der Beteiligten im Vordergrund stehen und dadurch der vorgesehenen Blickrichtung vom Zuschauerraum auf das fiktive Bühnengeschehen durchaus Konkurrenz machen (siehe Kapitel IV.4.2). Nichtsdestotrotz determiniert eine räumliche Anordnung noch nicht die Handlungsmöglichkeiten der Beteiligten und diese lassen sich gegebenenfalls auch durch andere, etwa schauspieltechnische Elemente kompensieren. Morenos Psychodrama- und Stegreifbühne sind hochkomplexe Raumgefüge, doch ein Psychodrama lässt sich durchaus in

388 | Das wird schon durch die professionelle Zuordnung der Ressorts markiert: Während die Psychodramabühne von einer Psychodramatikerin – also therapeutischem Personal – geleitet wurde, lag die Verantwortung für „entertainment und reacreational activities" und damit auch für das Programm der Hauptbühne der Hitchcock Hall des Saint Elizabeths in den Händen des Roten Kreuzes (Otto 2013, S. 240).

389 | Dies gilt etwa für manche Formen der aktuellen Demenzpflege, in welcher Patienten in mehr oder minder umfassend simulierte Welten eingelassen werden, um auf diese Weise ihren Vorstellungen größtmöglichen Raum zu geben (siehe Kaiser 2017).

anderen, weitaus konventionelleren Räumen umsetzen, in denen verschiedene Bereiche etwa durch Linien oder Objekte differenziert werden können (siehe Kapitel IV.6). Der Wechsel zwischen Wirklichkeitsebenen, den Morenos Psychodramabühne mit ihren verschiedenen Stufen und dem Balkon unterstützt, lässt sich auch dadurch herbeiführen, dass der Psychodramaleiter Ebenenwechsel mit seiner Stimme markiert.[390]

Eingangs war vermutet worden, dass die Doppelstruktur des zu etablierenden Raumes sich in therapeutischen Kontexten dadurch auszeichnet, dass sie sich im Spannungsfeld mehrerer Pole entfaltet, welche sowohl eine reale mit einer fiktiven, imaginären oder phantastischen als auch eine vergangene oder zukünftige mit einer gegenwärtigen Wirklichkeitsebene ins Spiel bringt. Es galt in diesem Sinne Theaterräume als komplexe Szenographien zu begreifen, die einerseits eine materielle und strukturelle Anordnung aufbauen, welche andererseits erst als bespielte, als Räume sozialer, psychischer und performativer Prozesse ihre Doppelbödigkeit entfalten können.

Welche Anordnungen haben sich als zentral erwiesen? Welche Elemente spielten eine Rolle? Woran könnte man infolgedessen historische Veränderungen der theatralen Anordnungen festmachen?

Blickt man auf diejenigen Formen, die in den vorangehenden Kapiteln (IV.2–6) in Augenschein genommen wurden, so springen vier zentrale „Stellschrauben" dieses *ästhetisch-therapeutischen Feldes*[391] ins Auge, deren Zusammenspiel für die Ausdifferenzierung der Formen signifikant zu sein scheinen: Erstens ihr Umgang mit der Fiktions-/Realitätsschranke, zweitens die Art und Weise, in der die jeweiligen Szenographien Referentialität (besonders mit Blick auf zeitliche Dimensionen) organisieren, drittens ihre Raumstrukturen und viertens die jeweiligen Funktionen, die die beteiligten Akteure zueinander einnehmen können. Die Raumstrukturen, von denen meine Untersuchungen immer wieder ihren Ausgang genommen haben, ermöglichen allen Beteiligten, mehr oder minder eng umrissene Positionen einzunehmen und diesen korrespondierende Wahrnehmungs- und Handlungsmöglichkeiten zu ergreifen. Auf diesen beruhen jene funktionalen Rollen, welche den Beteiligten eröffnet oder je nach Konstellation: aufgezwungen werden. Der Umgang mit der Fiktions- resp. Realitätsschranke, ihre Etablierung wie auch ihre ab und an partielle Verschleierung haben gleichfalls großen Einfluss – vor allem auf die Wahrnehmung der sozialen Situation und die Möglichkeit, auf diese oder die aufgeführte Szene meta-kommunikativ Bezug zu nehmen. Was in den jeweiligen Szenen aufgeführt wird, in welcher Weise eine Beziehung zwischen der Darstellung

390 | In welcher Weise dies vonstatten gehen kann, habe ich in einem Workshop mit der Wiener Psychodramatikerin Roswita Riepl erlebt, die etwa durch ein leichtes Anheben der Stimme deutlich machte, dass die nun folgende Szene einen anderen, von der Alltagswelt abgehobenen Charakter besäße.

391 | Vgl. Kapitel II.3 zur Frage nach den ä/aisthetischen Parametern der Analyse.

oder Aufführung und den beteiligten Akteuren hergestellt wird oder nicht, welche zeitlichen Dimensionen sich im Aufführungsgeschehen entfalten, auch dies ist ein zentrales Merkmal der untersuchten Quellen.

Keine dieser „Stellschrauben", so viel lässt sich festhalten, verändert sich, ohne Einfluss auf die anderen zu nehmen. So unterscheidet sich beispielsweise das improvisierende Spiel im Hier und Jetzt, das für szenische Therapieformen wie das Psychodrama wichtig wird, vom vorwegnehmenden Spiel des therapeutischen Preenactments in erster Linie dadurch, dass in letzterem die Differenz von Fiktion und Wirklichkeit im simulierenden Spiel für einzelne Akteure – für Patienten und hinzukommende Unbeteiligte – unsichtbar gemacht wird. Diese Differenz manifestiert sich in den ganz verschieden gelagerten Aufführungsräumen, die im einen Fall überall sein können, im anderen Fall mit komplexen Abgrenzungen von Raum- und Wirklichkeitsebenen arbeiten. Doch mit der klaren Etablierung einer therapeutischen Bühne im Enactment geht auch eine ganz andere Rollenverteilung der Mitspieler, Gruppenmitglieder sowie des Regie führenden Therapeuten einher: Aus der Perspektive der Patienten begegnen diesen im therapeutischen Preenactment Akteure im gemeinsam geteilten sozialen Raum, während die Mitspieler im Psychodrama dezidiert mit einer Rolle ausgestattet werden, die gleichwohl auch dem persönlichen Umfeld oder der Vorstellungs- und Gefühlswelt der Protagonisten entspringt.

Gleiches gilt auch für die anderen charakterisierten Formen, deren Szenographien sich nie nur anhand eines einzelnen Merkmals unterscheiden, sondern vielmehr ganz eigene Dynamiken herausbilden. Als Szenographien des Subjekts generieren sie eine Reihe von Spielräumen, in denen grundlegend verschiedene Relationen eröffnet werden.

Betrachtet man das untersuchte Quellenmaterial, so stehen Szenographien der De-Subjektivation neben solchen der (Re-)Subjektivation. Während die Rahmenszenen (siehe Kapitel III) ganz allgemein gesprochen dazu dienen, Patienten als Patienten zu konstituieren und den therapeutischen Raum als Sonderraum zu etablieren, kommt den Binnenspielen der therapeutischen Mikro-Räume überwiegend eine andere Funktion zu.

Der durch die Rahmenszenen etablierte therapeutische Raum folgt Eigengesetzlichkeiten, denen alle beteiligten Akteure mit mehr oder minder großen Handlungsmöglichkeiten unterworfen werden. Die Spannbreite ist – vor allem mit Blick auf die institutionelle Einbettung – sehr groß, von Formen vollständiger Unterwerfung in Reils rhapsodischen Phantasien bis hin zur Gestaltung von „sanften" *rites de passages*, wie sie etwa im Wartezimmer einer privaten psychoanalytischen Praxis vorzufinden sind.

Demgegenüber ist es die zentrale Aufgabe der Binnenspiele, deren historische Varianten im Kapitel IV untersucht wurden, die Patienten in anderer Weise in die jeweilige Therapie einzubinden. Diese szenischen Mikro-Räume und therapeutischen Binnenspiele antworten auf eine entscheidende Herausforderung der therapeutischen Praxis, die darin besteht, die Patienten dahin zu bringen, in die jeweilige Therapie einzustimmen, sich auf sie einzulassen bzw. sich von den therapeutischen Szenen adressieren und affizieren zu lassen.

Subjekttheorien zufolge, wie sie vor allem von Judith Butler im Anschluss an Louis Althusser formuliert wurden, wäre Subjektivation als ein produktives Wechselverhältnis aufzufassen, das darauf beruht, dass auf eine machtvolle Anrufung eine Wendung des Angerufenen, ein Wiedererkennen zustande kommt, in deren Vollzug eine unterwerfende Geste mit einer solchen der Akzeptanz und Anerkennung quittiert wird.[392] In diesem Sinne wurde zu Beginn des Forschungsprojekts die Arbeitshypothese verfolgt, dass in therapeutischen Szenen eine Spiegelung, eine „szenische Evidenz" stattfände, die es dem zu heilenden Subjekt gestatte, „sich" oder virulente, ggf. pathologische Strukturen wiederzuerkennen und mit letzteren spielerisch in Beziehung zu treten. Das Forschungsprojekt griff damit eine Annahme auf, die bereits in Butlers Lektüre der Althusserschen Anrufungsszene impliziert war: dass das Verhältnis von (therapeutischer) Szene und Subjektivation strukturell dem dramentheoretischen Moment einer Anagnorisis entspreche, also einer Szene des (Wieder-)Erkennens.

Demgegenüber führte die Beschäftigung mit der Historiographie szenischer Therapieformen dazu, dass die räumliche, theatrale und mediale Verfasstheit der jeweiligen Szenen sowie die sich hieraus ergebenden Spielräume und Relationen der beteiligten Akteure in den Vordergrund rückten. Subjektivation ist von hier aus gesehen nicht in erster Linie als (auto- oder heteronomer) reflexiver Akt aufzufassen, sondern als aufs Engste mit den multimodalen, szenisch-medialen Bedingungen seiner Hervorbringung verbunden zu denken. Welche Anordnungen hergestellt, welche Rahmungen kommuniziert, welche Raumstrukturen, zeitlichen Referenzen und Dynamiken erzeugt und welche Wahrnehmungsweisen und -dimensionen damit auf den Plan gerufen werden, all dies eröffnet jeweils unterschiedliche Modi der Selbst- und Fremdwahrnehmung und somit spezifische Formen der Subjektivation. Insofern Psychotherapie im Allgemeinen auf eine Modifikation von Selbst- und Fremdverhältnissen zielt, welche vor allem im und durch jenen – auf mehreren Ebenen herge-

392 | Leander Scholz fasst dieses Grundmodell so zusammen: „Nach Althusser beruht das Gelingen der Anrufung auf einem spiegelartigen Mechanismus von Anerkennung und Wiedererkennung, durch den erst die Möglichkeit der Zustimmung zur Unterwerfung erzeugt wird. Einsicht meint demnach nicht die rhetorische Persuasion des Unterworfenen, sondern die Generierung eines Subjektstatus, der das Funktionieren der Subjekte sicherstellt. Das bedeutet, dass die Unterworfenen im Akt der Unterwerfung überhaupt erst zu Subjekten werden und, darüber hinaus, dass dieser Subjektstatus die Form der Anerkennung darstellt, in der sich die Unterworfenen wiedererkennen können und sich dementsprechend auch aufgehoben fühlen." (Scholz 2006, S. 285).

stellten – (Beziehungs-)Raum zwischen Therapeut und Patient bewerkstelligt werden soll, erscheinen die szenisch-theatralen Mikro-Räume, die im Laufe der letzten 250 Jahre erprobt wurden, als potenzierte Strukturen innerhalb der therapeutischen Räume.

Die therapeutischen Szenen, von denen die Jahresberichte, Fallgeschichten, Lehrbücher, Patientenakten, Fachzeitschriften und Scrapbooks der Anstaltsarchive berichten, sind in diesem Sinne als mehr oder minder passgenaue Versuchsanordnungen der Subjektivation zu verstehen, die auf im weitesten Sinne kognitive Prozesse der Resonanz, Modulation und Anerkennung zielen. Im weitesten Sinne deshalb, weil einige der aufgeführten Therapieformen weniger auf der Ebene des Sinnverstehens und mentaler Prozesse, sondern vielmehr auf derjenigen der sinnlichen Erfahrung und des verkörperten Wissens operieren.[393] Ob die Patienten genötigt werden, einen szenischen Parcours zu durchlaufen, in dem sie scheinbar in rasantem Tempo ihre sinnliche Wahrnehmungs- und Handlungsfähigkeit zurückgewinnen müssen, wollen sie physisch und psychisch überleben; ob sie sich ihrer para- und nonverbalen Kommunikation bewusst werden sollen; ob sie sich (endlich) von ihrer Umwelt in ihren Wünschen und Ängsten bestätigt sehen und diesen nun (überraschenderweise) handelnd entgegentreten können; ob sie ihren unbewussten Beziehungsdynamiken im geschützten Raum des therapeutischen Als-ob begegnen oder in der Übernahme dramatischer Rollen auf einer Anstaltsbühne neue und anders gelagerte Erfahrungen sammeln können als in ihrer Lebens- oder Anstaltswirklichkeit, in jeder dieser Varianten werden auf unterschiedlichen Ebenen Bezugnahmen zwischen dem szenischen Geschehen und den jeweiligen Patienten angebahnt.

Wie und womit eine Rückwendung, ein Anschluss zwischen Patient und Aufführungsgeschehen hergestellt werden soll, markiert wesentliche Unterschiede in den therapeutischen Formen. Mal sind die Bezüge unmittelbar biografisch, mal allgemeinerer Natur. Allgemein sind sie vor allem dort, wo sich ein Patient mit einer dramatischen Figur identifizieren, sich in einer Rolle spiegeln soll. Wie schon Andrée im Schauspielsaal von Charenton formulierte, stellt sich hier die Frage: „Wie kann eine Szene für mehrere Irren berechnet seyn?" (Andrée 1810, S. 220) Gerade in den Kontroversen, die sich um die dramatische Form entfachten, wird deutlich, dass die allgemeine Adresse des Theaters[394] im therapeutischen Kontext vielfach als problematisch angesehen wurde.

393 | In einem solch weiten Sinne definieren Joerg Fingerhut, Rebekka Hufendiek und Markus Wild den Begriff der Kognition im Kontext einer Philosophie der Verkörperung (siehe Fingerhut et al. 2013, S. 10f.).

394 | „Von der Antike bis zum Beginn der modernen Kommunikationstechnologien war Theater das Massenmedium schlechthin. So wurde, da ja lange die Lesefähigkeit nicht weit verbreitet war, das Theater zu dem Ort, an dem der Schauspieler mit seinen Gesten und seinen Auftritten die Möglichkeit hatte, kulturelle Werte, Normen, Wirklichkeiten und auch

Im Kunsttheater, so will es mit Blick auf aktuelle Diskussionen um partizipative, das Publikum als handelnden Akteur einbeziehende Formen von Performance/Theater scheinen, ist die Personalisierung der theatralen Adresse ein relativ junges Phänomen. Der Theaterwissenschaftler Hans-Thies Lehmann stellt mit Blick auf diese Entwicklung fest:

> Ich werde als Zuschauer in eine Situation gebracht, die mich vielleicht mehr involviert als ich wollte. Über den Grad der Involvierung kann ich in solchen Aufführungen oft nicht mehr allein entscheiden, werde vielmehr reflexartig, unwiderstehlich in eine Situation der Beteiligung, Verantwortung, gar Schuldhaftigkeit gebracht, in eine moralisch-ethische Problematik. Der Witz an der Sache ist, dass mir diese Problematik nicht mehr wie im früheren Theater einfach vorgespielt wird, sondern dass ich dabei mitspiele, dass diese Problematik mich nun selbst betrifft. Das heißt, die Performance involviert mich als Zuschauer auf eine Weise, die, wie ich vorhin formuliert habe, zum Anlass wird, eine Erfahrung mit mir selbst zu machen. (Lehmann 2008, S. 24)

In der Geschichte szenisch-theatraler Therapien waren Erfahrungen des Involviertseins, des (partiellen) Verlusts von Entscheidungsfreiheit, des reflexartigen Reagierens und vielfältiger Anlässe, Erfahrungen mit sich selbst zu machen, für Patienten gang und gäbe. Was Lehmann an dieser Stelle über neue Formen des Zuschauerseins in performativen Gefügen formuliert, jenseits des Kunsttheaters sind solche ä/aisthetischen Erfahrungen so alt wie die Experimente mit szenischen Interventionen und theatralen Anordnungen in (Proto-) Psychiatrie und (Proto-)Psychotherapie.

---

politische Inhalte zu verbreiten. Dabei war der Zuschauer niemals persönlich gemeint. Es war öffentliche Bekundung, die den Zuschauer systematisch, aber eben nie persönlich ansprach.“ (Lehmann 2008, S. 23).

VI Verzeichnisse und Register

VI.1 Verzeichnisse

1.1 Filmverzeichnis

Andere Welten. Deutschland 2012–13. Regie: Christa Pfafferott.

Einführung in die Gestalttherapie. Lehrfilm in englischer Sprache. USA 1969. Veröffentlicht vom Auditorium Netzwerk Mühlheim. 96 Minuten. (Zitiert als Perls 1969).

Quills. USA 2000. Regie: Philipp Kaufmann.

Shutter Island. USA 2010. Regie: Martin Scorsese.

The Case of Mary Kay. USA (Esalen) 1968. Schwarzweiß. 10 Minuten. (Veröffentlicht in der Reihe The Demonstration Films of Frederick Perls als DVD durch The Gestalt Journal Press.)

Psychodrama of a Marriage. USA um 1948. Schwarzweiß. 79 Minuten. (Veröffentlicht von Psychotherapy.net als 2. DVD der Moreno Movies, hrsg. von René Marineau.)

1.2 Literaturverzeichnis

Archivmaterial

Crichton Royal Institution, Ewart Library, Dumfries, Dumfries & Galloway Council Local Archives:DGH1/5/21/1/2, CRI Case Book, Jun 1840–Aug 1841
DGH1/5/21/1/3 CRI Case Book, Aug 1841–Jan 1843
DGH1/5/21/1/9, CRI Case Book, Dec 1847–Sep 1852
DUMCR1989.54–69, CRI MS Case Books
DUMCR1990.29, CRI Annual Reports, 1839–1912

Crichton Royal Institution Papers, Wellcome Library, London. Online-Ressource:http://search.wellcomelibrary.org/iii/encore/search/C__Sdigasylum%28crichton%29__Ff%3Afacetlocations%3Aelro%3Aelro%3AOnline%3A%3A__Orightresult__U__X0?lang=eng&suite=cobalt.

Countway Library of Medicine, Havard Library, Boston, USA
B MS c66, Jacob L. Moreno Papers

Veröffentlichungen

Aboudrar, Bruno Nassim. 2013. *Voir les fous.* Presses Universitaire de France: Ebook.

Aggermann, Lorenz, Siegmund, Gerald, Holling, Eva und Georg Döcker. 2016. Theater als Dispositiv. In *Episteme des Theaters. Aktuelle Kontexte von Wissenschaft, Kunst und Öffentlichkeit.* Hrsg. Milena Cairo, Moritz Hannemann, Ulrike Haß und Judith Schäfer, 163–192. Bielefeld: transcript.

Althusser, Louis. 1977. *Ideologie und ideologische Staatsapparate: Aufsätze zur marxistischen Theorie.* Hamburg/Berlin: Verlag für das Studium der Arbeiterbewegung.

Andrée, Carl Maximilian. 1810. *Neuester Zustand der vorzüglichen Spitäler und Armenanstalten in einigen Hauptorten des In- und Auslandes.* Erster Theil. Leipzig.

Andrews, Jonathan, Asa Briggs, Roy Porter, Penny Tucker, und Keir Waddington, Hrsg. 1997. *The History of Bethlam*, London: Routledge.

Ankele, Monika, und Eva Brinkschulte, Hrsg. 2015. *Arbeitsrhythmus und Anstaltsalltag. Arbeit als Therapie in der Psychiatrie vom frühen 19. Jahrhundert bis in die NS-Zeit.* Stuttgart: Franz Steiner Verlag.

Ankele, Monika, Hrsg. 2015. *Wahnsinn, Psychiatrie und Raum. Begleitheft zum Themenschwerpunkt im Medizinhistorischen Museum Hamburg vom 9. April bis 4. Oktober 2015.* Hamburg.

Ankele, Monika. 2016. „ist die Arbeit (...) ein treffliches Mittel (...) den Irrsinn selbst zu heilen." Über die Anfänge der Arbeitstherapie in der Psychiatrie. In *Geschichte der Medizin*, Bd. 3, Hrsg. Oliver Erens und Andreas Otte, 89–95. Stuttgart: Gentner.

Ankele, Monika. 2017. Horizontale Szenographien. Das Krankenbett als Schauplatz psychiatrischer Subjektivation. In *Szenographien des Subjekts*, Hrsg. Lars Friedrich, Karin Harrasser und Céline Kaiser, 49–64. Wiesbaden: Springer.

Ankele, Monika. 2018. Sich aufführen. Rauminterventionen und Wissenspraktiken in der Psychiatrie um 1900. In *Aufführen, Aufzeichnen, Anordnen. Wissenspraktiken in Psychiatrie und Psychotherapie*, Hrsg. Monika Ankele, Céline Kaiser und Sophie Ledebur, 71–89. Wiesbaden: Springer.

Ankele, Monika, Céline Kaiser, und Sophie Ledebur, Hrsg. 2018. *Aufführen, Aufzeichnen, Anordnen. Wissenspraktiken in Psychiatrie und Psychotherapie.* Wiesbaden: Springer Psychologie.

Anklam, Sandra, und Verena Meyer. 2013. *Life. On Stage. Handbuch Theatertherapie*. Berlin: Schibri.

Anonym. 1822. Irrenhäuser in Italien. In *Literarisches Conversations-Blatt für das Jahr 1822*. Zweiter Band, Juli–December, 923. Leipzig: Brockhaus.

Anonym. 1828. Miscellen. [Besuch des Theaters von Irren]. *Notizen aus dem Gebiete der Natur- und Heilkunde*, Nummer 7, 21. Band, Juni 1828: 111–112.

Anonym. 1835. Baron Pisani's Treatment of the Insane (Teil II). *Boston Medical and Surgical Journal*, Boston. Vol. XII, Nummer 8: 117–123.

Anonym. 1843. *Theatricals in the Crichton Institution*. Extracted from the Dumfries Herald of Jan. 12, 1843. Dumfries Crichton Royal Museum Archives, Dumfries (kurz: DUMCR). DGHI/6/17/3, S. 6.

Anonym [Browne, William Alexander Francis]. 1878. Mad Poets. *The Journal of Psychological Medicine and Mental Pathology*, 4. Band: 177–207.

Anonym [Browne, William Alexander Francis]. 1880. Mad Artists. *The Journal of Psychological Medicine and Mental Pathology*, 6. Band: 1–27.

Anonym [Browne, William Alexander Francis]. 1883. Mad Actors. *The Journal of Psychological Medicine and Mental Pathology*, 8. Band: 1–27.

Anonym. 1796. Nachricht von der Anstalt des Doct. Willis für Wahnsinnige. *Bibliotheque Britannique*. Vol. I: 759.

Argelander, Hermann. 1970. *Das Erstinterview in der Psychotherapie*. Darmstadt: Wissenschaftliche Buchgesellschaft.

Austin, Stephen Finis. 1917. *Principles of Drama-Therapy: A Handbook for Dramatists Dealing with the Possibilities of Suggestion and the Mass Mind.* New York: Sopherim [Reprint nach Exemplar der Cornell University über HardPress Publishing].

Bartz, Christina, Ludwig Jäger, Marcus Krause, und Erika Linz. 2012. Einleitung. In *Handbuch der Mediologie. Signaturen des Medialen,* Hrsg. Christina Bartz, Ludwig Jäger, Marcus Krause und Erika Linz, 7–15. München: Fink.

Bateson, Gregory. 1956/1985. Vorstudien zu einer Theorie der Schizophrenie. In *Ökologie des Geistes. Anthropologische, psychologische, biologische und epistemologische Perspektiven*, Hrsg. Gregory Bateson, 270–301. Frankfurt am Main: Suhrkamp.

Bateson, Gregory. 1954/1985. Eine Theorie des Spiels und der Phantasie. In *Ökologie des Geistes. Anthropologische, psychologische, biologische und epistemologische Perspektiven*, Hrsg. Gregory Bateson, 241–261. Frankfurt am Main: Suhrkamp.

Baumbach, Gerda, Hrsg. 2002. *Theaterkunst & Heilkunst*. Köln: Böhlau.

Baumbach, Gerda. 2012. *Schauspieler. Historische Anthropologie des Akteurs*. Band 1: Schauspielstile. Leipzig: Universitätsverlag.

Baumbach, Gerda, Merle Nümann, Mechthild Gallwas, Ingo Rekatzky, Maria Koch, Ronja Flick, und Theresa Eisele. 2016. Theater-Episteme und Wissenssysteme: Radikale Historisierung? In *Episteme des Theaters. Aktuelle Kontexte von Wissenschaft, Kunst und Öffentlichkeit*, Hrsg. Milena Cairo, Moritz Hannemann, Ulrike Haß und Judith Schäfer, 259–276. Bielefeld: transcript.

Baumann, Carl-Friedrich. 1988. *Licht im Theater: Von der Argand-Lampe bis zum Glühlampen-Scheinwerfer*. Stuttgart: Steiner.

Becker, Karin. 1984. Problempräsentation im Erstinterview. Untersuchungen zur Funktion sprachlicher Handlungen im psychoanalytischen Gespräch. In *Gespräche zwischen Alltag und Literatur. Beiträge zur Germanistischen Gesprächsforschung*, Hrsg. Dieter Cherubim, Helmut Henne, Helmuth Rehbock, 196–215. Tübingen: Max Niemeyer.

Bee, Julia, Reinhold Görling, Johannes Kruse, und Elke Mühlleitner, Hrsg. 2013. *Folterbilder und -narrationen. Verhältnisse zwischen Fiktion und Wirklichkeit*. Göttingen: V&R unipress.

Bennholdt-Thomsen, Ute, und Alfredo Guzzoni. 1982/2012a. Der Irrenhausbesuch. Ein Topos in der Literatur um 1800. In *Aspekte empirischer Psychologie im 18. Jahrhundert und ihre literarische Resonanz*, Anke Bennholdt-Thomsen und Alfredo Guzzoni, 13–50. Würzburg: Königshausen & Neumann [Erstdruck 1982].

Bennholdt-Thomsen, Ute, und Alfredo Guzzoni. 1983/2012b. Peter Weiss' Marat/Sade und das Theaterspiel in Charenton. In *Aspekte empirischer Psychologie im 18. Jahrhundert und ihre literarische Resonanz*, Anke Bennholdt-Thomsen und Alfredo Guzzoni, 61–80. Würzburg: Königshausen & Neumann [Erstdruck 1983].

Berleant, Arnold. 1970/2000. *The Aesthetic Field. A Phenomenology of Aesthetic Experience*. Cybereditions. 1. Auflage Rochester: Charles C Thomas 1970.

Benzenhöfer, Udo. 1993. *Psychiatrie und Anthropologie in der ersten Hälfte des 19. Jahrhunderts*. Stuttgart: Guido Pressler.

Blankertz, Stefan, und Erhard Doubrawa. 2005. *Lexikon der Gestalttherapie*. Wuppertal: Peter Hammer Verlag.

Blatner, Adam. 2007. Psychodrama Stage and Pictures. Online-Ressource: https://www.blatner.com/adam/pdirec/hist/stages.htm, zuletzt besucht: 13. 10. 2018.

Blessington, Countess of. 1839. *The Idler in Italy.* Band II. London: Henry Colburn.

Bocian, Bernd, und Frank-M. Staemmler. 2000. *Gestalttherapie und Psychoanalyse. Berührungspunkte, Grenzen, Verknüpfungen.* Göttingen: Vandenhoeck & Ruprecht.

Bohn, Ralf. 2014. Agon und Agonie. Notizen zu einer theatralen Opferlogik. In *SzenoTest. Pre-, Re- und Enactment zwischen Theater und Therapie,* Hrsg. Céline Kaiser, 178–201. Bielefeld: transcript.

Böhnke [d.i. Zons], Alexander. 2002. Artikel „Apparat". In *Metzler Lexikon Medientheorie und Medienwissenschaft,* Hrsg. Helmut Schanze, 9–10. Stuttgart/Weimar: Metzler.

Boltanski, Luc. 1999. *Distant suffering. Morality, Media and Politics.* Cambridge: Cambridge University Press.

Borch-Jacobsen, Mikkel. 1997. *Anna O. zum Gedächtnis. Eine hundertjährige Irreführung.* München: Fink.

Borchmeyer, Dieter. 1988. Kommentar zu Lila. In Johann Wolfgang Goethe, *Sämtliche Werke. Briefe, Tagebücher und Gespräche,* 1. Abtl., Bd. 5: Dramen 1776–1790, 928–947. Frankfurt am Main: Deutscher Klassiker.

Bourdieu, Pierre. 1979. *Entwurf einer Theorie der Praxis – auf der ethnologischen Grundlage der kabylischen Gesellschaft.* Frankfurt am Main: Suhrkamp.

Braunbehrens, Volkmar, und Walter Salmen. 2008. Lila. In *Goethe Handbuch. Supplemente Band 1: Musik und Tanz in den Bühnenwerken.* Hrsg. Gabriele Busch-Salmen unter Mitarbeit von Benedikt Jeßing, 200–220. Stuttgart, Weimar: Metzler.

Browne, William Alexander Francis. 1837. *What Asylums Were, Are, and Ought to Be.* Edinburgh: Adam und Charles Black.

Browne, William Alexander Francis. 1864. The Moral Treatment of the Insane. *The Journal of Mental Science*. No. 51, October 1864, Vol. X: 309–337.

Browne, William Alexander Francis. 1880. The Curability of Insanity. *The Journal of Psychological Medicine and Mental Pathology*, 6. Band: 76–88.

Bruchhausen, Walter. 2006. *Medizin zwischen den Welten. Vergangenheit und Gegenwart des medizinischen Pluralismus im südöstlichen Tansania*. Göttingen: v&r University Press/Bonn University Press.

Bruchhausen, Walter, und Céline Kaiser, Hrsg. 2012. *Szenen des Erstkontaktes zwischen Arzt und Patient*. Göttingen: V&R unipress, Reihe Medizin und Kulturwissenschaft.

Le Brun, Annie. 1989. Spectateur et acteur à Charenton. In *Petits et grands théâtres du Marquis de Sade*, Hrsg. Annie le Brun. 87–94. Paris: Paris Art Center.

Bühler-Dietrich, Annette. 2003. *Auf dem Weg zum Theater. Else Lasker-Schüler, Marieluise Fleißer, Nelly Sachs, Gerlind Reinshagen, Elfriede Jelinek*. Würzburg: Königshausen & Neumann.

Bühler-Dietrich, Annette. 2012. *Drama, Theater und Psychiatrie im 19. Jahrhundert*. Tübingen: Narr.

Butler, Judith. 2001. *Psyche der Macht. Das Subjekt der Unterwerfung*. Frankfurt am Main: Suhrkamp.

Bynum, W. F., Roy Porter, und Michael Shephard. 2004. *The Anatomy of Madness: Essays in the History of Psychiatry*. Volume 2. London: Routlegde.

Caire, Michel, und Sabina Veit. 1995. Une soirée au théâtre des fous de Charenton. *L'Information psychiatrique*, Band 71, Heft 4: 383–389.

Caire, Michel. 1999. Les institutions psychiatriques parisiennes sous l'Empire, vues par un visiteur allemand. *Histoire des Sciences médicales*. Band XXXIII, 1 – 1999: 61–68.

Carlson, Marvin. 1989. *Places of Performance. The Semiotics of Theatre Architecture*. Ithaca: Cornell University Press.

Casper, Johann Ludwig. 1822. *Charakteristik der französischen Medicin, mit vergleichenden Hinblicken auf die englische*. Leipzig: F.A. Brockhaus.

Casson, John. 1997. Dramatherapy History in Headlines: Who did What, When, Where? *Journal of the British Association for Dramatherapists* Vol 19 No. 2 Autumn: 10–13.

Casson, John. 1999. Evreinoff and Moreno: Monodrama and Psychodrama, Parallel Developments or Hidden Influences? *Journal of the British Psychodrama Association*, Vol 14, Numbers 1 & 2: 20–30.

Casson, John. 2004. *Drama, Psychotherapy and Psychosis. Dramatherapy and Psychodrama with People Who Hear Voices*. Hove/New York: Brunner-Routledge.

Castro, Anaclara. 2016. The Rake's (Un)lawfully Wedded Wives in William Hogarth's „A Rake's Progress". *Eighteenth-Century Life*. Band 40, Heft 2: 66–87.

Charcot, Jean-Martin. 1890. *Neue Vorlesungen über die Krankheiten des Nervensystems, insbesondere über Hysterie*. Wien: Toeplitz & Deutike.

Chiarugi, Vincenzo. 1795. *Abhandlung über den Wahnsinn überhaupt und insbesondere, nebst einer Centurie von Beobachtungen*, Band 1: *Über den Wahnsinn überhaupt*. Leipzig: Georg David Meyer.

Cox, Joseph Mason. 1811. *Praktische Bemerkungen über Geisteszerrüttung*. Halle: Renger.

Cox, Joseph Mason. 1806/1813. *Practical Observations of Insanity; In which some Suggestions are offered towards an improved Mode of treating Diseases of the Mind, and Some Rules proposed which it is hoped may lead to a more Human and successful Method of Cure: to which are sujoined, Remarks on medical Jurisprudence, as it relates to Diseased Intellect*. London: Baldwin.

Craplet, Michel. 1991. *L'architecture dans les textes d'Esquirol. Histoire des sciences médicales*, 25 (1): 73–77.

Crichton-Browne, Sir James. 1937. Some Early Crichton Memories. In *Easterbrook: The Cronical of Crichton Royal*, 18–26. Dumfries: Courier.

Crimmens, Paula. 2006. *Drama therapy and Storymaking in Special Education.* London, Philadelphia: Jessica Kingsley Publishers.

Christians, Heiko. 2016. *Crux Scenica – Eine Kulturgeschichte der Szene von Aischylos bis YouTube*. Bielefeld: transcript.

Cross, Simon. 2012. Bedlam in Mind: Seeing and reading historical images of madness. *European Journal of Cultural Studies*. Volume 15, Issue 1: 19–34. https://doi.org. 10.1177/1367549411424949 [zitiert nach: http://irep.ntu.ac.uk/id/eprint/16709/1/205832_7988%20Cross%20Postprint.pdf.]

de Colins, Hypolite. 1972. Notizen über das zur Behandlung der Geistesverirrungen eingerichtete Hospiz in Charenton bei Paris von H. de Colins Kavallerie-Offizier a.D. In *Der Greis von Charenton. Letzte Aufzeichnungen und Kalkulationen*, Sade, Marquis de, 84–117. München: Carl Hanser.

de Michele, Fausto. 2002. Der „Capitano" der Commedia dell'Arte und seine Rezeption und Entwicklung im deutschsprachigen Theater. *Daphnis. Zeitschrift für Mittleres deutsche Literatur und Kultur der Frühen Neuzeit (1400–1750)* Band 31, Heft 3–4: 529–591.

de Young, Mary. 2015. *Encyclopedia of Asylum Therapeutics, 1750–1950s*, Jefferson North Carolina: McFarland & Company. Kindle-Version.

Didi-Hubermann, Georges. 1997. *Erfindung der Hysterie: die photographische Klinik von Jean-Martin Charcot*. München: Fink.

Diener, Gottfried. 1971. *Goethes ‚Lila'. Heilung eines ‚Wahnsinns' durch ‚psychische Kur'. Vergleichende Interpretation der drei Fassungen. Mit ungedruckten Texten und Noten und einem Anhang über psychische Kuren der Goethe-Zeit und das Psychodrama*. Frankfurt am Main: Athenäum.

Dietrich, Anton Gotthelf. 1835. Maximilian Jacobis *Ueber die Anlegung und Einrichtung von Irren-Heilanstalten mit ausführlicher Darstellung der Irrenheilanstalt zu Siegburg*. In *Schmidt's Jahrbücher der in- und ausländischen gesamten Medicin*, Hrsg. Carl Christian Schmidt, Fünfter Band: 243–246.

Dörner, Klaus. 1969/1995. *Bürger und Irre. Zur Sozialgeschichte und Wissenschaftssoziologie der Psychiatrie.* Hamburg: Europäische Verlagsanstalt (dritte Auflage, Erstauflage Frankfurt am Main 1969).

Dotzler, Bernhard, Erhard Schüttpelz, und Georg Stanitzek. 2001. Die Adresse des Mediums. Einleitung. In *Die Adresse des Mediums*. Hrsg. Stefan Andriopoulus, Gabriele Schabacher und Eckhard Schumacher, 9–15. Köln: DuMont.

Donnelly, Michael. 1983. *Managing the Mind. A Study of Medical Psychology in Early Nineteenth Century*. London: Tavistock.

Dumas, Alexandre. 1867. Les fous du docteur Miraglia. In *Œuvres Complètes d'Alexandre Dumas: Jacques Ortis/Les fous du docteur Miraglia*, Dumas, Alexandre, 261–306. Paris: Michel Lévy frères.

Düwell, Susanne, und Nicolas Pethes. 2012. Noch nicht Wissen. Die Fallsammlung als Prototheorie in Zeitschriften der Spätaufklärung. In *Literatur und Nicht-Wissen*, Hrsg. M. Bies und M. Gamper, 131–148. Zürich/Berlin: Diaphanes.

Düwell, Susanne, und Nicolas Pethes. 2014. *Fall – Fallgeschichte – Fallstudie. Theorie und Geschichte einer Wissensform*. Frankfurt am Main: Campus.

Easterbrook, Charles Cromhall. 1940. *The Chronical of Crichton Royal (1839–1936). Being the Story of a Famous Mental Hospital during its First Century, and Illustrating the Evolution of the Hospital Care and Treatment of Mental Invalids in Scotland.* Dumfries: Courier.

Eckstaedt, Anita 1995. *Die Kunst des Anfangs. Psychoanalytische Erstgespräche*. Frankfurt am Main: Suhrkamp.

Edginton, Barry. 2003. The Design of Moral Architecture at The York Retreat. *Journal of Design History*. Vol. 16 No. 2: 103–117.

Edginton, Barry. 2010. Architecture as Therapy: A Case Study in the Phenomenology of Design. *Journal of Design History*. Vol. 23 No. 1: 83–97.

Engell, Lorenz. 2015. Agentur. In *Essays zur Film-Philosophie*, Hrsg. Lorenz Engell, Oliver Fahle, Vinzenz Hediger und Christiane Voss, 17–61, Paderborn: Fink.

Esquirol, Jean-Étienne. 1819. *Des établissements d'aliénés en France et des moyens d'améliorer les ort de ces infortunés. Mémoire présenté à son Excellence le Ministre de l'Intérieur.* Paris: Mme Huzard.

Esquirol, Jean-Étienne. 1832. *Aliénation mentale. Des Illusions chez les aliénés. Question médico-légale sur l'Isolement des aliénés.* Paris: Paul Renouard.

Esquirol, Jean-Étienne. 1835. *Mémoire historique et statistique sur la Maison Royale de Charenton.* Paris.

Esquirol, Jean-Étienne. 1968. *Von den Geisteskrankheiten,* Bern/Stuttgart: Hans Huber.

Etzold, Jörn. 2016. Theater und epistemologische Krise (Hölderlin). In *Episteme des Theaters. Aktuelle Kontexte von Wissenschaft, Kunst und Öffentlichkeit.* Hrsg. Milena Cairo, Moritz Hannemann, Ulrike Haß und Judith Schäfer, 219–230. Bielefeld: transcript.

Ferenczi, Sándor. 1920/1964. Weiterer Ausbau der „aktiven Technik" in der Psychoanalyse. In *Bausteine zur Psychoanalyse,* Band 2. Hrsg. von Sándor Ferenczi, 62-86. Bern, Stuttgart: Huber.

Ferenczi, Sándor. 1923/1972. Lampenfieber und narzißtische Selbstbeobachtung. In *Schriften zur Psychoanalyse,* Bd. 2. Hrsg. und eingeleitet von Michael Bálint, S. 134–135. Frankfurt am Main: Fischer.

Ferentschik, Klaus. 1992. Theater im Tollhaus. *Maske und Kothurn,* 38, 1: 47–67.

Ferentschik, Klaus. 1994. *Theater im Tollhaus. Eine Dokumentation der Theateraufführungen in den Niederösterreichischen Landesirrenanstalten von 1853 bis 1914.* Nebst einem Anhang über die ‚Theatergruppe am Steinhof' von 1949 bis 1966. Dissertation zur Erlangung des Doktorgrades an der Grund- und Integrativwissenschaftlichen Fakultät der Universität Wien, Wien.

Fischer-Lichte, Erika. 2005/2014. Artikel „Aufführung". In *Metzler Lexikon Theatertheorie,* Hrsg. Erika Fischer-Lichte, D. Kolesch und M. Warstat, 15–26. 2. aktualisierte und erweiterte Auflage. Stuttgart/Weimar: Metzler.

Fingerhut, Joerg, Rebekka Hufendiek und Markus Wild. 2013. Einleitung. In *Philosophie der Verkörperung. Grundlagentexte zu einer aktuellen Debatte,* Hrsg. Joerg Fingerhut, R. Hufendiek und M. Wild, 9–103. Frankfurt am Main: Suhrkamp.

Flashar, Hellmut. 1966. *Melancholie und Melancholiker in den medizinischen Theorien der Antike.* Berlin: de Gruyter.

Fodéré, Francois E. 1817. *Traité du délire appliqué a la médecine, a la morale et a la législation*. Vol. 1. Paris: Croullebois.

Foucault, Michel. 1973. *Wahnsinn und Gesellschaft. Eine Geschichte des Wahns im Zeitalter der Vernunft*. Frankfurt am Main: Suhrkamp.

Foucault, Michel. 1994. *Überwachen und Strafen. Die Geburt des Gefängnisses*. Frankfurt am Main: Suhrkamp.

Foucault, Michel. 1999. *Die Geburt der Klinik. Eine Archäologie des ärztlichen Blicks*. Frankfurt am Main: Fischer.

Foucault, Michel. 2005. *Die Macht der Psychiatrie. Vorlesung am Collège de France 1973–1974*. Frankfurt am Main: Suhrkamp.

Frank, Joseph. 1816. *Reise nach Paris, London und einem großen Theile des übrigen Englands und Schottlands in Beziehung auf Spitäler, Versorgungshäuser, übrige Armen-Institute, Medizinische Lehranstalten, und Gefängnisse*. Zweite Auflage. Wien: Camesinaische Buchhandlung.

Freud, Sigmund, und Josef Breuer. 1895/1999. Studien über Hysterie. In *Gesammelte Werke*, Band I, Sigmund Freud, 75–312. London/Frankfurt am Main: Fischer.

Freud, Sigmund. 1905a/1981. Bruchstück einer Hysterie-Analyse. In *Gesammelte Werke*. Bd. V. Frankfurt am Main, 6. Auflage, 161–286.

Freud, Sigmund. 1905b/1999. Psychische Behandlung (Seelenbehandlung). In *Gesammelte Werke*, Band V, Sigmund Freud, 287–315. London/Frankfurt am Main: Fischer.

Freud, Sigmund. 1906. *Sigmund Freud Papers: Oversize, 1859–1985; Writings; 1942; „Psychopathische Personen auf der Bühne" [1905–1906] [a], typewritten transcript and negative photocopy of holograph manuscript*. Manuscript/Mixed Material. https://www.loc.gov/item/mss3999002093/.

Freud, Sigmund. 1912a/1994. Ratschläge für den Arzt bei der psychoanalytischen Behandlung. In *Studienausgabe*, Ergänzungsband: Schriften zur Behandlungstechnik, Sigmund Freud, 170–180. 4. Auflage. Frankfurt am Main: Fischer.

Freud, Sigmund. 1912b/1999. Zur Dynamik der Übertragung. In *Gesammelte Werke*, Band VIII, Sigmund Freud, 364–374. London/Frankfurt am Main: Fischer.

Freud, Sigmund. 1914/1999. Erinnern, Wiederholen, Durcharbeiten. In *Gesammelte Werke*. Band X: Werke aus den Jahren 1913–1917, Sigmund Freud, 126–136. London/Frankfurt am Main: Fischer.

Freud, Sigmund. 1925/1999. Selbstdarstellung. In *Gesammelte Werke* Band XIV, Sigmund Freud, 31–96. London/Frankfurt am Main: Fischer.

Freud, Sigmund. 1937/1999. Konstruktionen in der Analyse. In *Gesammelte Werke*. Band XVI, Sigmund Freud, 41–99. London/Frankfurt am Main: Fischer.

Fürst, Michael. 2017. *Emersive Bilder. Angriff der Bilder auf ihr Publikum.* Paderborn: Wilhelm Fink.

G. N. 1823. Theater im königlichen Haus der Narren in Aversa. *Allgemeine musikalische Zeitung mit besonderer Rücksicht auf den österreichischen Kaiserstaat*. April. Nummer 29: Spalte 229–232.

Galt, John M. 1853. On the Reading, Recreation and Amusements of the Insane. *The Journal of Psychological Medicine and Mental Pathology*, Vol. VI, London: 581–589.

Geitner, Ursula, Hrsg. 1988. *Schauspielerinnen. Der theatralische Eintritt der Frau in die Moderne.* Bielefeld: Haux.

Geitner, Ursula. 1992. *Die Sprache der Verstellung. Studien zum rhetorischen und anthropologischen Wissen im 17. und 18. Jahrhundert*. Tübingen: Niemeyer.

Giraudy, Charles François Simon. 1804. *Mémoire sur la Maison nationale de Charenton. Exclusivement destinée au traitement des aliénés*. Paris: Société de Médecine.

Giraudy, Charles François Simon. 1805. Sur l'utilité du théâtre de société établi dans l'hospice national de Charenton, comme moyen curatif de l'aliénationmentale. In *Le Publiciste*, Vendredi 3 Ventôse an XIII [22. Février 1805].

Görgen, Bruno. 1820. *Privat-Heilanstalt für Gemüthskranke*, Wien: Wimmer.

Goethe, Johann Wolfgang von. 1987. *Sämtliche Werke nach Epochen seines Schaffens. Münchner Ausgabe. Bd. 2.1: Erstes Weimarer Jahrzehnt 1775–1786*. München: Carl Hanser.

Goethe, Johann Wolfgang von. 1988. Lila. Ein Festspiel mit Gesang und Tanz. 3. Fassung. In *Sämtliche Werke. Briefe, Tagebücher und Gespräche, 1. Abtl., Bd. 5: Dramen 1776-1790*, Johann Wolfgang von Goethe, 835–869. Frankfurt am Main: Deutscher Klassiker.

Goffman, Erving. 1973. Aysle. *Über die soziale Situation psychiatrischer Patienten und anderer Insassen.* Frankfurt am Main: Suhrkamp.

Goffman, Erving. 1980. *Rahmen-Analysen. Ein Versuch über die Organisation von Alltagserfahrungen*. Frankfurt am Main: Suhrkamp.

Götschel, Heike, und Ekkehard Hübschmann. 1994. *Auf den Spuren der Psychiatrie in Bayreuth. Historische Materialien*. Bayreuth: Geschichtswerkstatt Bayreuth.

Gourevitch, Michel. 1984. Qui soignera le divin Marquis? Documents inedits sur le conflits de pouvoirs entre directeur et medecin a Charenton en 1812. *Perspectives psychiatriques*, Band 2, Nr. 96: 85–91.

Gourevitch, Michel. 1989. Le Théâtre des fous: avec Sade, sans sadisme. In *L´Évolution psychiatrique*, Band 54, Heft 3: 869–874.

Grange, Kathleen M. 1963. Pinel or Chiarugi? *Medical History*. October 7(4): 371–380.

Greville, Robert Fulke. 1930. *The Diaries of Colonel the Hon. Robert Fulke Greville, Equerry to His Majesty King George III [1781–94]*. Hrsg. F McKno Bladon. London: John Lane, The Bodley Head Ltd.

Griesinger, Wilhelm. 1861. *Die Pathologie und Therapie der psychischen Krankheiten für Ärzte und Studirende.* Zweite, umgearbeitete und sehr vermehrte Auflage. Stuttgart: A. Krabbe.

Grimm, J., & W. Grimm. 1889. vorführen. In *Deutsches Wörterbuch*. 16 Bände in 32 Teilbänden. Leipzig 1854–1961. Bd. 26: Sp. 1047–1052.

Grimm, J., & W. Grimm. 1889. narr. In *Deutsches Wörterbuch.* 16 Bände in 32 Teilbänden. Leipzig 1854–1961. Bd. 13: Sp. 354–368.

Gualandi, Domenico. 1823. *Osservazioni sopra il celebre Stabilimento d'Aversa nel regno di Napoli: e sopra molti altri spedali d'Italia destinati alla reclusione, e cura de' pazzi, con alcune considerazioni sopra i perfezionamenti di che sembra suscettivo questo genere di stabilimenti.* Bologna: Masi.

Gualandi, Domenico. 1824. Das berühmte Irrenhaus zu Aversa im Königreich Neapel. *Notizen aus dem Gebiete der Natur- und Heilkunde*, Nummer 14, 8. Band, Oktober 1824: 218–223.

Guderian, Claudia. 2004a. *Die Couch in der Psychoanalyse. Geschichte und Gegenwart von Setting und Raum.* Stuttgart: Kohlhammer.

Guderian, Claudia. 2004b. *Die Magie der Couch. Bilder und Gespräche über Raum und Setting in der Psychoanalyse.* Stuttgart: Kohlhammer.

Guislain, Joseph. 1826. *Traité sur l'aliénation mentale et sur les hospices des aliénés.* Band II. Amsterdam: Gartmann.

Guislain, Joseph. 1838. *Neue Lehre von den Geistesstörungen (Phrenopathien). Auf praktische und statistische Beobachtungen über Ursachen, Wesen, Symptome, Prognose, Diagnose und Behandlung der Seelenkrankheiten gegründet.* Nürnberg: Campe. (Übersetzung aus dem Französischen, Traité sur les Phrénopathies ou doctrine nouvelle des maladies mentale. Bruxelles 1833 von Carl Kanstatt).

Günzel, Stephan. 2010. *Raum. Ein interdisziplinäres Handbuch.* Stuttgart: Metzler.

Hagner, Michael. 1997. *Homo cerebralis. Der Wandel vom Seelenorgan zum Gehirn.* Berlin: Berlin.

Haldat du Lys, Charles-Nicolas Alexandre de. 1820. Von einem seit dem Mittelalter in der Gemeinde Bonnet im Maasdepartement befolgten Verfahren, Irre zu behandeln. *Zeitschrift für psychische Ärzte mit besonderer Berücksichtigung des Magnetismus*, Hrsg. Friedrich Nasse, Erstes Vierteljahresheft: 649–672.

Hallet, Mark. 2006. Pictorial Theatre: The 1720s. In *Hogarth*, Hrsg. Mark Hallett und Christine Riding, 55–71. London: Tate Publishing.

Haslam, Fiona. 1996. *From Hogarth to Rowlandson. Medicine in Art in Eighteenth-Century Britain.* Liverpool: Liverpool University Press.

Hass, Adriana. 2007. Theatrum Mundi. In *Theaterlexikon: Begriffe und Epochen, Bühnen und Ensembles, Bd. 1*, Hrsg. Manfred Brauneck, Gérard Schneilin und Wolfgang Beck, 1130. Reinbek bei Hamburg: Rowohlt.

Haß, Ulrike. 2014. Die zwei Körper des Theaters. Protagonist und Chor. In *Orte des Unermesslichen. Theater nach der Geschichtsteleologie*, Hrsg. Marita Tatari, 139–159. Zürich/Berlin: diaphanes.

Hattori, Natsu. 1995. *Performing Cures. Practice and Interplay in Theatre and Medicine of the English Renaissance.* Oxford: Unveröffentlichte Dissertation, Wellcome Library London.

Haustgen, Thierry. 1989. Les Débuts difficiles du Dr Royer-Collard a Charenton. *Synapse*, Band 89, Heft 58: 57–66.

Heeg, Günther. 1999. Szenen. In *Literaturwissenschaft. Einführung in ein Sprachspiel*, Hrsg. Heinrich Bosse und Ursula Renner, 251–269. Freiburg im Breisgau: Rombach.

Heinroth, Johann Christian Friedrich August. 1818. *Lehrbuch der Störungen des Seelenlebens und der Seelenstörungen und ihrer Behandlung*. Zweyter oder praktischer Theil. Leipzig: Vogel.

Henke, Sylvia, Martin Stingelin und Hubert Thüring. 1997. Nachwort. Hysterie – das Theater der Epoche. In *Erfindung der Hysterie. Die photographische Klinik von Jean-Martin Charcot*, Georges Didi-Huberman, 359–383. München: Wilhelm Fink.

Herrn, Rainer, und Alexander Friedland. 2014. Der demonstrierte Wahnsinn – Die Klinik als Bühne. *Berichte zur Wissenschaftsgeschichte. Organ der Gesellschaft für Wissenschaftsgeschichte*. Sonderdruck. 37, 4: 309–331.

Hinz, Melanie. 2014. *Das Theater der Prostitution. Über die Ökonomie des Begehrens im Theater um 1900 und der Gegenwart*. Bielefeld: transcript.

Hoffmann, Roald, und Iain Boyd Whyte, Hrsg. 2010. *Das Erhabene in Wissenschaft und Kunst. Über Vernunft und Einbildungskraft.* Berlin: Suhrkamp edition unseld.

Hoffmann&Lindholm, und Céline Kaiser. 2014. Vom Nutzen flüchtiger Erscheinungen und zukünftiger Ereignisse. Hoffmann&Lindholm im Gespräch. In *Szeno-*

Test. Pre-, Re- und Enactment zwischen Theater und Therapie, Hrsg. Céline Kaiser, 202–207. Bielefeld: transcript.

Huber, Martin. 2003. *Der Text als Bühne. Theatrales Erzählen um 1800.* Göttingen: Vandenhoeck & Ruprecht.

Huber, Martin. 1999. Inszenierte Körper: Theater als Kulturmodell in Goethes Festspiel „Lila". In *Theater im Kulturwandel des 18. Jahrhunderts: Inszenierung und Wahrnehmung von Körper – Musik – Sprache*, Hrsg. Erika Fischer-Lichte und Jörg Schönert, 133–150. Göttingen: Wallstein.

Hurd, Henry M., und William Francis Drewry, Richard Dewey, Charles Winfield Pilgrim, George Alder Blumer, Burgess und Thomas Joseph Workman. 1916. *The Institutional Care of the Insane in the United States and Canada*, Vol. II, Baltimore: The Johns Hopkins Press. [https://archive.org/stream/cu31924012458083/cu31924012458083_djvu.txt, letzter Zugriff: 13.11.2017]

Hutter, Christoph, und H. Schwehm, Hrsg. 2009/2012. *J.L. Morenos Werk in Schlüsselbegriffen*. Wiesbaden: Verlag für Sozialwissenschaften. 2. Auflage.

Illouz, Eva. 2011. *Die Errettung der modernen Seele. Therapien, Gefühle und die Kultur der Selbsthilfe*. Frankfurt am Main: Suhrkamp.

Jennings, Sue. 1992. The Nature and Scope of Dramatherapy. Theatre of Healing. In *Shakespeare Comes to Broadmoor. The Performance of Tragedy in a Secure Psychiatric Hospital*, Hrsg. Murray Cox, 229-250. London: Jessica Kingsley.

Johnson, David Read. 2009. The History and Development of the Field of Drama Therapy in North America. In *Current Approaches in Drama Therapy*, Hrsg. David Read Johnson und Renée Emunah, 5–15. Springfield: Charles C. Thomas.

Jones, Phil. 1996. *Drama as Therapy. Theatre as Living*. London/New York: Routledge.

Jones, Phil. 2013. An analysis of the first articulation of drama therapy: Austin's ‚Principles of Drama-Therapy: A Handbook for Dramatists' (1917). *The Arts in Psychotherapy*, Heft 40: 352–357.

Jouanna, Jacques. 2012. *Greek Medicine from Hippocrates to Galen: Selected Papers*. Leiden: Brill.

Jütte, Robert. 1996. *Geschichte der Alternativen Medizin. Von der Volksmedizin zu den unkonventionellen Therapien von heute*. München: C.H. Beck.

Kaiser, Céline. 2003. Ursprungsszenarien in der Nervositätsdebatte um 1900, In *Die „Nervosität der Juden" und andere Leiden an der Zivilisation. Konstruktionen des Kollektiven und Konzepte individueller Krankheit im psychiatrischen Diskurs um 1900*, Hrsg. Céline Kaiser und Marie-Luise Wünsche, 89–109. Paderborn: Schöningh.

Kaiser, Céline. 2008. Schauplatz Psychiatrie. Aspekte der Theatralität in der Psychotherapie um 1800. In *Jahrbuch Literatur und Medizin*, Band II, Hrsg. Bettina Jagow und Florian Steger, 61–78. Heidelberg: Winter.

Kaiser, Céline. 2009. Inszenierung von Erfahrungsräumen. Formen der Theatralität im hypnotischen Experiment um 1900. In *Medizin, Okkultismus und Parapsychologie im 19. und frühen 20. Jahrhundert*. Hrsg. Barbara Wolf-Braun, 69–90. Wetzlar: GWAB.

Kaiser, Céline. 2012a. Spiel und Rahmen. In *Spielformen des Selbst. Das Spiel zwischen Subjektivität, Kunst und Alltagspraxis*, Hrsg. Regine Strätling, 151–166. Bielefeld: transcript.

Kaiser, Céline. 2012b. Rahmenszenen. Zur Dramaturgie des Erstkontaktes zwischen Arzt und Patient als Element der Psychotherapie 1796/1988. In *Szenen des Erstkontaktes zwischen Arzt und Patient*, Hrsg. Walter Bruchhausen und Céline Kaiser, 73–88. V&R unipress: Bonn University Press 2012.

Kaiser, Céline. 2013. Noise and Voice. Zur Geschichte der Spezialeffekte in der Psychotherapie. In *Inszenierung und Effekte. Die Magie der Szenografie*, Hrsg. Ralf Bohn und Heiner Wilharm, Reihe Szenografie & Szenologie Band 7, 263–279. Bielefeld: transcript 2013.

Kaiser, Céline. 2014a. Auftritt der Toten. Formen des Pre-, Re- und Enactments in der Geschichte der Theatrotherapie. In *SzenoTest. Pre-, Re- und Enactment zwischen Theater und Therapie*, Hrsg. Céline Kaiser, 44–58. Bielefeld: transcript 2014.

Kaiser, Céline, Hrsg. 2014b. *SzenoTest. Pre-, Re- und Enactment zwischen Theater und Therapie*. Bielefeld: transcript.

Kaiser, Céline. 2016. „Seelenreitze" und „Psychiaterie". Agonale Schauplätze in Johann Christian Reils Rhapsodieen. In *Applied Theatre – Rahmen und*

Positionen, Theater der Zeit: Recherchen Nr. 129, Hrsg. Matthias Warstat, Florian Evers, Kristin Flade, Fabian Lempa und Lilian Katharina Seuberling: 59–73.

Kaiser, Céline. 2017. Die fiktive Bushaltestelle. Oder: Szenographien dementieller Subjektivationen. In *Szenographien des Subjekts*, Hrsg. Lars Friedrich, Karin Harrasser und Céline Kaiser, 81–95. Wiesbaden: Springer.

Kaiser, Céline. 2018. Darstellung des Traumas. Szenarien der Vermittlung und der Parteinahme. In *Fluchtpunkt Integration. Panorama eines Problemfeldes*, Hrsg. Manuel Becker, Volker Kronenberg und Hedwig Pompe, 191–207. Wiesbaden: Springer.

Kalu, Joy Kristin. 2015. *If you die than we will have no play. Therapeutisches Theater als Intervention. Theater als Intervention. Politiken ästhetischer Praxis*, Hrsg. Matthias Warstat, Julius Heinicke, Joy Kristin Kalu, Janina Möbius und Natascha Siouzouli, 53–59. Berlin: Theater der Zeit.

Kalu, Joy Kristin. 2018. Inszenierung trifft Krise. Das Subjekt der Enthüllung. In *Wissenschaftliche Grundlagen der Künstlerischen Therapien/ Intermedialität und Performativität in den Künstlerischen Therapien*, Hrsg. Peter Sinapius, 22–47. Hamburg: University Press Berlin.

Katritzky, Peg. 2007. *Women, Medicine and Theatre, 1500–1750. Literary Mountebanks and Performing Quacks*. Aldershot/Hampshire: Ashgate.

Kittler, Friedrich A. 1995. *Aufschreibesysteme 1800/1900*. 3. Auflage. München: Fink.

Klose, Carl Ludwig. 1823. *Beiträge zur Klinik und Staats-Arzneywissenschaft*. Leipzig: Paul Gotthelf Kummer.

Knipper, Michael. 2004. *Krankheit, Kultur und medizinische Praxis. Eine medizinethnologische Untersuchung zu „mal aire" im Amazonastiefland von Ecuador*. Münster: LIT.

Kolb, Gustav. 1902/1907. *Sammel-Atlas für den Bau von Irrenanstalten. Ein Handbuch für Behörden, Psychiater und Baubeamte*. Halle a. D. Saale: Carl Marhold. Erste Auflage 1902.

Kolk, Bessel van der. 2015. *Verkörperter Schrecken. Traumaspuren in Gehirn, Geist und Körper und wie man sie heilen kann*. Lichtenau/Westfalen: Probst Verlag.

Kolk, Bessel van der und Onno van der Hart. 1995. The Intrusive Past. The Flexibility of Memory and the Engraving of Trauma. In *Trauma: Explorations in Memory*, Hrsg. Cathy Caruth, 158–182. Baltimore: John Hopkins University Press.

Körner, Jürgen. 2008. Abstinzenz – abstinence – abstinence. In *Handbuch psychoanalytischer Grundbegriffe*, Hrsg. Wolfgang Mertens, 1–6. Stuttgart: Kohlhammer.

Košenina, Alexander. 2007. Von Bedlam nach Steinhof. Irrenhausbesuche in der Frühen Neuzeit und Moderne. *Zeitschrift für Germanistik*. Neue Folge. XVII, 1: 323–339.

Krysmanski, Bernd. 1998. Hogarth's „A Rake's Progress" als „Anti-Passion" Christi (Teil 1). In *Lichtenberg Jahrbuch*: 204–242.

Kubler, George. 1962/1982. *Die Form der Zeit. Anmerkungen zur Geschichte der Dinge*. Frankfurt am Main: Suhrkamp.

Labouïsse-Rochefort, Auguste de. 1863. *Mémoire d'un Vaudevilliste*. Paris: Charlieu et Huillery.

Lacan, Jacques. 2006. Das Symbolische, das Imaginäre und das Reale. In *Namen-des-Vaters*, Jacques Lacan, übersetzt von Hans-Dieter Gondek, 11–62. Wien: Turia und Kant.

Lachmund, Jens, und Gunnar Stollberg. 1995. *Patientenwelten: Krankheit und Medizin vom späten 18. bis zum frühen 20. Jahrhundert im Spiegel von Autobiographien*. Opladen: Leske + Budrich.

Lachmund, Jens, und Gunnar Stollberg. 1992/2012. Der Arzt, sein Publikum und die Deutung der Krankheit. Das Drama der medizinischen Praxis im späten 18. und frühen 19. Jahrhundert. In *Szenen des Erstkontakts zwischen Arzt und Patient*, Hrsg. Walter Bruchhausen und Céline Kaiser, 23–40. Göttingen: V&R unipress.

Laplanche, Jean, und Jean-Bertrand Pontalis. 1992. *Urphantasie. Phantasien über den Ursprung – Ursprünge der Phantasie*. Frankfurt am Main: Fischer.

Laplanche, Jean, und Jean-Bertrand Pontalis. 1973/1998. Übertragung. In *Das Vokabular der Psychoanalyse, Jean Laplanche und Jean-Bertrand Pontalis*, 550–559. 14. Auflage. Frankfurt am Main: Suhrkamp.

Latour, Bruno. 2007. *Eine neue Soziologie für eine neue Gesellschaft. Einführung in die Akteur-Netzwerk-Theorie*. Frankfurt am Main: Suhrkamp.

Ledebur, Sophie. 2012. Zur Epistemologie einer Ausschlussdiagnose. Unwissen, Diskurs und Untersuchungstechniken bei Simulation psychischer Erkrankungen. In *Wissen und Nicht-Wissen in der Klinik. Dynamiken der Psychiatrie um 1900*, Hrsg. Martina Wernli, 17–50. Bielefeld: transcript.

Lehmann, Hans-Thies. 1991. *Theater und Mythos. Die Konstitution des Subjekts im Diskurs der antiken Tragödie*. Stuttgart: Metzler.

Lehmann, Hans-Thies. 2008. Vom Zuschauer. In *Paradoxien des Zuschauens. Die Rolle des Publikums im zeitgenössischen Theater*, Hrsg. Jan Deck und Angelika Sieburg, 21–26. Bielefeld: transcript.

Lehmann, Johannes Friedrich. 2000. *Der Blick durch die Wand. Zur Geschichte des Theaterzuschauers und des Visuellen bei Diderot und Lessing*. Freiburg im Breisgau: Rombach.

Lely, Gilbert. 2001. *Leben und Werk des Marquis de Sade*. (Französisches Original Paris: Gallimard 1957). Düsseldorf: Albatros.

Leutz, Grete. 1974. *Das klassische Psychodrama nach J. L. Moreno*. Berlin, Heidelberg, New York: Springer.

Leven, Karl-Heinz. 2016. „Vandalisches Minimum" und molekularisierte Medizingeschichte: Neuere Entwicklungen in der Seuchengeschichte des Frühen Mittelalters. In *Epidemien und Pandemien in historischer Perspektive*, Hrsg. Jörg Vögele, Stefanie Knöll und Thorsten Noack, 35–49. Wiesbaden: Springer.

Lever, Maurice. 1995. *Marquis de Sade: Die Biographie*. Wien, München: Europaverlag.

Lichtenberg, Georg Christoph. 1840. *W. Hogarth's Zeichnungen nach den Originalen in Stahl gestochen. Mit der vollständigen Erklärung derselben von G. Chr. Lichtenberg*. Stuttgart: Literatur-Comptoir.

Lippuner, R., und J. Lossau. 2010. *Kritik der Raumkehren. In Raum. Ein interdisziplinäres Handbuch*, Hrsg. St. Günzel, 110–119. Stuttgart: Metzler.

Lösel, Gunter. 2013. *Das Spiel mit dem Chaos. Zur Performativität des Improvisationstheaters*. Bielefeld: transcript.

Löw, Martina. 2012. *Raumsoziologie*. 7. Auflage (1. Auflage 2001). Frankfurt am Main: Suhrkamp.

Lorenzer, Alfred. 1995. *Sprachzerstörung und Rekonstruktion. Vorarbeiten zu einer Metatheorie der Psychoanalyse*. Frankfurt am Main: Suhrkamp.

Lüdemann, Susanne. 2010. Ödipus oder ménage à trois. Die Figur des Dritten in der Psychoanalyse. In *Die Figur des Dritten. Ein kulturwissenschaftliches Paradigma*, Hrsg. E. Eßlinger, T. Schlechtriemen, D. Schweitzer und A. Zons, 80–93. Frankfurt am Main: Suhrkamp.

Lukanitschewa, Swetlana. 2013. *Das Theatralitätskonzept von Nikolai Evreinov. Die Entdeckung der Kultur als Performance*. Tübingen und Basel: Narr.

Macalpine, Ida und Richard Hunter. 1969. *George III and the Mad-Business*. London: Allen Lane.

MacKenzie, Charlotte. 1992. *Psychiatry for the Rich. A History of Ticehurst Private Asylum*. New York: Routledge.

Marineau, René F. 1989. *Jacob Levy Moreno 1889–1974. Father of psychodrama, sociometry, and group therapy.* London,/New York: Tavistock/Routledge.

Markbreiter, Moritz. 1842. Die Salpetrière und das Bicêtre, Irrenhäuser von Paris. *Der Adler. Allgemeine Welt und National-Chronik*, Nummer 284: 1172.

Marneros, Andreas, und Frank Pillmann. 2005. *Das Wort Psychiatrie ... wurde in Halle geboren. Von den Anfängen der deutschen Psychiatrie*. Stuttgart: Schattauer.

Marschall, Brigitte. 1988. *Ich bin der Mythe ... Von der Stegreifbühne zum Psychodrama Jacob Levy Morenos*. Wien: Böhlau.

Marschall, Brigitte. 2005. Jakob Levy Morenos Theaterkonzept: Die Zeit-Räume des Lebens als Szenenraum der Begegnung. *Zeitschrift für Psychodrama und Soziometrie*. 4.2: 229–243.

Marschall, Brigitte. 2012. Theater als korrespondierender Raum der Wahrnehmung. Die Bühnenkonzeption von J. L. Morenos „Theater ohne Zuschauer". *Zeitschrift für Psychodrama und Soziometrie* 11: 175–187.

Massinger, Philip. 1976. *The Plays and Poems of Philip Massinger.* Hrsg. Philip Edwards and Colin Gibson, 5 vols. Oxford: Clarendon 1976.

Matzke, Annemarie. 2007. Riminis Räume. Eine virtuelle Führung. In *Experten des Alltags. Das Theater von Rimini Protokoll*, Hrsg. Miriam Dreysse und Florian Malzacher, 104–117. Berlin: Alexander.

Maurice, Florian. 1997. *Freimaurerei um 1800. Ignaz Aurelius Feßler und die Reform der Großloge Royal York in Berlin.* Tübingen: Niemeyer.

Mayer, Andreas. 2002. *Mikroskopie der Psyche. Die Anfänge der Psychoanalyse im Hypnose-Labor.* Göttingen: Wallstein.

Meldrum, Brenda. 1994. Historical Background and Overview of Dramatherapy. In *The Handbook of Dramatherapy*. Hrsg. S. Jennings, A. Cattanach, St. Mitchell, A. Chesner und B. Meldrum. 12–27. London, New York: Routledge.

Mertens, Wolfgang, und R. Haubl. 1996. *Der Psychoanalytiker als Archäologe. Eine Einführung in die Methode der Rekonstruktion.* Stuttgart: Kohlhammer.

Millet, Alexandre-Auguste. 1842. *Coup d'oeil historique et médical sur Bicêtre (Maison d'aliénés). Thèse pour le Doctorat en Médecine*. Paris.

Mitchell, W. J. T. 2008. *Das Leben der Bilder. Eine Theorie der visuellen Kultur.* München: Beck.

Mora, George. 1954. Vincenzo Chiarugi (1759–1820). His contribution to psychiatry. *Bulletin of the Isaac Ray Medical Library*, 2 (2): 51–104.

Mora, George. 1957. Dramatic Presentations by Mental Patients in the Middle of the nineteenth Century, and a Dumas' Description. *Bulletin of the History of Medicine*; Jan 1; 31: 260–277.

Mora, George. 1958. Biagio Mirabilia and the development of psychiatry in Naples in the eighteenth and nineteenth centuries. *Journal of the history of medicine and allied sciences*, XIII: 505–523.

Mora, George. 1959a. Pietro Pisani and the Mental Hospital of Palermo in the Early 19th Century. *Bulletin of the History of Medicine*. Baltimore. 33: 230–248.

Mora, George. 1959b. Vincenzo Chiarugi (1759–1820) and his psychiatric reform in Florence in the late eighteenth century, *Journal of the History of Medicine and Allied Sciences*, 1959, 14: 424–33.

Moreno, Jacob Levy. 1924/1970. *Das Stegreiftheater.* 2. Auflage mit Zusätzen 1970 (1. Auflage 1924). New York: Beacon House.

Moreno, Jacob Levy. 1959. *Gruppenpsychotherapie und Psychodrama. Einleitung in die Theorie und Praxis*. Stuttgart: Georg Thieme Verlag.

Moreno, Jacob Levy. 1945. *Psychodrama and Therapeutic Motion Pictures*. Beacon House/New York: Psychodrama Monographs No. 11.

Morgenthaler, Walter. 1930/1962. *Die Pflege der Gemüths- und Geisteskranken*. 7. Vermehrte und verbesserte Auflage (erste Auflage 1930). Bern und Stuttgart: Medizinischer Verlag Hans Huber.

Moritz, Karl Philipp. 2006. *Anton Reiser. Dichtungen. Text und Kommentar.* Frankfurt am Main: Deutscher Klassiker.

Moser, Tilmann. 1973. *Lehrjahre auf der Couch. Bruchstücke meiner Psychoanalyse*. Frankfurt am Main: Suhrkamp.

Müller, Karl Otfried. 1841. *Geschichte der griechischen Literatur bis auf das Zeitalter Alexanders*. Hrsg. Eduard Müller, Band 2. Breslau: Josef Max und Komp.

Müller-Weith, Doris, Lilli Neumann, und Bettina Stoltenhoff-Erdmann, Hrsg. 2002. *Theater Therapie. Ein Handbuch*. Paderborn: Junfermann Verlag.

Münz, Rudolf. 1992. *Schauspielkunst und Kostüm. In Schauspielkunst im 18. Jahrhundert.*, Hrsg. Wolfgang F. Bender, 147–178. Stuttgart: Franz Steiner.

Münz, Rudolf. 1998. *Theatralität und Theater. Zur Historiographie von Theatralitätsgefügen*. Berlin: Schwarzkopf und Schwarzkopf.

Nostitz und Jänckendorf, Gottlob A. E. von. 1829. *Beschreibung der königl. Sächsischen Heil- und Verpflegungsanstalt Sonnenstein: mit Bemerkungen über Anstalten für Herstellung oder Verwahrung der Geisteskranken*. Band 1.1. Dresden: Walther.

Olivier, Jean-Charles. 1992. *Le Bicentenaire d'un ‚Traitement Moral': Les représentations musicales et théâtrales en psychiatrie*. Unveröffentlichte Dissertation, Université de Caen, Faculté de médecine, Frankreich.

Otto, Thomas. 2013. *St. Elisabeths Hospital. A History*. Washington. [http://stelizabethsdevelopment.com/docs/full_history_of_st_elizabeths.pdf, zuletzt besucht: 04. 12. 2018].

Panofski, Erwin. 1978. *Sinn und Deutung in der bildenden Kunst*. Köln: Du Mont.

Payne, Christopher. 2009. *Asylum: Inside the Closed World of State Mental Hospitals*. Cambridge: MIT Press.

Park, Maureen. 2010. *Art in Madness: Dr W.A.F. Browne's Collection of Patient Art at Crichton Royal Institution, Dumfries*. Dumfries: Dumfries & Galloway Health Board.

Perls, Fritz, und Laura Perls. 1941/2007. *Das Ich, der Hunger und die Aggression. Die Anfänge der Gestalttherapie. Sinneswachheit, spontane persönliche Begegnung, Phantasie, Kontemplation*. 7. Auflage. Stuttgart: Klett-Cotta (Originalausgabe: Ego, hunger and aggression. The beginning of Gestalt therapy. 1941).

Perls, Fritz. 1969/1974. *Gestalttherapie in Aktion*. Stuttgart: Klett-Cotta. (Originalausgabe: Gestalt Therapy Verbatim, 1969).

Perls, Fritz, und Patricia Baumgardner. 1975/1990. *Das Vermächtnis der Gestalttherapie*. Stuttgart: Verlag Ernst Klett. (Originalausgabe: Gifts form Lake Cowichan/Legacy from Fritz, Verlag Science and Behavior Books, Inc. Paolo Alto 1975).

Pesso, Albert. 1973/1986. *Dramaturgie des Unbewußten. Eine Einführung in die psychomotorische Therapie*. Übersetzt und eingeleitet von Tilmann Moser. Stuttgart: Klett-Cotta 1986. (Originalausgabe: Experience in Action. New York: NYU Press 1973).

Pesso, Albert, und Tilman Moser. 1998. *Strukturen des Unbewußten. Protokolle und Kommentare*. Frankfurt am Main: Suhrkamp.

Pesso, Albert. 2006. *Filling the Holes-In-Roles Of The Past With The Right People At The Right Time: A Surprising New Way To Open The Door To Happiness In The Present. Transcript of a presentation.* Quelle: https://pbsp.com/about/holes-in-roles/filling-the-holes-in-roles-of-the-past-with-the-right-people-at-the-right-time-a-surprising-new-way-to-open-the-door-to-happiness-in-the-present/ (zuletzt besucht: 15.08.2018). Transcript of a presentation by Al Pesso.

Peters, Sibylle. 2011. *Der Vortrag als Performance*. Bielefeld: transcript.

Peters, Timothy J., und Allan Beveridge. 2010. The Madness of King Georg III: a psychiatric re-assessment. *History of Psychiatry*. Band 21, Heft 1: 20–37. Online-Version unter: http://hpy.sagepub.com/content/21/1/20.

Petzold, Hilarion. 1973. Das „Therapeutische Theater" als Form dramatischer Therapie. In *Gestalttherapie und Psychodrama*, Hilarion Petzold, 97–133. Kassel: Nicol.

Petzold, Hilarion, Hrsg. 1978. *Angewandtes Psychodrama in Therapie, Pädagogik, Theater und Wirtschaft*. Paderborn: Junfermann.

Petzold, Hilarion. 1979. *Psychodrama-Therapie. Theorie, Methoden, Anwendung in der Arbeit mit alten Menschen*. Paderborn: Junfermann.

Petzold, Hilarion. 1979/1982. Das Therapeutische Theater V.N. Iljines in der Arbeit mit alten Menschen. In *Dramatische Therapie. Neue Wege der Behandlung durch Psychodrama, Rollenspiel, therapeutisches Theater*, Hilarion Petzold, 318–334. (Ersterscheinung 1979). Stuttgart: Hippokrates.

Pfaller, Robert. 2006. *Die Komödie der Psychoanalyse. Maske und Kothurn*. 52 (1): 37–52.

Pflichthofer, Diana. 2008. *Spielräume des Erlebens. Performanz und Verwandlung in der Psychoanalyse*. Gießen: Psychosozial-Verlag.

Pinel, Philippe. 1798. *Recherches et observation sur le traitement moral des aliénés*. Paris: o. A.

Pinel, Philippe. 1801. *Philosophisch-medicinische Abhandlung über Geistesverwirrungen oder Manie*. Wien: Carl Schaumburg und Compagnie.

Pisani, Pietro. 1835. *Guida per la Real Casa de'Matti di Palermo scritta da un frenetico nella sua convaleszenza e Lettera del Barone Pietro Pisani als Dottore Moore sui Trattamento Morale Della Follia*. Palermo: Stamperia d'Antonio Muratori.

Plessner, Helmuth. 1948/1982. Zur Anthropologie des Schauspielers. In *Gesammelte Schriften VII: Ausdruck und menschliche Natur*, Helmuth Plessner, 399–418. Frankfurt am Main: Suhrkamp.

Plischke, Eva. 2014. Diese Zukunft heißt Ü70-Party. Zukunftsszenarien als performative Praxis im Theater mit Kindern. In *SzenoTest. Pre-, Re- und Enactment zwischen Theater und Therapie*, Hrsg. Céline Kaiser, 208–227. Bielefeld: transcript.

Porter, Roy. 2003a. *Die Kunst des Heilens. Eine medizinische Geschichte der Menschheit von der Antike bis heute*. Heidelberg, Berlin: Spektrum Akademischer Verlag.

Porter, Roy. 2003b. *Quacks. Fakers and Charlatans in Medicine*. Stroud: Tempus Publishing Limited.

Porter, Roy. 2004. Willis, Francis (1718–1807), physician. In *Oxford Dictionary of National Biography*. Oxford 2004. Online-Ausgabe Januar 2008 [http://www.oxforddnb.com/view/article/29578, Zugang: 3. Januar 2008].

Porter, Roy. 1987/2006. *Madmen. A Social History of Madhouses, Mad-Doctors & Lunatics*. [First published 1987 as: Mind Forg'd Manacles. A History of Madness in England from the Restoration to the Regency. Cambridge: The Athlone Press.] Stroud: Tempus Publishing Limited.

Rancière, Jacques. 2009. *Der emanzipierte Zuschauer*. Wien: Passagen.

Raz, Carmel. 2017. *Music, theater, and the moral treatment: the Casa dei Matti in Aversa and Palermo, Laboratoire italien* [Online], 20 | 2017, Online since 02 November 2017, connection on 27 February 2018. URL: http://journals.openedition.org/laboratoireitalien/1581; DOI: 10.4000/laboratoireitalien.1581.

Reckwitz, Andreas. 2008. *Subjekt*. Bielefeld: transcript.

Reil, Johann Christian. 1803/1818. *Rhapsodieen über die Anwendung der psychischen Curmethode auf Geisteszerrüttungen*. Zweite Auflage (erste Auflage 1803). Halle: Curtsche Buchhandlung.

Reich, Kersten. 2009. *Die Ordnung der Blicke. Perspektiven des interaktionistischen Konstruktivismus*. Band 2: Beziehungen und Lebenswelt. 2. völlig veränderte Auflage online unter URL: http://www.uni-koeln.de/hf/konstrukt/reich_works/buecher/ordnung/index.html.

Reik, Theodor. 1948/1976. *Hören mit dem dritten Ohr. Die innere Erfahrung eines Psychoanalytikers*. Hamburg: Hoffman und Campe 1976 (Originalausgabe 1948).

Reinhard, Kenneth. 1996. The Freudian Things: Construction and the Archaeological Metapher. In *Excavations and Their Objects. Freud's Collection of Antiquity*, Hrsg. S. Barker, 57–79 und 138–140. New York: State University of New York Press.

Reiss, Benjamin. 2008. *Theaters of Madness. Insane Asylums & Nineteenth-Century American Culture*. Chicago/London: University of Chicago Press.

Rheinberger, Hans-Jörg. 2016. Episteme zwischen Wissenschaft und Kunst. In *Episteme des Theaters. Aktuelle Kontexte von Wissenschaft, Kunst und Öffentlichkeit*. Hrsg. Milena Cairo, Moritz Hannemann, Ulrike Haß und Judith Schäfer, 17–27. Bielefeld: transcript.

Riding, Christine. 2006. The Harlot and the Rake. In *Hogarth*, Hrsg. Mark Hallett und Christine Riding, 73–93. London: Tate Publishing.

Roller, Christian Friedrich Wilhelm. 1831. *Die Irrenanstalt nach allen ihren Beziehungen dargestellt. Mit einem lithographischen und colorirten Plane.* Karlsruhe: Müller.

Roselt, Jens. 2009. *Seelen mit Methode. Schauspieltheorien vom Barock bis zum postdramatischen Theater*. Berlin: Alexander.

Rosen, Philip. 1986. *Narrative, Apparatus, Ideology. A Film Theory Reader*. New York: Columbia University Press.

Rotzoll, Maike. 2018. Aufzeichnung oder Anordnung? Zum psychiatrischen Lehrfilm am Beispiel der „Audiovision" an der Heidelberger Psychiatrischen Klinik in den 1970er-Jahren. In *Aufführen, Aufzeichnen, Anordnen. Wissenspraktiken in Psychiatrie und Psychotherapie*, Hrsg. Monika Ankele, Céline Kaiser, Sophie Ledebur, 207–226. Wiesbaden: Springer.

Rückbrod, Konrad. 1973. Das anatomische Theater – Archetypus des modernen Hörsaals. *Medizinischer Monatsspiegel* 2: 44–48.

Rush, Benjamin. 1825. *Medizinische Untersuchungen und Beobachtungen über die Seelenkrankheiten*, Leipzig: Carl Cnobloch.

Sade, Marquis de. 1970/1972. *Der Greis von Charenton. Letzte Aufzeichnungen und Kalkulationen*. (Aus dem Französischen und mit einem Nachwort von Marion Luckow. Französische Originalausgabe Paris: Gallimard 1970). München: Carl Hanser.

Sasse, Sylvia. 2009. *Wortsünden. Beichten und Gestehen in der russischen Literatur.* München: Fink.

Sasse, Sylvia. 2014. 1915: Nikolaj Evreinovs Theatertherapie. Heilung durch Improvisation. In *Improvisation und Invention. Momente, Modelle, Medien*, Hrsg. Sandro Zanetti, 357–367. Zürich, Berlin: diaphanes.

Sasse, Sylvia. 2017. Appetit auf Theater. Nachwort in *Theater für sich*, Nikolai Evreinov, 467–492. Zürich, Berlin: diaphanes.

Schechner, Richard. 2002/2006. *Performance Studies. An introduction*. New York/London: Routledge (2. Auflage).

Schmiedebach, Heinz-Peter. 2004. Griesinger, Wilhelm. In *Enzyklopädie Medizingeschichte*, Hrsg. Werner E. Gerabek, Bernhard D. Haage, Gundolf Keil und Wolfgang Wegner, 510–511. Berlin/New York: De Gruyter.

Schneider, Peter Joseph. 1824. *Entwurf zu einer Heilmittellehre, gegen psychische Krankheiten oder Heilmittel in Beziehung auf psychische Krankheitsformen*. Tübingen: Heinrich Laupp.

Scholz, Leander. 2006. Anrufung und Ausschließung. Zur Politik der Adressierung bei Heidegger und Althusser. In: *Die Listen der Evidenz*, Hrsg. Michael Cuntz, Barbara Nitsche, Isabell Otto, Marc Spaniol, 283–297. Köln: DuMont.

Schott, Heinz. 1988. Zum Begriff des Seelenorgans bei Johann Christian Reil (1759–1813). In *Gehirn – Nerven – Seele. Anatomie und Physiologie im Umfeld S. Th. Soemmerrings*, Hrsg. Gunter Mann, 189–199. Stuttgart: G. Fischer.

Schramm, Helmar, Florian Nelle, Wolfgang Schäffner, Henning Schmidgen, und Bernhard Siegert, Hrsg. 2003a. *Bühnen des Wissens. Interferenzen zwischen Wissenschaft und Kunst.* Berlin, New York: de Gruyter.

Schramm, Helmar, Ludger Schwarte, und Jan Lazardzig, Hrsg. 2003b. *Kunstkammer – Laboratorium – Bühne. Schauplätze des Wissens im 17. Jahrhundert.* Berlin, New York: de Gruyter.

Schrank, Sarah, und Didem Ekici, Hrsg. 2017. *Healing Spaces, Modern Architecture, and the Body.* New York: Routledge.

Schrenk, Martin. 1973. *Über den Umgang mit Geisteskranken. Die Entwicklung der psychiatrischen Therapie vom „moralischen Regime" in England und Frankreich zu den „psychischen Curmethoden" in Deutschland.* Berlin, Heidelberg, New York: Springer.

Schrenck-Notzing, Freiherr von. 1904. *Die Traumtänzerin Magdeleine G. Eine psychologische Studie über Hypnose und dramatische Kunst.* Stuttgart: Ferdinand Enke.

Schroer, Markus. 2006. *Räume, Orte, Grenzen. Auf dem Weg zu einer Soziologie des Raums*. Frankfurt am Main: Suhrkamp.

Schulze, Constanze. 2018. Evidenzbasierter Forschungsbedarf in der Kunsttherapie: Entwicklung eines Modells und Manuals zur systematischen Beschreibung und Untersuchung von Interaktionsphänomenen in Gruppen (IiGART). In *Aufführen, Aufzeichnen, Anordnen. Wissenspraktiken in Psychiatrie und Psychotherapie,* Hrsg. Monika Ankele, Céline Kaiser, Sophie Ledebur, 257–270. Wiesbaden: Springer.

Schuster, J.-P., N. Hoertel, und F. Limosin. 2011. The man behind Philippe Pinel. Jean-Baptiste Pussin (1746–1811). *The British Journal of Psychiatry* 198, (3): 198–241.

Scull, Andrew. 1991. Introduction. In *What Asylums Were, Are and Ought to Be*. W. A. F. Browne, vii-lxxvii. London: Routledge.

Scull, Andrew. 1993. *The most Solitary of Afflictions. Madness and Society in Britain, 1700–1900*. New Haven/London: Yale University Press.

Schwarte, Ludger. 2003. *Anatomische Theater als experimentelle Räume. In Kunstkammer – Laboratorium – Bühne. Schauplätze des Wissens im 17.*

Jahrhundert, Hrsg. Helmar Schramm, Ludger Schwarte und Jan Lazardzig, 75–102. Berlin, New York: de Gruyter.

Schweigger, August Friedrich. 1809. *Über Kranken- und Armen-Anstalten zu Paris*. Hrsg. von J. G. Langermann. Bayreuth: Lübeck.

Shorter, Edward. 1994. *Moderne Leiden. Zur Geschichte der psychosomatischen Krankheiten*. Reinbek bei Hamburg: Rowohlt.

Showalter, Elaine. 1997. *Hystorien. Hysterische Epidemien im Zeitalter der Medien*. Berlin: Berlin.

Staemmler, Frank-M. 1995. *Der „leere Stuhl". Ein Beitrag zur Technik der Gestalttherapie*. Stuttgart: Klett-Cotta.

Stahnisch, Frank W. 2007. Griesinger, Wilhelm (1817–1869). In *Dictionary of Medical Biography (DMB)*, Hrsg. W. F. Bynum and Helen Bynum, Vol. 2, 582–583. Westport, CO, London: Greenwood.

Starobinski, Jean. 1960/2011. *Geschichte der Melancholiebehandlung*, in überarbeiteter Übersetzung neu herausgegeben und mit einem Vorwort versehen von Cornelia Wild, Berlin: August.

Stauff, Markus. 2004. *„Das neue Fernsehen". Machteffekte einer heterogenen Kulturtechnologie*. Inaugural-Dissertation Ruhr-Universität Bochum. [http://www-brs.ub.ruhr-uni-bochum.de/netahtml/HSS/Diss/StauffMarkus/diss.pdf]

Steck, Barbara, und Dieter Bürgin. 2013. *Indikation psychoanalytischer Psychotherapie mit Kindern un*d Jugendlichen. Diagnostisch-therapeutisches Vorgehen und Fallbeispiele. Stuttgart: Klett-Cotta.

Stevenson, Christine. 2000. *Medicine and Magnificence: British Hospital and Asylum Architecture, 1660–1815*. New Have: Yale University Press.

Sting, Wolfgang. 2005. Theaterpädagogik/Theatertherapie. In *Metzler Lexikon Theatertheorie*, Hrsg. Erika Fischer-Lichte, Doris Kolesch und Matthias Warstat, 348–351. Stuttgart, Weimar: Metzler.

Stolberg, Michael. 2012. Möglichkeiten und Grenzen einer retrospektiven Diagnose. In *Zwischen Himmel und Erde. Körperliche Zeichen der Heiligkeit*, Hrsg. Waltraut Pulz, 209–27. Stuttgart: Franz Steiner Verlag.

Strauß, Bernhard, und D. Mattke. Hrsg. 2012. *Gruppenpsychotherapie. Lehrbuch für die Praxis*. Berlin, Heidelberg: Springer.

Streeck, Ulrich, Hrsg. 2000. *Erinnern, Agieren und Inszenieren. Enactments und szenische Darstellungen im therapeutischen Prozeß*. Göttingen: V&R.

Tatari, Marita, und Ulrike Haß. 2014. Eine andere Geschichte des Theaters. In *Orte des Unermesslichen. Theater nach der Geschichtsteleologie*, Hrsg. Marita Tatari, 77–90. Zürich/Berlin: diaphanes.

Texier, Edmond. 1852. *Tableau de Paris. Ouvrage illustré de quinze cents gravures*. Tome prémier. Paris: Paulin et le Chevallier.

Topp, Leslie. 2017a. Freedom and the Cage: Modern Architecture and Psychiatry in *Central Europe 1890-1914, Buildings, Landscapes and Societies Series*. Penn State University Press.

Topp, Leslie. 2017b. Isolation, Privacy, Control, and Privilege: Psychiatric Architecture and the Single Room. In *Healing Spaces, Modern Architecture, and the Body*, Hrsg. Sarah Schrank und Didem Ekici, 85–101. New York: Routledge.

Topp, Leslie, James Moran, und Jonathan Andrews, Hrsg. 2007. *Madness, Architecture and the Built Environment: Psychiatric Spaces in Historical Context*. New York: Routledge.

Trautwein, Annabel. 2018. „Das halbe Leid". Grenzerfahrung als Theater-Performance. *Hinz&Kunzt. Das Hamburger Straßenmagazin*. Freitag, 12. Januar. Online-Version: https://www.hinzundkunzt.de/grenzerfahrung-als-theater-performance/.

Trede, Fiona. 2001. „Traumhaft schön? Madeleine G. und der Tanz im Unbewußten". *Tanzdrama*, 58: 5–7.

Trench, Charles Chenevix. 1964. *The Royal Malady*. London: Longmans.

Tucker, Kathryn Maeder. 2007. *Theatre as Asylum, Asylum as Theatre: Cross-Channel Institutional Intersections from 1780 to 1830*. Los Angeles (Dissertation University of California, Los Angeles, 2007).

Uffenbach, Zacharias Konrad von. 1753. *Merkwürdige Reisen durch Niedersachsen, Holland und Engelland*. Zweyter Theil. Ulm: J. F. Gaum.

Uhlig, Ingo. 2014. Schauplätze der Kur. Räume und Objekte in Breuers und Freuds Studien über Hysterie (Anna O…, Katharina …). In *SzenoTest. Pre-, Re- und Enactment zwischen Theater und Therapie*, Hrsg. Céline Kaiser, 64–80. Bielefeld: transcript.

Valentin, Louis. 1822. *Voyage médical en Italie, fait en l'année 1820: précédé d'une excursion au Volcan du Mont-Vésuve, et aux Ruines d'Herculanum et de Pompeia*. Nancy: Hissette.

Valk, Thorsten. 2002. *Melancholie im Werk Goethes: Genese – Symptomatik – Therapie*. Tübingen: Max Niemeyer.

Vismann, Cornelia. 2006. Das Drama des Entscheidens. In *Urteilen/Entscheiden*, Hrsg. Cornelia Vismann und Thomas Weitin, 91–100. München: Fink.

Vismann, Cornelia. 2011. *Medien der Rechtsprechung*. Frankfurt am Main: Fischer.

Vöhler, Martin, und D. Link. Hrsg. 2009. *Grenzen der Katharsis in den modernen Künsten. Transformationen des aristotelischen Modells seit Bernays, Nietzsche und Freud*. Berlin: de Gruyter.

Vogel, Juliane. 2006. Die Couch im Raum: Positionen. In *Die Couch. Vom Denken im Liegen*, Hrsg. Lydia Marinelli, 143–157. München u. a.: Prestel.

Vogel, Juliane. 2014. „Who's there?" Zur Krisenstruktur des Auftritts in Drama und Theater. In *Auftreten. Wege auf die Bühne*, Hrsg. Juliane Vogel und Christopher Wild, 22–37. Berlin: Theater der Zeit.

Wade, Nicholas J. 2005. The original spin doctors – the meeting of perception and insanity. *Perception*. Vol 34: 253–260.

Wächter, Silke. 2009. *Pesso-Psychotherapie (PBSP). Eine Evaluationsstudie zur Wirksamkeit*. München: CIP-Medien Verlag.

Wanley, Nathaniel. 1673/1806. *The Wonders of the Little World; or a General History of Man*. Buch 2. Originalausgabe 1673. Reprint 1806. London: Richardson. [Online-Ressource: https://archive.org/details/wondersoflittlew00wanluoft/page/n7, zuletzt besucht: 07. 10. 2018.

Warstat, Matthias. 2009. Spielen und Heilen – Zur Theatralisierung des Therapeutischen. In *Theatralisierung der Gesellschaft*. Band 1: *Soziologische*

Theorie und Zeitdiagnose, Hrsg. Herbert Willems, 533–547. Wiesbaden: VS Verlag für Sozialwissenschaften.

Warstat, Matthias. 2010. Jenseits der Aufführung. „Bild" als Konzept in der Theatertherapie, In *Welt – Bild – Theater.* Band 1: *Politik des Wissens und der Bilder*, Hrsg. Kati Röttger, 365–377. Tübingen: Narr.

Warstat, Matthias. 2011. *Krise und Heilung: Wirkungsästhetiken des Theaters*. München: Fink.

Warstat, Matthias, Julius Heinicke, Joy Kristin Kalu, Janina Möbius und Natascha Siouzouli, Hrsg. 2015. *Theater als Intervention. Politiken ästhetischer Praxis*. Berlin: Theater der Zeit (Recherchen 121).

Weigel, Sigrid. 1999. Télescopage im Unbewußten. Zum Verhältnis von Trauma, Geschichtsbegriff und Literatur. In *Trauma. Zwischen Psychoanalyse und kulturellem Deutungsmuster*, Hrsg. E. Bronfen, B. R. Erdle und S. Weigel, 51–76. Köln: Böhlau.

Weiner, Dora B. 1979. The apprenticeship of Philippe Pinel. A new document. Observation of citizen Pussin on the Insane. *The American Journal of Psychiatry* 136, (9): 1128–1134.

Wieland, Wolfgang. 1975. *Diagnose. Überlegungen zur Medizintheorie*, Berlin: Walter de Gruyter.

Wieser, Michael. 2005. Moreno, Jakob Levy. In *Personenlexikon der Psychotherapie*, 332–335. Wien: Springer.

Wihstutz, Benjamin. 2012a. *Der andere Raum. Politiken sozialer Grenzverhandlung im Gegenwartstheater.* Zürich: diaphanes.

Wihstutz, Benjamin. 2012b. Schauspiel als Emanzipation: Das australische Back to Back Theatre, seine Ästhetik und Arbeitsweise. In *Ästhetik versus Authentizität? Reflexionen über die Darstellung von und mit Behinderung*, Hrsg. Imanuel Schipper, 145–153. Berlin: Theater der Zeit (Recherchen 94).

Wihstutz, Benjamin, und Sandra Umathum, Hrsg. 2015. *Disabled Theater.* Zürich: diaphanes.

Wild, Cornelia. 2011. Die psychische Kur: Anagrammatik und Epistemologie. In *Geschichte der Melancholiebehandlung von den Anfängen bis 1900*, Jean Starobinski, 13–28, Berlin: August Verlag.

Winkler, Hartmut. 1992. *Der filmische Raum und der Zuschauer. ‚Apparatus', Semantik, ‚Ideology'*. Heidelberg: Carl Winter Universitätsverlag.

Winkler, Hartmut. 2003. Flogging a dead horse? Zum Begriff der Ideologie in der Apparatusdebatte, bei Bolz und bei Kittler. In *Der kinematographische Apparat. Geschichte und Gegenwart einer interdisziplinären Debatte*, Hrsg. Robert F. Riesinger, 217–236. Münster: Nodus, S.; Internetquelle: [http://homepages.uni-paderborn.de/winkler/flogging.html] (Zuletzt besucht: 31.12.17)

White, Gareth, Hrsg. 2015. *Applied Theatre: Aesthetics.* London/New York: Bloomsbury.

Wöller, Wolfgang, und Johannes Kruse. 2001/2015. *Tiefenpsychologisch fundierte Psychotherapie: Basisbuch und Praxisleitfaden*. 5. Auflage Stuttgart: Schattauer.

Wolf-Braun, Barbara. 1994. „In Fragen der Hysterie und des Hypnotismus ist der grösste Skeptizismus Pflicht jedes Beobachters …" Die Bonner Psychiater und die Hypnose zu Ende des 19. Jahrhunderts. In *„Pass op, sonst küssde bei de Pelman". Das Irrenwesen im Rheinland des 19. Jahrhunderts,* Hrsg. Linda Orth, Yonka Dutschewska-Kothes, Wolfgang Klenk, Volker Roelcke und Barbara Wolf-Braun, 69–82. Bonn: Verlag Grenzenlos e.V.

1.3 Abbildungsverzeichnis

27 a, b, c, d: Bildausschnitte, Quelle: Moreno Collection Item 121: Scrapbook, 1925-1961 B MS c66 Countway Library of Medicine (Harvard Medical School, Boston). Mit freundlicher Genehmigung durch Jonathan D. Moreno.

28 *Hitchcock Hall: Basement, first and second floor demo plans*, Government Hospital for the Insane, Saint Elizabeths Hospital, Washington, D.C., Bernard Johnson Incorporated. Quelle: Library of Congress Prints and Photographs Division. Washington, D.C. 20540 USA http://hdl.loc.gov/loc.pnp/pp.print.

VI.2 Register

2.1 Namensregister

2.1 Schlagwortregister

Dank

Ein Projekt, an dem so lange gearbeitet wurde, wie an diesem, ist ohne Unterstützung auf vielen Ebenen nicht denk- oder realisierbar.

Da sind zum einen die wichtigen Impulse, die aus der Lektüre anderer Texte entspringen, in denen sich in glücklichen Momenten eine neue Verständnisdimension eröffnet und lose herumliegende Gedankenfäden endlich ein Muster ergeben. Da sind die Diskussionen mit Kolleginnen und Kollegen, die auf blinde Flecken aufmerksam machen, und diejenigen mit Studierenden und aufgeschlossenen Gesprächspartnern, die einen zwingen, präziser und konkreter auszudrücken, was man meint, erkannt zu haben, und einem dabei zu einem viel tieferen Verständnis verhelfen. Da sind all jene Mitarbeiterinnen und Mitarbeiter in Archiven und Bibliotheken, ohne deren Hilfe manch eine Quelle ungelesen geblieben wäre. Da sind die HörerInnen und LeserInnen, die auf Vorformuliertes kritisch reagieren, einem Unausgereiftes und Unsortiertes vor Augen führen und manch einem Gedanken damit ans Licht verhelfen. Und da sind gute Berater, die immer wieder geholfen haben, den gedanklichen Faden nicht aus den Augen zu verlieren und den Schreibfluss am Laufen zu halten. Da sind die Mitarbeiter des Verlags, da sind die freien Korrektoren und Grafiker, die dem Buch mit Schwung und Einsatz den letzten Schliff gegeben haben.

Da sind die MitarbeiterInnen und GutachterInnen der VolkswagenStiftung, die meine Arbeit über viele Jahre wohlwollend, umfassend und tatkräftig unterstützt, ja, das gesamte Forschungsprojekt samt Publikationen finanziert und damit überhaupt erst möglich gemacht haben.

Da sind die Freundinnen und Freunde und die Familie, die dieses Buch durch alle Höhen und Tiefen seines Entstehungsprozesses hindurch begleitet, mir immer wieder Mut gemacht und die Hoffnung nicht aufgegeben haben, sein Erscheinen mit mir feiern zu können.

Neben den Kolleginnen und Kollegen sowie den Studierenden, mit denen ich an der Rheinischen Friedrich-Wilhelms-Universität Bonn, der Ruhr-Universität Bochum, am Fachbereich Design der Fachhochschule Dortmund und besonders an der Hochschule für Künste im Sozialen, Ottersberg, zusammenarbeiten konnte, möchte ich in diesem Sinne danken: Für Inspiration und Unterstützung auf allen erdenklichen Ebenen danke ich Monika Ankele. Für tatkräftige Unterstützung des Forschungsprojektes von Anfang an danke ich Jürgen Fohrmann. Für Diskussionen und Anregungen und Hilfe bei der Suche nach Quellenmaterial gilt ein besonderer Dank Hans-Peter Schmiedebach, Sophie Ledebur, Heinz Schott, Walter Bruchhausen, Nicolas Pethes, Heiner Wilharm, Friedrich Balke, Anke Bennholdt-Thomsen und Alfredo Guzzoni, John Casson, Phil Jones, Joy Kristin Kalu, René Marineau, Jonathan Moreno, Philipp Osten, Maureen Park, Hilarion Petzold, Christina Vanja, Jesper Vazy Kragh, Lewis Aron, Simone Faxa, Judit Mészáros, Bryoni Davis und Stefan Marianski, Ulrich Streeck und Matthias Warstat. Wichtige Denkanstöße kamen darüber hinaus von Roswitha Riepl und Christoph Hutter. Ohne Clarissa Steins beherzte Recherchen hätte ich vieles nicht erfahren. Sebastian Panwitz und Britta Krämer, Pietro Sciascia, Catherine Gibb und Graham Robert danke ich für ihre Übersetzungs- und Recherchekünste, die mir manche Quelle erschlossen haben. Kritische Rückmeldungen zum Manuskript verdanke ich neben Monika Ankele und Hans-Peter Schmiedebach auch Anke Bensmann, Lena Kaiser und Arthur Kaiser. Beatrix Sommer und Reiner Raffelt haben mit ihrem akribischen Korrektorat so manch einen Fehler vermeiden geholfen. Christoph Raffelt hat meinen Text durch Gestaltung und den Satz des Bandes besser aussehen lassen. Katja Günter hat mir geholfen, meinen Schreibfaden immer wieder zu finden. Gero Wierichs vom transcript Verlag danke ich für seine gute Betreuung des Buchprojekts und seine Geduld.

Meinem Mann und meinen Kindern möchte ich dieses Buch widmen.